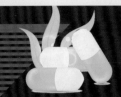

全国职业教育医药类规划教材

中药鉴定技术

ZHONGYAO JIANDING JISHU

（供药学类、中药学类等专业使用）

林 静　李林岚　主编

化学工业出版社

·北京·

内容简介

本书由中国职业技术教育学会医药专业委员会组织编写，是全国职业教育医药类规划教材，本书为彩图版教材。编者结合职业教育国家规划教材的要求，编写时参照最新版《中华人民共和国药典》（2020年版）。书中，学习任务一至学习任务六为中药鉴定基础，介绍中药鉴定基本方法和知识；学习任务七至学习任务十六为植物类中药的鉴定；学习任务十七为动物类中药的鉴定；学习任务十八为矿物类中药的鉴定。

全书共收载常用中药约500种，彩图600余幅，包括中药性状彩色图片和中药显微特征图片，图文并茂，直观形象。附注中介绍了中药的常见伪品、混淆品，有助于进行中药的真伪鉴别。收载了中药性状鉴别实训，有代表性的显微鉴别实训（并附教学视频数字资源），简便的理化鉴别实训，注重培养学生的操作技能。

本教材可作为高等职业院校、成人高校、中等职业院校中药学、药学相关专业的教学用书，并可作为社会从业人员的培训教材及参考用书。

图书在版编目（CIP）数据

中药鉴定技术 / 林静，李林岚主编. —北京：化学工业出版社，2021.8（2023.9重印）

全国职业教育医药类规划教材

ISBN 978-7-122-39164-3

Ⅰ.①中⋯　Ⅱ.①林⋯ ②李⋯　Ⅲ.① 中药鉴定学-职业教育-教材　Ⅳ.① R282.5

中国版本图书馆CIP数据核字（2021）第091394号

责任编辑：陈燕杰　　　　　　　　　　　文字编辑：赵爱萍
责任校对：王素芹　　　　　　　　　　　装帧设计：王晓宇

出版发行：化学工业出版社（北京市东城区青年湖南街13号　邮政编码100011）
印　　装：北京缤索印刷有限公司
787mm×1092mm　1/16　印张26¾　字数668千字　2023年9月北京第1版第4次印刷

购书咨询：010-64518888　　　　　　　售后服务：010-64518899
网　　址：http ://www.cip.com.cn
凡购买本书，如有缺损质量问题，本社销售中心负责调换。

定　　价：89.00元

编写人员名单

主　　编　林　静　李林岚

副 主 编　曲寿河　刘桓宇　杨佃志　赵洪亮

编　　委

尹浣姝（天津生物工程职业技术学院）

曲寿河（沈阳药科大学中药学院）

刘桓宇（辽宁医药职业学院）

许友毅（广东岭南职业技术学院）

孙　岑（河南医药健康技师学院）

李林岚（湖南食品药品职业学院）

李东薇（辽宁医药职业学院）

林　静（山东医药技师学院）

陈瑞云（深圳技师学院）

杨佃志（山东医药技师学院）

赵洪亮（辽宁席地本草生物科技有限公司）

顾瑛琪（南京市莫愁中等专业学校）

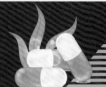

　　为适应医药事业的发展，为满足高等医药职业教育事业的需求，在党的二十大报告的指引下，我们编写了《中药鉴定技术》教材。教材编写贯穿"以教学标准为依据，以工作需求为导向，以综合职业能力为核心"的理念。在编写时参照教育部高等职业学校教学标准；在对医药行业实践专家调研的基础上，提取典型工作任务，通过教育教学分析，将典型工作任务转化为一体化课程，根据用人单位和学生可持续发展的需求，将一体化课程设计开发出若干个学习任务；在完成学习任务的过程中，注重培养学生的专业能力、方法能力、社会能力等综合职业能力。采用一体化教学，教师向"行为引导型"转变，学生向"主动实践、手脑并用的创新型"转变，教学组织形式向"一体化教室、实习场所"转变，教学手段向"多媒体、网络化、现代化教育技术"转变，体现职业教育的实践性、开放性、实用性。

　　编写时参照《中华人民共和国药典》（2020年版），保证了内容的有效性。学习任务一至学习任务六为中药鉴定基础，介绍中药鉴定基本方法、基本知识；学习任务七至学习任务十六为植物类中药的鉴定；学习任务十七为动物类中药的鉴定；学习任务十八为矿物类中药的鉴定。全书共收载常用、较常用中药500余种，插图600余幅，包括中药性状彩色图片和中药显微特征图片，图文并茂，直观形象。每味中药收载的条目有：正名、汉语拼音名、别名、来源、产地、采收加工、性状鉴别、规格、显微鉴别、成分、理化鉴别、性味功效、附注、附药，对重点中药的记述较为全面，一般中药则突出重点条目的介绍。在附注中介绍了中药的常见伪品、混淆品，有助于进行中药的真伪鉴别。收载了中药性状鉴别实训，有代表性的显微鉴别实训（并附教学视频），简便的理化鉴别实训，注重培养学生的操作技能。配套的PPT课件详尽展示了教材内容，节约了教师备课时间，使教学生动形象，提高了教学效率。

　　林静编写学习任务一至学习任务七黄连及相应实训，拍摄制作中药性状彩色图片180

余幅;李林岚编写学习任务十二、十八及相应实训,拍摄制作中药性状彩色图片 2 幅;曲寿河编写学习任务九、十七及相应实训;刘桓宇编写学习任务七升麻至党参、学习任务十三及相应实训;赵洪亮拍摄制作中药性状彩色图片 358 幅;尹浣姝编写学习任务八、十、十一、十五及相应实训;李东薇编写学习任务七桔梗至白及、学习任务十四、学习任务十六及相应实训。杨佃志、孙岑、许友毅、陈瑞云、顾瑛琪负责书稿中部分内容的编写与校对,以及数字资源的编写。全书由林静、李林岚统稿。

本教材在编写过程中,得到了编者所在单位、医药行业有关专家的大力支持,在此致以诚挚谢意。

本教材可作为高等职业院校、成人高校相关专业的教学用书,也适用于中职相关专业,并可作为社会从业人员的培训教材及参考用书。

由于编写时间所限,不足之处在所难免,敬请广大师生和读者提出宝贵意见,以便进一步修订完善。

编 者

目录
CONTENTS

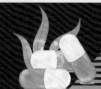

蛇蜕(371)　鸡内金(371)　燕窝(372)　五灵脂(372)　熊胆粉(373)　马宝(373)　阿胶(374)　麝香(374)　鹿茸(附：鹿角、鹿角胶、鹿角霜)(376)　牛黄(379)　水牛角(381)　羚羊角(381)

学习任务十八　矿物类中药

学习任务一

中药鉴定基础知识和任务

目标及任务要求

1. 明确中药、中药材、中药鉴定技术的含义。
2. 熟知中药的命名。
3. 知道中药的分类。
4. 明确中药鉴定技术的研究对象和任务。

项目一　中药的含义、命名及分类

一、中药的含义

药物：凡具有防治、诊断疾病作用的物质，统称为药物。

药品：指用于预防、治疗、诊断疾病，有目的地调节生理功能，并规定有适应证或功能主治、用量用法的物质，称药品。药品包括中药材、中药饮片、中成药、化学原料药及其制剂、抗生素、生化药品、放射性药物、血清、疫苗、血液制品和诊断药品等。

中药：中药是指在中医药理论指导下，用来防治疾病的天然药及其加工品，包括中药材、中药饮片和中成药。

中药材：简称药材。是指经产地加工而未经炮制和制剂的生货原药，是中药饮片和中成药的原材料药物。它包括植物药、动物药和矿物药三大类，其中以植物药占绝大多数。

生药：通常只指植物药和动物药；但在我国兼有生货原药之意，与"药材"的含义基本上是一致的。

二、中药的命名

中药品种繁多，使用历史悠久，各地习惯不同，中药名称十分复杂。尽管如此，中药命名也不是毫无根据，而是有一定规律的。中药的命名，可归纳为以下几种情况。

1. 以药用部位命名

以药用部位命名的中药很广泛，如以根入药的有葛根、山豆根、板蓝根等；以叶入药的有枇杷叶、桑叶、侧柏叶、艾叶、紫苏叶、荷叶等；以花入药的有芫花、金银花、菊花、月季花等；以种子、种仁入药的有车前子、芥子、青葙子、菟丝子、葶苈子、郁李仁、柏子仁、苦杏仁、桃仁、酸枣仁、薏苡仁等；以皮入药的有牡丹皮、地骨皮、陈皮、大腹皮、桑白皮、白鲜皮、秦皮、苦楝皮等；以全草入药的有金钱草、车前草等；以藤茎入药的有海风藤、青风藤、大血藤、鸡血藤等；以昆虫入药的有土鳖虫、九香虫等；以矿石入药的有寒水石、滑石、磁石、赭石等。

2. 以产地命名

一般以道地产地或主产地命名。如四川产的川芎、川乌、川贝母、川楝子、川牛膝等；东北产的北细辛、关龙胆、北五味子、关防风等；浙江产的浙贝母，浙江产以杭州为集散地的杭白芍、杭菊花等；河南怀庆府产的"四大怀药"（怀地黄、怀牛膝、怀山药、怀菊花）等；广东产的广藿香、广陈皮等；秦地（今陕西省境内）产的秦皮、秦艽等。

3. 以气味命名

即以中药特有的气味命名。如有特异香气的麝香、丁香、木香、沉香、苏合香、乳香等；有鱼腥气的鱼腥草；有败酱气的败酱草；有苦味的龙胆、苦参、苦楝皮；有甜味的甘草、甜杏仁；有辛味的细辛；多味的五味子等。

4. 以性能命名

即以药性功效命名。如活血调经的益母草；清肝明目的决明子；治创伤骨折的接骨木；泄热导滞的番泻叶；舒筋通络的伸筋草；治筋骨风湿的透骨草；益智安神的远志等。

5. 以色泽命名

即以中药固有的色泽命名。如白色的白芷、白芍、白菊花、白及、白附子等；紫色的紫草、紫菀等；红色的红花、朱砂等；青色的青黛、青蒿；黄色的黄芩、黄连、黄柏、大黄等。

6. 以生活习性或中药性质命名

如夏枯草、桑寄生、冬虫夏草、忍冬藤、金银花等，因生活习性得名；滑石滑润、磁石有磁性、浮小麦浮于水、沉香沉于水等，则与中药性质有关。

7. 以形态命名

即以中药的形态命名。如人参似"人"形；钩藤嫩枝节上对生两个向下弯曲的钩；乌头形似乌鸦头；木蝴蝶形似白色蝶翅；猫爪草为数个呈纺锤形的块根簇生一起形似猫爪；狗脊形似狗脊骨，因密生金黄色茸毛又名金毛狗脊。

8. 以采收时节命名

如半夏、款冬花等。

9. 以人名命名

以最早发现或与某种中药相关的人名命名，如徐长卿、杜仲、刘寄奴等。

10. 以进口地或集散地命名

在古代，从当时外域输入的中药，常冠以胡、番、羌等前缀，沿用至今，如胡黄连、番泻叶、羌活等。另有一些中药是以集散地或通商口岸命名，如番红花又名藏红花，但不产于西藏，只因过去由国外经西藏转到内地；广木香本不产于广东，而是当时广州是集散地。

11. 按译音命名

以翻译后的中文音而命名。如诃黎勒即诃子、曼陀罗等。

12. 以拉丁语命名

为了进一步统一中药名称，防止混乱，有利于对外贸易和国际学术交流，需要对中药用拉丁语命名。

三、中药的分类

中药品种繁多，来源复杂，为便于检索或有利于同类中药的比较，必须有系统地进行分类。由于使用者的目的和习惯不同，而有各种分类方法。

古代《神农本草经》按中药功能和毒性的不同，将中药分为上、中、下三品。《本草经集注》以后，各本草多用自然属性分类法，如《本草纲目》分为水、火、石、土、草、谷、菜、果、木、服器、虫、鳞、介、禽、兽、人16部。

近代有下列分类方法。

1. 按中药名称首字笔画排列

此法优点是可将全部中药归入笔画索引表中，查阅方便。如《中华人民共和国药典》《中药大辞典》就是采用这种分类法。此法对一些相似的中药因缺乏联系，不便于比较。

2. 按中药的功效分类

这是在中医学理论指导下，依照药物功效的共性分为解表药、清热药、泻下药、祛风湿药等类。这种分类法对于中医临床应用和学习中医药学理论极为有益。如《中药学》《中药药理学》的分类法即是。

3. 按自然分类法排列

根据中药的原植物或原动物在自然界的位置，采用分类学的门、纲、目、科、属、种的分类方法。这种分类法能帮助了解药用植物或药用动物在自然界的位置、形态特征和彼此间的关系，有助于比较中药间的异同点，也有助于在同科属中研究和寻找具有类似化学成分的新药。但对于矿物药则不便归类。

4. 按中药化学成分分类

即根据中药中含有的有效成分或主成分的化学结构和性质来分类。如将中药分为碳水化合物类、有机酸类、酚类、挥发油类、树脂类、苷类、生物碱类等。这种分类法的特点是根据化学成分来研究和联系各种药物，由于突出了各类成分的理化性质，及其在植物体内的形成和植物界中的分布，因而有利于中药化学成分的研究和应用；对研究中药的采收加工、贮藏保管，提高产品的质量较为有利；有利于学习、研究中药的理化鉴定；有利于根据有效成分为线索寻找新药；有利于矿物药的分类。但是一种中药可能含有多种不同有效成分，很多中药有效成分或主成分又尚未研究清楚，因此，这种分类法目前还不能将全部中药归类。

5. 按药用部位分类

根据植物药入药部位分为根及根茎类、茎木类、皮类、叶类、花类、果实和种子类、全草类等。这种分类法有利于比较中药的外部形态和内部构造，因而有利于学习、研究中药的性状鉴定和显微鉴定；对中药的收购加工、贮存养护比较方便。

6. 按自然属性分类

即按中药的自然属性将中药分为植物药、动物药和矿物药。

本教材采用药用部位分类法、自然分类法、化学成分分类法及自然属性分类法。

项目二　中药鉴定技术的研究对象和任务

一、中药鉴定技术的含义

中药鉴定技术是鉴定中药的品种、质量，开发和扩大药源的应用技术课程。

二、中药鉴定技术的研究对象

中药鉴定技术的研究对象，通常包括中药的来源、产地、采收加工、性状鉴别、品质规格、显微鉴别、理化鉴别及寻找新药等的理论和实践问题。

三、中药鉴定技术的任务

1. 鉴定中药的真、伪、优、劣，保证中药质量

中药的真伪，实指中药的品种；优劣乃指中药的质量。中药的品种不真，质量低劣都能影响临床疗效和实验研究，有的甚至危害人民生命安全。如人参为五加科植物人参 *Panax ginseng* C.A.Mey. 的干燥根和根茎，属补气药，功能大补元气，复脉固脱，补脾益肺，生津养血，安神益智。商品中曾发现有用商陆科植物商陆 *Phytolacca acinosa* Roxb. 的根伪充人参入药。商陆属逐水药，有毒，其功效与人参完全不同。老年气虚患者，需用人参治疗而误用商陆时，则极为有害。因此，广泛应用各种中药鉴定技术，鉴定中药的真伪，确保中药的质量，是中药鉴定技术的重要任务。

中药的品种明确后，还必须注意中药的质量，如因采收季节、产地加工或引种试种等不当都会影响中药质量。有的因存放时间过长或贮存、运输不当而引起霉变、虫蛀、变色、走油、潮解等影响中药的成分和疗效。因此，在鉴定中药时，一定要注意质量。

2. 发掘中药学遗产，整理中药复杂品种

随着历史的前进和科学的发展，人们对中药品种的认识也在逐步加深，如木通，本草以木通为通草（《本经》中品）的别名，现在则把通草和木通分为两种中药。

我国地大物博，中药资源丰富，品种繁多，再加上各地用药习惯不同，名称不一，同名异物、同物异名等现象较为普遍，致使中药品种十分复杂，如目前所用贯众，原植物至少有 35 种。对于中药品种的混乱情况，我们应调查、鉴定、整理和提高，力求名实相符，名称统一，一物一名。

几千年来，劳动人民在与疾病作斗争的过程中积累了多种中药的宝贵药学史料，这是今天中药科学发展的基础。我们应通过实际调查，运用现代科学知识进行本草考证，从而

纠正历史的错误，发掘出新的品种，这是很有意义的工作。

3. 寻找和扩大新药源

新中国成立后，随着人民生活水平的不断提高，医药卫生事业迅速发展，对中药的需求量也与日俱增。要解决上述问题，除大力研究变野生中药为家种家养，扩大栽培面积，有计划地采收野生中药，提高中药的产量外，还必须进一步寻找新的药源。

新中国成立以来，新药源的寻找工作取得了显著成绩，通过大规模药源普查，各地发现了不少野生中药资源；进行调查研究后，推广民间用药，增加了很多新品种，如穿心莲、刺五加、紫花地丁、伊贝母、水牛角等。

根据生物的科属亲缘相近，一般含有相似成分的规律，寻找新的具有类似疗效的中药，这种方法已被国内外普遍重视，取得了不少成果。如东北治疗气管炎效果较好的满山红（兴安杜鹃）*Rhododendron dauricum* L.，西北地区无此种，但从本地区同属植物中寻找、研究，发现烈香杜鹃 *R. anthopogonoides* Maxim. 有类似疗效。

以中药所含有效成分为线索，寻找新的药源。如黄连含小檗碱，经调查分析，毛茛科唐松草属和小檗科小檗属中多种植物也含有小檗碱，有的含量较高，均可作为提取小檗碱的资源植物。

要完成寻找和扩大新药源的工作，中药鉴定技术必须与药用植物学、植物化学及药理、临床等学科紧密配合，这也是本学科发展的趋势。

4. 研究、制定中药质量标准

中药质量标准是国家对中药质量及其检验方法所作出的技术规定，是中药生产、经营、使用、检验和监督管理部门共同遵循的法定依据。制定并不断完善中药质量标准，是中药鉴定技术的战略任务，是中药现代化的需要。

中药质量标准的制定，可参照《中药质量标准研究制定技术要求》，充分考虑影响中药质量的因素，设置科学的检测项目、建立可靠的检测方法、规定合理的判断标准。

中药鉴定技术的发展简史

目标及任务要求

1. 知道药物的起源。
2. 熟知重要的本草。
3. 知道近代本草的发展。

项目一　药物的起源

中国传统的药学已有几千年的历史，中药的起源可以追溯到远古的时候。我们的祖先为了生存，在遍尝各种食物的过程中，常遇到一些具有泻下、致呕、止血、镇痛等作用的物质。当人们产生疼痛、出血、腹胀以及食物中毒等疾病时，就会根据自己或前人的体验来治疗。经过长时期的反复实验和经验积累，便逐渐产生了医药，故有医食同源之说。汉代古书《淮南子》记载："神农尝百草之滋味，水泉之甘苦，令民知所避就，当此之时，一日而遇七十毒。"可以说，自历史上出现了人类，就有了医疗活动，而在医疗活动的同时，便有药物的产生，即所谓医食同源和医药同源。《史记·补三皇本记》也有"神农……始尝百草，始有医药"的记载。

项目二　本草的沿革

一切真知都来源于实践，中药鉴定知识也是在长期的实践中产生和发展起来的。我国人民在同疾病作斗争的过程中，通过不断尝试，逐渐认识了药物的功效，并学会了运用眼、耳、鼻、舌、手等感官来识别自然界的植物、动物和矿物的形、色、气、味，从而辨别出哪些可供药用，哪些不可药用及有毒、无毒等。在无文字时代，这些药物知识凭借师承口传丰富起来。在文字产生以后，就有了关于药物的记载，后经不断积累、发展，编出了本草著作，古代记载中药的著作称为"本草"（Herbals）。从秦、汉到清代，本草著作约有 400 种之多。这些著作包含着我国人民与疾病作斗争的宝贵经验和鉴别中药的丰富史料，是中医药学的宝贵财富，有些在国际上产生了重大影响。

《神农本草经》为我国已知最早的药物学专著。此书作者不详，成书年代大约为东汉后期（公元二世纪前后），它总结了汉代以前的药物知识，共载药 365 种，分上、中、下三品。在序录中记载，药"有毒无毒，阴干暴干，采造时月，生、熟、土地所出，真伪陈新，并各有法"。这对药物的产地、采集时间、方法以及辨别药物形态真伪的重要性，作了一些原则性的概括。各药的记述，则以药性和功效为主。原书早已失传，但原文已收载于后代本草中，现有明代、清代的辑本。

晋代嵇含撰《南方草木状》，载有我国华南广东、广西等地区植物 80 种，其中大部分为药物，分草、木、果、竹四类，如槟榔、使君子等，分别叙述其形状及功能。它反映了这一时期对药物形态认识的提高。

梁代陶弘景以《神农本草经》和《名医别录》为基础编成《本草经集注》，载药 730 种。全书以药物的自然属性分类，分为玉石、草木、虫兽、果、菜、米食、有名未用七类，为后世以药物性质分类的导源。本书对药物的产地、采制加工、形态、鉴别等有较详细的论述，有的还记载了火烧试验、对光照视的鉴别方法。如对《神农本草经》中"术"的鉴别，认为术有两种，"白术叶大有毛而作桠，根甜而少膏……赤术叶细无桠，根小，苦而多膏"。硝石"以火烧之，紫青烟起"；云母"向日视之，色青白多黑"；朱砂以"光色如云可拆者良"等。原书已遗失，现存敦煌残卷。其主要内容散见于后世本草中。

唐代李勣、苏敬等 22 人集体编撰，由国家颁行的《新修本草》（又称唐本草），可以说是我国最早的一部国家药典，也是世界上最早的一部由国家颁布的药典，比国外最早的纽伦堡药典早七百多年。载药 850 种，其中新增药物 114 种，附有图经 7 卷，药图 25 卷。采用了图文鉴定的方法，为后世图文兼备的本草打下了基础。原书已散失不全，现仅存残卷。唐代个人编著的本草也很多，较著名的有孟诜的《食疗本草》和陈藏器的《本草拾遗》。《本草拾遗》是按药物性能分类，新增的药物有海马、石松等。陈藏器谓："海马出南海，形如马，长五六寸，虾类也"。石松"生天台山石上。似松，高一二尺"。对药物生境、形态的描述，都很真实。唐代因中外医药科学交流较为广泛，本草中已收载了安息香、阿魏、胡椒等外国药材。唐代李珣的《海药本草》，以收载外国输入的药物为主，有其特色。

后蜀韩保昇著的《蜀本草》是以《新修本草》为基础而编撰的，对药物的性味、形态、产地等增补了不少新内容。

宋代开宝年间官命刘翰、马志等在唐代本草的基础上撰成《开宝新详定本草》，后又重加详定，称为《开宝重定本草》，简称《开宝本草》。此时，由于医药的发展，药物品种越趋繁多，唐代的《图经》已不能满足需要了。至嘉祐年间，官命掌禹锡等编撰《嘉祐补注神农本草》，简称为《嘉祐补注本草》或《嘉祐本草》，新增药物 99 种；又令苏颂等校注药种图说，编成《图经本草》，共二十一卷，对药物的产地、形态、用途等均有说明，成为后世本草图说的范本。这些本草虽已散失，但被后来本草所引录。宋代最值得重视的本草，是北宋后期唐慎微将《嘉祐补注本草》和《图经本草》校订增补，编成本草、图经合一的

《经史证类备急本草》，简称《证类本草》。在大观、政和年间，都曾由政府派人修订，于书名上冠以年号，作为官书来刊行，以后遂简称为"大观本草""政和本草"等。《证类本草》共三十一卷，载药 1746 种。作者整理了大量历代经史文献中有关药物资料，资料广泛，内容丰富，图文并茂，体例也更趋完善，如药图与"图经曰"以下的小字为《本草图经》内容，这两者之间的文字系《嘉祐本草》原文，墨盖子以下内容系唐慎微续添，唐氏引文均以大字标明出处，以小字书其文于下，质量远远超过以前各书，成为我国现存最早的完整本草，为研究古代药物最重要的典籍之一。宋代其他本草著作，尚有《日华子诸家本草》及政和年间寇宗奭的《本草衍义》等。《本草衍义》是寇氏根据自己观察实物和医疗实践经验，并为增补《嘉祐本草》（又称《嘉祐补注本草》或《嘉祐补注神农本草》）和《图经本草》（又称《本草图经》）而作，颇多发明。如寇氏认为："用药必择土地所出者……若不推究厥理，治病徒费其功"。这种重视道地药材的论点，对后世影响很大。

金、元时代的本草著作，有张元素的《珍珠囊》、李杲的《用药法象》、王好古的《汤液本草》和朱震亨的《本草衍义补遗》等。李杲十分重视药物的产地和采收时期，他在《用药法象》中说："失其地则性味少异，失其时则性味不全。"

明代的本草著作甚多，其中对药学贡献最大的，当推李时珍撰著的《本草纲目》。李时珍参阅了经史百家著作和历代本草 800 多种，经历近三十年的采访和临床实践，编写成五十二卷、约二百万字、载药 1892 种的巨著《本草纲目》。其中新增药物 374 种，附图 1109 幅，附方一万一千余条。可以说这部著作是我国十六世纪以前医药成就的大总结。本书按药物自然属性做分类基础，每药标名为纲，列事为目，名称统一，结构严谨，为自然分类的先驱。如第 14 卷所载药物高良姜、豆蔻、缩砂蜜、益智子等排列在一起，属于芳草类。今天看来，这些都是姜科植物，含有挥发油，与自然分类相符。对药物的形态鉴别方法和内容记述也是较为完善的。如描述丹参谓："处处山中有之。一枝五叶，叶如野苏而尖，青色，皱毛。小花成穗如蛾形，中有细子。其根皮丹而肉紫。"这些描述都比较逼真。李时珍在"集解"项中，博览群书，引录了很多现已失传的古代本草对药物鉴别的记载，为后世留下了宝贵的史料。新增的药物有三七、番木鳖、樟脑等。对樟脑的记载，李时珍曰："状似龙脑，白色如雪，樟树脂膏也"，并介绍了加热升华精制樟脑的方法。可见其观察之细致、准确。《本草纲目》的出版，对中外医药学和生物学科都有巨大影响。17 世纪初，传到国外，曾译有多国文字，畅销世界各地，成为世界性的重要药物文献之一。本书有图有论，内容丰富，达尔文称其为中国古代的百科全书。这部巨著，今天仍为我国医药工作者的必读参考书。明代其他的本草著作在《本草纲目》以前的尚有朱橚编写的《救荒本草》，从无毒的可食植物方面加以总结、论述。并绘有图形，载有出产和苗、叶、花、子的性味、食法，详明可查，给药物鉴定增加了新内容。兰茂撰写的《滇南本草》是一部优秀的地方性本草，为研究云南地区药物的宝贵史料。刘文泰等编纂的《本草品汇精要》，载药 1815 种，新增药 48 种。陈嘉谟编撰的《本草蒙筌》，载药 742 种，本书注重药物地产的优劣和采制方法，指出产地与药物品质的关系和不同药用部位采集的一般规律，如将白术分为浙术、歙术。书中对市售中药的掺伪作假，亦有考查，如"荠苨乱人参、木通混防己"等。李中立著的《本草原始》是一部着重药物性状描述、并绘有药材图形的专书。

清代著名的本草有赵学敏编撰的《本草纲目拾遗》，此书是为了拾遗补正李时珍的《本草纲目》而作，载药 921 种，其中新增药物 716 种，如冬虫夏草、西洋参、浙贝母、鸦胆子、银柴胡等均系初次记载，大大丰富了药学内容。吴其濬编撰的《植物名实图考》和《植物名实图考长编》，是植物学方面科学价值较高的名著，也是考证药用植物的重要典籍。《植物名实图考》收载植物 1714 种，对每种植物的形态、产地、性味、用途叙述颇详，并附有较精确的插图，其中很多植物均经著者亲自采访、观察，并重视其药用价值；《植物名实图考长编》为《植物名实图考》的资料准备，摘录了大量古代文献资料，尤其重在对有关植物形态的描述，载有植物 838 种。吴氏的这两本专著，给今天研究植物学和中药的基原考证，提供了宝贵的史料。

项目三　近代本草的发展

1840 年鸦片战争以后，中国沦为半殖民地、半封建社会，中医药受到了严重摧残。特别是国民党政府对中医药采取民族虚无主义态度，污蔑中医中药不科学，主张废弃中医药，通过了"废止旧医以扫除医事卫生之障碍案"，提出消灭中医的各种办法。广大中医药人员进行了坚决斗争，使中药鉴定工作在此期间也有一定发展。如曹炳章著《增订伪药条辨》（1927 年），对 110 种中药的产地、形态、气味、主治等方面作了真伪对比；丁福保著《中药浅说》（1933 年），从化学实验角度分析和解释中药，引进了化学鉴定方法。由于国外医药学大量传入我国，药物鉴定也受到国外学术的影响。1934 年赵燏黄、徐伯鋆等编著了我国第一本《生药学》上编，接着叶三多广集西欧及日本书籍的有关资料，于 1937 年写出了《生药学》下编。"生药"是指取自生物体（植物体或动物体）的全部或一部分，或采用其渗出物或分泌物，经过简单的加工处理后可供药用的物质。"生药学"则是研究生药的来源、生产、鉴别、成分和功效的科学。上下两编《生药学》的内容，大多着重于介绍外国书中收载的或是供西医应用的生药，对我国常用中药则收载甚少。但是它引进了现代鉴定中药的理论和方法，这对后来应用"生药学"的现代鉴定知识和技术，整理研究中药，起到了先导作用。

中华人民共和国成立以后，党和政府对于中医药学遗产极为重视，改变了以往中医药事业的落后面貌，在中药生产、质量检验、教学和科研等方面都取得了可喜的成就。

1955 年成立了中国药材公司，以后各省市自治区也成立了相应的中药管理机构，对中药的产、供、销实行有计划的统一经营。1958 年 10 月国务院关于发展中药材生产问题的指示中指出：积极地有步骤地变野生动、植物药材为家养家种，是发展中药材生产和解决中药材供应问题的另一根本性的措施。新中国成立后，中药生产得到大力发展，中药的数量和质量也大为增加及提高。

为了保障人民用药安全有效，国家对中药的质量加强了管理，颁布了《中华人民共和国药典》（简称《中国药典》）和部颁《药品标准》，各省区也先后出版了地方药品标准。《中国药典》有 1953 年版、1963 年版、1977 年版、1985 年版、1990 年版、1995 年版、2000 年版、2005 年版、2010 年版、2015 年版、2020 年版。2020 年版《中国药典》分为四部，一部收载中药，二部收载化学药，三部收载生物制品，四部收载通用技术要求。此外卫生部药政管理局还总结和整理了广大中药工作者对常用中药的品种、质量鉴定的经验，编写了《中药材手册》；中国药学会中药研究委员会编辑了《中药鉴定参考资料》等。在药检机构方面，从中央到各省区都成立了药品检验所，一些市、县也相应地成立了药品检验所（室），这些机构中都设有中药检验室。这就对中药的品种和质量有了专门的检查、监督、管理机构，使中药的质量得以保证和不断提高。

为了满足生产、科研、医疗等工作对大量中医药人才的需要，我国在 1956 年创办了中医学院，1959 年起又相继设置了中药专业。根据中药专业的培养目标和要求，《中药鉴定学》为专业课之一。在广大中药鉴定教育工作者的共同努力下，全国中医学院试用教材《中药鉴定学》于 1977 年首次出版。

在中药科研方面，1955 年中医研究院建立后，就成立了中药研究所，特别在 1958 年以后，中药的科研机构遍布各个省市，构成了中医药科研网。通过调查研究，出版了一批质量较高的有关中药生产、鉴定、应用的著作，如裴鉴、周太炎的《中国药用植物志》，于 1955～1965 年共出版八册，每册收载药用植物 50 种，考证其学名，并以植物形态描述为主，图文对照。南京药学院集体编著的《药材学》（1960 年），收载药材 634 种，其中以中药材为主，每药分别介绍生产、鉴定和应用等系统知识。中国医学科学院药物研究所等编著的《中药志》，于 1959～1961 年，分四册出版，收载常用中药 494 种，对中药的品种和混乱问题，作了初步整理和澄清。江苏新医学院编撰的《中药大辞典》（1977 年），分正文上下两册，附编一册，上册收载首字笔画 1～8 画的中药，下册收载首字笔画 9 画以上的中药，附编收载索引、参考文献，共收载中药 5767 味，是一部传统经验与现代科研成果相结合的大型工具书。《中药大辞典》第二版于 2006 年出版，由南京中医药大学编著，收载中药 6008 味。北京药品生物制品检定所等的《中药鉴别手册》，于 1972～1979 年，出版两册，载药 150 种。此外，还出版了一批地区性中药专著，如《四川中药志》（1960 年）、《东北药用植物原色图志》（1962 年）、《江苏药材志》（1965 年）等。后来，出版了一些载药众多的中药巨著，如《中华药海》载中药 8488 种；《中药辞海》，内容包括四万余辞条，其中单味药 1 万余条；《中华本草》载中药 8980 味。

新中国成立以来，本草学研究工作也受到重视，如黄胜白等对《本草纲目》现行版本进行了研讨，还研究了中药当归、乌头等的历史和本草学考证。

新中国成立后，中药商业得到了长足的发展，出版了《中药材商品学》《药材商品鉴定技术》，这些专业书籍对指导中药材的产、供、销、质量检验等具有重要意义。

在历史发展过程中，《中药鉴定技术》在资源、采收加工、品种鉴定、品质规格等方面都得到了丰富和发展，并在中医药理论指导下，形成了特色，成为既区别于临床中药学，又区别于现代生药学的一门独立的学科。随着中医药事业和现代科学技术的发展，《中药鉴定技术》必将会不断得到提高和发展。

学习任务三
我国中药资源概况

目标及任务要求

1. 较熟练说出中药的来源。
2. 熟知重要的道地药材。
3. 知道药材资源开发。
4. 较熟练说出中药资源保护的途径。
5. 知道我国中药材主要集散地。

项目一　中药的来源

中药的来源包括植物、动物和矿物三大类，前两类为生物来源，后者为非生物来源。

一、植物来源

植物来源是中药最主要的来源，以《中药大辞典》为例，该书收载植物药4773种，占全书载药总数的82.8%。在药用植物中，种子植物占绝大多数，其次为蕨类，藻菌类则很少。在种子植物中，以毛茛科、蔷薇科、豆科、伞形科、唇形科、菊科、百合科和姜科的药用植物较多。从入药部位的角度来看，则以根和根茎类最多，果实种子类次之，全草类再次之，其他如花类、叶类、藤木类、皮类、树脂类、藻菌类、加工制品类的种数较少。所有植物来源，又可分为野生和家种两类，以野生为多，但大宗常用植物药人工种植的种类和面积越来越多。

二、动物来源

动物来源是中药来源的重要组成部分，如《中药大辞典》收载动物药740种，占全书载药总数的12.8%。其入药部位比较复杂，有以全身入药者，如全蝎、九香虫等；有以皮或肌肉入药者，如象皮、乌梢蛇等；有以内脏入药者，如狗肾、水獭肝等；有以甲壳入药者，如龟甲、鳖甲等；有以分泌物或排泄物入药者，如麝香、五灵脂等；有以动物加工品入药者，如阿胶、龟甲胶等。从动物分类的角度看，动物药多属脊索动物门哺乳动物纲，其次为爬行动物纲；属节肢动物门昆虫纲的亦不少；属软体动物门（如牡蛎、珍珠、海螵蛸等）、环节动物门（如地龙、水蛭等）、腔肠动物门（如珊瑚等）、海绵动物门（如紫梢花等）的中药则很少。动物中药大多数来自野生，少部分已驯化为家养，如蝎、麝、鹿等已驯化饲养成功。

三、矿物来源

矿物来源的中药较少，如《中药大辞典》收载矿物药82种，仅占全书载药总数的1.4%。矿物药大部分为天然矿石，少数为其加工品（芒硝、轻粉、密陀僧等）和动物化石（龙骨等）。

项目二 中药资源分布与道地药材

我国历史悠久，土地辽阔，地跨寒、温、热三带，地形错综复杂，气候条件多种多样。从北部寒冷的黑龙江，到南部炎热的南海诸岛，从帕米尔高原到东海之滨；从高山到平原，从陆地到江河湖海，蕴藏着极为丰富的中药天然资源，其种类之多，藏量之大，为世界之冠。四川省产常用中药500余种，居全国第一位，主要中药有黄连、川贝母、川麦冬、川芎、泽泻、枳壳、附子、杜仲、巴豆、使君子、厚朴、天麻、白芷、麝香等。浙江省产常用中药400余种，居全国第二位，主要产品有浙贝母、玄参、延胡索、菊花、山茱萸、麦冬、白芍、白术、温郁金等。河南省产常用中药400余种，居全国第三位，主要产品有怀地黄、菊花、山药、牛膝、金银花、红花、全蝎、款冬花、柴胡、猪苓、山茱萸等。安徽省产常用中药300余种，主要产品有茯苓、牡丹皮、白芍、明党参等。湖北省产常用中药300余种，主要产品有麝香、黄连、茯苓、龟甲、鳖甲等。福建、江西、新疆等省均产常用中药200种以上。

许多药材由于天时、地利的生长条件和多年来劳动人民精心培植的结果，优质而高产，有道地药材之称，正如陶弘景所说："诸药所生，皆地有境界。"寇宗奭亦曰："凡用药必须择土地所宜者，则药力具，用之有据。"著名的道地药材如云南的三七；贵州的杜仲；四川的黄连、川贝母、麝香、麦冬、泽泻、白芍、川芎、川乌、附子、巴豆；"四大西北药材"当归、党参、黄芪、大黄；宁夏的枸杞子；新疆的紫草；内蒙古的甘草；东北的"东北药材三宝"人参、鹿茸（细辛）、五味子；山西的党参；河南的"四大怀药"怀地黄、怀牛膝、怀山药、怀菊花，全蝎、金银花；山东的金银花、北沙参、阿胶、全蝎；江苏的薄荷；安徽的"四大皖药"白芍、菊花、茯苓、牡丹皮，木瓜；浙江的"浙八味"浙贝母、玄参、浙麦冬、延胡索、山茱萸、杭菊花、白术、杭白芍；福建的泽泻；广东的阳春砂、广藿香、广陈皮；广东、广西的蛤蚧、肉桂、化橘红；湖北的龟甲、鳖甲；江西的枳壳；河北的酸枣仁；湖南的吴茱萸。

项目三　中药资源开发

　　我国中药材种类繁多，目前已开发利用的中药材达 10000 多种。但是，在众多的植物、动物和矿物中，这个数字还是不大的。据统计，全世界有植物约 40 万种，动物约 150 万种，我国有高等植物约 3 万种，动物约 15 万种，可见中药材资源开发的潜力是很大的。中药材资源开发的途径有以下。

一、调查药源

　　要充分挖掘我国的资源潜力，首先必须调查药源，摸清资源本底，做到心中有数。过去曾多次做过全国性或地区性的药源普查，但自然资源本身会随着自然历史的变迁和多种人为因素的影响而发生变化，因此，中药材资源普查工作有一定的时效性，须隔一定时间之后，在原有基础上再度调查。中药材资源调查根据不同的目的要求，分为全面性综合调查、针对某一种或某一类中药材进行的专项调查和针对某单一项目进行的专题调查，如为引种或驯化进行的生物学与生态学调查；为制定采收计划进行的分布与蕴藏量调查等。中药材资源调查的一般步骤如下。

1. 准备工作

　　包括查阅资料、制订计划、计划可行性论证、人员组织、物资准备等。

2. 自然环境的调查

　　包括所调查地区的地理位置、地形、地势、土壤、气候、植被等。

3. 标本及样品采集

　　标本指动物、植物或矿物的标准样本。样品指入药部位按适宜方法加工成的中药材样本。标本须按规定的方法采集制作，以供分类鉴定之用。样品应按商品药材要求采集加工，以供药材学研究或化学及药理实验之用。为了使分类鉴定及实验研究有正确的依据，标本和样品应特别注意具有科学性和代表性。

4. 生境、分布及蕴藏量调查

　　方法有估量法和样地法两种。前者可根据调查者沿一定路线目测的生境、分布、多度再结合当地有野外经验的人员的估算推测。后者则根据不同的对象，选择有代表性的若干样方，在样方内进行株数、每株入药部位鲜重、折干率的实测，然后利用植被图或林相图计算所调查地区的蕴藏量。

5. 室内整理工作

　　包括标本及记录的整理、药材资源地图的绘制、写出总结报告等。总结报告一般应包括：前言（调查的目的、任务、人员、范围、路线、日期、方法）、自然概况（地理位置、幅员、地形、地貌、土壤、气候、植被）、药材资源（种类、分布、入药部位、蕴藏量、功用）、新发现的资源种类、对本地区药材资源开发利用及保护的意见和建议五个方面。

二、寻找新的资源

　　在野外调查的基础上，进行必要的化学、药理及临床实验，以探索药材新资源。探索药材新资源是资源开发的重要途径。新资源的开发，可以利用植物化学分类学原理，借鉴于动、植物亲缘关系—化学成分—医疗效用的关联性原则，或利用已知有效成分的化学预试或药理筛选手段。近年来，我国在寻找进口药材代用品、紧缺药材新资源以及筛选抗疟疾、抗癌药物等方面都取得了一定的成绩。

三、变野生为家种家养

野生资源总是有限的，而且受各种自然和人为因素的影响，有很大的不稳定性。为了得到产量稳定、供应充足、质量可控的药材资源，应当努力开展野生动物、植物药材的驯化、引种和规范化种植、养殖研究。野生动物的驯化家养如河南、山东的全蝎，广东的金钱白花蛇，广西的蛤蚧，辽宁的林蛙，吉林、青海、新疆、北京、四川的鹿，四川、陕西的麝，江苏、广东的珍珠、海马，江苏的蜈蚣等均已试养成功。近年来，从活麝香囊中采取麝香、人工培育天然牛黄等工作，也取得了一定成绩。野生植物药材进行人工种植的品种日益增多，如半夏、天花粉、续断、丹参、太子参、天麻、茯苓等，家种的大宗中药材有150种左右。许多重要的野生药材经过多年栽培技术的改进，由于土壤气候的适宜，逐渐成为道地药材，形成了生产基地。

四、在巩固地发展道地药材的基础上，积极开展异地引种、试养

对于已长期家种家养的药材，首先应着力于巩固发展道地药材。由于道地药材在长期的历史过程中形成了优良的品种、适宜的生长环境和栽培（饲养）技术及加工技术，形成了名牌优质品，应该得到重视。新中国成立后许多著名道地药材的产区，扩大了栽培面积，如甘肃岷县的当归，四川江油市的附子，重庆石柱县的黄连，河南沁阳市等地的地黄，吉林抚松县的人参，每年能为国家提供大量商品药材。然而药材的"道地"不是一成不变的，随着社会的发展，原来的次产区可以变成主产区，原来的非道地可以变为道地，因此，在巩固发展道地药材的基础上，不能忽视异地引种、试养工作。在引种时，要因地制宜，合理选择品种，学习主产地区的栽培经验，防止中药质量下降。

很多药材已自原产地引种，在外地栽培成功，如云南三七引种到河南，浙江的浙贝母、延胡索引种到北京，新疆伊贝母引种到河北，东北关防风引种到四川。新中国成立后，对许多中药成功地进行了南药北移，北药南移，如南方的广藿香、穿心莲、高良姜等已在北方引种成功；北方的党参、牛膝等已在南方引种成功。依靠进口的一些中药材，其中有砂仁、儿茶、丁香、安息香、西洋参、豆蔻等引种栽培成功。如西洋参原产于加拿大、美国，辽宁引种成功，质量一致；爪哇白豆蔻原产于印尼，海南引种栽培生长良好。

五、综合利用

中药材通常只选择性地使用动物、植物的某一部位，其他则作为非药用部分弃去。为了充分利用资源，变废为宝，应开展综合利用。经研究证明，砂仁叶、黄连须根、贝母花、杜仲叶、麦冬须根等，均含有类似其入药部位的成分，可考虑变量做药或供提取有效成分使用。

六、推广趁鲜切片，节约药源

过去中药材多讲究整货干燥，进入商品流通，然后在药房或药厂在炮制、配方或制剂之前，经浸泡软化再切片。这样，在浸泡软化过程中，既造成人力浪费，又常造成有效成分的损失，这是一种很大的资源浪费，应当推广产地趁鲜加工切片。

七、发展组织培养和化学合成

组织培养就是将生物的离体组织或细胞放入含有适当培养基的瓶罐中，在无菌条件下，人为地控制各种条件进行培养，使之快速成长，必要时再诱导其分化器官和再形成植株的现代技术。利用组织培养技术，可以快速繁育幼苗，解决药材生产种源不足的问题；可以培养无病幼苗或植株，解决药材生产中某些病害问题；可以通过严格的人为控制，摸索生长发育的影响因素和规律，解决大田生产的某些技术问题和良种培育问题；可以为药材的工业化生产创造条件，这对那些生长条件苛刻、发育缓慢、产量低、价值贵重的药材更有意义。组织培养是开发利用天然资源并转而进行工业化生产的一种具有巨大潜力的新途径。

此外，有些药材如天竺黄、黄连、冰片、延胡索等的主要有效成分已能进行化学合成，这也为工业化生产药物创造了条件，为扩大中药资源开辟了新的途径。

八、大力开发海洋药物

我国目前常用的海洋药物仅约 40 种，大量的海洋生物尚需进一步开发利用。我国海域辽阔，海洋药物资源非常丰富，据统计历代主要本草记载的海洋药物有 105 种，20 世纪 70 年代编著的《中国药用海洋生物学》共收载海洋药物 147 种。我国黄海、渤海海洋药物初步调查有 130 科、171 属、253 种药用生物及 2 种无机物，药用海兽有 9 科、16 种，药用海蛇有 9 属 15 种，药用海藻约 45 属 100 多种。在调查研究的基础上，进行了海洋生物的养殖，如海马的人工养殖。同时，对海洋药物活性成分、药理作用、临床实验及应用也做了大量的研究工作。进一步开发利用海洋药物，必将为药材资源开发开辟新的途径。

九、注意开发民族药

我国各民族大都有其独特的用药，特别是藏、蒙、傣、彝族等，特殊用药较多，应注意研究，开发利用。

项目四　中药资源保护

我国中药资源丰富，但这是相对的。长期以来，人们不重视对山区药源的保护和合理利用，没有充分认识到发展中药材生产和营林的一致性，只顾眼前得利，不顾长远利益，对林木乱砍滥伐，甚至毁林造田，加上部分地区缺乏计划管理，对药材乱采乱捕严重，致使中药材资源受到严重破坏。尤其对于一些紧缺稀有品种采取掠夺采捕方式，"只挖不育，只采不护，只捕不养"，使野生稀有品种如虎、豹、熊、象、麝等无栖息之地；人参、黄连、杜仲、天麻等野生资源日益减少，有些已濒危或近绝迹。此外，由于森林的过度砍伐，致使水土流失严重，而且气候失调，旱涝灾害日益频繁，使原有的生态系统失去平衡。因此，中药资源的破坏是十分惊人的。为此，医药和农林部门以致整个社会，在制定发展规划时，要把药源保护作为重要决策来研究，并采取相应措施，做到合理开发利用，达到药源常在，永续利用，越用越多，越用越好，实现生态和生产的良性循环。

一、制定中药保护法规

根据各地实际情况，在制定资源保护法规时应把中药材的资源保护列入法规内，对个别单一品种要制定相应的专项法规。国务院 1987 年颁发了《野生药材资源保护管理条例》的通知，条例规定：在中华人民共和国境内采猎、经营野生药材的任何单位或个人，除国家另有规定外，都必须遵守本条例。国家重点保护的野生药材物种分为三级。一级：濒临灭绝状态的稀有珍贵野生药材物种。二级：分布区域缩小，资源处于衰竭状态的重要野生药材物种。三级：资源严重减少的主要常用野生药材物种。一级保护野生药材物种为禁止采猎；二级和三级保护野生药材物种，必须按照县以上医药管理部门会同同级野生动物、植物管理部门制订的计划，报上一级医药管理部门批准后执行。

二、制定药材资源保护区规划，建立资源保护区

在普查药源的基础上，结合国家自然资源利用与保护规划，根据药材资源的特点，制定相应的规划，并建立具有代表性和着重针对濒危珍稀药材的药材资源保护区，是保护药源的一项根本性长远措施。

三、种质保存

种质是每一个生物种的种性遗传物质的综合体。种质保存可以是带有遗传物质的植株、种子、花粉、器官组织、细胞甚至是染色体。种质保存的方法分为以下几种。

1. 就地保存

即利用自然保护区或原产地自然生态的环境监护，如封山育林、草地围栏等，使物种就地存活，并自然繁殖。

2. 异地种植或饲养

即将物种迁出原产地，于种植场、饲养场、动植物园或新的生产区栽培或饲养。

3. 人工库存

即通过基因库（包括种子库和组织库）人为地控制适宜的环境条件，保存各种物种基因。

四、野生药材应适时适度科学采猎

对天然药材，要适时适度科学采猎，不能超越生态系统的负荷能力，以免破坏了生态平衡。根茎类药材应挖大留小；花、叶、果实种子类药材采集时应不伤其茎枝；木本药材要长至一定树龄，达到采集标准方可采集，注意轮采、轮育、采育结合；皮类药材的采集

应推广环剥技术；动物类药材要在产卵后捕捉，不影响正常繁殖，并注意捕大留小。对于野生药材资源，要维持其自然再生能力，以便永续利用。

项目五　我国中药材主要集散地

为了经济省时，中药材贸易活动一般在药材市场进行。1981年国家医药部门决定每年在百泉、安国、樟树召开一次全国性药材交流大会，以促进全国性药材药品交流。近年来中药材传统集散地，新老交易会相继蓬勃发展，盛况空前，这对广泛开展中药材交流，促进医药生产、经营起到了积极作用。历史上传统的四大药市有河北安国、江西樟树、河南百泉、河南禹州等。后来加上安徽亳州、湖南邵东、广州清平、广西玉林、成都荷花池、西安康复路等形成全国十大药市。目前全国在传统药市的基础上形成了一批有影响的中药材专业市场，其中有的建立了现代化的交易管理电子信息系统。经国家正式批准的中药材专业市场有安徽省亳州市、湖南省邵东县廉桥、湖南省岳阳市、广州市清平、广东省普宁市、广西玉林市、重庆市解放路、昆明市菊花园、江西省樟树市、河北省安国市、山东省鄄城县舜王城、河南省禹州市、西安市万寿路、成都市荷花池、哈尔滨市三棵树、湖北省蕲州等。

中药的采收、加工与贮藏

目标及任务要求

1. 熟知药材的一般采收规律。
2. 能较熟练说出药材的产地、加工方法。
3. 能识别中药贮藏中常见的变质现象；学会中药的贮藏方法。

项目一　中药的采收

中药品质的好坏，取决于有效物质含量的多少，有效物质含量的高低与产地、采收的季节、时间、方法有着密切的关系。如草麻黄中的生物碱，春天含量很低，8～9月含量最高；薄荷在生长初期，挥发油中几乎不含薄荷脑，但至开花末期薄荷脑含量则急剧增加；槐花是槐的干燥花及花蕾，含有多量芦丁，如已开花、结果，则芦丁含量急剧下降。又如天麻，因采收期不同，商品有"冬麻""春麻"之分，冬麻质坚体重，质佳；春麻体轻中空，质次。所以适时采收可以提高中药的质量。各类药材的一般采收规律如下。

一、根及根茎类

一般在秋冬季节及春初发芽前或刚露苗时采收。因为秋冬时植物满贮养料，代谢率低，分解少；初春时植物准备萌发，根部贮藏的大量营养物质刚开始分解，所以有效成分含量高，营养物质丰富。如牛膝、党参、黄连、大黄、防风等。有些药材由于植株枯萎时间较早，不易寻找，则在夏季采收，如浙贝母、延胡索、半夏、太子参等。

二、茎木类

茎木类药材一般多在秋冬季节采收，如大血藤、青风藤等；若与叶同用，则应在植株生长最旺盛时采收，如络石藤、桑寄生等；也可结合林木砍伐采收，如油松节、苏木等。

三、皮类

一般在春末夏初采收，此时树皮养分及液汁增多，形成层细胞分裂较快，皮部和木部容易剥离，伤口较易愈合，如黄柏、厚朴、秦皮等。采皮时可用半环状剥取、条状剥取或砍树剥皮等方法。少数皮类药材于秋、冬两季采取，如肉桂，此时有效成分含量较高。根皮多在秋季采收，先挖取根部，然后剥取根皮或趁鲜抽去木心，如牡丹皮、香加皮等。

四、叶类

叶类宜在植株生长最旺盛，花未开放或花盛开时采收，此时植株已完全长成，光合作用旺盛，有效成分含量高，一旦开花、结实，叶肉内的贮藏物质便转移到花或果实中，影响其质量和产量，如大青叶、紫苏叶等。但有些叶类宜在秋霜后采收，如桑叶须经霜后采。

五、花类

花类药材多在花含苞待放时采收，如已盛开，则花易散瓣、破碎、失色、香气逸散，有效成分的含量也会显著减少，影响药材的质量，如金银花、丁香、辛夷等；有的则在花初开时采收，如红花、洋金花等；有的在花盛开时采收，如菊花、西红花等。对花期较长，花陆续开放的植物，应分批采摘，以保证质量。花粉应在花初开时采收，不宜太迟，过期则花粉自然脱落，影响产量，如蒲黄、松花粉等。

六、果实和种子类

一般果实多在自然成熟或将近成熟时采收，如瓜蒌、栀子、山楂等；有的在成熟经霜后采摘为佳，如山茱萸经霜变红，川楝子经霜变黄；有的采收未成熟的幼果，如枳实、青皮等。如果实成熟期不一致，要随熟随采，过早肉薄产量低，过迟肉松泡，影响质量，如木瓜等。

种子类多在完全成熟后采收，这时种子籽粒饱满，有效成分含量高，如牵牛子、决明子等。对成熟期不一致的种子类药材，宜分批采收，以免种子散落，如急性子、千金子等。

七、全草类

全草类多在植物生长最旺盛且开花前采收，如广藿香、薄荷、败酱草等；但亦有少数种类以开花后采收为好，如马鞭草、益母草等。

八、动物类

动物类药材的采收季节因药材种类不同而异。一般动物和虫类均应在活动期捕捉，因此时数量多，如蚯蚓在6～8月捕捉；也有的在其刚开始活动期捕捉，如蜈蚣在清明前后捕捉较好；一般有翅的虫类大多在早晨露水未干时捕捉，如斑蝥等；对动物的生理、病理产物，注意在捕捉后（如麝香、蟾酥）或在屠宰场（如牛黄、马宝）采收。昆虫类药材，必须掌握其孵化发育活动季节，以卵鞘入药的，如桑螵蛸，则在3月采集，过时就已孵化。

九、矿物类

矿物类大多结合开矿采挖，如石膏、滑石、雄黄、自然铜等；有的在开山掘地或水利工程中获得动物化石类药材，如龙骨、龙齿等。有些矿物药系经人工冶炼或升华方法制得，如密陀僧、轻粉、红粉等。

项目二　中药的产地加工

这里所说的加工，是指药材采收后的产地加工。采收的药材除少数供鲜用外，如鲜石斛、鲜地黄、鲜芦根等，绝大部分均须在产地经过拣、洗、切、蒸、煮、烫、干燥等简单加工，才能使药材干燥，符合商品规格，确保药材质量，同时，也便于包装、运输与贮存。由于药材的品种繁多，来源不一，其形、色、气、味、质地及含有的物质不完全相同，因而在产地进行加工的要求也不一样。一般来说都应达到体形完整、含水分适度、色泽好、香气散失少、不变味、有效物质破坏少的要求，才能确保用药质量。现将常见的产地加工方法介绍于下。

一、拣、洗

将采收的新鲜药材除去杂质和非药用部分。如牛膝去芦头；牡丹皮去木心；赤芍去地上部分；花类去茎叶等。同时还得洗净泥土，但具有芳香气的药材一般不用水洗，如薄荷、细辛、木香、当归等。

二、切

较大的根及根茎类、藤木类和肉质的果实类药材大多趁鲜切成片、块，以利干燥。如大黄、土茯苓、鸡血藤、大血藤、木瓜、山楂等。但是对于某些具挥发性成分或有效成分易氧化的药材，则不宜切成薄片干燥或长期贮存，否则会降低药材质量，如当归、川芎、常山、槟榔等。

三、蒸、煮、烫

一些富含浆汁、淀粉或糖质的药材，采回后，洗净，经蒸、煮或烫，以便使细胞内蛋白质凝固、淀粉糊化，破坏酶的活性，促进水分蒸发，如天麻、红参、白芍、明党参、百合、百部、太子参等；有的花类药材为保持花朵完整不散瓣，须蒸后干燥，如杭菊花；有的经蒸或煮后杀死虫卵，保存药效，如桑螵蛸、五倍子等；有的经蒸、煮或烫后能起滋润作用，如黄精、玉竹等。

四、刮皮

药材采回后，洗净，入沸水中烫后刮去外皮，然后干燥，使颜色洁白，如北沙参、白芍、明党参等。

五、去壳

种子类药材，采回果实后，晒干，去壳取种子，如决明子、芥子等。也可先去壳取种子再干燥，如桃仁、苦杏仁等。

六、发汗

将药材堆积放置，使其发热、"回潮"，内部水分向外挥散，以利干燥，变软变色，增强气味或减少刺激性，这种方法称"发汗"。如厚朴、玄参、续断等，通过发汗使其具有特殊色泽；有的药材为了内外干燥一致，必须经过发汗处理，如麦冬、川牛膝等。

七、干燥

药材中含水量太少易枯燥、失去光泽，甚至出现裂纹；完全失水，不仅可以造成挥发性成分的损失，而且干而枯的药材，不易保持其体形和结构，如干枯的花、叶、全草类极易破碎。但药材中含有过量的水分，不仅易虫蛀、霉烂变质，使有效成分分解，且使应用称量上相对减少了实际用量而达不到治疗目的。因此，控制药材中水分的含量对保证药材质量有重要意义，通常认为药材安全的水分含量为8%～12%。除少数药材，如鲜地黄、鲜芦根、鲜石斛等，有时要求鲜用外，大多数药材均应及时干燥。干燥的目的是为了及时除去新鲜药材中过多的水分，保留合理的水分，使之干而不枯，避免虫蛀、霉烂以及有效成分的分解破坏，保证药材质量，利于贮藏。对于干燥的要求是：干得快，干得透，干燥温度不能破坏有效成分，不改变药材色泽。常用的干燥方法有以下几种。

1. 晒干

利用阳光直接晒干，这是一种最方便、经济的干燥方法。但晒干法常受天气变化的影响，是其缺点，必要时阴雨天可改用烘干法。多数药材可用晒干法干燥，但需注意：① 含挥发油的药材不宜采用此法，以免挥发油散失，如薄荷、当归等。② 受日光照射后易变色、变质者，不宜用此法，如红花等。

2. 烘干

利用火热或电热使药材干燥的方法，可在焙炕上或烘箱、烘房进行。温度一般以50～60℃为宜，此温度对一般药材的成分没有大的影响，同时又能抑制植物体中酶的活动。对于多汁的果实类药材以70～90℃为宜。若药材成分会因加热而变化，干燥应在40℃以下，其中以20～30℃为宜。烘干法的优点：不受天气变化的影响，干燥速度快。在干燥过程中要注意随时掌握温度，慢慢升温，不使药材焦煳或枯燥。对需保持酶活性或含挥发油的药材，一般不宜用烘干法，如苦杏仁、薄荷等。

3. 阴干

将药材放置或悬挂在通风的室内或荫棚下，使水分在空气中自然蒸发而干燥。此法主要适用于含挥发性成分的花类、叶类及全草类药材，如玫瑰花、侧柏叶、薄荷等。此法的缺点是温度低、干燥慢，需经常翻动，以防霉坏及色泽不匀。

不适合用以上方法干燥的药材，则可用装有石灰的干燥器进行干燥，也可用远红外干燥机、微波干燥机干燥。

需要特别注意的是，药材干燥后一定要凉透才能包装，否则会因内部温度高而发酵。

八、撞

根及根茎类药材干燥后装入特制撞笼或麻袋中，摇晃，使药材彼此撞击，以除去须根、泥沙、粗皮等，如黄连、姜黄。

九、揉搓、打光

在干燥过程中进行揉搓，使药材饱满、柔软、油润，以防皮肉分离和空枯，如党参。在干燥过程中打光，使药材美观，如光山药。

项目三　中药的贮藏

一、中药贮藏中常见的变质现象

（一）虫蛀

虫蛀指中药被害虫啮蚀的现象。虫蛀使中药出现空洞、破碎，甚至完全被蛀成粉状，中药还可被害虫的排泄物污染，虫蛀严重影响中药的疗效，严重的使中药失效。害虫的来源，主要是药材在采收、加工、运输过程中受到污染，在加工过程中未能有效地将害虫或虫卵杀灭，或在贮藏过程中害虫由外界侵入等。在中药贮藏过程中危害最为严重的是虫蛀，虫蛀品种大约占40%。中药中含淀粉、糖、脂肪、蛋白质等成分，为害虫生长繁殖提供了营养，故最易生虫，如白芷、山药、天花粉、前胡、大黄、肉豆蔻、土鳖虫等。一般而言，当温度18～35℃，空气相对湿度在70%以上，富含淀粉、糖类、脂肪、蛋白质等成分的中药，其含水量达13%以上时，最适宜害虫的生长。因此，虫蛀以每年6、7、8月最严重。

（二）霉变

霉变又称发霉，是指中药受潮后，在适宜的温度下造成霉菌的滋生和繁殖，在中药表面布满菌丝的现象。如丹参、牛膝、麦冬、黄精等发霉后，表面即布有霉菌的菌丝。中药表面附着的霉菌在适宜的温度（20～35℃）、湿度（相对湿度75%以上或中药含水量超过15%）和足够的营养条件下，进行生长繁殖，分泌的酶溶蚀中药组织，引起中药腐烂变质，使中药有效成分遭到破坏。人们服用了这些发霉的中药，还可能由于毒素而引起肝、肾、神经系统、造血系统等方面的损害，黄曲霉素甚至可导致癌症。

（三）变色

变色指中药的固有色泽发生了变化，由浅变深、由鲜变暗或转变为其他颜色。由于保管不善或贮存日久，某些中药的颜色由浅变深，如泽泻、白芷、山药、天花粉等由白色变为黄色；有些中药由鲜艳变暗淡，如红花、菊花、金银花等花类中药。色泽是中药品质的标志之一，色泽的变化不仅改变中药的外观，也标示着中药内在质量的变化。防止中药变色的方法，主要是干燥、冷藏和避光。

（四）走油

"走油"又称"泛油"，指某些含油中药因贮藏不当，油质泛于中药表面；或某些含糖中药在受潮、变色、变质后，表面呈现油样物质的变化。如柏子仁（含脂肪油）、当归（含挥发油）、黄精、枸杞子（含糖质）。防止中药走油的方法，主要是保持低温、低湿环境，减少与空气的接触。

（五）气味散失

气味散失是指在外界因素的影响下，或贮藏日久，中药的固有气味变淡薄或消失。中药固有的气味，是由其所含的各种成分决定的，这些成分大多是治病的主要物质，如果气味散失，就会影响中药的疗效。含挥发油的中药，如沉香、肉桂、豆蔻、砂仁等，由于受温度和空气等的影响，或粉碎后，可致气味散失。

（六）风化

是指某些含结晶水的矿物类中药，在干燥空气中逐渐失去结晶水变为粉末状的现象。风化影响了中药的外观性状和质量，如芒硝、硼砂等。

（七）潮解

潮解指某些含盐类成分的中药，吸收潮湿空气中的水分，其表面慢慢湿润，甚至溶化成液体状态的现象。潮解可使中药变软、形态破坏、黏附包装、药用价值降低，如昆布、盐全蝎等。

（八）粘连

粘连指某些熔点较低的固体中药因受热受潮而粘在一起的现象，多为树脂类、胶类中药，如乳香、阿胶等。

（九）腐烂

腐烂指某些新鲜的中药，因受温度和空气中微生物等因素的影响，导致微生物繁殖而腐烂败坏的现象，如鲜地黄、鲜石斛等。

二、中药的贮藏方法

（一）仓库管理

中药入库前要详细检查有无虫蛀、发霉、变色、走油等情况，对有问题的包件必须进行适当处理。仓库应有严格的日常管理制度，并经常检查，保持阴凉、通风、干燥、清洁，避免日光直射，室温宜控制在25℃以下，相对湿度宜控制在70%以下，且中药的堆垛层不能太高。要随时关注外界温度、湿度的变化，及时采取有效措施调节室内温度、湿度。根据中药的特性分类保管，分别选择适合中药特性的贮藏方法和条件。中药"先进先出"，避免贮藏日久变质。

（二）干燥法

（1）晾晒法　适用于有芳香气的叶类、花类、果皮类、全草类等，如紫苏叶、玫瑰花、陈皮、薄荷等。

（2）暴晒法　适用于根及根茎类较难干燥，暴晒后对质量影响不大的中药，如大黄、何首乌等。

（3）烘炕法　含水量过高的中药，也可采用烘箱、烘房、火炕等进行干燥，也适用于阴天不能日晒时。

（4）密封吸潮法　将中药置于密封的容器中，采用吸湿剂除湿。常用的吸湿剂如生石灰、硅胶、木炭、草木灰等。

（5）远红外加热干燥养护　用远红外干燥机干燥，通常在密闭箱内进行，因而受大气中杂菌污染机会少，优点是成本低、干燥快、脱水率高，且有较高的杀虫、灭卵及杀菌效果。但厚度超过10mm的药材或饮片，干燥效果较差。

（6）微波干燥养护　用微波干燥机干燥，优点是无污染，用时短，受热均匀，杀微生物及霉菌效率高，防虫防霉效果较好。

（三）容器密封法

容器密封法指对仓库及容器进行密封，以防止中药吸潮、虫蛀、霉变、软化。

（四）对抗同贮法

对抗同贮法指利用不同中药所含成分及散发的特殊气味，将中药共同贮藏，相互克制起到防蛀、防霉、保色等作用。如泽泻、山药与牡丹皮同贮可防泽泻、山药生虫，防牡丹皮变色；西红花与冬虫夏草同贮可防冬虫夏草生虫。此法常适用于数量不太大的中药的贮藏。

（五）密封除湿法

将中药置于密封的仓库中，采用机械除湿。机械除湿常用空气去湿机、空调。

（六）通风法

通风法指利用空气流动规律，使库内外空气发生对流，以调节库房温湿度，起到降温防潮作用。

（七）清洁法

对于初霉的中药，可利用淘洗法、沸水烫洗法、撞刷法、酒洗法、醋洗法、油擦法等除霉。

（八）冷藏法

冷藏法指采用低温（2～10℃）的冷藏箱或冷藏库贮藏中药，主要适用于贵重中药和极易虫蛀、发霉的中药。

（九）气调养护法

气调养护法指将中药置于密封环境中，通过降低空气中的氧浓度进行贮藏保管的方法。这种方法可杀虫、防虫、防霉、防变色、防走油、防气味散失，且无残毒。降氧的方法，常用的是充入氮气或二氧化碳，充氮与加除氧剂结合，更能达到无氧或极少氧的效果。

（十）气幕防潮法

气幕也称气帘，是装在中药库房门上，配合自动门以防止库内空气排出库外、库外空气侵入库内的装置，安装气幕可以达到防潮的目的。使用本法时库房必须密封。

（十一）中药的分类保管

中药的来源广泛，成分复杂，品种繁多，性质各异，应根据各种中药的特性分类保管，妥善养护。

（1）中药饮片　中药饮片表面积较大，因而与空气的接触面较大，导致易吸潮或被污染。因此，应严格控制中药饮片的水分含量，一般应控制在 7%～13%，且密封贮藏，必要时在容器中加入生石灰、硅胶等干燥剂。

（2）含淀粉多的中药　含淀粉多的中药，如山药、天花粉等，贮藏在通风、干燥、凉处，防潮、防虫蛀。

（3）含挥发油多的中药　如当归、薄荷等，贮藏温度不能太高，否则易散失香气或走油，应置阴凉干燥处贮藏。

（4）含糖分、黏液质较多的中药　如枸杞子、天冬等，应贮藏在通风干燥处，以免变软发黏、虫蛀、霉烂。

（5）种子类中药　种子类中药经炒制后增加了香气，如炒紫苏子、炒莱菔子等，应贮藏缸、罐中封闭保存，防虫害及鼠咬。

（6）酒炙、醋炙饮片　酒炙饮片如酒当归、酒大黄等，醋炙饮片如醋甘遂、醋香附等，均贮藏于密闭容器中，置阴凉处。

（7）含盐中药　含盐分的药材如昆布、盐全蝎等，盐炙的饮片如盐知母、盐巴戟天等，易吸收空气中的湿气而受潮变软，若温度高就会析出盐分，故应贮藏于密闭容器内，置通风干燥处。

（8）蜜炙饮片　如蜜甘草、蜜款冬花等，糖分大，较难干燥，易受潮变软、粘连成团，且易被污染、虫蛀、霉变及鼠咬，故应贮藏于缸、罐内，密闭、置通风干燥处保存。

（9）含结晶水的矿物类中药　如芒硝、硼砂等，在干燥空气中易失去结晶水而风化，故应贮藏于密封的缸、罐中，置阴凉处。

（10）动物类中药　动物类中药易生虫、走油，且易酸败产生腥臭气，应密封、防鼠，置阴凉通风处。

（11）易软化、升华的中药　易软化的中药如乳香、阿胶等，易升华的中药如冰片，宜用坛、铁桶、木箱密封，置阴凉干燥处低温贮藏。

（十二）特殊中药的贮藏

（1）毒性中药的贮藏　应严格按照《中华人民共和国药品管理法》《医疗用毒性药品管理办法》的有关规定，专人、专库、专柜贮存，双人、双锁、双账、双领取、双复核。

（2）贵细中药的贮藏　贵细中药因价值昂贵，应与一般中药分开贮藏，专人管理。一般应密封后置阴凉、通风、干燥处贮存，注意防虫防霉。

（3）易燃中药的贮藏　遇火极易燃烧的中药，如硫黄、海金沙等，必须按照消防管理要求，贮藏在安全地点。应远离火源，置于阴凉通风处，专人保管。

目标及任务要求

1. 能较熟练说出中药鉴定的内容。
2. 能较熟练说出中药鉴定的依据、程序和取样要求。
3. 学会中药鉴定的方法。

项目一 中药鉴定的内容

中药的鉴定主要是为了识别中药的真伪优劣、产地、规格等级以及贮藏保管的质量等。

一、鉴定中药的真伪优劣

中药由于来源不一，存在同名异物、同物异名现象；加之用药习惯不同，各地使用不同科属、不同品种的中药商品也较为普遍；一些贵重中药或紧缺品种，时有以假充真，以次充好现象。因此，必须根据用药要求和国家规定，严格鉴别。

（一）鉴定真伪

1. 假药的概念

《中华人民共和国药品管理法》（以下简称《药品管理法》），于 2019 年 8 月 26 日正式修订通过，自 2019 年 12 月 1 日起施行。新《药品管理法》规定：有下列情形之一的，为假药：①药品所含成分与国家药品标准规定的成分不符；②以非药品冒充药品或者以他种药品冒充此种药品；③变质的药品；④药品所标明的适应证或者功能主治超出规定范围。

《药品管理法》规定：药品必须符合国家药品标准。符合药品标准的药品称"法定正品"；有的中药药品标准未收，但本草有载，经考证确认质量符合传统质量要求，可视为"传统正品"。总之，凡名实相符、考证有据、质量合格的中药均应视为正品。反之，名不副实、考证无据、质量不合格者，均应视为伪品（假药）。

2. 假药产生的原因

（1）误采误收　由于采收者、收购者缺乏专业知识，误将非药用物质或非正品当作正品采收、收购。

（2）有意作假　一些不法人员为了牟取暴利，故意用非药用物质冒充正品或用价格低的中药冒充价格高的中药。

（3）未入标准　有些中药虽然有使用习惯，但其疗效是否确切、使用是否安全，尚未得到科学实验的证实，因此暂时未被载入各级药品标准，对这类非标准中药应加强研究，将来一旦肯定其药用价值即应载入药品标准，使其进入正品的行列。有些中药在此地标准收载而在它地标准未收载，在此地为正品而在它地常被视为假药。可见有些"假药"是相对的、暂时的或地方性的。

（4）变质　由于加工、贮藏不当，使正品中药的性质发生变化，其质量不再符合药品标准规定的质量指标，因而成为假药。

3. 假药的处理

（1）非药品冒充药品、变质不能药用的或质量不符合药品标准者应全部销毁。

（2）以它种中药冒充或误作此种中药者，应按药品标准恢复其正名，继续药用。

（二）鉴定优劣

1. 劣药的概念

新《药品管理法》规定：有下列情形之一的，为劣药：①药品成分的含量不符合国家药品标准；②被污染的药品；③未标明或者更改有效期的药品；④未注明或者更改产品批号的药品；⑤超过有效期的药品；⑥擅自添加防腐剂、辅料的药品；⑦其他不符合药品标准的药品。

目前，中药商品中的劣药主要是药品成分的含量不符合国家药品标准及上述②⑥⑦种情况。

2. 劣药的产生与处理

凡采收失时、加工不当、炮制过度、保管不当、养护不善或被污染，皆可使中药的质量下降，以致不符合药品标准规定，成为劣药。劣药一经查出，则应全部销毁，不得药用。

二、鉴定中药的产地

同一中药因产地不同，其品质也不一样，自古以来中医提倡使用道地药材就是这个道理。这就要求中药商业工作者熟知中药的主要产区，认真观察这些中药的特征。

特别是在大量移植中药、野生变家种后，更应注意鉴别中药的产地。除采用一般性状鉴别外，必要时还需进行理化鉴别、对照实验等，如北柴胡野生变家种后，种植一年其外观质量虽强于野生柴胡，但经理化测试其主要成分低于野生柴胡，而种植2~3年的产品就与野生柴胡相近或略高。

三、鉴定规格等级

中药商品的规格等级是其质量优劣的重要标志之一。同一中药由于生长环境、年限等因素不同，质量差异也很大，常分为不同的规格等级。商业人员必须熟悉中药商品规格等级的要求，按形状、大小、质地优劣等分等分级。按中药商品的规格分档分等，贯彻优质优价的原则，有利于促进中药商品质量的提高。

四、鉴定贮藏质量

中药在贮藏运输等流通环节中若保管不当，常会发生虫蛀、发霉、变色、走油等变质现象，轻则质量降低，重则失去药用价值。因此，商业工作人员对中药进、出、在库都必须认真鉴别其质量，发现问题及时处理，避免不必要的损失。

项目二　中药鉴定的依据和基本程序

一、中药鉴定的依据

要鉴定中药是否符合医药应用的要求，就必须有一定的标准作为依据。《中华人民共和国药典》（简称《中国药典》），是国家的药品标准。国家药品标准是国家对药品质量及检验方法所做的技术规定，是药品生产、经营、使用、检验和监督管理部门必须遵循的法定依据。药典是一个国家药品规格标准的法典，由国家组织药典编纂委员会编写，并由政府颁布施行，具有法律的约束力，是药物生产、检验、供应及使用等的依据。新中国成立以来，先后颁布了《中国药典》1953年版、1963年版、1977年版、1985年版、1990年版、1995年版、2000年版、2005年版、2010年版、2015年版、2020年版。每当新一版药典颁布实施时，旧版药典即停止使用。2020年版《中国药典》分为四部，一部收载中药，二部收载化学药，三部收载生物制品，四部收载通用技术要求。

国家药品监督管理部门颁布的药品标准，称局颁药品标准，补充在同时期该颁药典中尚未收载的品种和内容，也属于国家药品标准，各有关单位必须遵照执行，如国家食品药品监督管理局2004年颁布的《儿茶等43种进口药材质量标准》。1998年以前，药典委员会隶属于卫生部，当时此级标准由卫生部批准颁发执行，称部颁药品标准，如1991年颁布的《中华人民共和国卫生部药品标准·中药材·第一册》。《七十六种药材商品规格标准》由原国家医药管理局和卫生部于1984年3月联合下发，是全国统一的药材商品规格标准，本标准未收载的药材，其商品规格由各省、自治区、直辖市自定。

省、自治区及直辖市药品监督管理部门颁布的药品标准为地方药品标准，在该地区的药品生产、供应、使用和检验等单位必须遵照执行。某地区的地方药品标准对其他地区无约束力。国家药品标准一经颁布实施，地方药品标准收载的相同品种标准同时停止使用。新修订的《药品管理法》取消了地方药品标准，只保留了中药材、中药饮片标准，作为国家药品标准的补充。

因我国中药资源丰富、品种繁多，有许多品种在国家药品标准和地方药品标准中没有收载，在鉴定中药时可根据有关的参考书籍和资料，进行分析、鉴定。

二、中药鉴定的基本程序

中药鉴定就是依据国家、地方药品标准等，对中药的真实性、纯度、质量进行检定和评价。中药鉴定的基本程序分为以下三步。

（一）取样

取样是指选取供检验用中药样品，取样的代表性直接影响到鉴定结果的正确性。因此，必须重视取样的各个环节。

1. 取样原则

（1）取样前，应核对品名、产地、规格等级及包件式样，检查包装的完整性、清洁程度以及有无水迹、霉变或其他物质污染等情况，并详细记录。有异常情况的包件，必须单独检验并拍照。

（2）从同批药材、饮片包件中抽取供检验用样品的原则　药材、饮片总包件数不足5件的，逐件取样；5～99件，随机抽5件取样；100～1000件，按5%比例取样；超过1000件的，超过部分按1%比例取样；贵重药材、饮片，不论包件多少均逐件取样。

（3）对破碎的、粉末状的或大小在1cm以下的药材、饮片，可用采样器（探子）抽取样品；每一包件至少在2～3个不同部位各取样品1份；包件大的应从10cm以下的深处在不同部位分别抽取。

（4）每一包件的取样量　一般药材、饮片抽取100～500g；粉末状药材、饮片抽取25～50g；贵重药材、饮片抽取5～10g。

对包件较大或个体较大的药材，可根据实际情况抽取有代表性的样品。

2. 取样方法

（1）将抽取的样品混匀，即为抽取样品总量。若抽取样品总量超过检验用量数倍时，可按四分法再取样，即将所有样品摊成正方形，依对角线画"×"，使分成四等份，取用对角两份；再如上操作，反复数次，直至最后剩余量足够完成所有必要的实验及留样为止。

（2）最终抽取的供检验用样品量，一般不得少于检验所需用量的3倍，即1/3供实验用，另1/3供复核用，其余1/3留样保存，保存期至少1年。

（二）鉴定

根据所抽取的不同样品及其检测要求，选择不同的鉴定方法进行鉴定。中药品种鉴定（真伪鉴定）的内容，包括原植（动）物鉴定、性状鉴定、显微鉴定及理化鉴定等。中药的质量鉴定（优劣鉴定）包括检查样品中有无杂质及其数量是否超过规定的限量、有效成分或指标性成分是否达标、可能存在的有害物质含量是否超过规定限度等，即中药品质优良度鉴定主要包括杂质检查，水分、灰分、浸出物、有效成分的含量测定，有害物质检查等。

（三）鉴定记录、报告书

检验者接受检品后，应写明检品来源，包括抽检和送检单位、时间、数量等，在实验过程中的一切数据、现象及结果必须详细记录，不得涂改。

检验完成后，要及时填写检验报告书，包括来源、检验依据、检验结论等。药品检验报告书是药品检验人员出具的对某一药品检验结论的正式凭证，是对药品质量做出的技术鉴定。国家指定的检验机构出具的药品检验报告书具有法律意义，要求数据无误、依据准确、结论明确、格式规范、文字简洁、书写清晰、不得涂改。药品检验报告书须经部门主管审核后签发。每一种检品检验完成后，应将检验记录、留样样品、检验报告书存根保存好。

项目三 中药鉴定的方法

中药鉴定常用的方法有来源（基原）鉴定、性状鉴定、显微鉴定及理化鉴定等。各种方法有其特点和适用的对象，有时需几种方法配合应用。如对完整的中药，首先使用性状鉴定方法，在有困难时，再配合显微鉴定及理化鉴定方法。对带花、果、枝叶（或皮毛、骨骼）和多数全草类中药，主要进行来源鉴定；对粉末类中药，主要采用显微鉴定法，必要时配合理化鉴定方法。总之，几种鉴定方法，可根据检品的具体情况和要求灵活掌握。

一、来源鉴定

来源鉴定又称基原鉴定，就是应用植（动）物分类学知识，对中药的来源进行鉴定，确定其正确学名；应用矿物学基本知识，确定矿物中药的来源，以保证在应用中品种准确无误。主要适用于带花、果、枝叶或皮毛、骨骼及多数全草类中药的鉴定。现以原植物鉴定为例进行说明，其步骤如下。

1. 观察植物形态

对具有较完整植物体的中药检品，应注意其根、茎、叶、花和果实等部位的观察，其中对繁殖器官（花、果或孢子囊、子实体等）尤应仔细观察，借助放大镜或立体显微镜，观察花等的形态构造。单靠茎枝和叶的外形来鉴定植物是不够的，有时容易得出错误的结论。在实际工作中检品经常是不完整的，常是植物体的一段（或一块）器官，除少数品种的特征十分突出可以鉴定外，一般都要追究其原植物，包括深入到产地调查，采集实物，进行对照鉴定。

2. 核对文献

根据已观察到的形态特征和检品的产地、别名、效用等线索，可查阅全国性或地方性的中草药书籍和图鉴，加以分析对照。在核对文献时，首先应查考植物分类学著作，如《中国植物志》《中国高等植物图鉴》《中国药用植物志》《中国经济植物志》及有关的地区性植物志等；其次再查阅鉴定中药品种方面的著作，如《全国中草药汇编》《中药大辞典》《中药志》《药材学》《生药学》《中药鉴定学》《中药鉴别手册》等。由于各书记载植物形态的深度不同，同一种植物各书的记述有时也不会一致，因此，必要时还须进一步查对原始文献，以便正确鉴定。原始文献，即指第一次发现该种（新种）植物的植物工作者，描述其特征，予以初次定名的文献。

3. 核对标本

当知道未知种是什么科属时，可以到标本室核对已定学名的该科属标本，或根据文献核对已定学名的某种标本。要得到正确的鉴定，必须要求标本室中已定学名的标本正确可靠。在核对标本时，要注意同种植物在不同生长期的形态差异，需要参考更多一些标本，才能使鉴定的学名准确。如有条件，能与模式标本（发表新种时所被描述的植物标本）核对，这对正确鉴定更为有利。

对一些难以定名的标本，可寄请专家或植物分类研究单位协助鉴定。

二、性状鉴定

性状鉴定即用眼看、手摸、鼻闻、口尝、水试、火试等十分简便的方法来考察药材、饮片的形状、大小、表面、质地、断面及气味等特征，以鉴定药材、饮片真伪优劣的方法。几千年来劳动人民在鉴定中药的过程中积累了宝贵的性状鉴定经验，它具有简单、易行及迅速的特点，主要适用于完整药材、饮片的鉴定。性状鉴定和来源鉴定一样，除仔细观察样品外，有时亦需核对标本和文献。对一些地区性强或新增的品种，鉴定时常缺乏有关资料和标准样品，可寄送少许样品到生产该中药的省、自治区、直辖市中药部门和药检部门了解情况或请协助鉴定。必要时可到产地调查，采集实物标本，了解生产、加工、销售和使用等情况，以便进行鉴定研究。直观的性状鉴定是很重要的，是中药鉴定工作者必备的基本功之一。

性状鉴定的顺序总的原则是先整体后局部；局部原则是先上后下、先外后内。

性状鉴定的内容，一般包括以下方面。

1. 看形状

形状指药材、饮片的外形。观察时一般不需预处理，但观察很皱缩的全草、叶或花类时，可先浸湿使软化后，展平，观察。观察某些果实、种子类时，如有必要可浸软后，取下果皮或种皮，以观察内部特征。

由于中药可能来自形态十分接近的植物，或来自植物体同一器官，因此中药在外观上就具有某些一般的共同特征。如根类中药有圆柱形、圆锥形、纺锤形等；皮类中药有卷筒状、板片状等；种子类中药有圆球形、扁球形等。对中药形状的描述，形状较典型的用"形"，类似的用"状"，必要时可用"×状×形"，如藁本根茎呈不规则结节状圆柱形。有的中药经验鉴别使用的语言很形象，如防风的根头部分，称为"蚯蚓头"；海马的外形为"马头蛇尾瓦楞身"。老药工们这些经验鉴别术语，既简单又生动，易懂易记。

2. 量大小

大小指药材、饮片的长短、粗细（直径）、厚薄。要得出比较准确的大小数值，一般应测量较多的样品。如测量的大小与规定有差异时，可允许有少量高于或低于规定的数值。测量时应用毫米刻度尺。有些很小的种子类或果实类中药，如葶苈子、车前子、紫苏子等，可将每10粒种子紧密排成一行，以毫米刻度尺测量后求其平均值。表示中药的大小，一般有一定的幅度。

3. 观色泽

观色泽指在日光下观察药材、饮片的颜色及光泽度。很多中药是复合色调，在描述中药颜色时，如果用两种以上的色调复合描述时，则应以后一种色调为主，如黄棕色，以棕色为主。中药有两种不同颜色时，一般将常见的或质量好的颜色放在前面，少见的或质量差的颜色放在后面，中间用"'或'连接"，如白鲜皮外表面灰白色或淡灰黄色；若中药的颜色在一定范围内变化，可将两种颜色用"至"连接，如知母表面黄棕色至棕色。各种中药的色泽是不相同的，如丹参色红；黄连色黄；紫草色紫；川楝子金黄至棕黄色，微有光泽；酸枣仁紫红色，平滑有光泽。所以观察中药的色泽，可以鉴定中药的品种。中药因加工或贮藏不当，就会改变其固有的色泽，所以中药的色泽是否符合要求，也是衡量中药质量的重要因素。

4. 看表面

表面指药材、饮片表面光滑还是粗糙，有无皱纹、皮孔、钉刺或毛茸等。双子叶植物的根类顶部有的带有根茎；单子叶植物根茎及球茎表面节上有的具膜质鳞叶、根痕；蕨类植物的根茎表面常有叶柄残基、鳞片或鳞毛。白花前胡根头部有叶鞘残存的纤维毛状物，是区别紫花前胡根的重要特征。植物香圆的成熟果实作香橼时，果顶有"金钱环"，这一特征是鉴别该品种的重要依据。

5. 验质地

质地指用手折断药材和饮片时的感官感觉，包括软硬、结松、韧脆、刚柔、油润以及粉性、角质、绵性、柴性、黏性等特征。有些中药因加工方法不同，质地也不一样，如盐附子易吸潮变软，黑顺片质硬而脆；含淀粉多的中药，如经蒸煮加工，则因淀粉糊化，干燥后而质地坚实。在经验鉴别中，用于形容中药质地的术语很多，如质轻而松，断面多裂隙，谓之"松泡"，如南沙参；中药富含淀粉，折断时有粉尘散落，谓之"粉性"，如山药；质地柔软，含油而润泽，谓之"油润"，如当归；中药含多量淀粉因加工而糊化，干燥后质地坚硬，断面半透明或有光泽，谓之"角质"，如郁金等。

6. 查断面

查断面指在日光下检查药材和饮片的断面色泽、断面特征。

自然折断面，观察折断时的现象，如有无粉尘飞扬、折断时的难易等，以及折断面是否平坦、颗粒性、纤维性、裂片状、有无胶丝、能否层层剥离等情况。此法主要用于皮类、长条形的根及根茎类、藤类、茎类药材的鉴别。如茅苍术易折断，断面放置能"起霜"（析出白色细针状结晶）；白术不易折断，断面放置不"起霜"。甘草折断时有粉尘（淀粉）散落；杜仲折断时有胶丝相连；黄柏折断面显纤维性，裂片状分层；牡丹皮折断面较平坦，显粉性。

用刀切成横切面，观察皮部、木部的比例，色泽，射线与维管束的排列形式，有些药材、饮片肉眼还可察见黄棕色小点（分泌组织）等。经验鉴别也有很多术语，如"菊花心"（甘草）、"车轮纹"（防己）、"云锦花纹"（何首乌）、"星点"（大黄）、"筋脉点"（石菖蒲）、"朱砂点"（茅苍术）等。此法主要适于不易折断或折断面不平坦的药材，也适于饮片的鉴别（直接观察切面）。

7. 嗅气

气指药材和饮片的嗅感。有些药材、饮片有特殊的气感，可直接嗅闻。气不明显的药材、饮片，可折断、破碎、揉搓后再闻或用热水浸泡一下再闻。如薄荷有特殊的清凉香气，阿魏有强烈持久的蒜样特异臭气，鱼腥草有鱼腥气。

8. 尝味

味指药材和饮片的味感。味感可取少量直接口尝，或加热水浸泡后尝浸出液。与气感一样，药材、饮片的味道也与本身含有的成分有关，有些是衡量品质的标准之一，如乌梅、木瓜、山楂以味酸为佳；黄连、黄柏以味苦为佳；甘草、党参以味甜为佳；荜茇以味辛辣为佳等，都是与其所含成分及其含量有密切关系。药材、饮片的味道改变，就要考虑其品种及质量问题。中药的部位不同，味道可能不同，尝味时要注意取样的代表性，即在中药的各个部位都取一部分样品，比如对于根类中药，在皮部、木部都取一部分样品。舌的不同部位对不同味道的敏感程度不同，所以口尝时，咀嚼至少1分钟，使中药接触到舌的各部位，这样才能准确地尝到药味。有强烈刺激性和剧毒的药材、饮片，口尝时要特别小心，取样要少，尝后应立即吐出，漱口，洗手，以免中毒，如草乌、半夏等。

9. 水试

利用某些药材、饮片在水中各种特殊的变化，作为鉴别特征之一。如红花用水浸泡，水染成金黄色；西红花加水浸泡，将水染成黄色；葶苈子、车前子加水浸泡，则种子黏滑，且体积膨胀；熊胆粉末投入清水杯中，即在水面旋转并呈黄线下沉而不扩散。这些现象常与药材、饮片中所含有的某种化学成分有关。

10. 火试

有些药材、饮片用火灼烧，能产生特殊的气感、颜色、烟雾、响声等现象，可用来鉴别药材、饮片。如麝香灼烧，香气浓烈，无臭气，灰烬白色；海金沙易点燃，发出爆鸣声及闪光。

药材、饮片不得有虫蛀、发霉、其他物质污染等异常现象。

三、显微鉴定

显微鉴定（显微鉴别）是利用显微镜来观察药材、饮片及制剂中饮片粉末的组织、细胞或内含物等特征，用以鉴定药材、饮片及某些制剂的真伪、纯度甚至品质的方法。适用于外形不易鉴定、破碎、粉末状药材、饮片及用饮片粉末制成的制剂的鉴别。鉴别时选有代表性的供试品，根据各品种鉴别项的规定制片，制剂根据不同剂型适当处理后制片。

（一）药材、饮片显微制片

1. 横切片或纵切片制片

取供试品欲观察部位，经软化后，用徒手或滑走切片法，切成10～20μm的薄片。选平整的薄片置载玻片上，根据观察对象的不同，滴加甘油醋酸试液、水合氯醛试液或其他试液1～2滴，盖上盖玻片。必要时滴加水合氯醛试液后，在酒精灯上加热透化，并滴加甘油乙醇试液或稀甘油，盖上盖玻片。

2. 粉末制片

取供试品粉末过四号或五号筛，挑取少许置载玻片上，滴加甘油醋酸试液、水合氯醛试液或其他适宜的试液，盖上盖玻片。必要时按上法加热透化。

3. 表面制片

将供试品湿润软化后，剪取欲观察部位约4mm²，一正一反置载玻片上，或撕取表皮，加适宜的试液或加热透化后，盖上盖玻片。

4. 解离组织制片

将供试品切成长约5mm、直径约2mm的段或厚约1mm的片，如供试品薄壁组织占大部分，木化组织少或分散存在，采用氢氧化钾法，如供试品质地坚硬，木化组织较多或集成较大群束，采用硝铬酸法或氯酸钾法。

（1）氢氧化钾法　将供试品置试管中，加5%氢氧化钾溶液适量，加热至用玻璃棒挤压能离散为止，倾去碱液，加水洗涤后，取少量置载玻片上，用解剖针撕开，滴加稀甘油，盖上盖玻片。

（2）硝铬酸法　将供试品置试管中，加硝铬酸试液适量，放置至用玻璃棒挤压能离散为止，倾去碱液，加水洗涤后，照上法装片。

（3）氯酸钾法　将供试品置试管中，加硝酸溶液（1→2）及氯酸钾少量，缓缓加热，待产生的气泡渐少时，再及时加入氯酸钾少量，以维持气泡稳定地发生，至用玻璃棒挤压能离散为止，倾去酸液，加水洗涤后，照上法装片。

5. 花粉粒与孢子制片

取花粉、花药（或小的花）、孢子或孢子囊群（干燥的供试品浸于冰醋酸中软化），用玻璃棒研碎，经纱布过滤至离心管中，离心，取沉淀加新配制的醋酐与硫酸（9∶1）的混合液1~3mL，置水浴上加热2~3分钟，离心，取沉淀，用水洗涤2次，取沉淀少量置载玻片上，滴加水合氯醛试液，盖上盖玻片，或加50%甘油与1%苯酚各1~2滴，用品红甘油胶［取明胶1g，加水6mL，浸泡至溶化，再加甘油7mL，加热并轻轻搅拌至完全混匀，用纱布过滤至培养皿中，加碱性品红溶液（碱性品红0.1g，加无水乙醇600mL及樟油80mL，溶解）适量，混匀，凝固后即得］封藏。

6. 磨片制片

坚硬的动物、矿物类药，可采用磨片法制片。选取厚度1~2mm的供试材料，置粗磨石（或磨砂玻璃板）上，加适量水，用食指、中指夹住或压住材料，在磨石上往返磨砺，待两面磨平，且厚度约数百微米时，将材料移置细磨石上，加水，用软木塞压在材料上，往返磨砺至透明，用水冲洗，再用乙醇处理和甘油乙醇试液装片。

（二）含饮片粉末的制剂显微制片

按供试品不同剂型，散剂、胶囊剂（内容物为颗粒状，应研细），可直接取适量粉末；片剂取2~3片，水丸、糊丸、水蜜丸、锭剂等（包衣者除去包衣），取数丸或1~2锭，分别置乳钵中研成粉末，取适量粉末；蜜丸应将药丸切开，从切面由外至中央挑取适量样品或用水脱蜜后，吸取沉淀物少量。根据观察对象不同，分别按粉末制片法制片（1~5片）。

（三）细胞壁性质的鉴别

（1）木质化细胞壁　加间苯三酚试液1~2滴，稍放置，加盐酸1滴，因木质化程度不同，显红色或紫红色。

（2）木栓化或角质化细胞壁　加苏丹Ⅲ试液，稍放置或微热，显橘红色至红色。

（3）纤维素细胞壁　加氯化锌碘试液，或先加碘试液湿润后，稍放置，再加硫酸溶液（33→50），显蓝色或紫色。

（4）硅质化细胞壁　加硫酸无变化。

（四）细胞内含物性质的鉴别

1. 淀粉粒

（1）加碘试液，显蓝色或紫色。

（2）用甘油醋酸试液装片，置偏光显微镜下观察，未糊化的淀粉粒显偏光现象；已糊化的无偏光现象。

2. 糊粉粒

（1）加碘试液，显棕色或黄棕色。

（2）加硝酸汞试液，显砖红色。材料中如含有多量脂肪油，应先用乙醚或石油醚脱脂后进行试验。

3. 脂肪油、挥发油、树脂

（1）加苏丹Ⅲ试液，显橘红色、红色或紫红色。

（2）加 90% 乙醇，脂肪油和树脂不溶解（蓖麻油及巴豆油例外），挥发油则溶解。

4. 菊糖

加 10% α- 萘酚乙醇溶液，再加硫酸，显紫红色并溶解。

5. 黏液

加钌红试液，显红色。

6. 草酸钙结晶

（1）加稀醋酸不溶解，加稀盐酸溶解而无气泡发生。

（2）加硫酸溶液（1→2）逐渐溶解，片刻后析出针状硫酸钙结晶。

7. 碳酸钙结晶（钟乳体）

加稀盐酸溶解，同时有气泡发生。

8. 硅质

加硫酸不溶解。

（五）显微测量

显微测量系指用目镜测微尺，在显微镜下测量细胞及细胞内含物等的大小。

1. 目镜测微尺

放在目镜筒内的一种标尺，为一个直径 18～20mm 的圆形玻璃片，中央刻有精确等距离的平行线刻度，常为 50 格或 100 格。

2. 载物台测微尺

在特制的载玻片中央粘贴一刻有精细尺度的圆形玻片。通常将长 1mm（或 2mm）精确等分成 100（或 200）小格，每 1 小格长为 10μm，用以标定目镜测微尺。

3. 目镜测微尺的标定

用以确定使用同一显微镜及特定倍数的物镜、目镜和镜筒长度时，目镜测微尺上每一格所代表的长度。

取载物台测微尺置显微镜载物台上，在高倍物镜（或低倍物镜）下，将测微尺刻度移至视野中央。将目镜测微尺（正面向上）放入目镜镜筒内，旋转目镜，并移动载物台测微尺，使目镜测微尺的"0"刻度线与载物台测微尺的某刻度线相重合，然后再找第二条重合刻度线，根据两条重合线间两种测微尺的小格数，计算出目镜测微尺每一小格在该物镜条件下相当的长度（μm）。例如，目镜测微尺 77 个小格（0～77）与载物台测微尺的 30 个小格（0.7～1.0）相当，已知载物台测微尺每一小格的长度为 10μm，目镜测微尺每一小格长度为：$10\mu m \times 30 \div 77 = 3.8\mu m$。

当测定时要用不同的放大倍数时，应分别标定。

4. 测量方法

将需测量的目的物显微制片置显微镜载物台上，用目镜测微尺测量目的物的小格数，乘以上述每一小格的微米数。通常是在高倍镜下测量，但欲测量较长的目的物，如纤维、导管、非腺毛等的长度时，需在低倍镜下测量。记录最大值与最小值（μm），允许有少量数值略高或略低于规定。

四、理化鉴定

理化鉴定（理化鉴别）指用化学或物理的方法，对药材和饮片中所含某些化学成分进行鉴别试验，以鉴定药材、饮片的真实性、纯度和品质优良程度。主要适用于鉴定同名异物药材、饮片，尤适于鉴定含不同化学成分的药材、饮片，有助于扩大药源的工作。现将有关的理化鉴定方法分述如下。

（一）物理常数的测定

包括相对密度、旋光度、折光率、硬度、黏稠度、沸点、凝固点、熔点等的测定。这对挥发油类、油脂类、树脂类、液体类药（如蜂蜜等）和加工品类（如阿胶等）药材的真实性和纯度的鉴定，具有特别重要的意义。药品中如掺有其他物质时，物理常数就会随之改变，所以药典对有些药品的物理常数做了规定，如蜂蜜的相对密度应在 1.349 以上；天竺黄规定检查体积比，即取天竺黄中粉 10g，轻轻装入量筒内，体积不得少于 24mL，这是一种类似测定相对密度的方法，特别是对经验鉴别习用"质轻"或"质重"术语时，就比较容易掌握轻重的标准。

（二）常规检查

1. 水分测定

药材、饮片中含水量太少易枯燥、失去光泽，甚至出现裂纹；完全失水，不仅可以造成挥发性成分的损失，而且干而枯的药材、饮片，不易保持其体形和结构，如干枯的花、叶、全草类极易破碎。药材、饮片中含有过量的水分，不仅易虫蛀、霉烂变质，使有效成分分解，且使应用称量上相对减少了实际用量而达不到治疗目的。因此，控制中药中水分的含量对保证中药质量有重要意义，通常认为药材、饮片安全的水分含量为8%～12%。除另有规定外，饮片水分通常不得过13%。《中国药典》（2020 年版）规定了水分的含量限度，如牛黄不得过 9.0%，红花不得过 13.0%，阿胶不得过 15.0% 等。

测定中药中水分的方法，《中国药典》（2020 年版）规定有以下几种。

（1）费休氏法

① 容量滴定法　此法适用于大多数中药的水分测定。

② 库仑滴定法　本法主要用于测定含微量水分（0.0001%~0.1%）的供试品，特别适用于测定化学惰性物质如烃类、醇类和酯类中的水分。

（2）烘干法　本法适用于不含或少含挥发性成分的中药。

（3）减压干燥法　本法适用于含挥发性成分的贵重中药。

（4）甲苯法　本法适用于含挥发性成分的中药。

（5）气相色谱法　本法适用于各类中药中微量水分的精密测定。

2. 灰分测定

将中药粉碎加热高温（500～600℃）灼烧至灰化，则细胞组织及其内含物灰烬成为灰分而残留，由此所得灰分称为"生理灰分"或"总灰分"（不挥发性无机盐类）。各种中药的生理灰分应在一定范围以内，故所测灰分数值高于正常范围时，有可能在加工或运输贮存等环节中有其他无机物污染或掺杂。中药中常见的无机物质为泥土、砂石等，测定灰分的目的是限制中药中的泥沙和杂质。《中国药典》（2020 年版）规定中药总灰分的最高限量，如阿魏不得过 5.0%，安息香不得过 0.50% 等，对保证中药的纯度具有重要意义。

有些中药的总灰分本身差异较大，特别是组织中含草酸钙较多的中药，如甘草。在这种情况下，测其酸不溶性灰分，即加稀盐酸处理，得到不溶于稀盐酸的灰分。这就使总灰分中的钙盐等溶去，而泥土、砂石等主成分是硅酸盐，不溶于稀盐酸而残留。这样就能较准确地反映中药中是否有泥土、沙石及其含量。《中国药典》（2020 年版）规定了某些中药酸不溶性灰分的最高限量，如甘草不得过 2.0%。

3. 膨胀度的测定

膨胀度是中药膨胀性质的指标，系指每 1g 中药在水或其他规定的溶剂中，在一定的时间与温度条件下膨胀后所占有的体积（mL）。主要用于含黏液质、胶质和半纤维素类中药的鉴定。中药中含有黏液、果胶、树脂等成分，有吸水膨胀的性质，如葶苈子、车前子等，种皮含有丰富的黏液质，其吸水膨胀的程度和其所含的黏液量成正比关系。葶苈子有南葶苈子和北葶苈子之分，外形上有时不易区分，如测定其膨胀度就能帮助区分，因北葶苈子膨胀度明显大于南葶苈子。《中国药典》（2020 年版）规定北葶苈子膨胀度不得低于 12，南葶苈子膨胀度不得低于 3。

4. 酸败度的测定

酸败指油脂或含油脂的种子类药材、饮片，在贮藏过程中发生化学变化，产生游离脂肪酸、过氧化物和低分子醛类、酮类等产物，出现特异臭味，影响药材和饮片的感观和内在质量。本方法通过测定酸值、羰基值和过氧化值，以检查药材、饮片中油脂的酸败度。例如，《中国药典》（2020 年版）规定苦杏仁的过氧化值不得过 0.11。

5. 溶液颜色检查法

溶液颜色检查法系将药物溶液的颜色与规定的标准比色液比较，或在规定的波长处测定其吸光度。《中国药典》中药品种项下规定的"无色"系指供试品溶液的颜色相同于水或所用溶剂，"几乎无色"指供试品溶液的颜色不深于相应色调 0.5 号标准比色液。含挥发油类成分的药材、饮片，常易在贮藏过程中氧化、聚合而致变质，经验鉴别称为"走油"。利用溶液颜色检查法，检查有色杂质的限量，以了解和控制药材、饮片走油变质的情况。

溶液颜色检查法，《中国药典》（2020 年版）规定有以下几种。

（1）目视比色法　将药材、饮片溶液的颜色与规定的标准比色液比较，药材、饮片溶液的颜色不得更深。

（2）吸光度法　中药溶液照紫外 - 可见分光光度法于规定波长处测定，吸光度不得超过规定值。

（3）色差计法　本法是使用具备透射测量功能的测色色差计直接测定溶液的透射三刺激值，对其颜色进行定量表述和分析的方法。当采用目视比色法较难判定供试品与标准比色液之间的差异时，应采用本法进行测定与判断。供试品溶液与标准比色液之间的颜色差异，可以通过分别比较它们与水之间的色差值来测定，也可以通过直接比较它们之间的色差值来测定。

例如，《中国药典》（2020年版）规定白术用目视比色法进行色度检查。

6. 有害物质的检查

中药质量分析的内容不断扩大，对中药中无机成分和有害、有毒成分的分析十分重视。药物的有效和无害两者是同样重要的，中药中如果污染了有害物质如农药、霉菌和霉菌毒素及重金属等就会影响人民健康，所以必须重视对有害物质的检查与控制。

有害物质的检查主要包括以下几方面。

（1）农药残留量检查　药材、饮片（植物类）不得检出禁用农药（不得过药典规定的定量限）。

（2）重金属及有害元素检查　重金属及有害元素主要是指铅（Pb）、汞（Hg）、镉（Cd）、铜（Cu）、银（Ag）、铋（Bi）、锑（Ti）、锡（Sn）、砷（As）等。

（3）生物毒素检查　生物毒素主要指黄曲霉毒素、赭曲霉毒素等，黄曲霉毒素是由真菌黄曲霉和寄生曲霉产生的一类代谢产物，广泛存在于自然界中。

（4）二氧化硫残留量检查　药材、饮片（矿物类除外）的二氧化硫残留量通常不得过150mg/kg。

（三）一般理化鉴别

1. 化学定性分析

利用药材、饮片中的化学成分能与某些试剂产生特殊的颜色、沉淀、结晶、气味等，来鉴别药材、饮片的真伪。一般取药材、饮片的粉末适量于试管中，加适当溶剂，提取其成分，然后将试剂加到提取液中，如浙贝母的醋酸提取液加碘化铋钾试液则生成橙黄色沉淀；亦有直接在药材、饮片的切片或粉末上进行以了解该成分所存在的部位，如柴胡横切片，加无水乙醇-浓硫酸等量混合液后则凡是含有皂苷的组织开始显黄绿色，渐至绿色、蓝绿色，最终显蓝色。

2. 微量升华

中药中常含有能升华的成分，可将药材、饮片的粉末进行微量升华，收集升华物于显微镜下观察结晶形状、色泽。如大黄粉末升华物可见菱状针晶或羽状结晶。

其方法：取一金属片（与载玻片大小相同），放在有圆孔（直径约2cm）的石棉网上，金属片上放一高约8mm、内径约15mm的金属圈，对准石棉网的圆孔，圈内放适量供试品粉末，圈上覆盖载玻片，在石棉网圆孔下用酒精灯徐徐加热，至粉末开始变焦，去火待冷，可见载玻片上有升华物凝集。将载玻片反转后，置显微镜下观察结晶形状、色泽，或取升华物加试液观察反应。

3. 荧光法

中药的某些成分能在紫外光灯下或日光下产生荧光，通过荧光分析可鉴别中药的真伪。如黄连含有小檗碱成分，折断面在紫外光灯下，显金黄色荧光，木质部尤为显著；秦皮的热水浸出液在日光下显碧蓝色荧光。有的药材、饮片浸出液需加一定的试剂才能产生荧光，如芦荟水浸液加硼砂共热则有绿色荧光；不同来源的石决明粉末水浸液，加醋酸锌乙醇饱和液2～3滴，则杂色鲍贝壳粉末显草绿色荧光，皱纹盘鲍贝壳粉末显浅黄绿色荧光，可资区别。

药材、饮片如附有地衣或有某些霉菌和霉菌毒素时，也可能有荧光出现，因此荧光分析还可用于检查某些中药的变质情况。

如用荧光法鉴别，将供试品（包括断面、浸出物等）或经酸、碱处理后，置紫外光灯下约10cm处观察所产生的荧光。除另有规定外，紫外光灯的波长为365nm。

4. 显微化学反应

显微化学反应是将药材、饮片的粉末、切片或浸出液，置于载玻片上，滴加某些化学试剂使产生沉淀、结晶或特殊颜色，在显微镜下观察以进行鉴定的方法。如将黄连粉末置于载玻片上，滴加95%乙醇及30%硝酸放置后镜检，可见黄色小檗碱硝酸盐细小针状结晶。

5. 显微化学定位试验

利用显微和化学方法，确定中药有效成分在中药组织构造中的部位，称显微化学定位试验。如北柴胡横切片加1滴无水乙醇 - 浓硫酸（1∶1）液，在显微镜下观察可见木栓层、栓内层和皮层显黄绿色至蓝绿色，示其有效成分柴胡皂苷存在于以上部位。

（四）化学定量分析

1. 含量测定

"含量测定"系指用化学、物理或生物的方法，对供试品含有的有关成分进行检测。

定性分析可初步提示有无某种成分，如需了解其含量多少和是否符合药用标准，则必须做含量测定，进行含量测定可鉴定中药的品质。《中国药典》（2020年版）对有些药材规定要做含量测定，如安息香含总香脂酸以苯甲酸计不得少于27.0%，马钱子中士的宁的含量不得少于1.20%，八角茴香挥发油的含量不得少于4.0%。

2. 浸出物测定

浸出物测定指用水或其他适宜的溶剂对药材和饮片中可溶性物质进行的测定。《中国药典》（2020年版）收载了水溶性浸出物测定法、醇溶性浸出物测定法及挥发性醚浸出物测定法。对有效成分尚未清楚或有效成分尚无精确定量方法的药材、饮片，浸出物的含量测定是最常用的质量指标。中药中浸出物的含量大致有一定的范围，因此，测定浸出物的含量可以控制中药的质量。如《中国药典》（2020年版）规定降香的乙醇浸出物不得少于8.0%；黄芪的水溶性浸出物不得少于17.0%。

（五）色谱法

色谱法根据其分离原理可分为：吸附色谱法、分配色谱法、离子交换色谱法与排阻色谱法等。吸附色谱法是利用被分离物质在吸附剂上吸附能力的不同，用溶剂或气体洗脱使组分分离；常用的吸附剂有氧化铝、硅胶、聚酰胺等有吸附活性的物质。分配色谱法是利用被分离物质在两相中分配系数的不同使组分分离，其中一相被涂布或键合在固体载体上，称为固定相，另一相为液体或气体，称为流动相；常用的载体有硅胶、硅藻土、硅镁型吸附剂与纤维素粉等。离子交换色谱法是利用被分离物质在离子交换树脂上交换能力的不同使组分分离；常用的树脂有不同强度的阳离子交换树脂、阴离子交换树脂，流动相为水或含有机溶剂的缓冲液。分子排阻色谱法又称凝胶色谱法，是利用被分离物质分子大小的不同导致在填料上渗透程度不同使组分分离；常用的填料有分子筛、葡聚糖凝胶、微孔聚合物、微孔硅胶或玻璃珠等，根据固定相和供试品的性质选用水或有机溶剂作为流动相。

色谱法又可根据分离方法分为：纸色谱法、薄层色谱法、柱色谱法、气相色谱法、高效液相色谱法等。

1. 纸色谱法

纸色谱法系以纸为载体，以纸上所含水分或其他物质为固定相，用展开剂进行展开的分配色谱法。此法可用作药品的鉴别、纯度检查、含量测定。

2. 薄层色谱法

薄层色谱法系将供试品溶液点于薄层板上，在展开容器内用展开剂展开，使供试品所含成分分离，所得色谱图与适宜的标准物质按同法所得的色谱图对比，亦可用薄层色谱扫描仪进行扫描，用于鉴别、检查或含量测定。

3. 柱色谱法

（1）吸附柱色谱 色谱柱为内径均匀、下端（带或不带活塞）缩口的硬质玻璃管，端口或活塞上部铺垫适量棉花或玻璃纤维，管内装入吸附剂。

（2）分配柱色谱 方法与吸附柱色谱基本一致。装柱前，先将固定液溶于适当溶剂中，加入适宜载体，混合均匀，待溶剂完全挥干后分次移入色谱柱中并用带有平面的玻棒压紧；供试品可溶于固定液，混以少量载体，加在预制好的色谱柱上端。洗脱剂需先加固定液混合使之饱和，以避免洗脱过程中固定液的流失。

4. 高效液相色谱法

高效液相色谱法系采用高压输液泵将规定的流动相泵入装有填充剂的色谱柱，对供试品进行分离测定的色谱方法。注入的供试品，由流动相带入色谱柱内，各组分在柱内被分离，并进入检测器检测，由积分仪或数据处理系统记录和处理色谱信号。可用于定性分析、定量分析。

多维色谱又称色谱/色谱联用技术，是采用匹配的接口将不同分离性能或特点的色谱连接起来，第一级色谱中未分离开或需要分离富集的组分由接口转移到第二级色谱中，第二级色谱仍需进一步分离或分离富集的组分，也可以继续通过接口转移到第三级色谱中。理论上，可以通过接口将任意级色谱串联或并联起来，直至将混合物样品中所有的难分离、需富集的组分都分离或富集之。但实际上，一般只要选用两个合适的色谱联用就可以满足对绝大多数难分离混合物样品的分离或富集要求。因此，一般的色谱/色谱联用都是二级，即二维色谱。在二维色谱的术语中，1D 和 2D 分别指一维和二维；而 ^{1}D 和 ^{2}D 则分别代表第一维和第二维。

5. 离子色谱法

离子色谱法系采用高压输液泵系统将规定的洗脱液泵入装有填充剂的色谱柱，对可解离物质进行分离测定的色谱方法。注入的供试品由洗脱液带入色谱柱内进行分离后，进入检测器（必要时经过抑制器或衍生系统），由积分仪或数据处理系统记录并处理色谱信号。离子色谱法常用于无机阴离子、无机阳离子、有机酸、糖醇类、氨基糖类、氨基酸、蛋白质、糖蛋白等物质的定性和定量分析。它的分离机制主要是离子交换，即基于离子交换色谱固定相上的离子与流动相中具有相同电荷的溶质离子之间进行的可逆交换；离子色谱法的其他分离机制还有形成离子对、离子排阻等。

6. 分子排阻色谱法

分子排阻色谱法是根据待测组分的分子大小进行分离的一种液相色谱技术。分子排阻色谱法的分离原理为凝胶色谱柱的分子筛机制。色谱柱多以亲水硅胶、凝胶或经过修饰的凝胶如葡聚糖凝胶和琼脂糖凝胶等为填充剂，这些填充剂表面分布着不同孔径尺寸的孔，药物分子进入色谱柱后，它们中的不同组分按其分子大小进入相应的孔内，大于所有孔径的分子不能进入填充剂颗粒内部，在色谱过程中不被保留，最早被流动相洗脱至柱外，表现为保留时间较短；小于所有孔径的分子能自由进入填充剂表面的所有孔径，在色谱柱中滞留时间较长，表现为保留时间较长；其余分子则按分子大小依次被洗脱。

7. 气相色谱法

气相色谱法系采用气体为流动相（载气）流经装有填充剂的色谱柱进行分离测定的色谱方法。物质或其衍生物气化后，被载气带入色谱柱进行分离，各组分先后进入检测器，用数据处理系统记录色谱信号。

8. 超临界流体色谱法

超临界流体色谱法（SFC）是以超临界流体作为流动相的一种色谱方法。超临界流体是一种物质状态。某些纯物质具有三相点和临界点。在三相点时，物质的气、液、固三态处于平衡状态。而在超临界温度下，物质的气相和液相具有相同的密度。当处于临界温度以上，则不管施加多大压力，气体也不会液化。在临界温度和临界压力以上，物质以超临界流体状态存在；在超临界状态下，随温度、压力的升降，流体的密度会变化。所谓超临界流体，是指既不是气体也不是液体的一些物质，它们的物理性质介于气体和液体之间，临界温度通常高于物质的沸点和三相点。超临界流体具有对于色谱分离极其有利的物理性质。它们的这些性质恰好介于气体和液体之间，使超临界流体色谱兼具气相色谱和液相色谱的特点。超临界流体的扩散系数和黏度接近于气体，因此溶质的传质阻力小，用作流动相可以获得快速高效分离。另一方面，超临界流体的密度与液体类似，具有较高的溶解能力，这样就便于在较低温度下分离难挥发、热不稳定性和相对分子质量大的物质。

9. 临界点色谱法

临界点色谱法（LCCC）是根据聚合物的功能基团、嵌段结构的差异进行聚合物分离的一种色谱技术。临界点色谱法的原理是基于临界点之上、临界点之下以及临界点附近的标度理论。当使用多孔填充材料作为固定相时，分子排阻色谱（SEC）和相互作用色谱（IC）的分离机制在分离聚合物时同时发生作用。在某个特殊色谱条件（固定相、流动相的组成、温度）下，存在两种分离机制的临界点，被称为焓熵互补点或色谱临界条件或临界吸附点（CAP）。在这一点，聚合物分子按照分子末端功能基团的不同或嵌段结构的差异分离，与聚合物的摩尔质量（分子量）无关，聚合物的洗脱体积等于色谱柱的空隙体积。此时，聚合物的长链成为"色谱不可见"。SEC 分离模式仅可以给出聚合物的分子量分布，因此，LCCC 分离模式是对 SEC 分离模式的补充。

10. 电泳法

电泳是指溶解或悬浮于电解液中的带电荷的蛋白质、胶体、大分子或其他粒子，在电流作用下向其自身所带电荷相反的电极方向迁移。电泳法是指利用溶液中带有不同量电荷的阳离子或阴离子，在外加电场中使供试品组分以不同的迁移速度向对应的电极移动，实现分离并通过适宜的检测方法记录或计算，达到测定目的的分析方法。

（1）纸电泳法　纸电泳法以色谱滤纸作为支持介质。介质孔径大，没有分子筛效应，主要凭借被分离物中各组分所带电荷量的差异进行分离，适用于检测核苷酸等性质相似的物质。

（2）醋酸纤维素薄膜电泳法　醋酸纤维素薄膜电泳法以醋酸纤维素薄膜作为支持介质。介质孔径大，没有分子筛效应，主要凭借被分离物中各组分所带电荷量的差异进行分离，适用于血清蛋白、免疫球蛋白、脂蛋白、糖蛋白、类固醇激素及同工酶等的检测。

（3）琼脂糖凝胶电泳法　琼脂糖凝胶电泳法以琼脂糖作为支持介质。琼脂糖是由琼脂分离制备的链状多糖，其结构单元是 D-半乳糖和 3,6-脱水-L-半乳糖。许多琼脂糖链互相盘绕形成绳状琼脂糖束，构成大网孔型的凝胶。这种网络结构具有分子筛作用，使带电颗粒的分离不仅依赖净电荷的性质和数量，还可凭借分子大小进一步分离，从而提高了分辨能力。本法适用于免疫复合物、核酸与蛋白等的分离、鉴定与纯化。

（4）聚丙烯酰胺凝胶电泳法　聚丙烯酰胺凝胶电泳法以聚丙烯酰胺凝胶作为支持介质。聚丙烯酰胺凝胶是由丙烯酰胺单体和少量的交联剂甲叉双丙烯酰胺，在催化剂作用下聚合交联而成的三维网状结构的凝胶。单体的浓度或单体与交联剂比例的不同，其凝胶孔径就不同。使用聚丙烯酰胺凝胶作为支持介质进行电泳，生物大分子保持天然状态，其迁移速率不仅取决于电荷密度，还取决于分子大小和形状，可以用来研究生物大分子的特性，如电荷、分子量、等电点等。

（5）SDS-聚丙烯酰胺凝胶电泳法（SDS-PAGE 法）　SDS-PAGE 法是一种变性的聚丙烯酰胺凝胶电泳方法。本法分离蛋白质的原理是根据大多数蛋白质都能与阴离子表面活性剂十二烷基硫酸钠（SDS）按重量比结合成复合物，使蛋白质分子所带的负电荷远远超过天然蛋白质分子的净电荷，消除了不同蛋白质分子的电荷效应，使蛋白质按分子大小分离。本法用于蛋白质的定性鉴别、纯度和杂质控制以及定量测定。

11. 毛细管电泳法

毛细管电泳法是指以弹性石英毛细管为分离通道，以高压直流电场为驱动力，根据供试品中各组分淌度（单位电场强度下的迁移速度）和（或）分配行为的差异而实现分离的一种分析方法。

（六）光谱法

光谱法是基于物质与电磁辐射作用时，测量由物质内部发生量子化的能级之间的跃迁而产生的发射、吸收或散射辐射的波长和强度进行分析的方法。按不同的分类方式，光谱法可分为发射光谱法、吸收光谱法、散射光谱法；或分为原子光谱法和分子光谱法；或分为能级谱，电子、振动、转动光谱，电子自旋及核自旋谱等。

质谱法（MS）是在离子源中将分子解离成气态离子，测定生成离子的质量和强度（质谱），进行定性和定量分析的一种常用谱学分析方法。严格地讲，质谱法不属于光谱法范畴，但基于其谱图表达的特征性与光谱法类似，故通常将其与光谱法归为一类。

分光光度法是光谱法的重要组成部分，是通过测定被测物质在特定波长处或一定波长范围内的吸光度或发光强度，对该物质进行定性和定量分析的方法。常用的技术包括紫外-可见分光光度法、红外分光光度法、荧光分光光度法和原子吸收分光光度法等。可见光区的分光光度法在早期被称为比色法。

光散射法是测量由于溶液亚微观的光学密度不均一产生的散射光，这种方法在测量具有 1000 到数亿分子量的多分散体系的平均分子量方面有重要作用。拉曼光谱法是一种非弹性光散射法，是指被测样品在强烈的单色光（通常是激光）照射下光发生散射时，分析被测样品发出的散射光频率位移的方法。

上述这些方法所用的波长范围包括从紫外光区至红外光区。为了叙述方便，光谱范围大致分成紫外区（190～400nm），可见区（400～760nm），近红外区（760～2500nm），红外区（2.5～40μm 或 4000～250cm^{-1}）。所用仪器为紫外分光光度计、可见分光光度计（或比色计）、近红外分光光度计、红外分光光度计、荧光分光光度计和原子吸收分光光度计，以及光散射计和拉曼光谱仪。为保证测量的精密度和准确度，所用仪器应按照国家计量检定规程或药典通则中各光谱法的相应规定，定期进行校正检定。

1. 紫外-可见分光光度法

紫外-可见分光光度法是在 190～800nm 波长范围内测定物质的吸光度，用于鉴别、杂质检查和定量测定的方法。当光穿过被测物质溶液时，物质对光的吸收程度随光的波长不同而变化。因此，通过测定物质在不同波长处的吸光度，并绘制其吸光度与波长的关系图即得被测物质的吸收光谱。从吸收光谱中，可以确定最大吸收波长 λ_{max} 和最小吸收波长 λ_{min}。物质的吸收光谱具有与其结构相关的特征性。因此，可以通过特定波长范围内样品的光谱与对照光谱或对照品光谱的比较，或通过确定最大吸收波长，或通过测量两个特定波长处的吸光度比值而鉴别物质。用于定量时，在最大吸收波长处测量一定浓度样品溶液的吸光度，并与一定浓度的对照溶液的吸光度进行比较或采用吸收系数法求算出样品溶液的浓度。

2. 红外分光光度法

红外分光光度法是在 4000～400cm^{-1} 波数范围内测定物质的吸收光谱，用于化合物的鉴别、检查或含量测定的方法。除部分光学异构体及长链烷烃同系物外，几乎没有两个化合物具有相同的红外光谱，据此可以对化合物进行定性和结构分析；化合物对红外辐射的吸收程度与其浓度的关系符合朗伯-比尔定律，是红外分光光度法定量分析的依据。

3. 荧光分光光度法

某些物质受紫外光或可见光照射激发后能发射出比激发光波长更长的荧光。物质的激发光谱和荧光发射光谱，可用于该物质的定性分析。当激发光强度、波长、所用溶剂和温度等条件固定时，物质在一定浓度范围内，其发射光强度与溶液中该物质的浓度成正比关系，可以用于该物质的含量测定。荧光分光光度法的灵敏度一般较紫外 - 可见分光光度法高，但浓度太高的溶液会发生"自熄灭"现象，而且在液面附近溶液会吸收激发光，使发射光强度下降，导致发射光强度与浓度不成正比，故荧光分光光度法应在低浓度溶液中进行。

4. 原子吸收分光光度法

原子吸收分光光度法的测量对象是呈原子状态的金属元素和部分非金属元素，是基于测量蒸气中原子对特征电磁辐射的吸收强度进行定量分析的一种仪器分析方法。原子吸收分光光度法遵循分光光度法的吸收定律，一般通过比较对照品溶液和供试品溶液的吸光度，计算供试品中待测元素的含量。

5. 火焰光度法

火焰光度法是以火焰作为激发光源，供试品溶液用喷雾装置以气溶胶形式引入火焰光源中，靠火焰光的热能将待测元素原子化并激发其发射特征光谱，通过光电检测系统测量出待测元素特征谱线的辐射光强度，从而进行元素分析的方法，属于原子发射光谱法的范畴，主要用于碱金属及碱土金属的测定。通常通过比较对照品溶液和供试品溶液的发光强度，求得供试品中待测元素的含量。

6. 电感耦合等离子体原子发射光谱法

电感耦合等离子体原子发射光谱法是以等离子体为激发光源的原子发射光谱分析方法，可进行多元素的同时测定。样品由载气（氩气）引入雾化系统进行雾化后，以气溶胶形式进入等离子体的中心通道，在高温和惰性气氛中被充分蒸发、原子化、电离和激发，发射出所含元素的特征谱线。根据各元素特征谱线的存在与否，鉴别样品中是否含有某种元素（定性分析）；根据特征谱线强度测定样品中相应元素的含量（定量分析）。本法适用于各类药品中从痕量到常量的元素分析，尤其是矿物类中药、营养补充剂等的元素定性定量测定。

7. 电感耦合等离子体质谱法

本法是以等离子体为离子源的一种质谱型元素分析方法。主要用于进行多种元素的同时测定，并可与其他色谱分离技术联用，进行元素形态及其价态分析。样品由载气（氩气）引入雾化系统进行雾化后，以气溶胶形式进入等离子体中心区，在高温和惰性气氛中被去溶剂化、气化解离和电离，转化成带正电荷的正离子，经离子采集系统进入质量分析器，质量分析器根据质荷比进行分离，根据元素质谱峰强度测定样品中相应元素的含量。本法灵敏度高，适用于各类药品从痕量到微量的元素分析，尤其是痕量重金属元素的测定。

8. 拉曼光谱法

拉曼光谱法研究化合物分子受光照射后所产生的非弹性散射，散射光与入射光能级差及化合物振动频率、转动频率间关系。与红外光谱类似，拉曼光谱是一种振动光谱技术。所不同的是，前者与分子振动时偶极矩变化相关，而拉曼效应则是分子极化率改变的结果。

9. 质谱法

质谱法是使待测化合物产生气态离子，再按质荷比（m/z）将离子分离、检测的分析方法，检测限可达 $10^{-15} \sim 10^{-12}$mol 数量级。质谱法可提供分子质量和结构的信息。

10. 核磁共振波谱法

核磁共振（NMR）波谱是一种基于特定原子核在外磁场中吸收了与其裂分能级间能量

差相对应的射频场能量而产生共振现象的分析方法。核磁共振波谱通过化学位移值、谱峰多重性、偶合常数值、谱峰相对强度和在各种二维谱及多维谱中呈现的相关峰，提供分子中原子的连接方式、空间的相对取向等定性的结构信息。核磁共振定量分析以结构分析为基础，在进行定量分析之前，首先对化合物的分子结构进行鉴定，再利用分子特定基团的质子数与相应谱峰的峰面积之间的关系进行定量测定。

11. X射线衍射法

X射线衍射法（XRD）是一种利用单色X射线光束照射到被测样品上，检测样品的三维立体结构（含手性、晶型、结晶水或结晶溶剂）或成分（主成分及杂质成分、晶型种类及含量）的分析方法。单晶X射线衍射法（SXRD）的检测对象为一颗晶体；粉末X射线衍射法（PXRD）的检测对象为众多随机取向的微小颗粒，它们可以是晶体或非晶体等固体样品。根据检测要求和检测对象、检测结果的不同需求可选择适应的方法。

12. X射线荧光光谱法

X射线荧光光谱法（XRF）是一种基于测量由初级X射线激发的原子内层电子产生特征次级X射线的分析方法。XRF可用于液体、粉末及固体材料的定性、定量分析。XRF仪可分为波长色散型（WD）和能量色散型（ED）。

五、聚合酶链式反应鉴别法

聚合酶链式反应鉴别法是指通过比较药材、饮片的DNA差异来鉴别药材、饮片的方法，是一种分子生物学技术。

聚合酶链式反应（PCR）是一种用于扩增特定DNA片段的分子生物学技术，即DNA片段的特异性体外扩增过程，其特异性依赖于与目的DNA片段两端互补的寡核苷酸引物。PCR基本原理为双链DNA在高温下发生变性解链成为单链DNA，当温度降低后又可以复性成双链，通过温度变化控制DNA的变性和复性，加入引物、DNA聚合酶、脱氧核糖核苷三磷酸（dNTP）及相应缓冲液，完成特定DNA片段的体外扩增。

聚合酶链式反应法按原理和用途可分为常规PCR法、实时定量PCR法（qPCR）等。常规PCR法系利用供试品中一段特征DNA片段设计引物进行PCR扩增，并通过比较供试品组和对照组PCR产物片段大小或数量进行结果判定的核酸检测方法，也可结合限制性内切酶酶切多态性技术（RFLP）、片段分析或核酸测序技术对扩增产物进行测定，主要用于动、植物源性中药材和饮片、原材料、中间体、原料药与辅料等种属鉴定，也可用于其他药品质量控制中特征DNA片段的检定。

中药的质量

目标及任务要求

1. 熟知影响中药质量的因素。
2. 较熟练说出制定药材品质规格的原则。
3. 较熟练说出中药纯度与优良度的测定方法。

药材、饮片质量是指药材、饮片使用价值的优劣程度。对药材、饮片质量的基本要求是有效、无害、安全和质量可控，即在常规用量用法时，应具有确实的预防或治疗作用；同时不应损害正常组织和正常生理功能；其安全性和质量应稳定、可控。

药材、饮片的品质和规格，是衡量药材、饮片质量的准则。品质是指药材、饮片品种质量的原则要求；规格是划分质量、分级分等的具体标准。

药材、饮片是用来防治疾病的特殊物质，必须非常重视药材、饮片的质量，才能确保人民用药的安全有效。同时，药材、饮片作为商品，它在流通领域里，必须执行按质论价的原则，制定合理的品质规格和相应的价格，有利于药材、饮片的生产、收购和经营工作顺利发展。

项目一 影响中药质量的因素

药材绝大部分来自天然植物和动物，自然或人为的多种因素对药材的有效成分影响极大，致使药材的质量不稳定。因此，应当认真研究影响药材质量的因素，找出产生低质药材的根源，掌握变化规律，从根本上提高药材的质量。影响药材质量的因素很多，概括起来主要有以下几个方面。

一、动、植物的生长环境

动、植物的生长发育，与生长环境如地形、气候、土壤、周围的生物、病虫害等有着密切关系，家养、家种的动、植物，还受到饲料或栽培技术的影响。动、植物生长发育的各个阶段，体内有效成分的产生和积累情况不相同，当自然因素或人工条件有利于生长发育时，体内有效成分含量增高，药材的品质优良。道地药材之所以质优，就是因为有适合于它生长的良好环境和栽培技术。因此，如何控制自然因素或人工条件，增加有效成分的积累，提高药材质量，是一个值得重视的问题。

二、药材的采收

中药材采收的时间和方法是否适宜，对质量的影响是很大的。由于动、植物各部位生长旺盛期不同，因此，入药部位不同，采收的时间也不同，过早过迟都会影响质量。据研究，甘草在开花前甘草苷含量为10%，若已开花则含量降为3%～4.5%；再如鹿茸从幼角长成三叉茸的过程中，质量变化极大，再后则老化成角，就只能作鹿角入药了。所以，中药材必须适时采收。

三、药材的加工

中药材采得后，一般需在原产地进行适当的加工处理，如去除杂质、干燥及必要的切制等。这些操作如果不当，必然降低质量。

四、药材、饮片的包装贮存

包装贮存不当，不仅会造成药材、饮片数量上的损失，而且会引起虫蛀、发霉、走油、变色等变质现象，造成药材、饮片质量的下降，甚至完全失去药用价值。因此，合理包装，妥善养护，是保证药材、饮片质量的重要方面。

五、栽培变种

植物来源的中药由野生变家种后会出现栽培变种，如野生牛膝和栽培牛膝，栽培变种与野生变种的质量往往是不同的，所以，栽培变种对中药的质量有影响。

六、其他

药材中掺入非药用部位、在药材中人为掺入异物等，降低中药的质量。例如，在山茱萸中掺入果核，在麝香仁中掺入动物肝脏粉、动物肌肉粉、儿茶粉、锁阳粉、丁香粉或赤石脂粉等，都会降低中药的质量。

项目二　制定药材品质规格的原则

（1）保证药材疗效，符合按质论价，有利于发展生产，保证市场供应，是制定和改革规格等级的总原则。

（2）改革不合理的规格等级，废除过去规格中具有封建色彩以及片面追求形式美观、精细加工，造成人力物力浪费而不能提高或改变疗效所设的规格等级和加工方法。

（3）质量较稳定的矿物、花、叶、全草类等药材，不必划分等级规格，混装即可。

（4）同一种药材，凡质量相同或相近者，无论产地是否相同，应统一规格，不必划分规格等级。

（5）同一种药材，如质量差异较大，疗效高低确有不同者，应分别规格，适当划分等级。

（6）各规格等级之间，应有明显的差异，容易度量区别。如量长度、厚度、直径；数单位重量药材的个数；称每个药材的重量；测算杂质的百分率等。反之，规格等级划分过细，差异微小，不便度量区别者，应简化合并。

（7）制定和改革规格等级，不能脱离当地用药习惯和生产加工水平。经过调查研究和必要的科学实践，广泛征求意见，拟出新的规格等级。新规格在实践中如有不妥，应及时修订，不断完善。

实际上，药材质量好坏的真正标准，应取决于疗效的好坏，取决于有效成分含量的高低。有些药材有效成分含量已有科学方法进行准确的测定，如黄连中小檗碱的测定，麻黄中麻黄碱的含量测定，薄荷中挥发油的测定，槐花中芦丁的含量测定等。但是，由于大量药材的有效成分尚不明确，所以许多药材还没有恰当的含量测定方法。实践证明，在长期医疗和医药经营实践中积累起来的对药材品质规格的经验标准，基本上能反映有效成分的高低，如黄连、黄柏黄色深浅和小檗碱的含量成正比，薄荷的香气和挥发油的含量成正比。但因为这些经验标准常受个人主观感觉不同的影响，准确性不高，有时也难以掌握，有待进一步研究改进。

项目三　中药纯度与优良度测定

在确定药材、饮片为正品后，还要测定纯度与优良度以鉴定其质量优劣。传统经验认为，药材、饮片质量的优劣应首先控制其合格要求，要求以身干、无泥沙、无杂质、无虫蛀、无霉变为合格。然后控制为佳条件，即根据每种药材、饮片的特点，按照长期中医用药和药材、饮片商品流通中形成的认识，归纳整理出衡量药材、饮片质量优劣的性状指标，即为佳条件，如黄连以条粗壮、质坚实，断面皮部橙红色、木部鲜黄色或橙黄色，苦味浓者为佳。但是，传统经验的合格条件和为佳条件通常是相对比较而言的判断，是粗略的，而且衡量时常带主观性，准确性不高。为便于控制，将一些大宗常用或贵重、剧毒性药材按其产地、采收季节、加工方法、大小或轻重等划分规格等级，如白芷根据产地分为禹白芷、祁白芷、亳白芷、杭白芷、川白芷等规格，各规格根据每千克的支数分为一、二、三等。

为了进一步提高药材、饮片质量标准的客观性、准确性、可控性，使之易于操作，《中国药典》（2020年版）规定了一些纯度检查方法，如杂质检查法、水分测定法、灰分测定法等。在优良度测定方面收载了多种含量测定方法、浸出物测定法、物理常数测定法、鞣质含量测定法、挥发油测定法。现将药材、饮片质量鉴定常用的方法介绍于下。

一、杂质检查法

1. 杂质的种类

药材、饮片中混杂的杂质通常包括下列种类：① 来源与规定相同，但其性状或部位与规定不符；② 来源与规定不同的物质；③ 无机杂质，如砂石、泥块、尘土等。如《中国药典》（2020 年版）规定桃仁为蔷薇科植物桃 *Prunus persica*（L.）Batsch 或山桃 *Prunus davidiana*（Carr.）Franch. 的干燥成熟种子。若混有桃或山桃的壳，即为来源与规定相同，但其部位与规定不符的杂质；若混有杏或其他桃的种子，即为来源与规定不同的杂质。

2. 杂质检查方法

① 取适量的供试品，摊开，用肉眼或借助放大镜（5～10 倍）观察，将杂质拣出；如其中有可以筛分的杂质，则通过适当的筛，将杂质分出。

② 将各类杂质分别称重，计算其在供试品中的含量（%）。

药屑及杂质通常不得过 3%。

3. 注意事项

① 药材或饮片中混杂的杂质如与正品相似，难以从外观鉴别时，可称取适量，进行显微鉴别、理化鉴别，证明其为杂质后，计入杂质重量中。

② 个体大的药材或饮片，必要时可破开，检查有无虫蛀、霉烂或变质情况。

③ 杂质检查所用的供试品量，除另有规定外，按药材、饮片取样法称取。

二、水分测定法

见学习任务五·项目三·四·（二）·1。

三、灰分测定法

见学习任务五·项目三·四·（二）·2。

四、浸出物测定法

见学习任务五·项目三·四·（四）·2。

根及根茎类中药

目标及任务要求

1. 学会性状鉴别方法，能熟练运用性状鉴别方法鉴别根及根茎类药材、饮片的真、伪、优、劣。
2. 较熟练地学会显微鉴别方法，能运用显微鉴别方法鉴别常用根及根茎类药材、饮片的真、伪。
3. 较熟练地学会理化鉴别方法，能运用简便理化鉴别方法鉴别根及根茎类药材、饮片的真、伪。
4. 熟知根及根茎类药材、饮片的来源、性状鉴别特征、规格。
5. 熟知根及根茎类药材、饮片的道地产地，较熟练地说出其主产地。
6. 知道根及根茎类药材、饮片的采收加工。

　　根及根茎是植物的两种不同器官，具有不同的外形和内部构造，这对中药的鉴别是一个有价值的依据。由于根类中药常带有根茎部分，如桔梗、人参等，而根茎类中药又常带有一些根，如藁本等，还有一些是根与根茎同时入药，如山豆根、紫菀、茜草等，因此将根、根茎类中药放在本学习任务一起叙述。

项目一　根及根茎类中药的鉴定方法

一、根及根茎类中药的性状鉴定

（一）根类中药

　　根类中药包括药用为根或以根为主带有部分根茎的药材、饮片。根无节与节间，亦无叶痕，一般无芽痕。根的形状，通常为圆柱形或长圆锥形，有的膨大为块根，呈纺锤形（如麦冬、百部）或圆锥形（如川乌、草乌）。根的表面常有纹理，有的可见皮孔。

　　双子叶植物根一般主根明显，多为圆柱形、圆锥形等，常有分枝；少数根细长，集生于根茎上，如威灵仙、龙胆等。双子叶植物根的表面大多较粗糙，多数有木栓、皮孔、支根痕；根顶端有的带有根茎，俗称"芦头"，上有茎痕，如人参等，根顶端有的带有茎基。横切面：外层常有栓皮；有一圈形成层环纹；中柱几乎占横切面的大部分，环内的木质部范围较环外的皮部大；有次生构造形成的放射状结构，木部尤为明显，习称"菊花心"；中心常无明显的髓部。

单子叶植物根多为须根或须根膨大成块状根。表面较光滑，无木栓、皮孔。横切面：外表无木栓层，有的具较薄的栓化组织；有一圈内皮层环纹；中柱一般较皮部为小，占横断面的 1/2 以下；自中心向外无放射状纹理；中央有髓部。

根的质地和断面特征，常因品种而异，有的质重坚实，有的体轻松泡；折断时或有粉尘散落（淀粉粒），或呈纤维性、角质状等。其次，应注意根的断面组织中有无分泌组织，如伞形科植物当归、白芷等有油点。

（二）根茎类中药

根茎类是一类变态茎，为地下茎的总称，包括根状茎、块茎、球茎及鳞茎等，药材中以根状茎多见。根茎类中药系指地下茎或带有少许根部的地下茎药材、饮片，鳞茎则带有肉质鳞叶。在外形上，与根类药材显著不同，与地上茎一样有节和节间，单子叶植物尤为明显；节上常有退化的鳞片状或膜质状小叶、叶柄残基或叶痕；有的可见幼芽或芽痕；根茎上面或顶端常残存茎基或茎痕，侧面和下面有细长的不定根或根痕。鳞茎的地下茎呈扁平皿状，节间极短。蕨类植物的根茎常有鳞片或密生棕黄色鳞毛。根茎的形状不一，有圆柱形、纺锤形、扁球形或不规则团块状等。

观察根茎的横切面，首先应注意区分双子叶植物根茎和单子叶植物根茎。双子叶植物根茎横切面大多有放射状的花纹，中心有髓；单子叶植物根茎横切面则无放射状花纹，内皮层环纹大多明显，环内外均散有筋脉点（维管束），髓部常不明显。其次，应注意根茎断面有无分泌组织，如油点等。

二、根及根茎类中药的显微鉴定

（一）根类中药

观察根类药材的组织构造，首先根据维管束类型，区别其为双子叶植物根或单子叶植物根，然后由外向内仔细观察各部分的组织特征。

1. 双子叶植物根

一般均具次生构造。最外层大多为周皮，由木栓层、木栓形成层及栓内层组成。木栓形成层通常发生于中柱鞘，形成周皮后原有的表皮及皮层细胞均已死亡脱落，栓内层通常为数列细胞，有的比较发达，又名次生皮层。少数根类药材的次生构造不发达，无周皮而有表皮，如龙胆；或表皮死亡脱落由微木栓化的外皮层细胞行保护作用，称后生表皮，如细辛；或由皮层的外部细胞木栓化起保护作用，称后生皮层，如川乌。这些根的内皮层均较明显。维管束一般为无限外韧型，由初生韧皮部、次生韧皮部、形成层、次生木质部和初生木质部组成。初生韧皮部细胞大多颓废；形成层连续成环，或束间形成层不明显；次生木质部占根的大部分，有导管、管胞、木薄壁细胞或木纤维组成，射线较明显；初生木质部位于中央，其原生木质部束呈星角状，星角的数目随科属种类而不同，有鉴定参考意义，如十字花科、伞形科的一些植物只有两个角，叫二原型；毛茛科的唐松草有三个角，叫三原型；葫芦科、杨柳科的一些植物则有四个角，叫四原型；也有角数多的，叫多原型。双子叶植物根一般无髓，少数次生构造不发达的根，初生木质部未分化到中心，中央为薄壁组织区域，形成明显的髓部，如龙胆等。

双子叶植物根除上述正常构造外，还可形成异常构造，主要有下列几种类型。

（1）多环性同心环维管束　如牛膝、商陆等。其异常生长是在中央正常维管束形成后，最初由中柱外方部位韧皮薄壁细胞分裂产生薄壁组织，从中发生新的形成层环，并形成第一轮同心环维管束，以后随着外方薄壁细胞继续分裂，又相继形成第二轮、第三轮等同心环维管束，如此构成多环性同心环维管束的异常构造。这是在不正常的位置上产生了新的形成层，进行异常次生生长的结果。原来中柱外方的表皮和皮层随根的增粗早已被崩裂而脱落。

（2）附加维管柱　在维管柱外围的薄壁组织中能产生新的附加维管柱，形成异常构造，如何首乌。当根部中央正常维管束形成后，韧皮部外侧由中柱鞘衍生的薄壁组织细胞分裂，形成一圈异常形成层，形成异常的外韧型维管束。这也是在不正常的位置上产生新的形成层，进行异常次生生长的结果。

（3）内涵韧皮部　又称木间韧皮部，就是在次生木质部中包埋有次生韧皮部。这种异常构造是形成层活动不规则的结果，形成层不仅向外也可向内产生韧皮部。如茄科植物华山参等。

（4）木间木栓　在次生木质部内形成木栓带，称木间木栓或内涵周皮。木间木栓通常由次生木质部的薄壁组织细胞栓化形成。如黄芩的老根中央可见木栓环。有的根中的木间木栓环包围一部分韧皮部和木质部，把维管柱分隔成几束，如甘松根。

2. 单子叶植物根

一般均具初生构造。最外层通常为一列表皮细胞，无木栓层，有的细胞分化为根毛，细胞外壁一般无角质层。少数根的表皮细胞分裂为多层细胞，形成根被，如百部、麦冬等。单子叶植物根的皮层宽厚，占根的大部分，内皮层及其凯氏点通常明显。中柱直径较小，最外为中柱鞘，维管束为辐射型，韧皮部与木质部相间排列，呈辐射状，无形成层。髓部通常明显。

另外，根中常有分泌组织存在，如桔梗、党参等有乳管；人参、三七等有树脂道；当归、木香等有油室。草酸钙结晶也有可能看到，如人参有簇晶，甘草有方晶，牛膝有砂晶，麦冬有针晶。有的根含有多量淀粉粒，如葛根；有的根含有菊糖，不含淀粉粒，如桔梗等。厚壁组织的有无也应注意，通常根类药材可以见到韧皮纤维或木纤维，石细胞比较少见。

（二）根茎类中药

观察根茎横切面组织构造，可以区分蕨类植物根茎、双子叶植物根茎、单子叶植物根茎。

1. 蕨类植物根茎

蕨类植物根茎外表通常为一列表皮，表皮下面有下皮层，为数列厚壁细胞，内部为薄壁细胞组成的基本组织。一般具网状中柱，因根茎叶隙的纵向延伸和互相重叠，将维管系统分割成束，横切面观可见断续环状排列的周韧型维管束，每一维管束外围有内皮层，网状中柱的一个维管束又称分体中柱，分体中柱的形状、数目和排列方式是鉴定品种的重要依据，在环列的分体中柱的外方，有叶迹维管束，如绵马贯众等。有的根茎具双韧管状中柱，木质部排成环圈，其内外两侧均有韧皮部及内皮层环，中央有髓部，如狗脊。

蕨类植物根茎的木质部一般无导管而有管胞，管胞大多为梯纹。在基本组织的细胞间隙中，有的具间隙腺毛，如绵马贯众。

2. 双子叶植物根茎

一般均具次生构造，与地上茎相似。外表常有木栓层，少数有表皮。如木栓形成层发生在皮层外方，则初生皮层仍然存在，如黄连等；有些根茎仅由栓内层细胞构成次生皮层。皮层中有根迹维管束（茎中维管束与不定根中维管束相连的维管束）或叶迹维管束（茎中维管束与叶柄维管束相连的维管束）斜向通过，内皮层多不明显。中柱鞘部位有的具厚壁组织，如纤维和石细胞群，常排成不连续的环。维管束多为无限外韧型，少数为双韧型，呈环状排列。有的束间形成层明显，则形成层呈完整的环状；有的束间形成层不明显，维管束被宽窄不一的髓射线分隔成多个束。中央有明显的髓部。

双子叶植物根茎除上述正常构造外，还可形成异常构造，常见的有下列几种类型。

（1）髓维管束　是指位于根茎髓部的维管束，如大黄的髓部有许多星点状的异型维管束，其韧皮部和木质部的位置常与外部正常维管束倒置，即韧皮部在内侧，木质部在外方。

（2）内生韧皮部　是位于木质部里端的韧皮部。有的与木质部里端密切接触，构成正常的双韧型维管束；有的在髓部的周围形成各个分离的韧皮部束。内生韧皮部存在的位置和形成均与内涵韧皮部不同，如茄科、葫芦科植物等。

（3）木间木栓　在次生木质部内也形成木栓环带。如甘松根茎中的木间木栓环包围一部分韧皮部和木质部，把维管柱分隔成数束。

3. 单子叶植物根茎

一般均具初生构造。外表通常为一列表皮细胞，有的皮层外侧局部形成木栓组织（如姜），或皮层外部细胞木栓化形成后生皮层（如藜芦）。皮层宽广，常有叶迹维管束散在；内皮层大多明显，具凯氏带，较粗大的根茎则不明显。中柱中有多数维管束散布，维管束多为有限外韧型，也有周木型。髓部不明显。

鳞茎的肉质鳞叶横切面构造与单子叶植物的叶大体相似，表皮一般有气孔而无毛茸。

根茎类药材的横切面显微鉴别，首先应根据维管束类型和排列形式，决定其为蕨类植物根茎，还是双子叶植物根茎或单子叶植物根茎。根茎中常有分泌组织存在，如川芎、苍术等有油室；石菖蒲、干姜等有油细胞。单子叶植物根茎中常有黏液细胞，其中常含草酸钙针晶或针晶束，如半夏、白及等。厚壁组织也常存在，是重要的鉴别特征之一，如苍术的木栓层中有石细胞带；黄连（味连）的皮层及中柱鞘部位均有石细胞。多数根茎类药材、饮片含有淀粉粒，有的含有菊糖而无淀粉粒，如苍术等。

三、根及根茎类中药的品质

根及根茎类药材、饮片一般以身干、无地上茎、无须根及其他非入药部分、无虫蛀霉变者为合格。以个大、肥壮、结实者为佳。

项目二　蕨类植物根茎类中药的鉴定

‹ 狗脊　Gouji ›

别名　金毛狗、金毛狗脊

来源　为蚌壳蕨科植物金毛狗脊 *Cibotium barometz*（L.）J.Sm. 的干燥根茎。

产地　主产于福建、四川、广东、贵州、浙江、湖北、湖南等地。

采收加工　秋、冬两季采挖，除去泥沙，干燥，称"生狗脊条"；或削去硬根、叶柄及金黄色绒毛，切厚片，干燥，为"生狗脊片"；或蒸后晒至六、七成干，切厚片，干燥，为"熟狗脊片"。

性状鉴别　生狗脊条　呈不规则长块状，长 10～30cm，直径 2～10cm。表面深棕色，密被光亮的金黄色绒毛，上面有数个红棕色叶柄残基，下部丛生多数黑色细根。质坚硬，难折断。无臭，味淡微涩。（图 7-1）

生狗脊片　呈不规则长条形或圆形，长 5～20cm，宽 2～10cm，厚 1.5～5mm；周边不整齐，偶有未去尽的金黄色绒毛，外表深棕色；切面浅棕色，较平滑，近边缘 1～4mm 处有 1 条凸起的棕黄色木质部环纹或条纹。质脆，易折断，有粉性。（图 7-2）

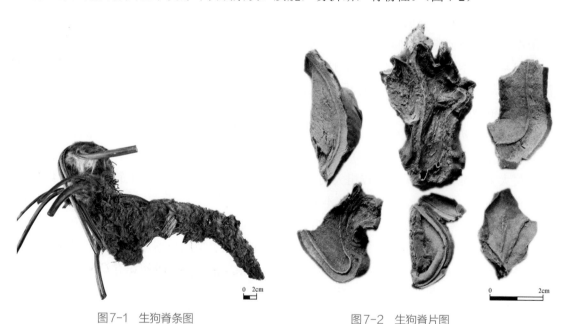

图7-1　生狗脊条图　　　　　　　图7-2　生狗脊片图

熟狗脊片　全体呈黑棕色，质坚硬。余似生狗脊片。

饮片　为厚片。

生狗脊条以条长、质坚硬、被有金黄色绒毛者为佳；生狗脊片以片面浅棕色、质脆、易折断并有粉性者为佳；熟狗脊片以质坚硬、片面黑棕色者为佳。

显微鉴别　根茎横切面：表皮细胞 1 列，残存金黄色非腺毛。其内有 10 余列棕黄色厚壁细胞，壁孔明显。双韧管状中柱，木质部呈环状，由管胞组成，其内外均有韧皮部和内皮层。皮层和髓均由薄壁细胞组成，细胞充满淀粉粒，有的含黄棕色物。（图 7-3）

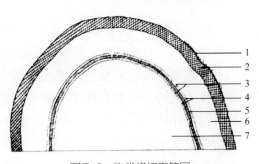

图 7-3　狗脊横切面简图

1—表皮；2—厚壁组织；3—内皮层；4—韧皮部；
5—木质部；6—皮层；7—髓部

性味功效　苦、甘，温。祛风湿，补肝肾，强腰膝。

绵马贯众　Mianmaguanzhong

别名　东北贯众

来源　鳞毛蕨科植物粗茎鳞毛蕨 *Dryopteris crassirhizoma* Nakai 的干燥根茎和叶柄残基。

产地　主产于黑龙江、吉林、辽宁、内蒙古、河北等地。

采收加工　秋季采挖，削去叶柄、须根，除去泥沙，整个或剖成两半，晒干。

性状鉴别　药材　呈长倒卵形，略弯曲，上端钝圆或截形，下端较尖，有的纵剖为两半，长 7～20cm，直径 4～8cm。表面黄棕色至黑褐色，密被排列整齐的叶柄残基及鳞片，并有弯曲的须根。叶柄残基呈扁圆柱形，长 3～5cm，直径 0.5～1cm；表面有纵棱线；质硬脆；断面略平坦，棕色，有黄白色长圆形"筋脉点"（维管束）5～13 个，环列；每个叶柄残基的外侧常有 3 条须根，鳞片条状披针形，全缘，常脱落。剥去叶柄残基，可见根茎，质坚硬，断面略平坦，深绿色至棕色，有黄白色长圆形"筋脉点"（维管束）5～13 个，环列，其外散有较多的叶迹维管束。气特异，味初淡而微涩，后渐苦、辛。（图 7-4）

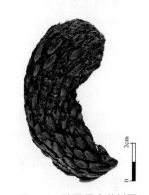

图 7-4　绵马贯众药材图

饮片　呈不规则的厚片或碎块。（图 7-5）

以个大、须根少、质坚实、叶柄残基断面棕绿色者为佳。

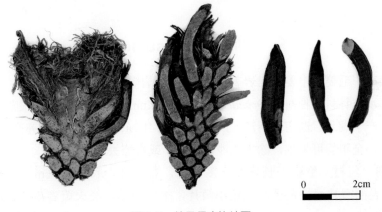

图 7-5　绵马贯众饮片图

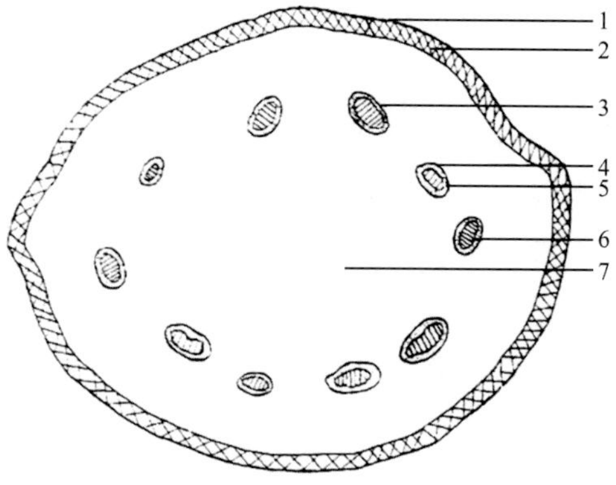

显微鉴别 叶柄基部横切面：表皮为 1 列外壁增厚的小型细胞，常脱落。下皮为 10 余列多角形厚壁细胞，棕色至褐色，基本组织细胞排列疏松，细胞间隙中有单细胞的间隙腺毛，头部呈球形或梨形，内含棕色分泌物；周韧维管束（分体中柱）5～13 个，环列，每个维管束周围有 1 列扁小的内皮层细胞，凯氏点明显，有油滴散在，其外有 1～2 列中柱鞘薄壁细胞，薄壁细胞中含棕色物及淀粉粒。（图 7-6）

图7-6　绵马贯众叶柄基部横切面简图

1—表皮；2—厚壁组织；3—分体中柱；4—内皮层；
5—韧皮部；6—木质部；7—薄壁组织

根茎横切面：其外侧基本组织中有多数较小的叶迹维管束，余似叶柄基部横切面。

性味功效 苦，微寒；有小毒。清热解毒，驱虫。

附注 绵马贯众有以下非正品。

（1）紫萁贯众 《中国药典》2020 年版收载了紫萁贯众，为紫萁科植物紫萁 *Osmunda japonica* Thunb. 的干燥根茎和叶柄残基。根茎无鳞片，断面多中空，可见 1 个"U"字形中柱；叶柄基部横切面有"U"字形（马蹄形）筋脉纹（维管束）；无细胞间隙腺毛。

（2）以贯众为名的药材、饮片，除绵马贯众和紫萁贯众外，主要有：①狗脊贯众 为乌毛蕨科植物单芽狗脊蕨 *Woodwardia unigemmata*（Makino）Nakai 及狗脊蕨 *W. japonica*（L.f.）Sm. 的干燥根茎和叶柄残基。呈长圆柱形；表面红棕色至黑褐色；单芽狗脊蕨断面有分体中柱 5～8 个，狗脊蕨断面有分体中柱 2～4 个；无细胞间隙腺毛。②蛾眉蕨贯众 为蹄盖蕨科植物蛾眉蕨 *Lunathyrium acrostichoides*（Sweet）Ching 的干燥根茎和叶柄残基。叶柄残基两侧有棘状突起；叶柄基部横切面有分体中柱 2 个，呈"八"字形排列。③荚果蕨贯众为球子蕨科植物荚果蕨 *Matteuccia struthiopteris*（L.）Todaro 的干燥根茎和叶柄残基。叶柄基部横切面有分体中柱 2 个，呈"八"字形排列。④乌毛蕨贯众 为乌毛蕨科植物乌毛蕨 *Blechnum orientale* L. 的干燥根茎和叶柄残基。叶柄基部横切面有分体中柱 17～21 个，环列。⑤苏铁蕨贯众 为乌毛蕨科植物苏铁蕨 *Brainea insignis*（Hook.）J.Sm. 的干燥根茎。呈柱状；断面有分体中柱 6～10 个，环列。

＜ 骨碎补 Gusuibu ＞

别名 猴姜、毛姜、申姜、巴岩姜（四川）、爬岩姜

来源 为水龙骨科植物槲蕨 *Drynaria fortunei*（Kunze）J.Sm. 的干燥根茎。

产地 主产于湖北、湖南、浙江，广西、四川、广东、贵州、云南亦产。

采收加工 全年均可采挖，除去泥沙，干燥，或再燎去鳞片。

性状鉴别 药材 呈扁平长条状，多弯曲，有分枝，长 5～15cm，宽 1～1.5cm，厚 0.2～0.5cm。表面密被深棕色至暗棕色小鳞片，柔软如毛，经火燎者鳞片已脱落，表面呈

棕褐色或暗褐色，两侧及上表面具突起或凹下的圆形叶痕，少数有叶柄残基，下表面残留短须根。体轻，质脆，易折断，断面红棕色，有多数黄色维管束（分体中柱）小点，排列成环。气微，味淡、微涩。（图7-7）

饮片　呈不规则厚片。

以条粗大、色棕、鳞片少者为佳。

性味功效　苦，温。疗伤止痛，补肾强骨；外用消风祛斑。

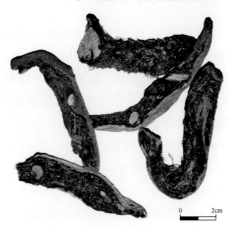

图7-7　骨碎补药材图

项目三　双子叶植物根及根茎类中药的鉴定

‹ 苎麻根　Zhumagen ›

别名　苎根、野苎根、苎麻茹

来源　为荨麻科植物苎麻 *Boehmeria nivea*（L.）Gaud. 的干燥根及根茎。

产地　主产于江苏、浙江、安徽。

采收加工　冬、春季采挖，晒干。

性状鉴别　根茎呈不规则圆柱形，稍弯曲；表面灰棕色，有纵纹、多数皮孔、多数疣状突起和残留须根；质坚硬；不易折断，断面纤维性，皮部棕色，木部淡棕色，有的中间有数个同心环纹，中心有髓或中空。根略呈纺锤形；表面灰棕色，有纵皱纹、横长皮孔；断面粉性。气微，味淡、有黏性。（图7-8）

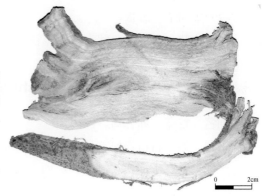

图7-8　苎麻根饮片图

一般以小指粗细的根为佳。

性味功效　甘，寒。凉血止血，清热安胎，利尿，解毒。

‹ 细辛　Xixin ›

来源　为马兜铃科植物北细辛 *Asarum heterotropoides* Fr. Schmidt var. *mandshuricum*（Maxim.）Kitag.、汉城细辛 *Asarum sieboldii* Miq. var. *seoulense* Nakai 或华细辛 *Asarum sieboldii* Miq. 的干燥根和根茎。前两种习称"辽细辛"。

产地　北细辛与汉城细辛主产于东北，华细辛主产于陕西、河南、山东、浙江等地。

采收加工　夏季果熟期或初秋采挖，除净地上部分和泥沙，阴干。

性状鉴别　药材　（1）北细辛　常卷曲成团。根茎横生呈不规则圆柱状，具短分枝，长 1~10cm，直径 0.2~0.4cm；表面灰棕色，粗糙，有环形的节，节间长 0.2~0.3cm，分枝顶端有碗状的茎痕。根细长，密生节上，长 10~20cm，直径 0.1cm；表面灰黄色，平滑或具纵皱纹；有须根和须根痕；质脆，易折断，断面平坦，黄白色或白色。气辛香，味辛辣、麻舌。

（2）汉城细辛　根茎直径 0.1~0.5cm，节间长 0.1~1cm。

（3）华细辛　根茎长 5~20cm，直径 0.1~0.2cm，节间长 0.2~1cm。气味较弱。（图7-9）

饮片　呈不规则的段。

均以根灰黄、辛香气浓、味辛辣麻舌者为佳。

规格　商品分为以下规格。

（1）辽细辛规格标准

野生：统货。呈顺长卷曲状。根茎多节，须根细，须毛多，土黄色或灰褐色。叶片心形，先端急尖，小而薄，灰绿色，叶柄细长，花蕾较多，暗紫色。有浓香气，味辛辣。无泥土、杂质、霉变。

家种：统货。须根较粗长均匀，须毛少。叶片大而厚，黄绿色，叶柄粗短，花蕾较少。

（2）华细辛　统货。

性味功效　辛，温。解表散寒，祛风止痛，通窍，温肺化饮。

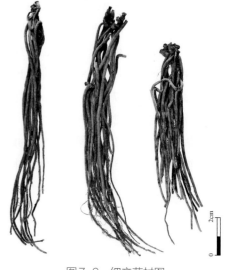

图7-9　细辛药材图

‹ **何首乌** Heshouwu（附：首乌藤）›

别名　首乌、赤首乌、红内消

来源　为蓼科植物何首乌 *Polygonum multiflorum* Thunb. 的干燥块根。

产地　主产于河南、湖北、广西、广东、贵州、四川、江苏等地。此外，湖南、山西、浙江、安徽、山东等地亦产。

采收加工　秋、冬二季叶枯萎时采挖，削去两端，洗净，个大的切成块，干燥。

性状鉴别　药材　呈团块状或不规则纺锤形，长 6~15cm，直径 4~12cm。表面红棕色或红褐色，皱缩不平，有浅沟，并有横长皮孔样突起及细根痕。体重，质坚实，不易折断，断面浅黄棕色或浅红棕色，显粉性，皮部有 4~11 个类圆形异型维管束环列，形成"云锦状花纹"，中央木部较大，有的呈木心。气微，味微苦而甘涩。

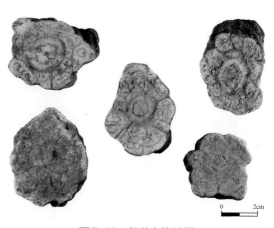

图7-10　何首乌饮片图

饮片　呈不规则的厚片或块。（图7-10）

以个大、质坚实而重、红褐色、断面显云锦状花纹、粉性足者为佳。

显微鉴别　横切面：木栓层为数列细胞，充满棕色物。韧皮部较宽，散有类圆形异型维管束4～11个，为外韧型，导管稀少。根的中央形成层成环；木质部导管较少，周围有管胞及少数木纤维。薄壁细胞含草酸钙簇晶和淀粉粒。（图7-11）

粉末：粉末黄棕色。淀粉粒单粒类圆形，直径4～50μm，脐点人字形、星状或三叉状，大粒者隐约可见层纹；复粒由2～9分粒组成。草酸钙簇晶直径10～80（160）μm，偶见簇晶与较大的方形结晶合生。棕色细胞类圆形或椭圆形，壁稍厚，胞腔内充满淡黄棕色、棕色或红棕色物质，并含淀粉粒。具缘纹孔导管直径17～178μm。棕色块散在，形状、大小及颜色深浅不一。（图7-12）

性味功效　苦、甘、涩，微温。解毒，消痈，截疟，润肠通便。

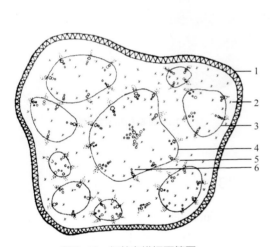

图7-11　何首乌横切面简图

1—木栓层；2—簇晶；3—异型维管束；4—形成层；
5—韧皮部；6—木质部

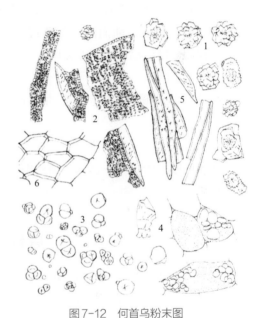

图7-12　何首乌粉末图

1—草酸钙簇晶；2—导管；3—淀粉粒；
4—棕色细胞及棕色块；5—木纤维；6—木栓细胞

附　首乌藤（夜交藤）

来源　为何首乌的干燥藤茎。

采收加工　秋、冬两季采割，除去残叶，捆成把或趁鲜切段，干燥。

性状鉴别　呈长圆柱形，稍扭曲，具分枝，长短不一，直径4～7mm。表面紫红色或紫褐色，粗糙，具扭曲的纵皱纹，节部略膨大，有侧枝痕，外皮菲薄，可剥离。质脆，易折断，断面皮部紫红色，木部黄白色或淡棕色，导管孔明显，中央髓部疏松，类白色。切段者呈圆柱形的段。外表面紫红色或紫褐色，切面皮部紫红色，木部黄白色或淡棕色，导管孔明显，髓部疏松，类白色。气微，味微苦涩。

性味功效　甘，平。养血安神，祛风通络。

‹ 拳参 Quanshen ›

别名 虾参、紫参

来源 为蓼科植物拳参 *Polygonum bistorta* L. 的干燥根茎。

产地 主产华北、西北及山东、江苏、湖北等地。

采收加工 春初发芽时或秋季茎叶将枯萎时采挖，除去泥沙，晒干，去须根。

性状鉴别 药材 呈扁长条形或扁圆柱形，弯曲，有的对卷弯曲呈虾形，两端略尖，或一端渐细，长 6～13cm，直径 1～2.5cm。表面紫褐色或紫黑色，粗糙，一面隆起，一面稍平坦或略具凹槽，全体密具粗环纹，有残留须根或根痕。质硬，断面浅棕红色或棕红色，维管束呈黄白色点状，排列成环。气微，味苦、涩。

饮片 呈类圆形或近肾形的薄片。（图 7-13）

以个大、质硬、断面浅棕红色者为佳。

性味功效 苦、涩，微寒。清热解毒，消肿，止血。

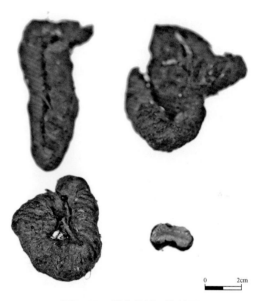

图 7-13 拳参药材及饮片图

‹ 虎杖 Huzhang ›

来源 为蓼科植物虎杖 *Polygonum cuspidatum* Sieb. et Zucc. 的干燥根茎和根。

产地 主产于江苏、浙江、安徽、广东、广西、四川、云南、贵州等省区。

采收加工 春、秋二季采挖，除去须根，洗净，趁鲜切短段或厚片，晒干。

性状鉴别 药材 多为圆柱形短段或不规则厚片，长 1～7cm，直径 0.5～2.5cm。外皮棕褐色，有纵皱纹及须根痕。切面皮部较薄，木部宽广，棕黄色，射线放射状，皮部与木部较易分离。根茎髓中有隔或呈空洞状。质坚硬。气微，味微苦、涩。

饮片 为不规则厚片。（图 7-14）

以粗壮、质坚实、断面色黄者为佳。

性味功效 微苦，微寒。利湿退黄，清热解毒，散瘀止痛，止咳化痰。

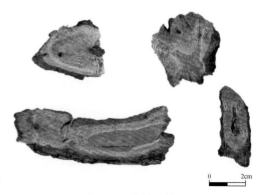

图 7-14 虎杖饮片图

〈 大黄　Dahuang 〉

别名　川军、锦纹、将军

来源　为蓼科植物掌叶大黄 *Rheum palmatum* L.、唐古特大黄 *Rheum tanguticum* Maxim. ex Balf. 或药用大黄 *Rheum officinale* Baill. 的干燥根及根茎。前两者商品称"西大黄"，后一种商品称"雅黄"或"南大黄"。

产地　主产于甘肃、青海、四川及西藏等地。此外，陕西、湖北、新疆、河南等地亦产。以西大黄产量大、质量优。

采收加工　秋末茎叶枯萎或次春发芽前采挖，除去细根，刮去外皮，切瓣或段，绳穿成串干燥或直接干燥。

性状鉴别　药材　呈类圆柱形、圆锥形、卵圆形或不规则块状，长 3～17cm，直径 3～10cm。除尽外皮者表面黄棕色至红棕色，有的可见类白色网状纹理，习称"锦纹"（系由灰白色薄壁组织与棕红色射线交错而成）。或有部分棕褐色外皮残留，多具绳孔及粗皱纹。质坚实，有的中心稍松软，断面淡红棕色或黄棕色，显颗粒性；根茎髓部宽广，有"星点"（异型维管束）环列或散在；根形成层环明显，木部发达，具放射状纹理，无星点。气清香，味苦微涩，嚼之粘牙，有沙粒感，唾液被染成黄色。

饮片　呈不规则类圆形厚片或块。（图 7-15）

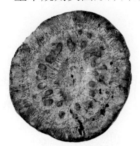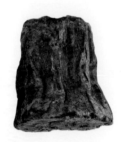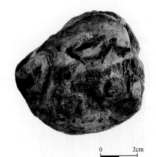

图 7-15　大黄药材及饮片图

经验鉴别术语　"高粱碴"：优质大黄断面颗粒性，显红棕色，习称"高粱碴"。

"锦纹"：优质大黄表面有时可见类白色菱形网纹，系由灰白色薄壁组织与棕红色射线交错而成，习称"锦纹"；南大黄表面微弯曲的棕色线纹，亦习称"锦纹"；优质大黄断面高粱碴红肉白筋，纹理清晰不乱，亦习称"锦纹"。

以体重、质坚实、锦纹及星点明显、气清香、味苦微涩、嚼之粘牙者为佳。一般以西大黄为佳。

规格　掌叶大黄：主产于甘肃岷县、文县、礼县、临夏、武威，青海同仁、同德、贵德，西藏昌都、那曲，四川阿坝、甘孜等地。唐古特大黄：主产于青海、甘肃、西藏。以上产地产品称为西大黄。药用大黄：四川雅安、甘孜、阿坝、凉山，云南和青海德格的野生品，称为雅黄；四川东部、湖北、贵州和陕西栽培品，称为南大黄。大黄现多分为下列几种规格。

（1）西大黄

① 蛋片吉：系取根茎上段，去净粗皮，纵切成两瓣的干燥品。一等：每千克 8 个以内。

二等：每千克 12 个以内。三等：每千克 18 个以内。

② 苏吉：系取根茎中段，去净粗皮，横切成段，呈圆柱形的干燥品。一等：每千克 20 个以内。二等：每千克 30 个以内。三等：每千克 40 个以内。

③ 水根：统货。系取主根尾部或支根，稍去粗皮的根条干燥品，小头直径不小于 1.3cm。

④ 原大黄：统货。系去粗皮后纵切或横切成的不规则瓣、段、块片，中部直径在 2cm 以上。

（2）雅黄　一等：去净粗皮，切成马蹄形不规则块状，体重质坚，每只 150～250g。二等：体较轻泡，质松，每只 100～200g。三等：未去粗皮，间有直径 3.5cm 以上的根黄。

（3）南大黄　一等：横切成段，去净粗皮，体结实，长 7cm 以上，直径 5cm 以上。二等：体轻质松；大小不分，间有最小头直径不低于 1.2cm 的水根。

显微鉴别　横切面：根木栓层及栓内层大多已除去。韧皮部筛管群明显；薄壁组织发达。形成层成环。木质部射线较密，宽 2～4 列细胞，内含棕色物；导管非木化，常 1 至数个相聚，稀疏排列。薄壁细胞含草酸钙簇晶，并含多数淀粉粒。

根茎髓部宽广，其中常见黏液腔，内有红棕色物；异型维管束散在，形成层成环，木质部位于形成层外方，韧皮部位于形成层内方，射线呈星状射出。（图 7-16）

粉末：粉末黄棕色。草酸钙簇晶直径 20～160μm，有的至 190μm。网纹、具缘纹孔、螺纹及环纹导管非木化。淀粉粒甚多，单粒类球形或多角形，直径 3～45μm，脐点星状；复粒由 2～8 分粒组成。（图 7-17）

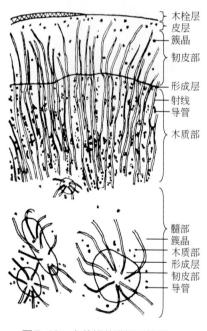

图 7-16　大黄根茎横切面简图

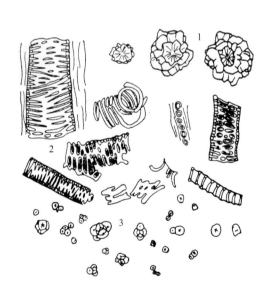

图 7-17　掌叶大黄根茎粉末图

1—草酸钙簇晶；2—导管；3—淀粉粒

成分　含蒽醌衍生物，其中有游离状态的，也有结合状态的。游离蒽醌衍生物有大黄酸、大黄素、大黄酚、芦荟大黄素、大黄素甲醚等，为大黄的抗菌成分。结合性蒽醌衍生物为游离蒽醌类的葡萄糖苷或双蒽酮苷，系大黄的主要泻下成分，其中以双蒽酮苷作用最强；双蒽酮苷为番泻苷 A、番泻苷 B、番泻苷 C、番泻苷 D、番泻苷 E、番泻苷 F 等。此外，尚含鞣质类物质约 5%，为收敛成分，其中有没食子酰葡萄糖、没食子酸、d- 儿茶素等。据报道，大黄尚含四种大黄苷，亦为泻下成分。

含总蒽醌不得少于 1.5%，含游离蒽醌不得少于 0.20%。

理化鉴别　①粉末微量升华，可见黄色菱状针晶或羽状结晶。②本品粉末的甲醇浸出液，照《中国药典》2020 年版方法进行薄层色谱法实验，置紫外光灯（365nm）下检视。供试品色谱中，在与对照药材色谱相应的位置上，显相同的五个橙黄色荧光主斑点；在与对照品色谱相应的位置上，显相同的橙黄色荧光斑点，置氨蒸气中熏后，斑点变为红色。③检查土大黄苷：取本品粉末 0.1g，加甲醇 10mL，超声处理 20 分钟，滤过，取滤液 1mL，加甲醇至 10mL，作为供试品溶液。另取土大黄苷对照品，加甲醇制成每 1mL 含 10μg 的溶液，作为对照品溶液（临用新制）。照薄层色谱法试验，吸取上述两种溶液各 5μL，分别点于同一聚酰胺薄膜上，以甲苯 - 甲酸乙酯 - 丙酮 - 甲醇 - 甲酸（30：5：5：20：0.1）为展开剂，展开，取出，晾干，置紫外光灯（365nm）下检视。供试品色谱中，在与对照品色谱相应的位置上，不得显相同的亮蓝色荧光斑点。④取粉末 0.2g，加甲醇 2mL，温浸 10 分钟，放冷，取上清液 10μL，点于滤纸上，以 45% 乙醇展开，取出，晾干，放置 10 分钟，置紫外光灯（365nm）下检视，不得显持久的亮紫色荧光（简易法检查土大黄苷）。

性味功效　苦，寒。泻下攻积，清热泻火，凉血解毒，逐瘀通经，利湿退黄。

附注　①同属植物藏边大黄 *R. emodi* Wall.、河套大黄（波叶大黄）*R. hotaoense* C. Y. Cheng et C. T. Kao、华北大黄 *R. franzenbachii* Munt.、天山大黄 *R. Wittrochii* Lundstr. 等的根和根茎，在部分地区或民间称山大黄或土大黄。这些品种都不是正品大黄，虽然也含有蒽醌衍生物成分，但不含双蒽酮苷番泻苷类，故泻下作用很差。一般做兽药用或做工业染料的原料。根茎的横切面除藏边大黄外均无星点。一般均含土大黄苷，在紫外光灯下显亮紫色荧光。有的地区引种栽培大黄，但误种为同属波叶组大黄。②酸模属大黄　为蓼科酸模属植物的根及根茎，包括巴天酸模（又称"牛西西""羊蹄根"）、红丝酸模等，不是正品大黄。一般具有以下性状特征：断面木射线长而明显，髓部无星点；气微，味苦。

＜　牛膝　Niuxi　＞

别名　怀牛膝

来源　为苋科植物牛膝 *Achyranthes bidentata* Bl. 的干燥根。

产地　主产于河南，河北、山西、山东、江苏及辽宁等地亦产。以河南怀庆（怀庆府，为古代府，范围为今河南省焦作市、济源市和新乡市的原阳县所辖地域）栽培品质最优，故又称怀牛膝。

采收加工　冬季茎叶枯萎时采挖，除去须根泥沙。捆成小把，晒至干皱后，将顶端切齐，晒干。

性状鉴别　药材　呈细长圆柱形，挺直或稍弯曲，长 15～70cm，直径 0.4～1cm。表面灰黄色或淡棕色，有微扭曲的细纵皱纹、排列稀疏的侧根痕和横长皮孔样突起。质硬脆，易折断，受潮后变软，断面平坦，淡棕色，略呈角质样而油润，中心维管束木质部较大，黄白色，其外周散有多数黄白色点状维管束，断续排列成2～4轮同心环。气微，味微甜稍苦涩。

饮片　呈圆柱形的段。（图7-18）

以条粗大、皮细、色土黄者为佳。

规格　一等（头肥）：中部直径0.6cm以上，长50cm以上。二等（二肥）：中部直径0.4cm以上，长35cm以上。三等（平条）：中部直径0.4cm以下，但不小于0.2cm，长短不分。

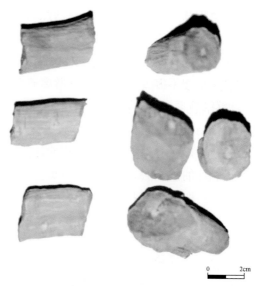

图7-18　牛膝饮片图

显微鉴别　横切面：木栓层为数列扁平细胞，切向延伸。栓内层较窄。异型维管束断续排列成2～4轮，外韧型；最外轮维管束较小，有时仅1至数个导管；形成层几连接成环；向内维管束较大，木质部主要由导管和小的木纤维组成。中央木质部集成2～3群。薄壁细胞含草酸钙砂晶。（图7-19）

粉末：粉末土黄色。木纤维较长，壁微木化，胞腔大，具斜形单纹孔、导管网纹、单纹孔或具缘纹孔。薄壁细胞含草酸钙砂晶。（图7-20）

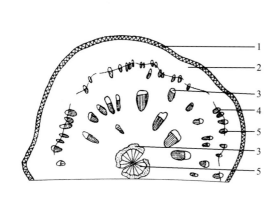

图7-19　牛膝横切面简图

1—木栓层；2—栓内层；3—韧皮部；4—形成层；5—木质部

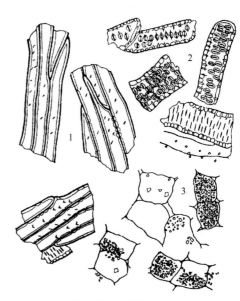

图7-20　牛膝粉末图

1—木纤维；2—导管；3—含草酸钙砂晶的薄壁细胞

性味功效　苦、甘、酸，平。逐瘀通经，补肝肾，强筋骨，利尿通淋，引血下行。

附注　牛膝的非正品有以下几种。①土牛膝　为苋科植物柳叶牛膝 *Achyranthes longifolia* Makino、粗毛牛膝 *A.aspera* L. 的根。柳叶牛膝新鲜时断面带紫红色，故又名红牛膝。柳叶牛膝根粗短，有时有分枝或带有茎基；表面灰红棕色；断面灰棕色或带红色，点状维管束排成1～4轮。粗毛牛膝的主根较短，分枝较多；味微甜而涩。②白牛膝　为石竹科植物狗筋蔓 *Cucubalus baccifer* L. 的干燥根。有时有分枝；表面灰棕色；断面角质，皮部灰白色，木部黄色，其外周无排成同心环状的点状维管束；味稍甜。③味牛膝　又名未膝马蓝，为爵床科植物腺毛马蓝 *Strobilanthes forrestii* Diels〔*Pteracanthus forrestii*（Diels）C. Y. Wu〕的干燥根及根茎。根茎粗大，呈不规则结节块状，多分枝，有多数茎残基。根丛生于根茎上，呈马尾状。根表面暗灰色，有环状裂纹，皮部常剥落而露出木部；质坚韧；不易折断，断面皮部灰白色，外周无排成同心环状的点状维管束。味淡。

＜ 川牛膝　Chuanniuxi ＞

别名　大牛膝、拐牛膝、甜牛膝

来源　为苋科植物川牛膝 *Cyathula officinalis* Kuan 的干燥根。

产地　主产于四川，云南、贵州、陕西、湖北等地亦产。

采收加工　秋、冬二季采挖，除去芦头、须根及泥沙，烘或晒至半干，堆放回润，再烘干或晒干。

性状鉴别　药材　呈近圆柱形，微扭曲，向下略细或有少数分枝，形如拐杖，长30～60cm，直径0.5～3cm。表面黄棕色或灰褐色，具纵皱纹、支根痕和多数横向突起的皮孔。质韧，不易折断，断面浅黄色或棕黄色，维管束点状，排列成4～11轮同心环。气微，味甜。

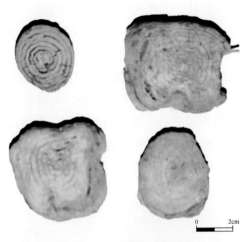

图7-21　川牛膝饮片图

饮片　呈圆形或椭圆形薄片。（图7-21）

以根粗壮、分枝少、无芦头、质柔韧、纤维少者为佳。

规格　一等：上中部直径1.8cm以上，尾梢不细于0.4cm。二等：上中部直径1cm以上，尾梢不细于0.4cm。三等：上中部直径0.4～1cm。

性味功效　甘、微苦，平。逐瘀通经，通利关节，利尿通淋。

附注　川牛膝有以下非正品。①麻牛膝　为苋科植物麻牛膝（头花杯苋）*Cyathula capitata*（Wall.）Moq. 的干燥根。较粗短；表面灰褐色或棕红色；折断面纤维性较强；气浓，味甘、苦涩而麻舌。②牛蒡根　为菊科植物牛蒡 *Arctium lappa* L. 的干燥根。呈纺锤形；表面黑褐色；断面黄白色，无维管束排列成的同心环；味微苦、有黏性。

＜ 商陆　Shanglu ＞

别名　山萝卜

来源　为商陆科植物商陆 *Phytolacca acinosa* Roxb. 或垂序商陆 *Phytolacca americana* L. 的干燥根。

产地　商陆主产于河南、湖北、安徽等地，垂序商陆产于山东、浙江、江西等省。

采收加工　秋季至次春采挖，除去须根及泥沙，切成块或片，晒干或阴干。

性状鉴别　药材　为横切或纵切的不规则块片，厚薄不等。外皮灰黄色或灰棕色。横切片弯曲不平，边缘皱缩，直径2～8cm；切面浅黄棕色或黄白色，木部隆起，形成数个突起的同心性环纹（异型维管束），习称"罗盘纹"。纵切片弯曲或卷曲，长5～8cm，宽1～2cm，木部呈平行条状突起。质硬。气微，味稍甜，久嚼麻舌。（图7-22）

饮片　为厚片或块。（图7-23）

以片大、色白、"罗盘纹"明显者为佳。

显微鉴别　横切面：木栓层为数列至10余列细胞。栓内层较窄。维管组织为三生构造，异型维管束断续排列成数环，形成层连续成环，有数层同心性形成层环，每环有几十个维管束；维管束外韧型，外侧为韧皮部，内侧为木质部；木质部的木纤维较多，常数个相连，或围于导管周围。薄壁细胞含草酸钙针晶束，并含淀粉粒。（图7-24）

性味功效　苦，寒；有毒。逐水消肿，通利二便；外用解毒散结。

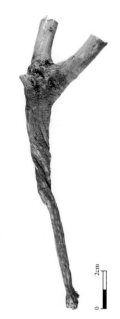

图7-22　商陆药材图

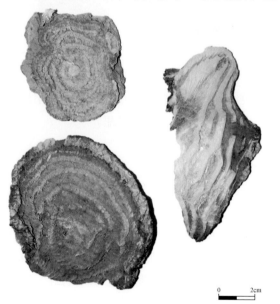

图7-23　商陆饮片图

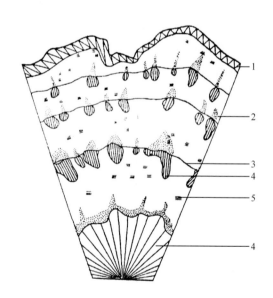

图7-24　商陆横切面简图
1—木栓层；2—韧皮部；3—形成层；
4—木质部；5—草酸钙针晶束

太子参　Taizishen

别名　孩儿参、童参

来源　为石竹科植物孩儿参 *Pseudostellaria heterophylla*（Miq.）Pax ex Pax et Hoffm. 的

干燥块根。

产地　主产于江苏、山东、安徽等地。

采收加工　夏季茎叶大部分枯萎时采挖，洗净，除去须根，置沸水中略烫后晒干或直接晒干。

性状鉴别　呈细长纺锤形或细长条形，稍弯曲，长3～10cm，直径0.2～0.6cm。表面灰黄色至黄棕色，较光滑，微有纵皱纹，凹陷处有须根痕。顶端有茎痕。质硬而脆，断面较平坦，周边淡黄棕色，中心淡黄白色，角质样（烫制品）；或类白色，有粉性（晒干品）。气微，味微甘。（图7-25）

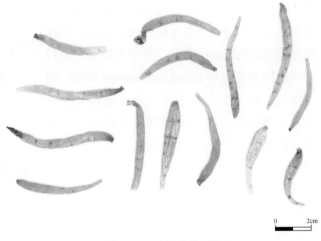

图7-25　太子参药材图

以条粗、色黄白、无须根者为佳。

性味功效　甘、微苦，平。益气健脾，生津润肺。

银柴胡　Yinchaihu

来源　为石竹科植物银柴胡 *Stellaria dichotoma* L. var. *lanceolata* Bge. 的干燥根。

产地　主产于宁夏、甘肃、陕西、内蒙古等省区。

采收加工　春夏间植株萌发或秋后茎叶枯萎时采挖；栽培品于种植后第三年9月中旬或第四年4月中旬采挖，除去残茎、须根及泥沙，晒干。

性状鉴别　药材　呈类圆柱形，偶有分枝，长15～40cm，直径0.5～2.5cm。表面浅棕黄色至浅棕色，有扭曲的纵皱纹及支根痕，多具孔穴状或盘状凹陷，习称"砂眼"，从砂眼处折断可见棕色裂隙中有细砂散出。根头部略膨大，有密集的疣状突起的芽苞、茎或根茎的残基，习称"珍珠盘"。质硬而脆，易折断，断面不平坦，较疏松，有裂隙，皮部甚薄，木部有黄、白色相间的放射状纹理。气微，味甘。（图7-26）

饮片　为厚片。（图7-27）

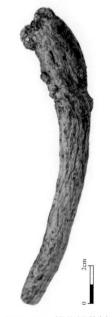

图7-26　银柴胡药材

以条长均匀、外皮淡黄色、断面黄白色者为佳。商品以银川所产质优。

性味功效　甘，微寒。清虚热，除疳热。

附注　某些地区以下列品种充"山银柴胡"或银柴胡，这些品种不是正品银柴胡，应注意鉴别。①灯心蚤缀　为石竹科植物灯心蚤缀 *Arenaria juncea* Bieb. 的干燥根。呈长圆锥形；根头上有数条地上茎残基；主根上部有多数密集的细环纹；表面灰棕色或淡棕色，栓皮脱落处呈黄色斑痕；味苦。②旱麦瓶草　为石竹科植物旱麦瓶草 *Silene jenisseensis* Willd. 的干燥根。根头上有结节状茎基或偶带有木质化地上茎残基；根头顶端常生多数小点状突起，脱落后呈白色小点；表面淡黄色；质较坚实；断面无裂隙；味淡、微涩。③丝石竹又名霞草，为石竹科植物丝石竹 *Gypsophila oldhamiana* Miq. 的干燥根。呈略扁的长圆锥

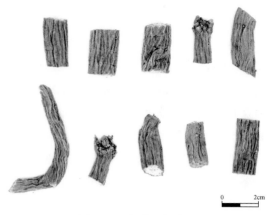

图7-27　银柴胡饮片图

形；根头部常有分枝，有多数小型突起的茎痕；外皮多已除去，沟纹中的栓皮未被刮去，形成棕白相间的花纹；体重质坚，不易折断，断面异型维管束排成 2～4 轮同心环；味苦、麻舌、有刺激性。④锥花丝石竹　又名圆锥石头花，为石竹科植物锥花丝石竹 *Gypsophila paniculata* L. 的干燥根。顶端有多数残茎痕迹；表面淡黄色。⑤窄叶丝石竹　为石竹科植物窄叶丝石竹 *Gypsophila licentiana* Hand. Mazz. 的干燥根。顶端有的有地上茎基痕；呈细圆柱形，多无分枝；较正品小，长 4～6cm，直径 0.5～1cm；表面深棕色至灰棕色，多有横向皮孔样突起，栓皮较厚易剥落；断面异型维管束呈 1～2 轮环状排列；味苦涩。⑥蝇子草　为石竹科植物蝇子草 *Silene fortunei* Vis. 的干燥根。顶端有时有地上茎残基；表面淡黄色，有纵纹，仔细观察，纵纹上布有稍突起的横纹；断面淡黄色，较平坦，无裂隙；味微甘、涩。

‹ 威灵仙　Weilingxian ›

别名　灵仙

来源　为毛茛科植物威灵仙 *Clematis chinensis* Osbeck、棉团铁线莲 *Clematis hexapetala* Pall. 或东北铁线莲 *Clematis manshurica* Rupr. 的干燥根和根茎。

产地　威灵仙主产于长江以南各省，棉团铁线莲主产于东北、山东省，东北铁线莲主产于东北。

采收加工　秋季采挖，除去泥沙，晒干。

性状鉴别　药材　（1）威灵仙　根茎呈柱状，长 1.5～10cm，直径 0.3～1.5cm；表面淡棕黄色；顶端残留茎基；质较坚韧，断面纤维性；下侧着生多数细根。根呈细长圆柱形，稍弯曲，长 7～15cm，直径 0.1～0.3cm；表面黑褐色，有细纵纹，有的皮部脱落，露出黄白色木部；质硬脆，易折断，断面皮部较广，木部淡黄色，略呈方形，皮部与木部间常有裂隙。气微，味淡。

（2）棉团铁线莲　根茎呈短柱状，长 1～4cm，直径 0.5～1cm。根长 4～20cm，直径 0.1～0.2cm；表面棕褐

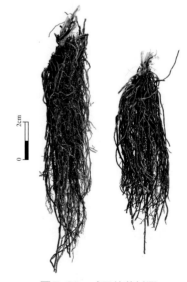

图7-28　威灵仙药材图

色至棕黑色；断面木部圆形。味咸。

（3）东北铁线莲　根茎呈柱状，长1～11cm，直径0.5～2.5cm。根较密集，长5～23cm，直径0.1～0.4cm；表面棕黑色；断面木部近圆形。味辛辣。（图7-28）

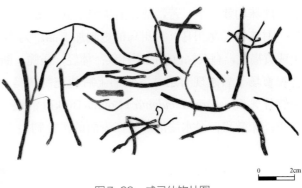

图7-29　威灵仙饮片图

饮片　呈不规则的段。（图7-29）

以根长、色黑、无地上残基者为佳。

性味功效　辛、咸，温。祛风湿，通经络。

附注　威灵仙有以下非正品，应注意鉴别。①铁丝威灵仙　为百合科植物短梗菝葜 *Smilax scobinicaulis* C.H.Wright 或华东菝葜 *Smilax sieboldii* Miq. 的干燥根及根茎。短梗菝葜根茎呈不规则块状，表面具小针状刺，下侧着生多数细长的根；根长20～60～100cm，直径1～2mm，表面灰褐色或灰棕色，具小钩状刺，质韧，不易折断，有弹性，断面无木心，有微细的导管小孔；气无，味淡。华东菝葜表面黑褐色，刺较少。②云南威灵仙　为菊科植物显脉旋覆花 *Inula nervosa* Wall. 的干燥根茎及根。根茎短；根茎不规则形，上部残留残茎或茎痕，表面有众多黄棕色鳞毛，断面异型维管束1～3个，中心灰褐色，略凹陷，裂隙众多，呈菊花心状排列；根表面浅黄棕色；气特异，味淡微涩。③铁脚威灵仙　为毛茛科植物柱果铁线莲 *Clematis uncinata* Champ. 或毛柱铁线莲 *Clematis meyeniana* Walp. 的干燥根及根茎。柱果铁线莲根茎生多数根；根茎、根表面均棕褐色；断面粉性小，角质样；味淡。毛柱铁线莲根茎生少数根；根茎深褐色，根深褐色或棕褐色，少有纵纹；断面角质样。④铜脚威灵仙　为毛茛科植物锥花铁线莲 *Clematis paniculata* Thunb. 或铁线莲 *Clematis florida* Thunb. 的干燥根及根茎。锥花铁线莲根茎生少数根；根茎、根表面均棕褐色；断面角质样，有粉性；味淡。铁线莲断面不呈角质样，无粉性。

‹ 川乌　Chuanwu ›

别名　乌头、川乌头

来源　为毛茛科植物乌头 *Aconitum carmichaelii* Debx. 的干燥母根。

产地　四川、陕西为主要栽培产区，湖北、湖南、云南、河南等地亦有栽培。

采收加工　6月下旬至8月上旬采挖，除去子根、须根及泥沙，晒干。

性状鉴别　药材　呈不规则圆锥形，稍弯曲，顶端常有残茎，中部多向一侧膨大，长2～7.5cm，直径1.2～2.5cm。表面棕褐色或灰棕色，皱缩，有小瘤状侧根，习称"钉角"，并有子根脱离后的痕迹。质坚实，断面类白色或浅灰黄色，形成层环纹呈多角形。气微，味辛辣、麻舌。（图7-30）

饮片　用时捣碎。

以饱满、质坚实、断面色白有粉性者为佳。

性味功效 辛、苦，热；有大毒。祛风除湿，温经止痛。

附注 ①制川乌 为川乌的炮制加工品。为不规则或长三角形的片；表面（切面）黑褐色或黄褐色，有灰棕色形成层环纹；体轻，质脆，断面有光泽；微有麻舌感。有毒。（图7-31）②在市场上曾发现有用甘薯经加工后伪充制川乌，应注意鉴别。甘薯又名甜薯，为薯蓣科植物甘薯 *Dioscorea esculenta*（Lour.）Burkill 的块茎。此种伪品表面（切面）有条形维管束；体重；味微甜；温水浸泡后附在表面的黑色物用手可刮掉。

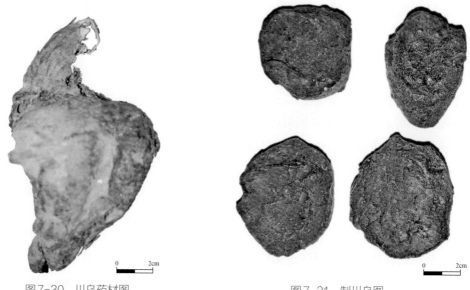

图7-30 川乌药材图   图7-31 制川乌图

草乌 Caowu

别名 草乌头

来源 为毛茛科植物北乌头 *Aconitum kusnezoffii* Reichb. 的干燥块根。

产地 主产于东北、华北。

采收加工 秋季茎叶枯萎时采挖，除去须根及泥沙，干燥。

性状鉴别 呈不规则长圆锥形，略弯曲，形如乌鸦头，长2～7cm，直径0.6～1.8cm。顶端常有残茎和少数不定根残基；有的顶端一侧有一枯萎的芽，一侧有一圆形或扁圆形不定根残基。表面灰褐色或黑棕褐色，皱缩，有纵皱纹、点状须根痕和数个瘤状侧根（习称"钉角"）。质硬，断面灰白色或暗灰色，有裂隙，形成层环纹多角形或类圆形，髓部较大或中空。气微，味辛辣、麻舌。（图7-32）

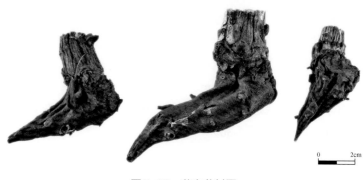

图7-32 草乌药材图

以根肥壮、质坚实、断面白色、残茎及须根少者为佳。

性味功效　辛、苦，热；有大毒。祛风除湿，温经止痛。

＜　附子　Fuzi　＞

来源　为毛茛科植物乌头 *Aconitum carmichaelii* Debx. 的子根加工品。

产地　主产于四川、陕西。

采收加工　6 月下旬至 8 月上旬采挖，除去母根、须根及泥沙，习称"泥附子"，加工成下列规格。

（1）选择个大、均匀的泥附子，洗净，浸入食用胆巴的水溶液（主含氯化镁）中过夜，再加食盐，继续浸泡，每日取出晒晾，并逐渐延长晒晾时间，直至附子表面出现大量结晶盐粒（盐霜）、质地变硬为止，习称"盐附子"。

（2）取泥附子，按大小分别洗净，浸入食用胆巴的水溶液中数日，连同浸液煮至透心，捞出，水漂，纵切成厚约 0.5cm 的片，再用水浸漂，用调色液（黄糖及菜油制成）使附片染成浓茶色，取出，蒸至出现油面、光泽后，烘至半干，再晒干或继续烘干，习称"黑顺片"。

（3）选择大小均匀的泥附子，洗净，浸入食用胆巴的水溶液中数日，连同浸液煮至透心，捞出，剥去外皮，纵切成厚约 0.3cm 的片，用水浸漂，取出，蒸透，晒干，习称"白附片"。

性状鉴别　盐附子　呈圆锥形，长 4～7cm，直径 3～5cm。表面灰黑色，被盐霜，顶端有凹陷的芽痕，周围有瘤状突起的支根（习称"钉角"）或支根痕。体重，横切面灰褐色，可见充满盐霜的小空隙和多角形的形成层环纹，环纹内侧"筋脉点"（导管束）排列不整齐。气微，味咸麻，刺舌。（图 7-33）

黑顺片　为纵切片，上宽下窄，长 1.7～5cm，宽 0.9～3cm，厚 0.2～0.5cm。外皮黑褐色，切面暗黄色，油润具光泽，半透明状，并有纵向"筋脉纹"（导管束）。质硬而脆，断面角质样。气微，味淡。（图 7-34）

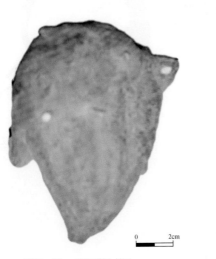

图7-33　附子药材图

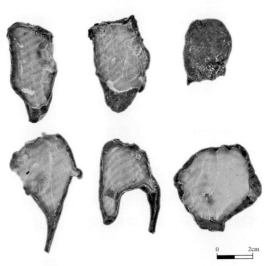

图7-34　附子饮片图

白附片　无外皮，黄白色，半透明，厚约 0.3cm。余似黑顺片。

盐附子以个大、坚实、灰黑色、表面起盐霜者为佳，黑顺片以片大、厚薄均匀、切面油润光泽者为佳，白附片以片大、色白、半透明者为佳。

规格 （1）盐附子　一等：每千克 16 个以内。二等：每千克 24 个以内。三等：每千克 80 个以内。

（2）白附片　以一等附子加工者为一等，以二等附子加工者为二等，以三等附子加工者为三等。

（3）熟附片　统货。为一等附子去皮去尾，横切成厚 0.3～0.5cm 的圆形厚片。

（4）黄附片　统货。为一、二等附子各 50%，去皮去尾，横切成厚 0.3～0.5cm 的厚片。

（5）卦附片　统货。以二、三等附子各 50%，去皮纵切两瓣。

（6）黑顺片　统货。为二、三等附子不去外皮，顺切成 0.2～0.3cm 的薄片。

性味功效　辛、甘，大热；有毒。回阳救逆，补火助阳，散寒止痛。

附注　①制白附子　为天南星科植物独角莲 *Typhonium giganteum* Engl. 块茎的炮制品，与白附片易混淆，应注意鉴别。制白附子为类圆形或椭圆形厚片，外表皮淡棕色，切面黄色，味淡微麻舌。②红薯　为旋花科植物红薯 *Ipomoea batatas* (L.) Lam. 的块根，市场上曾发现有用红薯切片加工伪充黑顺片，应注意鉴别。此伪品为类圆形或不规则切片，切面黑褐色，断面粉性，具红薯的特有香气，味甘。

‹ **白头翁** Baitouweng ›

来源　为毛茛科植物白头翁 *Pulsatilla chinensis*（Bge.）Regel 的干燥根。

产地　主产于东北、华北、华东等地。

采收加工　春、秋二季采挖，除去泥沙，干燥。

性状鉴别　药材　呈类圆柱形或圆锥形，稍扭曲，长 6～20cm，直径 0.5～2cm。根头稍膨大，密生白色绒毛，有的可见鞘状叶柄残基。表面黄棕色或棕褐色，具不规则纵皱纹或纵沟，皮部易脱落，露出黄色的木部，有的有网状裂纹或裂隙，近根头处常有朽状凹洞。质硬而脆，断面皮部黄白色或淡黄棕色，木部淡黄色。气微，味微苦涩。（图7-35）

饮片　呈类圆形的片。

以根粗长，外表灰黄色，头部有白色绒毛者为佳。

性味功效　苦，寒。清热解毒，凉血止痢。

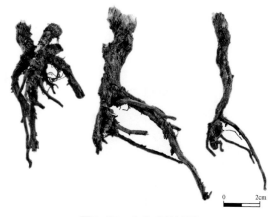

图7-35　白头翁药材图

‹ **白芍** Baishao ›

来源　为毛茛科植物芍药 *Paeonia lactiflora* Pall. 的干燥根。

产地　主产于浙江、安徽、四川、贵州、山东等地，河南、湖南、陕西等地也有栽培。系栽培。

采收加工　夏、秋二季采挖，洗净，除去头尾及须根，刮去外皮，置沸水中煮至透心（有的地区先煮，后刮外皮），晒干。

性状鉴别　药材　呈圆柱形，平直或稍弯曲，两端平截，长5～18cm，直径1～2.5cm。表面类白色或淡棕红色，光洁或有纵皱纹及细根痕，偶有残存的棕褐色外皮。质坚实，不易折断，断面较平坦，类白色或微带棕红色，角质样，形成层环明显，射线放射状。气微，味微苦酸。（图7-36）

饮片　呈类圆形的薄片。（图7-37）

均以粗壮、圆直、头尾等粗、体重、质坚实、无白心或裂隙者为佳。

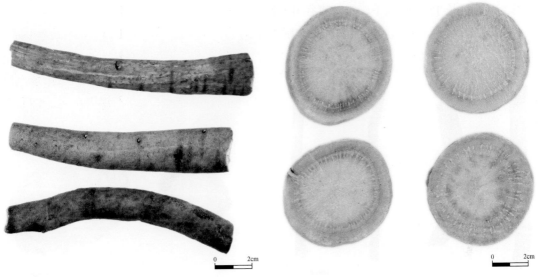

图7-36　白芍药材图　　　　　　　　　　图7-37　白芍饮片图

规格　（1）杭白芍　一等：长8cm以上，中部直径2.2cm以上。无枯芍、芦头、栓皮、空心。二等：长8cm以上，中部直径1.8cm以上。三等：长8cm以上，中部直径1.5cm以上。四等：长7cm以上，中部直径1.2cm以上。五等：长7cm以上，中部直径0.9cm以上。六等：长短不分，中部直径0.8cm以上。七等：长短不分，中部直径0.5cm以上。间有夹生、伤疤。

（2）白芍　一等：长8cm以上，中部直径1.7cm以上。无芦头、花麻点、破皮、裂口、夹生。二等：长6cm以上，中部直径1.3cm以上，间有花麻点。三等：长4cm以上，中部直径0.8cm以上，间有花麻点。四等：长短粗细不分，兼有夹生、破皮、花麻点、头尾、碎节或未去净的栓皮。

性味功效　苦、酸，微寒。养血调经，敛阴止汗，柔肝止痛，平抑肝阳。

‹ 赤芍　Chishao ›

来源　为毛茛科植物芍药 *Paeonia lactiflora* Pall. 或川赤芍 *Paeonia veitchii* Lynch 的干燥根。

产地　芍药主产于内蒙古和东北，河北、陕西、山西、甘肃等地亦产；川赤芍主产于四川，甘肃、陕西、青海、云南等地亦产。系野生。

采收加工　春、秋二季采挖，除去根茎、须根及泥沙，晒干。

性状鉴别　药材　呈圆柱形，稍弯曲，长5～40cm，直径0.5～3cm。表面棕褐色，粗糙，有纵沟及皱纹，并有须根痕及横长的皮孔样突起，有的外皮易脱落。质硬而脆，易折断，断面粉白色或粉红色，皮部窄，木部放射纹明显，有的现裂隙。气微香，味微苦酸涩。（图7-38）

饮片　为类圆形切片。（图7-39）

以粗壮，外皮易脱落，断面粉白色、粉性足者为佳。

规格　一等：长16cm以上，两端粗细较匀，中部直径1.2cm以上。无疙瘩头、空心、须根。二等：长15.9cm以下，中部直径0.5cm以上。

性味功效　苦，微寒。清热凉血，散瘀止痛。

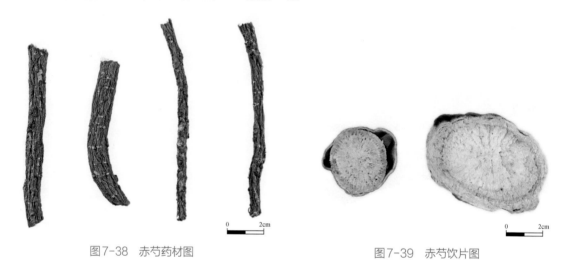

图7-38　赤芍药材图　　　　　　　　　图7-39　赤芍饮片图

黄连　Huanglian

别名　川连

来源　为毛茛科植物黄连 *Coptis chinensis* Franch.、三角叶黄连 *Coptis deltoidea* C.Y.Cheng et Hsiao 或云连 *Coptis teeta* Wall. 的干燥根茎。以上三种分别习称"味连""雅连""云连"。

产地　味连主产于四川，湖北、陕西、甘肃等地亦产；雅连主产于四川；云连主产于云南及西藏。

采收加工　秋季采挖，除去须根及泥沙，干燥，撞去残留须根。

性状鉴别　药材　（1）味连　多集聚成簇，常弯曲，形如倒鸡爪，故有"鸡爪黄连"之称，单枝根茎长3～6cm，直径0.3～0.8cm。顶端常留有残余的茎或叶柄，上部多残留褐色鳞叶。表面灰黄色或黄褐色，粗糙，有不规则结节状隆起、须根及须根痕，形如连珠，下方常有细长光滑圆柱形的节间，习称"过桥"。质硬，断面不整齐，皮部橙红色或暗棕色，木部鲜黄色或橙黄色，呈放射状排列，髓部红棕色，有时中空。气微，味极苦。（图7-40）

（2）雅连　多为单枝，略呈圆柱形，微弯曲，长4～8cm，直径0.5～1cm。"过桥"较长。顶端有少许残茎。

（3）云连　多为单枝，较细小，弯曲呈钩状，形如"蝎尾"。

饮片（味连）　切薄片，或用时捣碎。黄连片呈不规则的薄片。（图7-41）

均以条粗壮，质坚实，断面皮部橙红色，木部鲜黄色或橙黄色，苦味浓者为佳。习惯认为雅连、味连品质最佳。

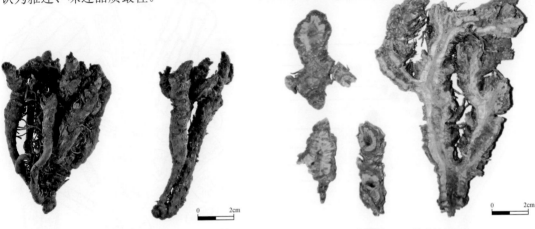

图7-40　黄连药材图　　　　　　　　　　图7-41　黄连饮片图

规格　（1）味连　一等：肥壮坚实，间有过桥，过桥长不超过2cm。无不到1.5cm的碎节、焦枯。二等：条较一等瘦小，有过桥。间有碎节、焦枯。

（2）雅连　一等：条肥壮，过桥少，过桥长不超过2.5cm。无碎节、毛须、焦枯。二等：条较一等瘦小，过桥较多，过桥长不得超过3cm。间有碎节、毛须、焦枯。

（3）云连　一等：条粗壮，无过桥，直径0.3cm以上。二等：条较瘦小，间有过桥，直径在0.3cm以下。

显微鉴别

1. 横切面

（1）味连　木栓层为数列细胞，其外有表皮，常脱落。皮层较宽，石细胞单个或成群散在。中柱鞘纤维成束，或伴有少数石细胞，均显黄色。维管束外韧型，环列；束间形成层不明显；木质部黄色，均木化，木纤维较发达。髓部均为薄壁细胞，无石细胞。（图7-42）

（2）雅连　髓部有石细胞。

（3）云连　皮层、中柱鞘及髓部均无石细胞。

2. 粉末

味连粉末黄棕色或黄色。石细胞直径25～64μm，长至102μm，呈类方形、类圆形、类长方形或近多角形，黄色，壁厚，壁孔明显。中柱鞘纤维长136～185μm，直径27～37μm，黄色，纺锤形或梭形，壁厚。木纤维较细长，直径10～13μm，壁较薄，有稀疏点状纹孔。木薄壁细胞类长方形或不规则形，壁稍厚，有纹孔。鳞叶表皮细胞绿黄色或黄棕色，呈长方形或长多角形，壁微波状弯曲，或作连珠状增厚。网纹或孔纹导管，短节状。淀粉粒直径2～3μm，多单粒，类圆形。（图7-43）

成分　三种黄连均含多种生物碱，主要为小檗碱（又称黄连素），呈小檗碱盐酸盐存在；尚含表小檗碱、黄连碱、巴马汀。

理化鉴别　①取粉末或薄切片置载玻片上，加 95% 乙醇 1～2 滴及 30% 硝酸 1 滴，加盖玻片，放置片刻，镜检，有黄色针状或针簇状结晶（硝酸小檗碱）析出。②根茎折断面在紫外光灯下观察显金黄色荧光，木质部尤为显著。

性味功效　苦，寒。清热燥湿，泻火解毒。

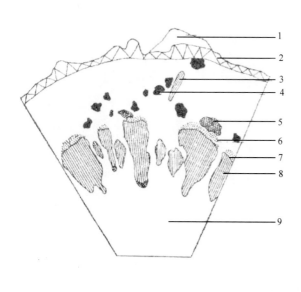

图 7-42　味连横切面简图

1—鳞叶组织；2—木栓层；3—根迹维管束；4—石细胞；
5—中柱鞘纤维；6—韧皮部；7—形成层；8—木质部；9.髓

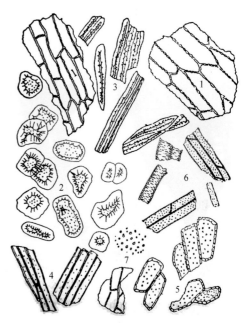

图 7-43　味连粉末图

1—鳞叶表皮细胞；2—石细胞；3—中柱鞘纤维；4—木纤维；
5—木薄壁细胞；6—导管；7—淀粉粒

‹ 升麻　Shengma ›

别名　周升麻、周麻、窟窿芽根、龙眼根

来源　为毛茛科植物大三叶升麻 *Cimicifuga heracleifolia* Kom.、兴安升麻 *Cimicifuga dahurica*（Turcz.）Maxim. 或升麻 *Cimicifuga foetida* L. 的干燥根茎。商品依次称为"关升麻""北升麻""西升麻（又称川升麻）"。

产地　关升麻主产于东北，北升麻主产于黑龙江、河北、山西、内蒙古等地，西升麻主产于陕西、四川、青海等地。

采收加工　秋季采挖、除去泥沙，晒至须根干时，燎去或除去须根，晒干。

性状鉴别　药材　呈不规则的长形块状，多分枝，呈结节状，长 10～20cm，直径 2～4cm。表面黑褐色或棕褐色，粗糙不平，有坚硬的细须根残留，有时皮部脱落而露出网状筋脉，上面有数个圆形空洞的茎基痕，洞内壁显网状沟纹，似"丝瓜络"；下面凹凸不平，具须根痕。体轻，质坚硬，不易折断，断面不平坦，有裂隙，纤维性，黄绿色或淡黄白色；皮部薄，木部呈放射状（横切面）或网状条纹（纵切面）。气微，味微苦而涩。（图 7-44）

饮片　为不规则的厚片，厚 2～4mm。（图 7-45）

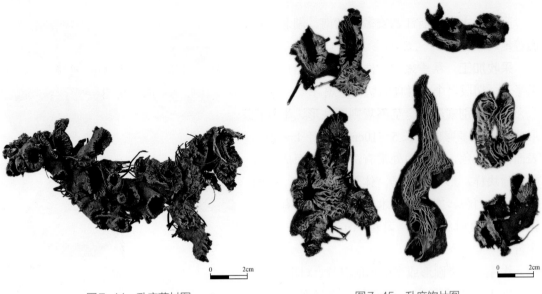

图7-44　升麻药材图　　　　　　　　　图7-45　升麻饮片图

以个大、质坚、外皮黑褐色、断面黄绿色、无须根者为佳。习以西升麻为优。

性味功效　辛、微甘，微寒。发表透疹，清热解毒，升举阳气。

附注　升麻的常见伪品有下列几种。

① 野升麻，为虎耳草科植物落新妇 *Astilbe chinensis*（Maxim.）Franch. et Sav. 的干燥根茎及根。呈不规则长块状，外皮棕褐色或黑褐色，凹凸不平，有分枝状的地上茎，无圆形空洞状茎基，有多数须根痕突起，全体可见环节痕，有的节上生有棕黄色绒毛状鳞片。质坚实，难折断，断面呈棕红色，无空洞。味苦涩。

② 南升麻，为菊科植物华麻花头 *Serratula chinensis* S. Moore 的干燥根。呈长扁柱形或纺锤形，稍扭曲。长 8～15cm，直径 0.5～1cm，表面灰黄色或浅灰色，有明显的纵沟或纵皱纹，常带有少数须根痕，顶端有时可见到残留的茎痕。质脆，易折断，断面浅棕色或灰白色，粉性足。气特殊，味淡、微苦涩。

③ 白升麻，为毛茛科植物小升麻 *Cimicifuga acerina*（Sieb.et Zucc.）Tanaka. 的干燥根茎。呈不规则长形块状或条形结节状，长 6～10cm，直径 0.5～2cm，表面棕褐色或深褐色，圆形残茎痕直径 0.5～1cm，下面及周围有多数须根。

④ 腺毛马蓝，为爵床科植物腺毛马蓝 *Pteracanthus forrestii*（Diels）C. Y. Wu 的干燥根茎。呈不规则长形块状或带 2～3 分枝的结节状，长 5～10cm，直径 0.5～2cm，外皮灰褐色，顶端有多数类圆形凹陷的茎基，洞内壁呈灰褐色。皮部与木部分离，体充实，质坚硬，不易折断，断面呈纤维状，皮部深蓝色，木部灰蓝色或灰白色，髓部灰白色，柔软。气微弱，味淡涩。

❮ **防己** Fangji ❯

别名　粉防己、汉防己

来源　为防己科植物粉防己 *Stephania tetrandra* S. Moore 的干燥根。

产地　主产于浙江、安徽、湖南、湖北、江西等地。

采收加工　秋季采挖，洗净，除去粗皮，晒至半干，切段，个大者再纵切，干燥。

性状鉴别　药材　呈不规则圆柱形、半圆柱形或块状，多弯曲，长 5～10cm，直径 1～5cm。表面淡灰黄色，在弯曲处常有深陷横沟而成结节状的瘤块样，形似猪大肠。体重，质坚实，断面平坦，灰白色，富粉性，木部占大部分，有排列较稀疏的放射状纹理，习称"车轮纹"。气微，味苦。

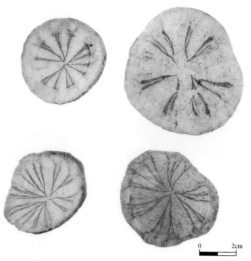

图7-46　防己饮片图

饮片　呈类圆形或半圆形的厚片。（图 7-46）

以条匀、质坚实、粉性足、去净外皮者为佳。以安徽产品质优。

性味功效　苦，寒。祛风止痛，利水消肿。

附注　商品名防己的中药来源复杂、品种较多，加之各地用药习惯不同，造成同名异物或同物异名的现象非常严重。如有的地区以马兜铃科植物异叶马兜铃 *Aristolochia heterophylla* Hemsl. 的干燥根入药，称为"汉中防己"。呈圆柱形而弯曲。通常已除去外皮而呈浅棕黄色，残留的栓皮呈灰褐色。质硬，不易折断，断面不平坦，刺状，黄白色，皮部较厚，木部可见放射状导管群，导管群在中央方向多联合成束，向外呈 2 歧或多歧分叉。气微香，味苦。产于陕西、甘肃、四川、贵州。

又如有的地区以防己科植物木防己 *Cocculus trilobus*（Thunb.）DC. 的干燥根入药。呈圆柱形，屈曲不直。表面黑褐色，有深陷而扭曲的沟纹。质较坚硬，呈木质性，不易折断。断面黄白色，无粉性，皮部极薄，木部宽广，几全部木化，可见黄色放射状狭窄的导管群穿过。气无，味微苦。产于河南、陕西等地。

防己药材商品较为复杂，主要分粉防己和木防己两类。木防己药材包括广防己（为马兜铃科植物广防己 *Aristolochia fangchi* Y.C.Wu ex L.D.Chou et S.M.Huang 的干燥根）和汉中防己，有时也包括防己科的木防己。粉防己药材为防己科粉防己的根。

‹ 北豆根　Beidougen ›

别名　蝙蝠藤、野豆根、黄条香

来源　为防己科植物蝙蝠葛 *Menispermum dauricum* DC. 的干燥根茎。

产地　主产于东北、华北及陕西、山东等地。

采收加工　春、秋二季采挖，除去须根及泥沙，干燥。

性状鉴别　药材　呈细长圆柱形，弯曲，有分枝，长可达 50cm，直径 0.3～0.8cm。表面黄棕色至暗棕色，多有弯曲的细根，并可见突起的根痕和纵皱纹，外皮易脱落。质韧，

不易折断，断面不整齐，纤维细，木部淡黄色，呈放射状排列，中心有类白色的髓。气微，味苦。（图 7-47）

饮片　为不规则的圆形厚片。（图 7-48）

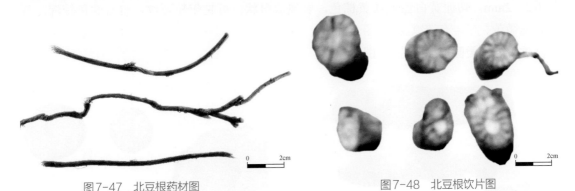

图 7-47　北豆根药材图　　　　　　　　　图 7-48　北豆根饮片图

以条粗长、外皮黄棕色、断面浅黄色、味苦者为佳。

性味功效　苦，寒；有小毒。清热解毒，祛风止痛。

金果榄　Jinguolan

别名　金牛胆、地苦胆、金狮藤、九牛胆、九莲子、青牛胆、金线吊葫芦

来源　为防己科植物青牛胆 *Tinospora sagittata*（Oliv.）Gagnep. 或金果榄 *Tinospora capillipes* Gagnep. 的干燥块根。

产地　主产于广西、湖南、贵州、四川、江西、湖北、广东、陕西等地。

采收加工　秋、冬二季采挖，除去须根，洗净，晒干。

性状鉴别　药材　呈不规则圆块状，长 5～10cm，直径 3～6cm。表面棕黄色或淡褐色，粗糙不平，有深皱纹。质坚硬，不易击碎、破开，横断面淡黄白色，导管束略呈放射状排列，色较深。气微，味苦。（图 7-49）

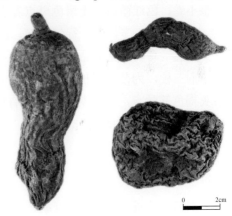

图 7-49　金果榄药材图

饮片　呈类圆形或不规则形的厚片。

性味功效　苦，寒。清热解毒，利咽，止痛。

乌药　Wuyao

别名　台乌、矮樟、香桂樟、铜钱柴

来源　为樟科植物乌药 *Lindera aggregata*（Sims）Kos-term. 的干燥块根。

产地　主产于浙江、湖南、安徽、广东、广西等省区。以浙江产量最大，品质较好。

采收加工　全年均可采挖，除去细根，洗净，趁鲜切片，晒干，为"乌药片"；或直接

晒干，为"乌药个"。

性状鉴别 药材 多呈纺锤状，略弯曲，有的中部收缩成连珠状，习称"乌药珠"。长6～15cm，直径1～3cm。表面黄棕色或黄褐色，有纵皱纹及稀疏的细根痕。质坚硬。切片厚0.2～2mm，切面黄白色或淡黄棕色，射线放射状，可见年轮环纹，中心颜色较深。气香，味微苦、辛，有清凉感。（图7-50）

饮片 呈类圆形的薄片。（图7-51）

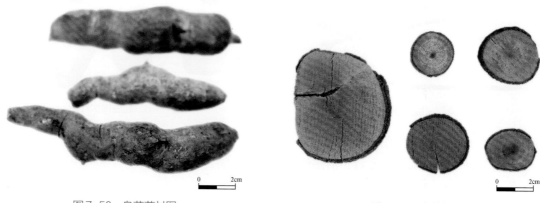

图7-50 乌药药材图　　　　　　　　　　图7-51 乌药饮片图

商品中习惯以浙江天台所产乌药质佳，故有"台乌""台乌药""天台乌药"之称。实际上，凡浙江产者均统称天台乌药。以个大、肥壮、质嫩、折断后香气浓者为佳。饮片以平整不卷、色红微白、无黑色斑点者为佳。质老、不呈纺锤状的直根，不可供药用。

性味功效 辛，温。行气止痛，温肾散寒。

附注 乌药常见伪品如下。

荆三棱，为莎草科植物荆三棱 *Scirpus yagara* Ohwi 的干燥块茎。断面灰白色，有散在的灰褐色筋脉点，周边灰白色，偶有棕黑色至黑褐色栓皮残痕。质轻略韧，较易折断。粉性。气微，味淡，嚼之味辛、涩。

＜ **延胡索** Yanhusuo ＞

别名 元胡、玄胡索、延胡、元胡索

来源 为罂粟科植物延胡索 *Corydalis yanhusuo* W.T.Wang 的干燥块茎。

产地 主产于浙江，为著名的"浙八味"之一。湖北、湖南、江苏、上海、四川、安徽等省亦产。

采收加工 夏初茎叶枯萎时采挖，除去须根，洗净，置沸水中煮或蒸至恰无白心时，取出，晒干。

性状鉴别 药材 呈不规则扁球形，直径0.5～1.5cm。表面黄色或黄褐色，有不规则网状皱纹。顶端有略凹陷的茎痕，底部常有疙瘩状突起。质硬而脆，断面黄色，角质样，有蜡样光泽。气微，味苦。（图7-52）

饮片 呈不规则的圆形厚片。

以个大、饱满、质坚实、断面色黄者为佳。

规格　延胡索有以下规格。

一等：干货。呈不规则的扁球形。表面黄棕色或灰黄色，多皱缩。顶端有凹陷的茎痕，底部常有疙瘩状突起。质硬而脆。断面黄褐色，有蜡样光泽，味苦微辛。无杂质、虫蛀、霉变。平均直径大于 1.3cm，即每 50克 45 粒以内。

二等：平均直径为 1.0～1.3cm，即每 50克 105 粒以内。其余同一等。

统货：平均直径为 0.5～1.0cm，即每 50克 105 粒以外。其余同一等。

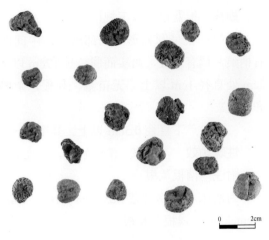

图7-52　延胡索药材图

当前药材市场延胡索（元胡）规格按照直径大小进行划分，除上述规格外，尚有延胡索（元胡）（片）的选货（平均直径＞1.2cm）与统货（平均直径为 0.5～1.2cm）之分，以及延胡索（元胡）（碎粒）的统货，以含杂质少为佳。

性味功效　辛、苦，温。活血，行气，止痛。

附注　延胡索的伪品主要有以下 2 种。

① 市场上常见以鹅卵石加工掺杂在延胡索药材中，外形和延胡索相似，大小不一，表面黄色，光滑，无明显顶端和底部之分，质地重而坚实，水洗后褪色而水呈黄色。

② 以紫堇属其他植物块茎冒充延胡索药材，主要有夏天无、齿瓣延胡索、全缘叶延胡索和东北延胡索等的块茎，这些块茎外形和延胡索较为相似。夏天无表面灰黄色，有众多瘤状突起，顶端钝圆，切面在紫外灯下中间显金黄色，外围显蓝紫色，而延胡索切面在紫外灯下显金黄色；齿瓣延胡索呈不规则球形，表面黄棕色，皱缩；全缘叶延胡索呈圆球形或圆锥形，表面灰棕色，皱缩，以上三种延胡索个体一般较延胡索大，为地方用品种。

‹ **板蓝根**　**Banlangen** ›

别名　菘蓝根、北板蓝根

来源　为十字花科植物菘蓝 *Isatis indigotica* Fort. 的干燥根。

产地　主产于河北、陕西、江苏、安徽等省。

采收加工　秋季采挖，除去泥沙，晒干。

性状鉴别　药材　呈圆柱形，稍扭曲，长 10～20cm，直径 0.5～1cm。表面淡灰黄色或淡棕黄色，有纵皱纹、横长皮孔样突起及支根痕。根头略膨大，可见暗绿色或暗棕色轮状排列的叶柄残基和密集的疣状突起。体实，质略软，断面皮部黄白色，木部黄色。气微，味微甜后苦涩。（图 7-53）

饮片　呈圆形的厚片。（图 7-54）

以条长、粗大、体实者为佳。

规格　板蓝根有以下规格。

一等：根呈圆柱形，头部略大，中间凹陷，边有柄痕，偶有分枝，质实而脆。长17cm以上，芦下2cm处直径1cm以上。无苗茎、须根、杂质、虫蛀和霉变。

二等：芦下直径0.5cm以上。其余同一等。

性味功效　苦，寒。清热解毒，凉血利咽。

附注　南板蓝根

为爵床科植物马蓝 *Baphicacanthus cusia*（Nees）Bremek. 的干燥根茎和根。

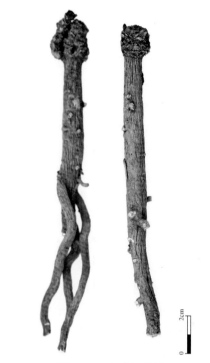

图7-53　板蓝根药材图

红景天　*Hongjingtian*

别名　蔷薇红景天、扫罗玛布尔（藏名）

来源　为景天科植物大花红景天 *Rhodiola crenulata*（Hook. f. et Thoms.）H. Ohba 的干燥根和根茎。

产地　主产于中国西藏、新疆、宁夏、甘肃、青海、云南西北部、黑龙江、吉林等地，欧洲北部至俄罗斯、蒙古、朝鲜、日本亦产。

采收加工　秋季花茎凋枯后采挖，除去粗皮，洗净，晒干。

性状鉴别　药材　本品根茎呈圆柱形，粗短，略弯曲，少数有分枝，长5～20cm，直径2.9～4.5cm。表面棕色或褐色，粗糙有褶皱，剥开外表皮有一层膜质黄色表皮且具粉红色花纹；宿存部分老花茎，花茎基部被三角形或卵形膜质鳞片；节间不规则，断面粉红色至紫红色，有一环纹，质轻，疏松。主根呈圆柱形，粗短，长约20cm，上部直径约1.5cm，侧根长10～30cm；断面橙红色或紫红色，有时具裂隙。气芳香，味微苦涩、后甜。

饮片　呈圆形、类圆形或不规则的片状。（图7-55）

以完整、质轻、断面橙红色、香气浓、无须根者为佳。

性味功效　甘、苦，平。益气活血，通脉平喘。

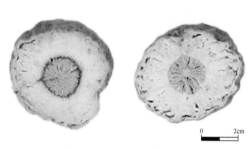

图7-54　板蓝根饮片图

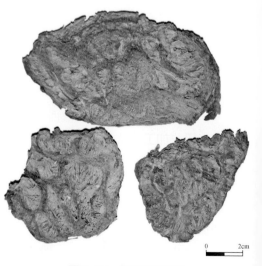

图7-55　红景天饮片图

常山　Changshan

别名　黄常山、鸡骨常山、恒山

来源　为虎耳草科植物常山 *Dichroa febrifuga* Lour. 的干燥根。

产地　主产于四川、贵州，湖南、湖北、江苏、安徽、江西、福建等地亦产。

采收加工　秋季采挖，除去须根，洗净，晒干。

性状鉴别　药材　呈圆柱形，常弯曲扭转，或有分枝，长9～15cm，直径0.5～2cm。表面棕黄色，具细纵纹，外皮易剥落，剥落处露出淡黄色木部，枯瘦光滑如鸡骨，故有"鸡骨常山"之称。质坚硬，不易折断，折断时有粉尘飞扬；横切面黄白色，射线类白色，呈放射状。气微，味苦。（图7-56）

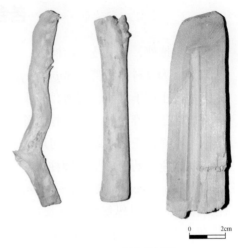

图7-56　常山药材图

饮片　呈不规则的薄片。

以体重、质坚硬、断面淡黄色者为佳。

性味功效　苦、辛，寒；有毒。涌吐痰涎，截疟。

地榆　Diyu

别名　黄瓜香、山地瓜、猪人参、血箭草

来源　为蔷薇科植物地榆 *Sanguisorba officinalis* L. 或长叶地榆 *Sanguisorba officinalis* L.var. *longifolia*（Bert.）Yu et Li 的干燥根。后者习称"绵地榆"。

产地　地榆主产于东北、内蒙古、山西、陕西、河南、甘肃、山东、贵州等地。长叶地榆主产于华东地区。

采收加工　春季将发芽时或秋季植株枯萎后采挖，除去须根，洗净，干燥，或趁鲜切片，干燥。

性状鉴别　药材　（1）地榆　呈不规则纺锤形或圆柱形，稍弯曲，长5～25cm，直径0.5～2cm。表面灰褐色至暗棕色，粗糙，有纵纹。质硬，断面较平坦，粉红色或淡黄色，木部略呈放射状排列。气微，味微苦涩。

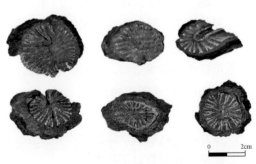

图7-57　地榆饮片图

（2）绵地榆　呈长圆柱形，稍弯曲，着生于短粗的根茎上；表面红棕色或棕紫色，有细纵纹。质坚韧，断面黄棕色或红棕色，皮部有多数黄白色或黄棕色绵状纤维。气微，味微苦涩。

饮片　呈不规则的类圆形片或斜切片。（图7-57）

以条粗、质硬、断面色红者为佳。产东北者质较优。

性味功效　苦、酸、涩，微寒。凉血止血，解毒敛疮。

＜ 苦参 Kushen ＞

别名　地槐、好汉枝、山槐子、野槐

来源　为豆科植物苦参 *Sophora flavescens* Ait. 的干燥根。

产地　主产于山西、河南、河北等省。

采收加工　春、秋二季采挖，除去根头和小支根，洗净，干燥，或趁鲜切片，干燥。

性状鉴别　药材　呈长圆柱形，下部常有分枝，长 10～30cm，直径 1～6.5cm。表面灰棕色或棕黄色，具纵皱纹及横长皮孔样突起，外皮薄，多破裂反卷，易剥落，剥落处显黄色，光滑。质硬，不易折断，断面纤维性；切片厚 3～6mm；切面黄白色，具放射状纹理和裂隙，有的具异型维管束呈同心性环列或不规则散在。气微，味极苦。

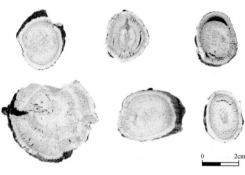

图7-58　苦参饮片图

饮片　呈类圆形或不规则形的厚片。（图 7-58）

以条匀、断面色黄白、无须根、味极苦者为佳。

性味功效　苦，寒。清热燥湿，杀虫，利尿。

＜ 葛根 Gegen ＞

别名　野葛、葛条

来源　为豆科植物野葛 *Pueraria lobata* （Willd.）Ohwi 的干燥根。习称野葛。

产地　主产于湖南、河南、广东、浙江、四川等地。

采收加工　秋、冬二季采挖，趁鲜切成厚片或小块；干燥。

性状鉴别　药材　呈纵切的长方形厚片或小方块，长 5～35cm，厚 0.5～1cm。外皮淡棕色至棕色，有纵皱纹，粗糙。切面黄白色至淡黄棕色，有的纹理明显。质韧，纤维性强。气微，味微甜。（图 7-59）

饮片　呈不规则的厚片、粗丝或边长为 0.5～1.2cm 的方块。（图 7-60）

以片块大，色白，质坚实，粉性足，纤维少者为佳。

规格　葛根有以下规格。

（1）葛方　统货。鲜时切成 1cm 见方的骰形方块。

（2）葛片　统货。鲜时横切成 0.6～0.8cm 的类圆形厚片。间有破碎，小片。

性味功效　甘、辛，凉。解肌退热，生津止渴，透疹，升阳止泻，通经活络，解酒毒。

附注　葛根的伪品主要有以下 2 种。

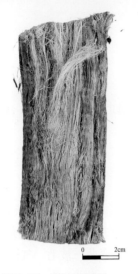

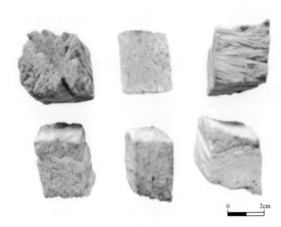

图7-59　葛根药材图　　　　　　　　　图7-60　葛根饮片（葛方）图

①云南葛藤，为豆科植物云南葛藤（苦葛根）的根。外皮灰褐色，具纵皱沟，脱落后显纤维状。横切面有数条淡紫色的环带。质硬，粉性差。气特异，味苦。

②紫藤根，为豆科植物紫藤的根。外观呈圆柱形，直径2～5cm，表面呈棕褐色，具不规则细裂纹、纵皱纹和不明显的皮孔样突起，质硬，不易折断，断面黄白色，有明显密集的小孔，而无正品的其他特征，闻之亦气微，但口尝味微苦。

＜ 粉葛　Fenge（附：葛花）＞

别名　甘葛、干葛

来源　为豆科植物甘葛藤 *Pueraria thomsonii* Benth. 的干燥根。

产地　主产于广东、广西、海南、江西、湖南、四川、云南等地。

采收加工　秋、冬二季采挖，除去外皮，稍干，截段或再纵切两半或斜切成厚片，干燥。

性状鉴别　药材　呈圆柱形、类纺锤形或半圆柱形，长12～15cm，直径4～8cm；有的为纵切或斜切的厚片，大小不一。表面黄白色或淡棕色，未去外皮的呈灰棕色。体重，质硬，富粉性，横切面可见由纤维形成的浅棕色同心性环纹，纵切面可见由纤维形成的数条纵纹。气微，味微甜。

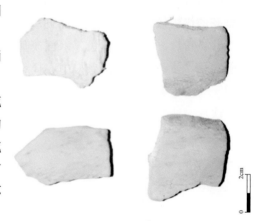

图7-61　粉葛饮片图

饮片　为不规则的厚片或立方块状。（图7-61）

以片块大，色白，质坚实，粉性足，纤维少者为佳。

规格　粉葛分为以下等级。

（1）一等　鲜时去皮切去两端后，纵剖为两瓣。瓣长13～17cm，中部宽5cm以上。粉性足，纤维很少。

（2）二等　鲜时刮去外皮，不剖瓣。中部直径 1.5cm 以上。有粉性，纤维多。间有断根、碎破、小块。

性味功效　甘、辛，凉。解肌退热，生津止渴，透疹，升阳止泻，通经活络，解酒毒。

附　葛花

来源　为野葛或甘葛藤的干燥花。

采收加工　立秋后花未全开时采摘，去梗叶，晒干。

性状鉴别　呈不规则扁长圆形或略呈扁肾形。基部有 2 片钻形小苞片。萼片灰绿色，基部连合，先端 5 齿裂，裂片披针形，其中 2 齿合生，表面密被黄白色毛茸；花瓣淡蓝紫色，突出于萼片外或被花萼包被；雄蕊 10 枚，9 枚连合；雌蕊细长，微弯曲，被毛。气微，味淡。

性味功效　甘，平。解酒毒，醒脾。

◁ 黄芪 Huangqi ▷

别名　棉芪、黄耆、黄参

来源　为豆科植物蒙古黄芪 *Astragalus membranaceus*（Fisch.）Bge. var. *mongholicus*（Bge.）Hsiao 或膜荚黄芪 *Astragalus membranaceus*（Fisch.）Bge. 的干燥根。

产地　主产于山西、黑龙江、内蒙古等地。

采收加工　春、秋二季采挖，除去须根和根头，晒干。

性状鉴别　**药材**　呈圆柱形，有的有分枝，上端较粗，长 30～90cm，直径 1～3.5cm。表面淡棕黄色或淡棕褐色，有不整齐的纵皱纹或纵沟。质硬而韧，不易折断，断面纤维性强，并显粉性，皮部黄白色，木部淡黄色，有放射状纹理和裂隙，呈"菊花心"状；老根中心偶呈枯朽状，黑褐色或呈空洞。气微，味微甜，嚼之微有豆腥味。（图 7-62）

饮片　呈类圆形或椭圆形的厚片。（图 7-63、图 7-64）

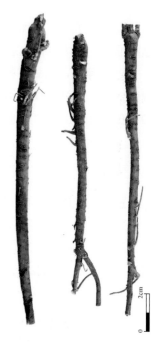

图7-62　黄芪药材图

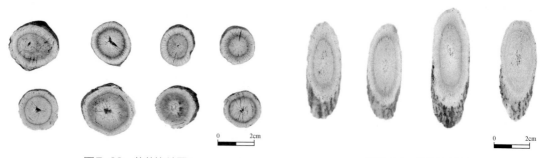

图7-63　黄芪饮片图1　　　　　　图7-64　黄芪饮片图2

以条粗长，皱纹少，质坚而绵，断面色黄白，粉性足，味甜者为佳。

规格　黄芪分为以下等级。

（1）特等　长70cm以上，上中部直径2cm以上，末端直径不小于0.6cm。

（2）一等　长50cm以上，上中部直径1.5cm以上，末端直径不小于0.5cm。其余同特等。

（3）二等　长40cm以上，上中部直径1cm以上，末端直径不小于0.4cm，间有老皮。其余同一等。

（4）三等　不分长短，上中部直径0.7cm以上，末端直径不小于0.3cm，间有破短节子。其余同二等。

性味功效　甘，微温。补气升阳，固表止汗，利水消肿，生津养血，行滞通痹，托毒排脓，敛疮生肌。

附注　常见伪品如下。

① 红芪，为豆科植物多序岩黄芪 *Hedysarum polybotrys* Hand. -Mazz. 的干燥根。根较细；表面灰红棕色，栓皮易剥落而露出淡黄色的皮部及纤维。

② 圆叶锦葵，为锦葵科植物圆叶锦葵 *Malva rotundifolia* L. 的干燥根。顶端分枝较多，表面黄棕色或土黄色，有网状皱纹，嚼之无豆腥味。

③ 蜀葵，锦葵科植物蜀葵 *Althaea rosea* （L.） cavan. 的干燥根。呈圆柱形，上端粗大，头部有地上茎残基，向下渐细，有侧根及细枝根。表面土黄褐色，有细皱纹，具明显的横向线状皮孔。断面黄白色。质坚，味淡，嚼之无豆腥味。

④ 紫苜蓿，豆科植物紫苜蓿 *Medicago stativa* L. 的干燥根。外形略似黄芪，头部较粗大，有的具地上茎残基，下部渐细，有分叉。表面灰棕色，皮孔少而不明显，灰褐色，横向延长。断面黄白色，皮部占直径的五分之一，木部占大部分。质地坚硬，气微弱，略具刺激性，味微苦。

⑤ 香草木犀，豆科植物白香草木犀 *Melilotus albus* Desr. 的干燥根。外形略似小黄芪。根头部较大，常有2~10个地上茎残基。表面黄棕色或红棕色，具细纵皱纹，皮孔淡黄色，明显，横向延长。横断面皮部灰白色至灰黄色，木部淡黄棕色或黄色。质脆而坚，端面刺状。具特殊香气，味微甜。

⑥ 锦鸡儿，豆科植物锦鸡儿 *Caragana sinica* （Buchoz） Rehd. 的干燥根。呈圆柱形，长12~20cm，直径1~1.5cm，未去栓皮时呈褐色，有纵皱纹，并有稀疏不规则的横纹。已去栓皮者表面为淡黄色，残存横向皮孔，呈棕色。横断面皮部淡黄色，木部淡黄棕色。质脆，折断面纤维状。气弱，味淡。

⑦ 蓝花棘豆，豆科植物蓝花棘豆 *Oxytropis coerulea* （Pall.） DC. 干燥的根。外观虽也呈圆柱形，但分枝较多，尤其是根的上半截短，下半截多分枝，表面灰棕红色或棕褐色，皮孔少且不明显，具纵皱纹，栓皮较易剥落。

＜ **甘草** Gancao ＞

别名　国老、甜草、甜草根、红甘草、粉甘草、乌拉尔甘草

来源　为豆科植物甘草 *Glycyrrhiza uralensis* Fisch.、胀果甘草 *Glycyrrhiza inflata* Bat. 或光果甘草 *Glycyrrhiza glabra* L. 的干燥根和根茎。

产地 甘草主产于内蒙古、甘肃、新疆，陕西、青海、河北、山西、东北等地亦产。胀果甘草与光果甘草主产于新疆、甘肃。

采收加工 春、秋二季采挖，除去须根，晒干。

性状鉴别 药材 （1）甘草 根呈圆柱形，长25～100cm，直径0.6～3.5cm。外皮松紧不一。表面红棕色或灰棕色，具显著的纵皱纹、沟纹、皮孔及稀疏的细根痕。质坚实，断面略显纤维性，黄白色，粉性，形成层环明显，射线放射状，有的有裂隙。根茎呈圆柱形，表面有芽痕，断面中部有髓。气微，味甜而特殊。（图7-65）

（2）胀果甘草 根和根茎木质粗壮，有的分枝，外皮粗糙，多灰棕色或灰褐色。质坚硬，木质纤维多，粉性小。根茎不定芽多而粗大。

（3）光果甘草 根和根茎质地较坚实，有的分枝，外皮不粗糙，多灰棕色，皮孔细而不明显。

饮片 呈类圆形或椭圆形的厚片。（图7-66）

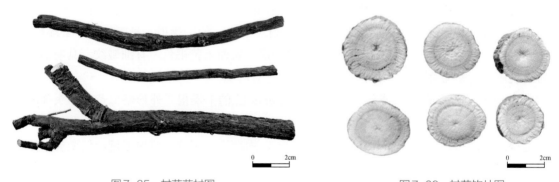

图7-65 甘草药材图　　　　　　　　　　　　　图7-66 甘草饮片图

以外皮细紧，红棕色，质坚实，断面黄白色，粉性足，味甜者为佳。

规格 本品分为西草与东草两种规格。西草斩去头尾，外皮细紧，体重，质坚实，断面粉性大。东草不斩去头尾，皮粗糙，体轻质松，断面有粉性。西草与东草，主要以品质区分，不受地区限制。西草优于东草。

西草规格分为：大草（统货），条草（一、二、三等），毛草（统货），草节（一、二等），疙瘩头（统货）。

东草规格分为：条草（一、二、三等），毛草（统货）。

规格等级标准如下。

1. 西草

（1）大草统货 呈圆柱形。表面红棕色、棕黄色或灰棕色，皮细紧，有纵纹，斩去头尾，切口整齐。质坚实、体重。断面黄白色，粉性足。味甜。长25～50cm，顶端直径2.5～4cm，黑心草不超过总重量的5%。

（2）条草 一等：呈圆柱形、单枝顺直；表面红棕色、棕黄色或灰棕色，皮细紧，有纵纹；斩头去尾，口面整齐；质坚实、体重；断面黄白色，粉性足；味甜；长25～50cm，顶端直径1.5cm以上；间有黑心。二等：顶端直径1cm以上，其余同一等。三等：顶端直径0.7cm以上，其余同一等。

（3）毛草统货 呈圆柱形弯曲的小草，去净残茎，不分长短。表面红棕色、棕黄色或灰棕色。断面黄白色。味甜。顶端直径 0.5cm 以上。

（4）草节 是甘草的断节。一等：呈圆柱形，单枝条；表面红棕色、棕黄色或灰棕色，皮细、有纵纹；质坚实、体重；断面黄白色，粉性足；味甜；长 6cm 以上，顶端直径 1.5cm以上；无须根、疙瘩头、杂质、虫蛀、霉变。二等：顶端直径 0.7cm 以上，其余同一等。

（5）疙瘩头统货 系加工条草砍下之根头，呈疙瘩头状。去净残茎及须根。表面棕黄色或灰黄色，断面黄白色。味甜。大小长短不分，间有黑心。

2. 东草

（1）条草 一等：呈圆柱形，上粗下细；表面紫红色或灰褐色，皮粗糙；不斩头尾；质松、体轻；断面黄白色，有粉性；味甜；长 60cm 以上，芦下 3cm 处直径 1.5cm 以上；间有 5% 20cm 以上的草头。二等：长 50cm 以上，芦下 3cm 处直径 1cm 以上；其余同一等。三等：间有弯曲分叉的细根；长 40cm 以上，芦下 3cm 处直径 0.5cm 以上；其余同一等。

（2）毛草统货 呈圆柱形弯曲的小草，去净残茎，间有疙瘩头。表面紫红色或灰褐色。质松体轻。断面黄白色。味甜，不分长短，芦下直径 0.5cm 以上。

显微鉴别 横切面：木栓层为数列棕色细胞。栓内层较窄。韧皮部射线宽广，多弯曲，常现裂隙；纤维多成束，非木化或微木化，周围薄壁细胞常含草酸钙方晶；筛管群常因压缩而变形。束内形成层明显。木质部射线宽 3～5 列细胞；导管较多，直径约至 160μm；木纤维成束，周围薄壁细胞亦含草酸钙方晶。根中心无髓；根茎中心有髓。（图 7-67）

粉末：淡棕黄色。纤维成束，直径 8～14μm，壁厚，微木化，周围薄壁细胞含草酸钙方晶，形成晶纤维。草酸钙方晶多见。具缘纹孔导管较大，稀有网纹导管。木栓细胞红棕色，多角形，微木化。（图 7-68）

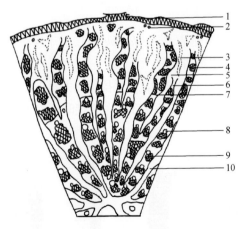

图7-67 甘草根横切面简图

1—木栓层；2—草酸钙方晶；3—裂隙；4—韧皮纤维束；
5—韧皮射线；6—韧皮部；7—形成层；8—导管；
9—木纤维束；10—木射线

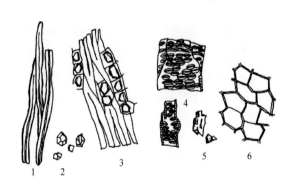

图7-68 甘草根粉末图

1—纤维；2—草酸钙方晶；3—晶纤维；4—导管；
5—色素块；6—木栓细胞

性味功效 甘，平。补脾益气，清热解毒，祛痰止咳，缓急止痛，调和诸药。

附注 甘草商品中有时混有一种苦甘草，为豆科植物苦豆子 *Sophora alopecuroides* L. 的根。根断面皮部灰棕色，木部棕黄色，可见多数小空洞（导管）；粉性小；味极苦。本品非正品，应注意鉴别。

‹ 山豆根 Shandougen ›

别名 广豆根

来源 为豆科植物越南槐 *Sophora tonkinensis* Gagnep. 的干燥根和根茎。

产地 主产于广西、广东。

采收加工 秋季采挖，除去杂质，洗净，干燥。

性状鉴别 药材 根茎呈不规则的结节状，顶端常残存茎基，其下着生根数条。根呈长圆柱形，常有分枝，长短不等，直径 0.7～1.5cm。表面棕色至棕褐色，有不规则的纵皱纹及横长皮孔样突起。质坚硬，难折断，断面皮部浅棕色，木部淡黄色。有豆腥气，味极苦。

饮片 呈不规则的类圆形厚片。（图7-69）

以条粗壮，外色棕褐，质坚硬，味极苦者为佳。

性味功效 苦，寒；有毒。清热解毒，消肿利咽。

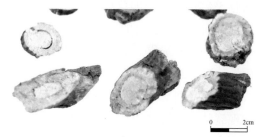

图7-69 山豆根饮片图

附注 在河南、陕西、湖北、江苏、安徽等省有以豆科木蓝属华东木蓝 *Indigofera fortunei* Craib 的根混作山豆根用。有时栓皮呈鳞片状脱落；断面类白色；气微，味微苦。

‹ 远志 Yuanzhi ›

别名 小草根

来源 为远志科植物远志 *Polygala tenuifolia* Willd. 或卵叶远志 *Polygala sibirica* L. 的干燥根。

产地 主产于山西、陕西、吉林、河南、河北、辽宁等省。

采收加工 春、秋二季采挖，除去须根和泥沙，晒至皮部稍皱缩，用手揉搓抽去木心，晒干，称"远志筒"；或将皮部剖开，除去木心，称"远志肉"；细者不去木心，直接晒干称"远志棍"。

性状鉴别 药材 呈圆柱形，略弯曲，长2～30cm，直径 0.2～1cm。表面灰黄色至灰棕色，有较密并深陷的横皱纹、纵皱纹及裂纹，老根的横皱纹较密更深陷，略呈结节状。质硬而脆，易折断，断面皮部棕黄色，木部黄白色，皮部易与木部剥离，抽去木心者中空。气微，味苦、微辛，嚼之有刺喉感。（图7-70）

饮片 呈圆筒形的段。

以条粗、皮厚，远志筒、远志肉去净木心者为佳。

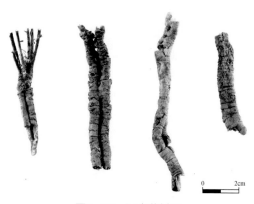

图7-70 远志药材图

规格　商品因加工不同有远志筒、远志肉、远志棍之分。远志筒分为一、二等，远志肉为统货。

远志筒等级标准如下。

（1）一等：长 7cm，中部直径 0.5cm 以上。

（2）二等：长 5cm，中部直径 0.3cm 以上。

性味功效　苦、辛，温。安神益智，交通心肾，祛痰，消肿。

甘遂　Gansui

别名　主田、重泽、甘藁、陵藁、甘泽、苦泽、白泽、化骨丹、鬼丑、陵泽

来源　为大戟科植物甘遂 *Euphorbia kansui* T.N.Liou ex T.P.Wang 的干燥块根。

产地　主产于陕西、甘肃、山西、宁夏、河南等省。

采收加工　春季开花前或秋末茎叶枯萎后采挖，撞去外皮，晒干。

性状鉴别　呈椭圆形、长圆柱形或连珠形，长 1～5cm，直径 0.5～2.5cm。表面类白色或黄白色，凹陷处有棕色外皮残留。质脆，易折断，断面粉性，白色，木部微显放射状纹理；长圆柱状者纤维性较强。气微，味微甘而辣。（图 7-71）

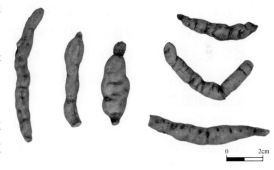

图7-71　甘遂药材图

以肥大、色白、连珠状、粉性足者为佳。

性味功效　苦，寒；有毒。泻水逐饮，消肿散结。

狼毒　Langdu

别名　白狼毒、断肠草

来源　为大戟科植物月腺大戟 *Euphorbia ebracteolata* Hayata 或狼毒大戟 *Euphorbia fischeriana* Steud. 的干燥根。

产地　主产于西北、东北、河北、内蒙古等地。

采收加工　春、秋二季采挖，洗净，切片，晒干。

性状鉴别　药材　（1）月腺大戟　为类圆形或长圆形块片，直径 1.5～8cm，厚 0.3～4cm。

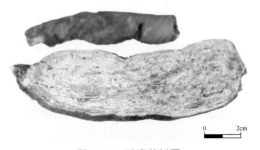

图7-72　狼毒药材图

外皮薄，黄棕色或灰棕色，易剥落而露出黄色皮部。切面黄白色，有黄色不规则大理石样纹理或环纹。体轻，质脆，易折断，断面有粉性。气微，味微辛。

（2）狼毒大戟　外皮棕黄色，切面纹理或环纹显黑褐色。水浸后有黏性，撕开可见黏丝。（图 7-72）

饮片　为类圆形、长圆形或不规则块片。

以根粗壮者为佳。

性味功效　辛，平；有毒。散结，杀虫。

‹ 毛冬青 Maodongqing ›

别名　乌尾丁、茶叶冬青、密毛冬青、山冬青、毛披树

来源　为冬青科植物毛冬青 *Ilex pubescens* Hook.et Arn. 的干燥根。

产地　主产于广东、广西、福建、浙江、江西、安徽等地。

采收加工　夏、秋季采收，切片，晒干。

性状鉴别　呈圆柱形，稍弯曲，有的分枝，长短不一，直径1～4cm。表面灰褐色或棕褐色，根头部常有残留的茎枝；外皮稍粗糙，有纵向细皱纹及横向皮孔。质坚实，不易折断，断面皮部菲薄，木部发达，土黄色或灰白色，有致密的放射状纹理及环纹。气微，味苦涩而后甜。（图7-73）

以片大小厚薄一致，外皮细，断面环纹多者为佳。

性味功效　苦，寒。清热解毒，活血通脉。

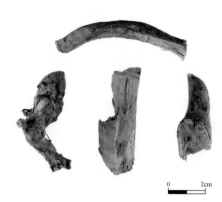

图7-73　毛冬青药材图

‹ 白蔹 Bailian ›

别名　山地瓜、野红薯、山葡萄秧、白根、五爪藤

来源　为葡萄科植物白蔹 *Ampelopsis japonica*（Thunb.）Makino 的干燥块根。

产地　主产于河南、安徽、江西、湖北等省。

采收加工　春、秋二季采挖，除去泥沙及细根，切成纵瓣或斜片，晒干。

性状鉴别　药材　纵瓣呈长圆形或近纺锤形，长4～10cm，直径1～2cm。切面周边常向内卷曲，中部有1突起的棱线。外皮红棕色或红褐色，有纵皱纹、细横纹及横长皮孔，易层层脱落，脱落处呈淡红棕色。斜片呈卵圆形，长2.5～5cm，宽2～3cm。切面类白色或浅红棕色，可见放射状纹理，周边较厚，微翘起或略弯曲。体轻，质硬脆，易折断，折断时，有粉尘飞出。气微，味甘。

饮片　为不规则的厚片。（图7-74）

以肥大，断面色白，粉性足者为佳。

性味功效　苦，微寒。清热解毒，消痈散结，敛疮生肌。

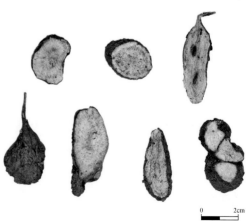

图7-74　白蔹饮片图

‹ 人参 Renshen ›

别名　棒锤

来源　为五加科植物人参 *Panax ginseng* C.A.Mey. 的干燥根和根茎。栽培的俗称"园参";播种在山林野生状态下自然生长的称"林下山参",习称"籽海";野生的称"山参"。

产地　野生品分布于黑龙江、吉林、辽宁和河北北部深山中。辽宁和吉林有大量栽培。以东北产者历史悠久。

采收加工　多于秋季采挖,洗净,晒干或烘干。

园参,栽种5～6年后,于秋季(白露至秋分)采挖,除去茎叶及泥土,分别加工成不同规格的商品。林下山参或山参,7月下旬至9月间果熟变红时易于发现,采挖;挖取时不使支根及须根受伤,保持完整,加工成全须生晒参或白参。

加工方法:(1)白干参类　取鲜参,洗净,用竹篾刀刮去外皮,晒干或烘干。(2)糖参(白参)类　取洗净的鲜参,置沸水中浸烫3～7分钟,取出,用针将参体扎刺小孔,再浸于浓糖液中2～3次,每次10～12小时,取出,干燥。(3)生晒参类　取洗净的鲜参,除去支根,晒干。如不除去支根晒干,则称"全须生晒参"。(4)其他类　①掐皮参:取鲜参洗净,针扎后主根用糖汁浸,支根用水煮,用竹刀掐皮成点状。②大力参:取鲜参洗净,除去支根、须根,置沸水中浸煮片刻,晒干。

性状鉴别　**药材**　(1)全须生晒参　主根呈纺锤形或圆柱形,长3～15cm,直径1～2cm。表面灰黄色,上部或全体有疏浅断续的粗横纹及明显的纵皱,下部有支根2～3条,并着生多数细长的须根,须根上常有不明显的细小疣状突起。根茎 (芦头) 长1～4cm,直径0.3～1.5cm,多拘挛而弯曲,具不定根(艼)和稀疏的凹窝状茎痕(芦碗)。质较硬,断面淡黄白色,显粉性,形成层环纹棕黄色,皮部有黄棕色的点状树脂道及放射状裂隙。香气特异,味微苦、甘。(图7-75)

(2)生晒参　似全须生晒参,但无支根、须根。

(3)林下山参　主根多与根茎近等长或较短,呈圆柱形、菱角形或人字形,长1～6cm。表面灰黄色,具纵皱纹,上部或中下部有环纹。支根多为2～3条,须根少而细长,清晰不乱,有较明显的疣状突起。根茎细长,少数粗短,中上部具稀疏或密集而深陷的茎痕。不定根较细,多下垂。

(4)生晒山参　主根与根茎等长或较短,呈人字形、菱角形或圆柱形,长2～10cm。表面灰黄色,具纵纹,上端有紧密而深陷的环纹,习称"铁线纹"。支根多为2条,须根细长,清晰不乱,有明显的疣状突起,习称"珍珠疙瘩"。根茎细长,一般长3～9cm,上部扭曲,习称"雁脖芦",芦碗密集,下部无芦碗而较光滑,俗称"圆芦"。不定根较粗,形似枣核,习称"枣核艼"。一般用"芦长碗密枣核艼,紧皮细纹珍珠须"形容。

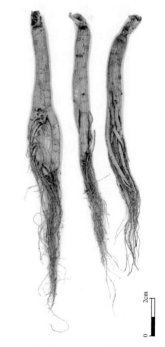

图7-75　人参药材图

（5）糖参　主根长 3～15cm，直径 0.7～3cm；表面淡黄白色，上端有较多断续的环纹，下部有 2～3 条支根，全体可见点状针刺痕；味较甜。

饮片　呈圆形或类圆形薄片。

经验鉴别　山参常从以下几方面特征鉴别：①马牙芦　芦体节紧，芦碗整齐，边缘齐楞，形如马牙。②灯草心　因山参生长年久，芦头之下部芦碗逐渐消失，而形成圆柱状，常称为"圆芦"，因其形细如灯草，故名。③下垂芋　芋即芦头下部生出的不定根，两端较细，形如枣核，顺生下垂，不向上伸及旁伸。④短横体　主根部分多呈菱角状的短横体。而园参多为顺长体。⑤珍珠尾　参须柔韧，嚼之如麻，不易断碎，表面有明显的小疙瘩，称"珍珠点"或"珍珠疙瘩"。⑥少数腿　山参的腿（支根）仅生 1～2 条，很少 3 条，其腿上粗下细。而园参腿多，粗细不一。

生晒参、生晒山参等均以条粗、质硬、完整者为佳。糖参以条粗、完整、皮较细、淡黄白色者为佳。

规格　园参分为全须生晒参、白人参、糖参、掐皮参、生晒参、白干参、大力参、皮尾参、白直须、白弯须等规格。白人参与糖参加工方法相同，主要区别为白人参体形较好，糖参体形较差。支根晒干，称皮尾参。支根，搓去外皮，晒干，称白直须。须根，晒干，称白弯须。按体形及芦、芋、根、须是否完整和每支重量分为若干等级。

（1）山参

一等：主根粗短呈横灵体，支根"八"字形分开（俗称武形），五形全美（芦、芋、纹、体、须相衬）。每支重 100g 以上，芋帽不超过主根重量的 25%。

二等：每支重 75g 以上，其余同一等。

三等：每支重 32.5g 以上，其余同一等。

四等：每支重 20g 以上，其余同一等。

五等：每支重 12.5g 以上，芋帽不超过主根重量的 40%，其余同一等。

六等：呈横灵体、顺体、畸形体（俗称笨体），每支重 6.5g 以上，芋帽不大，其余同一等。

七等：每支重 4g 以上，芋帽不大，其余同一等。

八等：每支重 2g 以上，间有芦须不全的残次品，芋帽不大，其余同一等。

（2）园参边条鲜参

一等：根呈长圆柱形，芦长、身长、腿长，有分枝 2～3 条。须芦齐全。体长不短于 20cm。浆足丰满，芋帽不超过 15%，每支重 125g 以上。

二等：体长不短于 18.3cm，每支重 85g 以上，其余同一等。

三等：体长不短于 16.7cm，每支重 60g 以上，其余同一等。

四等：体长不短于 15cm，每支重 45g 以上，其余同一等。

五等：体长不短于 13.3cm，每支重 35g 以上，其余同一等。

六等：体长不短于 13.3cm，每支重 25g 以上，其余同一等。

七等：呈长圆柱形，须芦齐全，浆足丰满，每支重 12.5g 以上。

八等：根呈长圆柱形，凡不符合以上规格和缺须少芦，破断根条者，每支重 5g 以上。

（3）园参普通鲜参

特等：根呈圆柱形，有分枝，须芦齐全、浆足，每支重 100～150g。

一等：每支重 62.5g 以上，其余同特等。

二等：每支重 41.5g 以上，其余同特等。

三等：每支重 31.5g 以上，其余同特等。

四等：每支重 25g 以上，其余同特等。

五等：每支重 12.5g 以上，其余同特等。

六等：每支重 5g 以上，不符合以上规格和缺须少芦折断者。

（4）干浆参混货　根呈圆柱形，体质轻泡、瘪瘦，或多抽沟。表面棕黄色或黄白色，味苦。

（5）全须生晒参

一等：根呈圆柱形，有分枝。体轻有抽沟，芦须全，有芋帽。表面黄白色或较深。断面黄白色。气香，味苦。每支重 10g 以上，绑尾或不绑。

二等：每支重 7.5g 以上，其余同一等。

三等：每支重 5g 以上，其余同一等。

四等：大、小支不分，芦须不全，间有折断，其余同一等。

（6）生晒参

一等：根呈圆柱形，体轻有抽沟，去净芋须。表面黄白色，断面黄白色，气香、味苦。每 500g 60 支以内。

二等：每 500g 80 支以内，其余同一等。

三等：每 500g 100 支以内，其余同一等。

四等：每 500g 130 支以内，其余同一等。

五等：每 500g 130 支以外，其余同一等。

（7）白干参

一等：根呈圆柱形，皮细、色白、芦小，质实。肥壮。去净支根。断面白色。气香、味苦。每 500g 60 支以内，支条均匀。

二等：每 500g 80 支以内，其余同一等。

三等：稍有抽沟、水锈，每 500g 100 支以内，其余同一等。

四等：表面黄白色，有抽沟、水锈，每 500g 100 支以外，其余同一等。

（8）皮尾参混货　根呈圆柱形，条状，无分枝，去净细须。表面灰棕色，断面黄白色。气香、味苦。

（9）白混须混货　根须呈长条形或弯曲状。表面、断面均黄白色。气香味苦。须条长短不分，其中直须占 50% 以上。

（10）白直须

一等：根须呈条状、有光泽。表面、断面均黄白色。气香、味苦，长 13.3cm 以上，条大小均匀。无水锈、破皮。

二等：长 13.3cm 以下，最短不低于 8.3cm，条大小不匀。其余同一等。

（11）白糖参

一等：根呈圆柱形，芦、须齐全。表面白色，体实，支条均匀。断面白色。味甜、微苦。不返糖、碎芦。

二等：大小不分，其余同一等。

显微鉴别 主根横切面：木栓层为数列细胞。栓内层窄。韧皮部外侧有裂隙，内侧薄壁细胞排列较紧密，有树脂道散在，内含黄色分泌物。形成层成环。木质部射线宽广，导管单个散在或数个相聚，断续排列成放射状，导管旁偶有非木化的纤维。薄壁细胞含草酸钙簇晶。（图7-76）

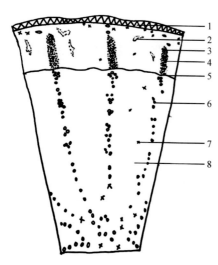

图7-76 人参根横切面简图

1—木栓层；2—裂隙；3—树脂道；4—韧皮部；
5—形成层；6—木质部；7—草酸钙簇晶；8—射线

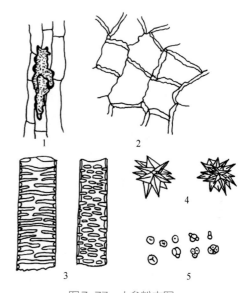

图7-77 人参粉末图

1—树脂道；2—木栓细胞；3—导管；4—草酸钙簇晶；5—淀粉粒

粉末（生晒参）：淡黄白色。树脂道碎片易见，含黄色块状分泌物。草酸钙簇晶直径20～68μm，棱角锐尖。木栓细胞表面观类方形或多角形，壁细波状弯曲。网纹导管和梯纹导管直径10～56μm。淀粉粒甚多，单粒类球形、半圆形或不规则多角形，直径4～20μm，脐点点状或裂缝状；复粒由2～6分粒组成。（图7-77）

性味功效 甘、微苦，微温。大补元气，复脉固脱，补脾益肺，生津养血，安神益智。

附注 （1）人参叶，《中国药典》作"人参叶"入药。

（2）人参可用组织培养法进行工业化生产，其组织培养物中含有与栽培人参根中相似的人参皂苷成分。

（3）朝鲜人参，别名"高丽参"。其原植物与国产人参相同，商品有红参、白参两种。白参：呈短粗圆柱形，略有分枝，无须根，有细根残痕；表面黄白色，有浅棕色细纹；质较松，断面有圆心。

（4）石柱参，主产辽宁省宽甸县石柱村，主要特征为三长，即身长体圆，芦长有碗，腿长多2～3分支，质优。

（5）人参市场上常见伪品有以下几种。

① 桔梗，见本书桔梗部分。

② 牛蒡根，为菊科植物牛蒡 *Arctium lappa* L. 的干燥根。根呈纺锤形至长圆锥形，少分枝。表面棕褐色，具明显的纵沟及纵皱纹。质柔韧，断面平坦，呈半透明角质状，皮部黄棕色，形成层明显，木部黄白色，具放射状纹理。气微，味微苦，具黏性。

③ 莨菪，为茄科植物莨菪 *Hyoscyamus niger* L. 的干燥根。呈圆柱形，分枝或不分枝。外表灰黄色，具横向突起皮孔状疤痕及纵皱纹。质坚实，易折断，断面不平坦，淡黄色，接近形成层的韧皮部呈棕色。气微，味淡微苦。（含有莨菪碱，有毒）

红参　Hongshen

来源　为五加科植物人参 *Panax ginseng* C.A.Mey. 的栽培品经蒸制后的干燥根和根茎。

产地　同人参。

采收加工　秋季采挖，洗净，蒸制后，干燥。

性状鉴别　药材　主根呈纺锤形、圆柱形或扁方柱形，长 3～10cm，直径 1～2cm。表面半透明，红棕色，偶有不透明的暗黄褐色斑块，具纵沟、皱纹及细根痕；上部有时具断续的不明显环纹；下部有 2～3 条扭曲交叉的支根，并带弯曲的须根或仅具须根残迹。根茎（芦头）长 1～2cm，上有数个凹窝状茎痕（芦碗），有的带有 1～2 条完整或折断的不定根（艼）。质硬而脆，断面平坦，角质样。气微香而特异，味甘、微苦。（图7-78）

饮片　呈类圆形或椭圆形薄片。

以条粗、质硬、完整者为佳。

规格　本品分为红参、边条红参、红直须、红弯须等规格。红参与边条红参加工方法相同，主要区别为红参支根较短，边条红参支根较长。支根，蒸煮后干燥，称红直须。须根，蒸煮后干燥，称红弯须。按每支重量等分为若干等级。

（1）十六支边条红参

一等：根呈长圆柱形，芦长、身长、腿长，体长 18.3cm 以上，有分枝 2～3 条。表面棕红色或淡棕色，有光泽。上部色较淡、有皮有肉。质坚实，断面角质样。气香、味苦。每 500g 16 支以内，每支 31.3g 以上。

二等：稍有黄皮、抽沟、干疤。其余同一等。

三等：色泽较差，有黄皮、抽沟、破疤、腿红。其余同一等。

（2）二十五支边条红参

一等：根呈长圆柱形，芦长、身长、腿长，体长 16.7cm 以上，有分枝 2～3 条。表面棕红色或淡棕色，有光泽。上部色较淡，有皮有肉。质坚实，断面角质样。气香、味苦。每

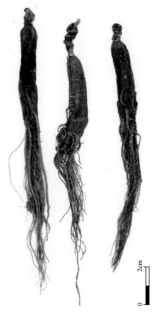

图7-78　红参药材图

500g 25 支以内，每支重 20g 以上。

二等：稍有黄皮、抽沟、干疤。其余同一等。

三等：色泽较差，有黄皮、抽沟、破疤、腿红。其余同一等。

（3）三十五支边条红参

一等：根呈长圆柱形。芦长、身长、腿长，体长 15cm 以上，有分枝 2～3 条。表面棕红色或淡棕色，有光泽。上部色较淡，有皮有肉。质坚实，断面角质样。气香、味苦。每 500g 35 支以内，每支 14.3g 以上。

二等：稍有黄皮、抽沟、干疤。其余同一等。

三等：色泽较差。有黄皮、抽沟、干疤。其余同一等。

（4）四十五支边条红参

一等：根呈长圆柱形，芦长、身长、腿长，体长 13.3cm 以上，有分枝 2～3 条。表面棕红色或淡棕色，有光泽。上部色较淡，有皮有肉。质坚实，断面角质样。气香、味苦。每 500g 45 支以内，支头均匀。

二等：稍有黄皮、抽沟、干疤。其余同一等。

三等：色泽较差。有黄皮、抽沟、破疤、腿红。其余同一等。

（5）五十五支边条红参

一等：根呈长圆柱形，芦长、身长、腿长，体长 11.7cm 以上，有分枝 2～3 条。表面棕红色或淡棕色，有光泽。上部色较淡，有皮有肉。质坚实，断面角质样。气香、味苦。每 500g 55 支以内，支头均匀。

二等：稍有黄皮、抽沟、干疤。其余同一等。

三等：色泽较差。有黄皮、抽沟、破疤、腿红。其余同一等。

（6）八十支边条红参

一等：根呈长圆柱形。芦长、身长、腿长，体长 11.7cm 以上。表面棕红色或淡棕色，有光泽。上部色较淡，有皮有肉。质坚实，断面角质样。气香、味苦。每 500g 在 80 支以内，支头均匀。

二等：稍有黄皮、抽沟、干疤。其余同一等。

三等：色泽较差。有黄皮、抽沟、破疤、腿红。其余同一等。

（7）小货边条红参

一等：根呈长圆柱形，表面棕红色或淡棕色，有光泽。上部色较淡，有皮有肉。断面角质样。气香、味苦。支头均匀。

二等：有黄皮不超过身长的二分之一。稍有抽沟、干疤。其余同一等。

三等：色泽较差。有黄皮、抽沟、破疤、腿红。其余同一等。

（8）二十支普通红参

一等：根呈圆柱形，表面棕红色或淡棕色，有光泽。质坚实，断面角质样。气香、味苦。每 500g 20 支以内，每支 25g 以上。

二等：稍有干疤、黄皮、抽沟。其余同一等。

三等：色泽较差。有黄皮、抽沟、干疤、腿红。其余同一等。

（9）三十二支普通红参

一等：根呈圆柱形。表面棕红色或淡棕色，有光泽。质坚实，断面角质样。气香、味苦。每 500g 32 支以内，每支 15.6g 以上。

二等：稍有干疤、黄皮、抽沟。其余同一等。

三等：色泽较差。有黄皮、干疤、抽沟、腿红。其余同一等。

（10）四十八支普通红参

一等：根呈圆柱形。表面棕红色或淡棕色，有光泽。质坚实，断面角质样。气香、味苦。每 500g 48 支以内，支头均匀。

二等：稍有干疤、黄皮、抽沟。其余同一等。

三等：色泽较差。有黄皮、干疤、抽沟、腿红。其余同一等。

（11）六十四支普通红参

一等：根呈圆柱形。表面棕红色或淡棕色，有光泽。质坚实，断面角质样。气香、味苦。每 500g 64 支以内，支头均匀。

二等：稍有干疤、黄皮、抽沟。其余同一等。

三等：色泽较差。有黄皮、干疤、抽沟、腿红。其余同一等。

（12）八十支普通红参

一等：根呈圆柱形，表面棕红色或淡棕色，有光泽。质坚实，断面角质样。气香、味苦。每 500g 80 支以内，支头均匀。

二等：稍有干疤、黄皮、抽沟。其余同一等。

三等：色泽较差。有黄皮、干疤、抽沟、腿红。其余同一等。

（13）小货普通红参

一等：根呈圆柱形。表面棕红色或淡棕色，有光泽。质坚实，断面角质样。气香、味苦。支头均匀。

二等：稍有干疤、黄皮、抽沟。其余同一等。

三等：色泽较差，有黄皮、干疤、抽沟、腿红。其余同一等。

（14）红混须混货　根须呈长条形或弯曲状。棕红色或橙红色，有光泽，半透明。断面角质样。气香、味苦。须条长短不分，其中直须占 50% 以上。

（15）红直须

一等：根须呈长条形，粗壮均匀。棕红色或橙红色，有光泽，呈半透明状。断面角质。气香、味苦。长 13.3cm 以上。

二等：长 13.3cm 以下，最短不低于 8.3cm。

（16）红弯须混货　根须呈条形弯曲状，粗细不均。橙红色或棕黄色，有光泽，呈半透明状。不碎。气香、味苦。

显微鉴别　照人参项下显微鉴别试验，除淀粉粒糊化轮廓模糊外，其他特征应相同。

性味功效　甘、微苦，温。大补元气，复脉固脱，益气摄血。

附注　（1）朝鲜红参，又名"别直参"，加工时用水蒸气蒸过后，烘干。粗颈芦短多双芦，主根粗长而直；表面红棕色，上部显"黄衣"，体表有明显纵棱纹；质坚而重，断面角质光亮，有菊花纹；气香较浓，味甘、微苦。

（2）常见的伪充红参或朝鲜红参的伪品有：①豆科植物野豇豆 *Vigna vexillata*（L.）Benth. 的根。根除去栓皮，并经蒸煮加工。②商陆科植物商陆 *Phytolacca acinosa* Roxb. 或垂序商陆 *P. americana* L. 的干燥根。除去栓皮经加工后充红参。③茄科植物华山参 *Physochlaina infundibularis* Kuang 的干燥根。除去粗皮，与甘草、冰糖水共煮后晒干。④菊科植物山莴苣 *Lactuca indica* L. 的根。经加工蒸煮后充红参。⑤马齿苋科植物栌兰 *Talinum paniculatum*（Jacq.）Gaertn. 的根。除去栓皮蒸煮后充红参。

‹ 西洋参 Xiyangshen ›

别名 洋参、花旗参

来源 为五加科植物西洋参 *Panax quinquefolium* L. 的干燥根。

产地 原产于加拿大、美国等国。我国东北、华北、西北等地引种栽培成功。均系栽培品。

采收加工 秋季采挖，洗净，晒干或低温干燥。

性状鉴别 药材 主根呈纺锤形、圆柱形或圆锥形，长 3～12cm，直径 0.8～2cm。表面浅黄褐色或黄白色，可见横向环纹和线形皮孔状突起，并有细密浅纵皱纹和须根痕。主根中下部有一至数条侧根，多已折断。有的上端有根茎（芦头），环节明显，茎痕（芦碗）圆形或半圆形，具有不定根（艼）或已折断。体重，质坚实，不

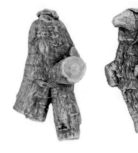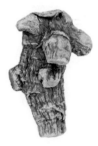

图7-79 西洋参药材图

易折断，断面平坦，浅黄白色，略显粉性，皮部可见黄棕色点状树脂道，形成层环纹棕黄色，木部略显放射状纹理。气微而特异，味微苦、甘。（图 7-79）

饮片 呈长圆形或类圆形薄片。

以根条均匀、表面黄白色、体重质坚实者为佳。

性味功效 甘、微苦，凉。补气养阴，清热生津。

附注 西洋参的常见伪品如下。

① 沙参 为桔梗科植物沙参 *Adenophora stricta* Miq. 的根。呈圆锥形或纺锤形，长 2～5cm，直径 0.8～1.5cm。芦头残存或已除去，表面黄白色或淡棕黄色。体轻，质松泡，易折断，断面不平坦，多裂隙。气微，味略甜。

② 白芷 为伞形科植物白芷 *Angelica dahurica*（Fisch. ex Hoffm.）Benth. et Hook. f. 的干燥根。呈圆锥形，不分枝或少分枝，长 3～7cm，直径 1～2cm。表面黄白色或黄棕色，有细纵皱纹及横纹，具皮孔样横向突起，顶端具叶鞘及茎痕。质脆体轻，断面白色，呈放射状。皮部较宽，散有黄棕色油点，木部较小。气特异芳香，味辛、微苦。

③ 劣质西洋参 已人工提取了有效成分的西洋参，再经干燥后伪充正品西洋参。外形同西洋参。折断面灰白色，形成层环暗棕红色，韧皮部仍可见红棕色小点，干枯不显油性。

质地僵硬。气味清淡，嚼之初先苦后甘，数咽后即淡而无味。

④ 人参的加工品　为五加科植物人参 *Panax ginseng* C. A. Mey. 的干燥根，经加工冒充西洋参。呈圆柱形、纺锤形、颗粒状或片状，长 3.9~9.2cm，直径 0.9~1.5cm。芦头残存或已除去，无支根和须根。表面黄白色，皮粗糙，纵皱纹粗大而明显，有横长的皮孔样突起。质地较轻泡，折断面平坦，放射状纹理不明显。皮部与木部中心多具裂隙。味淡，后稍苦。

＜ 珠子参 Zhuzishen ＞

别名　珠儿参、鸡腰参、大金线吊葫芦、白地瓜、扣子七、钮子七、竹鞭三七

来源　为五加科植物珠子参 *Panax japonicus* C. A. Mey. var. *major*（Burk.）C. Y. Wu et K. M. Feng 或羽叶三七 *Panax japonicus* C. A. Mey. var. *bipinnatifidus*（Seem.）C. Y. Wu et K. M. Feng 的干燥根茎。

产地　分布于云南、四川、贵州、湖北等地。

采收加工　秋季采挖，除去粗皮和须根，干燥；或蒸（煮）透后干燥。

性状鉴别　略呈扁球形、圆锥形或不规则菱角形，偶呈连珠状，直径 0.5~2.8cm。表面棕黄色或黄褐色，有明显的疣状突起和皱纹，偶有圆形凹陷的茎痕，有的一侧或两侧残存细的节间。质坚硬，不易折断，断面不平坦，淡黄白色，粉性。气微，味苦、微甘，嚼之刺喉。蒸（煮）者断面黄白色或黄棕色，略呈角质样，味微苦、微甘，嚼之不刺喉。（图 7-80）

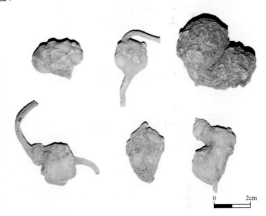

图 7-80　珠子参药材图

以条粗、质硬、断面色黄白者为佳。

性味功效　苦、甘，微寒。补肺养阴，祛瘀止痛，止血。

＜ 三七 Sanqi ＞

别名　参三七、田七、文州三七、猴头三七、铜皮铁骨、金不换、山漆

来源　为五加科植物三七 *Panax notoginseng*（Burk.）F. H. Chen 的干燥根和根茎。支根习称"筋条"，根茎习称"剪口"。

产地　主产于云南、广西、贵州、江西、湖北、广东、四川、西藏等地。

采收加工　秋季花开前采挖，洗净，分开主根、支根及根茎，干燥。

性状鉴别　主根呈类圆锥形或圆柱形，长 1~6cm，直径 1~4cm。表面灰褐色或灰黄色，有断续的纵皱纹和支根痕。顶端有茎痕，周围有瘤状突起，习称"狮子头"。体重，质坚实，用力击碎后，皮部与木部易分离，习称"骨肉分离"。断面灰绿色、黄绿色或灰白色，木部微呈放射状排列。外皮灰黄色，似铜色，内部似铁色，质坚硬如骨者，习称"铜皮铁骨"。气微，味苦回甜。（图 7-81、图 7-82）

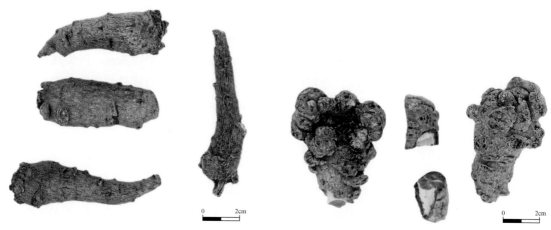

图7-81　三七药材图　　　　　　　　　图7-82　三七（水洗）图

筋条呈圆柱形或圆锥形，长 2～6cm，上端直径约 0.8cm，下端直径约 0.3cm。

剪口呈不规则的皱缩块状或条状，表面有数个明显的茎痕及环纹，断面中心灰绿色或白色，边缘深绿色或灰色。

饮片　三七粉，为灰黄色的粉末。

以根粗壮、颗粒大而圆、体重、质坚、表面光滑、断面色灰绿或黄绿、味苦回甜浓厚者为佳。

规格　三七分为春三七、冬三七 2 种规格，各 13 个等级。

（1）春三七

一等（20 头）：干货。呈圆锥形或类圆柱形。表面灰黄色或黄褐色。质坚实、体重。断面灰褐色或灰绿色。味苦微甜。每 500g 20 头以内。长不超过 6cm。无杂质、虫蛀、霉变。

二等（30 头）：干货。每 500g 30 头以内，长不超过 6cm。余同一等。

三等（40 头）：干货。每 500g 40 头以内，长不超过 5cm。余同一等。

四等（60 头）：干货。每 500g 60 头以内，长不超过 4cm。余同一等。

五等（80 头）：干货。每 500g 80 头以内，长不超过 3cm。余同一等。

六等（120 头）：干货。每 500g 120 头以内，长不超过 2.5cm。余同一等。

七等（160 头）：干货。每 500g 160 头以内，长不超过 2cm。余同一等。

八等（200 头）：干货。每 500g 200 头以内。余同一等。

九等（大二外）：干货。长不超过 1.5cm，每 500g 在 250 头以内。余同一等。

十等（小二外）：干货。长不超过 1.5cm，每 500g 300 头以内。余同一等。

十一等（无数头）：干货。长不超过 1.5cm，每 500g 450 头以内。余同一等。

十二等（筋条）：干货。呈圆锥形或类圆柱形。间有从主根上剪下的细支根（筋条）。表面灰黄色或黄褐色。质坚实、体重。断面灰褐色或灰绿色。味苦微甜。不分春、冬七，每 500g 在 450～600 头以内。支根上端直径不低于 0.8cm，下端直径不低于 0.5cm。

十三等（剪口）：干货。不分春、冬七，主要是三七的芦头（羊肠头）及糊七（未烤焦的），均为剪口。

（2）冬三七　各等头数与春三七相同。但冬三七的表面灰黄色。有皱纹或抽沟（拉槽）。

不饱满，体稍轻。断面黄绿色。

性味功效　甘、微苦，温。散瘀止血，消肿定痛。

附注　常见的三七伪品主要有以下几种。

① 菊三七　为菊科植物菊三七 *Gynura japonica*（Thunb.）Juel. 的干燥块茎。

② 姜黄　为姜科植物姜黄 *Curcuma longa* L. 的干燥根茎。

③ 莪术　为姜科植物蓬莪术 *Curcuma phaeocaulis* Val. 的小个根茎，经加工后伪充三七。

④ 木薯淀粉伪制品。

‹ **刺五加**　Ciwujia ›

别名　刺拐棒、坎拐棒子、一百针、老虎藤、五加参

来源　为五加科植物刺五加 *Acanthopanax senticosus*（Rupr. et Maxim.）Harms 的干燥根和根茎或茎。

产地　主产于黑龙江、吉林、辽宁及河北、陕西、山西等地。

采收加工　春、秋二季采收，洗净，干燥。

性状鉴别　药材　（1）根茎呈结节状不规则圆柱形，直径 1.4～4.2cm。根呈圆柱形，多扭曲，长3.5～12cm，直径 0.3～1.5cm，表面灰褐色或黑褐色，粗糙，有细纵沟和皱纹，皮较薄，有的剥落，剥落处呈灰黄色。质硬，断面黄白色，纤维性。有特异香气，味微辛、稍苦、涩。

（2）茎呈长圆柱形，多分枝，长短不一，直径0.5～2cm。表面浅灰色，老枝灰褐色，具纵裂沟，无刺；幼枝黄褐色，密生细刺。质坚硬，不易折断，断面皮部薄，黄白色，木部宽广，淡黄色，中心有髓。气微，味微辛。

饮片　呈类圆形或不规则形的厚片。（图 7-83）

以条粗、质硬、断面黄白色、气清香者为佳。

性味功效　辛、微苦，温。益气健脾，补肾安神。

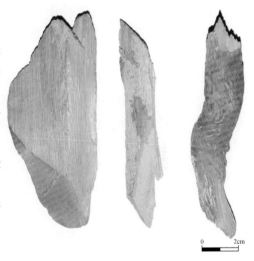

图7-83　刺五加饮片图

‹ **白芷**　Baizhi ›

别名　香白芷、芷、苻蓠、泽芬、白臣、薛芷

来源　为伞形科植物白芷 *Angelica dahurica*（Fisch. ex Hoffm.）Benth. et Hook. f. 或杭白芷 *Angelica dahurica*（Fisch. ex Hoffm.）Benth. et Hook. f. var. *formosana*（Boiss.）Shan et Yuan 的干燥根。

产地　商品主要有杭白芷、川白芷、禹白芷、祁白芷、亳白芷等。杭白芷又称浙白芷，主产于浙江杭州、余姚、临海等地，气清香而不浊，质量最好；川白芷主产于四川绵阳、

达县、内江和重庆南川等地，产量较大；禹白芷主产于河南禹县、长葛，产量仅次于川白芷；祁白芷主产于河北安国、定州等地；亳白芷主产于安徽亳州等地。

采收加工 夏、秋间叶黄时采挖，除去须根和泥沙，晒干或低温干燥。

性状鉴别 药材 呈长圆锥形，长 10～25cm，直径 1.5～2.5cm。表面灰棕色或黄棕色，根头部钝四棱形或近圆形，具纵皱纹、支根痕及皮孔样的横向突起，俗称"疙瘩丁"，有的排列成四纵行。顶端有凹陷的茎痕。质坚实，断面白色或灰白色，粉性，形成层环棕色，近方形或近圆形，皮部散有多数棕色油点。气芳香，味辛、微苦。（图 7-84）

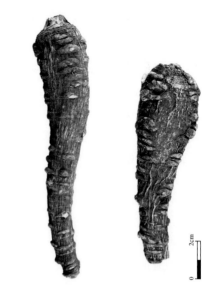

图7-84 白芷药材图

饮片 呈类圆形的厚片。（图 7-85）

以粗壮、坚实、粉性足、油点多、香气浓郁者为佳。

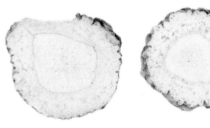

图7-85 白芷饮片图

规格 白芷分为以下等级。

一等：干货。呈圆锥形。表面灰白色或黄白色。体坚。断面白色或黄白色，具粉性。有香气，味辛微苦。每千克 36 支以内。无空心、黑心、芦头、油条、杂质、虫蛀、霉变。

二等：干货。每千克 60 支以内。余同一等。

三等：干货。每千克 60 支以上，顶端直径不得小于 0.7cm。间有白芷尾、黑心、异状、油条，但总数不得超过 20%。余同一等。

性味功效 辛，温。解表散寒，祛风止痛，宣通鼻窍，燥湿止带，消肿排脓。

‹ 当归 Danggui ›

别名 秦归、云归、干归、西当归、岷当归

来源 为伞形科植物当归 *Angelica sinensis* (Oliv.) Diels 的干燥根。

产地 主产于甘肃省东南部，其中岷县当归产量大，质量好，又称"岷归"，素有"中华当归甲天下，岷县当归甲中华"之美誉。其次为云南、四川、陕西、湖北等省。

采收加工 秋末采挖，除去须根和泥沙，待水分稍蒸发后，捆成小把，上棚，用烟火慢慢熏干。

性状鉴别 药材 略呈圆柱形，下部有支根 3～5 条或更多，长 15～25cm。表面浅棕色至棕褐色，具纵皱纹和横长皮孔样突起。当归全体称"全归"。根头部（归头）直径 1.5～4cm，具环纹，上端圆钝，或具数个明显突出的根茎痕，有紫色或黄绿色的茎和叶鞘的残基；主根（归身）表面凹凸不平；支根（归尾）直径 0.3～1cm，上粗下细，多扭曲，

有少数须根痕。质柔韧，断面黄白色或淡黄棕色，皮部厚，有裂隙和多数棕色点状分泌腔，木部色较淡，形成层环黄棕色。有浓郁的香气，味甘、辛、微苦。（图7-86）

饮片 呈类圆形、椭圆形或不规则薄片。（图7-87）

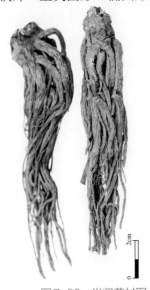
图7-86 当归药材图

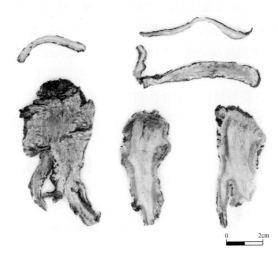
图7-87 当归饮片图

以主根粗大、身长尾少、质坚韧、油润、断面色黄白、气味浓厚者为佳。柴性大、干枯无油或断面呈绿褐色者不可供药用。

规格 当归分为全归和归头两类。

（1）全归规格标准

一等：干货。上部主根圆柱形，下部有多条支根，根梢不细于0.2cm。表面棕黄色或黄褐色。断面黄白色或淡黄色，具油性。气芳香，味甘微苦。每千克40支以内。无须根、杂质、虫蛀、霉变。

二等：干货。每千克70支以内。其余同一等。

三等：干货。每千克110支以内。其余同一等。

四等：干货。每千克110支以外。其余同一等。

五等（常行归）：干货。凡不符合以上分等的小货，全归占30%，腿渣占70%。

（2）归头规格标准

一等：干货。纯主根，呈长圆形或拳状，表面棕黄色或黄褐色。断面黄白色或淡黄色，具油性。气芳香，味甘微苦。每千克40支以内。无油个、枯干、杂质、虫蛀、霉变。

二等：干货。每千克80支以内。其余同一等。

三等：干货。每千克120支以内。其余同一等。

四等：干货。每千克160支以内。其余同一等。

性味功效 甘、辛，温。补血活血，调经止痛，润肠通便。

附注 当归的常见伪品如下。

① 伞形科植物东当归 *Ligusticum acutiloba*（Sieb. et Zucc.）Kitag. 的干燥根。干时质脆、受潮则变软，有韧性，断而整齐，皮部类白色，木部黄白色或黄棕色。气芳香，味甜而后

稍苦。伪品东当归较难鉴别，但是它的香气和正品当归有微妙区别，苦味和甜味比正品稍重，味甜而后稍苦，而且没有正品当归应有的辛味，这需要有丰富的经验才能鉴别出来。

② 伞形科植物野当归 *Angelica decursiva*（Miq.）f. decursiva 的根。呈圆锥形，具 1 个或数个分枝，以二歧式分枝为常见。表面棕色、红棕色或黑棕色，根头部具横环纹，顶端有叶柄及茎的残痕或成枯洞，全体饱满。略有当归样香气，味微甜而后苦，稍麻舌。野当归的香气和正品当归类似，不同之处是甜度低于正品当归，苦味重于正品当归，而且稍有麻舌感。

③ 伞形科植物欧当归 *Levisticum officinalis* Koch ［*Ligusticum leuisticum* L.］的根。呈圆柱形，有的有分枝。表面灰棕色或棕色。质柔韧，断面黄白色或棕黄色。气微，味微甜而麻舌。正品当归富有油性，而欧当归"质干枯无油而略韧，易折断"。此外，欧当归的香气较浊，味初微甘而后辛辣麻舌，而正品当归的香气纯正，味无辛辣麻舌感。

‹ **独活** Duhuo ›

别名　川独活

来源　为伞形科植物重齿毛当归 *Angelica pubescens* Maxim. f. *biserrata* Shan et Yuan 的干燥根。

产地　主产于四川、湖北、陕西。

采收加工　春初苗刚发芽或秋末茎叶枯萎时采挖，除去须根和泥沙，烘至半干，堆置 2～3 天，发软后再烘至全干。

性状鉴别　**药材**　根略呈圆柱形，下部 2～3 分枝或更多，长 10～30cm。根头部膨大，圆锥状，多横皱纹，直径 1.5～3cm，顶端有茎、叶的残基或凹陷。表面灰褐色或棕褐色，具纵皱纹，有横长皮孔样突起及稍突起的细根痕。质较硬，受潮则变软，断面皮部灰白色，有多数散在的棕色油室，木部灰黄色至黄棕色，形成层环棕色。有特异香气，味苦、辛、微麻舌。

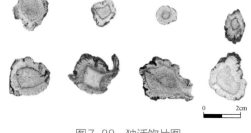

图7-88　独活饮片图

饮片　呈类圆形薄片。（图 7-88）

以根条粗壮、油润、香气浓者为佳。

性味功效　辛、苦，微温。祛风除湿，通痹止痛。

‹ **羌活** Qianghuo ›

别名　羌青、护羌使者、胡王使者、羌滑、退风使者、黑药

来源　为伞形科植物羌活 *Notopterygium incisum* Ting ex H. T. Chang 或宽叶羌活 *Notopterygium franchetii* H. de Boiss. 的干燥根茎和根。

产地　羌活主产于四川、云南、甘肃、青海等地；宽叶羌活主产于四川、青海、陕西、河南等地。以四川为主产区者称川羌，川羌中多为蚕羌；西北地区为主产区者称西羌，西

羌中多为大头羌、竹节羌和条羌。

采收加工　春、秋二季采挖，除去须根及泥沙，晒干。

性状鉴别　药材　（1）羌活　为圆柱状略弯曲的根茎，长4～13cm，直径0.6～2.5cm，顶端具茎痕。表面棕褐色至黑褐色，外皮脱落处呈黄色。节间缩短，呈紧密隆起的环状，形似蚕，习称"蚕羌"；节间延长，形如竹节状，习称"竹节羌"。节上有多数点状或瘤状突起的根痕及棕色破碎鳞片。体轻，质脆，易折断，断面不平整，有多数裂隙，皮部黄棕色至暗棕色，油润，有棕色油点，木部黄白色，射线明显，髓部黄色至黄棕色。气香，味微苦而辛。（图7-89）

（2）宽叶羌活　为根茎和根。根茎类圆柱形，顶端具茎和叶鞘残基，根类圆锥形，有纵皱纹和皮孔；表面棕褐色，近根茎处有较密的环纹，长8～15cm，直径1～3cm，习称"条羌"。有的根茎粗大，不规则结节状，顶部具数个茎基，根较细，习称"大头羌"。质松脆，易折断，断面略平坦，皮部浅棕色，木部黄白色。气味较淡。

饮片　呈类圆形、不规则形横切或斜切片。（图7-90）

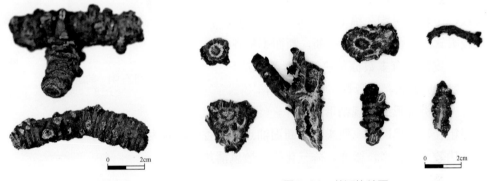

图7-89　羌活药材图　　　　　　　　图7-90　羌活饮片图

以条粗壮、断面油点多、香气浓者为佳。

规格　羌活有以下规格。

（1）川羌规格标准

一等（蚕羌）：干货。呈圆柱形。全体环节紧密，似蚕状。表面棕黑色。体轻质松脆。断面有紧密的分层，呈棕、紫、黄、白色相间的纹理。气清香纯正，味微苦辛。长3.5cm以上，顶端直径1cm以上。无须根、杂质、虫蛀、霉变。

二等（条羌）：干货。呈长条形。多纵纹。长短大小不分，间有破碎。无芦头。

（2）西羌规格标准

一等（蚕羌）：干货。呈圆柱形，全体环节紧密，似蚕状。表面棕黑色，体轻质松脆。断面紧密分层，呈棕、紫、白色相间的纹理，气微，味微苦辛。无须根、杂质、虫蛀、霉变。

二等（大头羌）：干货。呈瘤状突起，不规则的块状。气浊。

三等（条羌）：干货。呈长条形。表面暗棕色，多纵纹，香气较淡，味微辛苦。间有破碎。

性味功效　辛、苦，温。解表散寒，祛风除湿，止痛。

附注　市场上有用蔷薇科植物地榆的根掺入正品中冒充羌活。呈不规则的纺锤形或圆柱形，外皮暗紫红色或棕黑色，有纵皱及横向裂纹，顶端有时具环纹；质坚硬，不易折断，切面呈灰棕色，横切面可见细密放射纹理，纵切的特征面可见"筋脉"条纹，无真品的断面特征；闻之气微，无特殊香气，口尝味苦涩。

< **前胡** Qianhu >

别名　水前胡

来源　为伞形科植物白花前胡 *Peucedanum praeruptorum* Dunn 的干燥根。

产地　主产于浙江、江苏、安徽、江西、湖南、四川等地。

采收加工　冬季至次春茎叶枯萎或未抽花茎时采挖，除去须根，洗净，晒干或低温干燥。

性状鉴别　**药材**　呈不规则的圆柱形、圆锥形或纺锤形，稍扭曲，下部常有分枝，长3～15cm，直径1～2cm。表面黑褐色或灰黄色，根头部多有茎痕和纤维状叶鞘残基，上端有密集的细环纹，下部有纵沟、纵皱纹及横向皮孔样突起。质较柔软，干者质硬，可折断，断面不整齐，淡黄白色，皮部散有多数棕黄色油点，形成层环纹棕色，射线放射状。气芳香，味微苦、辛。

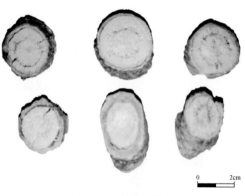

图7-91　前胡饮片图

饮片　呈类圆形或不规则形的薄片。（图7-91）

以根粗壮、皮黑肉白、质柔软、断面油点多、香气浓者为佳。

性味功效　苦、辛，微寒。降气化痰，散风清热。

< **紫花前胡** Zihuaqianhu >

来源　为伞形科植物紫花前胡 *Peucedanum decursivum*（Miq.）Maxim. 的干燥根。

产地　主产于江西、安徽、湖南、浙江等地。

采收加工　秋、冬二季地上部分枯萎时采挖，除去须根，晒干。

性状鉴别　多呈不规则圆柱形、圆锥形或纺锤形，主根较细，有少数支根，长3～15cm，直径0.8～1.7cm。表面棕色至黑棕色，根头部偶有残留茎基和膜状叶鞘残基，有浅直细纵皱纹，可见灰白色横向皮孔样突起和点状须根痕。质硬，断面类白色，皮部较窄，散有少数黄色油点。气芳香，味微苦、辛。（图7-92、图7-93）

以根条粗大均匀、质坚实、香气浓者为佳。

性味功效　苦、辛，微寒。降气化痰，散风清热。

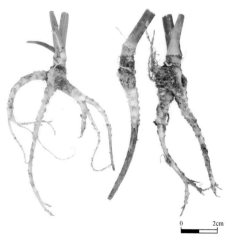

图7-92　紫花前胡（鲜，野生）图

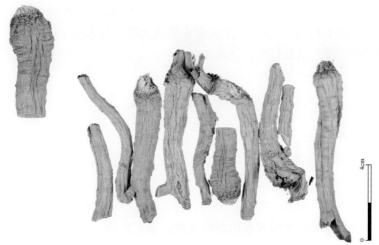

图7-93　紫花前胡（栽培）药材图

川芎　Chuanxiong

别名　京芎、贯芎、抚芎、台芎、西芎、山鞠穷、芎藭、胡藭、雀脑芎

来源　为伞形科植物川芎 *Ligusticum chuanxiong* Hort. 的干燥根茎。

产地　主产于四川（灌县），在江苏、浙江、江西、湖北、湖南、广西、贵州、云南、陕西、甘肃等地也有种植。以四川产量大质优。

采收加工　夏季当茎上的节盘显著突出，并略带紫色时采挖。除去泥沙，晒后烘干，再去须根。

性状鉴别　**药材**　为不规则结节状拳形团块，直径2～7cm。表面灰褐色或褐色，粗糙皱缩，有多数平行隆起的轮节，顶端有凹陷的类圆形茎痕，下侧及轮节上有多数小瘤状根痕。质坚实，不易折断，断面黄白色或灰黄色，散有黄棕色的油室，形成层环呈波状。气浓香，味苦、辛，稍有麻舌感，微回甜。（图7-94）

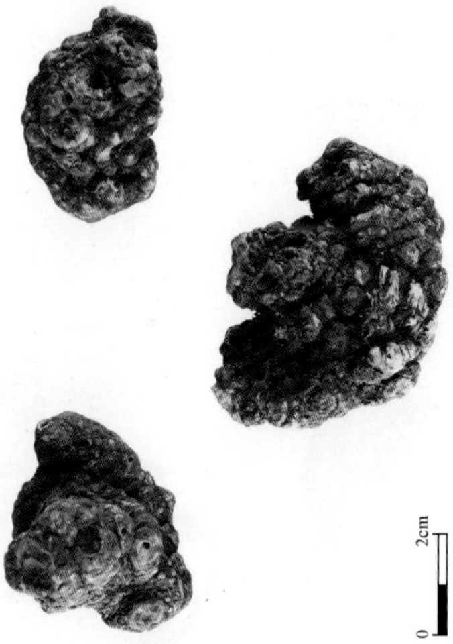

饮片　为不规则厚片，形似蝴蝶，称"蝴蝶片"。（图7-95）

以个大、饱满、断面色黄白、油性大、香气浓者为佳。

规格　商品分为三等。

一等：干货。呈绳结状，质坚实。表面黄褐色。断面灰白色或黄白色。有特异香气，味苦辛、麻舌。每千克44个以内，单个的重量不低于20g。无山川芎、空心、焦枯、杂质、虫蛀、霉变。

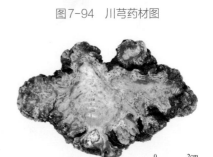

图7-94　川芎药材图

图7-95　川芎饮片图

二等：干货。每千克70个以内，单个的重量不低于10g。其余同一等。

三等：干货。每千克70个以外，个大空心的属此等。其余同一等。

性味功效　辛，温。活血行气，祛风止痛。

〈 藁本 **Gaoben** 〉

别名　藁板、香藁本

来源　为伞形科植物藁本 *Ligusticum sinense* Oliv. 或辽藁本 *Ligusticum jeholense* Nakai et Kitag. 的干燥根茎和根。

产地　主产于四川、湖北、湖南、陕西、河北、辽宁、吉林、山东等地。

采收加工　秋季茎叶枯萎或次春出苗时采挖，除去泥沙，晒干或烘干。

性状鉴别　药材　（1）藁本　根茎呈不规则结节状圆柱形，稍扭曲，有分枝，长3～10cm，直径1～2cm。表面棕褐色或暗棕色，粗糙，有纵皱纹，上侧残留数个凹陷的圆形茎基，下侧有多数点状突起的根痕和残根。体轻，质较硬，易折断，断面黄色或黄白色，纤维状。气浓香，味辛、苦、微麻。

（2）辽藁本　较小，根茎呈不规则的团块状或柱状，长1～3cm，直径0.6～2cm。有多数细长弯曲的根。（图7-96）

饮片　呈不规则的厚片。（图7-97）

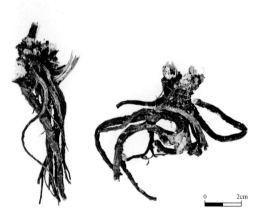

图7-96　藁本（辽藁本）药材图

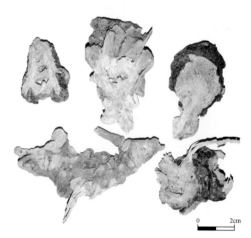

图7-97　藁本饮片图

以个大、质坚、香气浓者为佳。

性味功效　辛，温。祛风，散寒，除湿，止痛。

〈 防风 **Fangfeng** 〉

别名　屏风、关防风

来源　为伞形科植物防风 *Saposhnikovia divaricata*（Turcz.）Schischk. 的干燥根。

产地　主产于黑龙江、吉林、辽宁，商品称"关防风""东防风"，以黑龙江产量最大。内蒙古、陕西、河南、山东、山西、宁夏等地亦产，商品称"西防风""口防风"。

采收加工　春、秋二季采挖未抽花茎植株的根，除去须根和泥沙，晒干。

性状鉴别　药材　呈长圆锥形或长圆柱形，下部渐细，有的略弯曲，长 15～30cm，直径 0.5～2cm。表面灰棕色或棕褐色，粗糙，有纵皱纹、多数横长皮孔样突起及点状的细根痕。根头部有明显密集的环纹，习称"蚯蚓头"，有的环纹上残存棕褐色毛状叶基，习称"帚把头"（又称"扫帚头"）。体轻，质松，易折断，断面不平坦，皮部棕黄色或棕色，有裂隙，木部黄色。气特异，味微甘。（图 7-98）

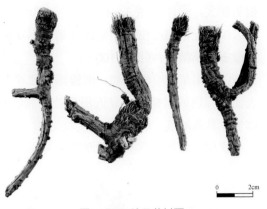

图7-98　防风药材图

饮片　为圆形或椭圆形的厚片。切面木部具放射状纹理，习称"菊花心"。（图 7-99）

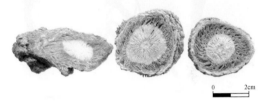

图7-99　防风饮片图

以条粗壮、断面皮部色棕、木部色黄、气味浓者为佳。

规格　商品按大小粗细分为两个等级。

一等：干货。根呈圆柱形。表面有皱纹，顶端带有毛须。外皮黄褐色或灰黄色。质松较柔软。断面棕黄色或黄白色，中间淡黄色。味微甜。根长 15cm 以上。芦下直径 0.6cm 以上。无杂质、虫蛀、霉变。

二等：干货。根长短不限，偶有分枝。芦下直径 0.4cm 以上。其余同一等。

性味功效　辛、甘，微温。祛风解表，胜湿止痛，止痉。

附注　防风的常见伪品有以下几种。

① 松叶防风，为伞形科植物松叶防风 Seseli yunnanense Franch. 的干燥根。为长条形，间有分枝及芦头。皮部疏松，有黄棕色与黄白色相间的纹理。气微芳香，味微甘。

② 细叶防风，为伞形科植物细叶防风 Seseli iliense（Reg. et Schmalh.）Lipsky. 的干燥根。主产新疆，仅当地销用。

③ 硬阿魏，为伞形科植物硬阿魏 Ferula borealis Kuan 的干燥根。圆柱形而长。

〈 柴胡　Chaihu 〉

别名　地熏、山菜、柴草

来源　为伞形科植物柴胡 Bupleurum chinense DC. 或狭叶柴胡 Bupleurum scorzonerifolium Willd. 的干燥根。按性状不同，分别习称"北柴胡"和"南柴胡"。

产地　柴胡主产于河北、辽宁、吉林、黑龙江、河南、陕西；狭叶柴胡主产于辽宁、吉林、黑龙江、陕西、内蒙古、河北、江苏、安徽。

采收加工　春、秋二季采挖，除去茎叶和泥沙，干燥。

性状鉴别　药材　（1）北柴胡　呈圆柱形或长圆锥形，长 6～15cm，直径 0.3～0.8cm。

根头膨大，顶端残留 3～15 个茎基或短纤维状叶基，下部分枝。表面黑褐色或浅棕色，具纵皱纹、支根痕及皮孔。质硬而韧，不易折断，断面显纤维性，皮部浅棕色，木部黄白色。气微香，味微苦。（图 7-100）

（2）南柴胡　根较细，圆锥形，顶端有多数细毛状枯叶纤维，下部多不分枝或稍分枝。表面红棕色或黑棕色，靠近根头处多具细密环纹。质稍软，易折断，断面略平坦，不显纤维性。具败油气。

饮片　北柴胡呈不规则厚片；南柴胡呈类圆形或不规则片。（图 7-101）

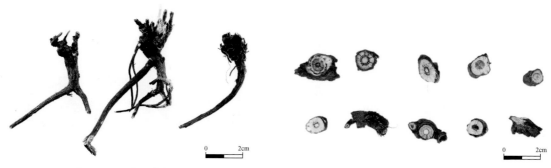

图 7-100　柴胡药材图　　　　　　　　图 7-101　柴胡饮片图

以条粗长、残留苗茎短、须根少者为佳。

规格　柴胡分为北柴胡、南柴胡两种规格，均为统货。

性味功效　辛、苦，微寒。疏散退热，疏肝解郁，升举阳气。

附注　大叶柴胡 *Bupleurum longiradiatum* Turcz. 的干燥根茎，表面密生环节，有毒，不可作柴胡用。

＜ 明党参　Mingdangshen ＞

别名　明沙参、粉沙参、山萝卜

来源　为伞形科植物明党参 *Changium smyrnioides* Wolff 的干燥根。

产地　主产于江苏、安徽、浙江等地。

采收加工　4～5 月采挖，除去须根，洗净，置沸水中煮至无白心，取出，刮去外皮，漂洗，干燥。

性状鉴别　药材　呈细长圆柱形、长纺锤形或不规则条块，长 6～20cm，直径 0.5～2cm。表面黄白色或淡棕色，光滑或有纵沟纹和须根痕，有的具红棕色斑点。质硬而脆，断面角质样，皮部较薄，黄白色，有的易与木部剥离，木部类白色。气微，味淡。（图 7-102、图 7-103）

饮片　呈圆形或类圆形厚片。

以根条粗细均匀、完整、质坚实、黄白色、断面角质样、半透明者为佳。

性味功效　甘、微苦，微寒。润肺化痰，养阴和胃，平肝，解毒。

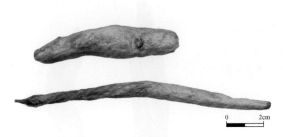

图7-102　明党参药材图

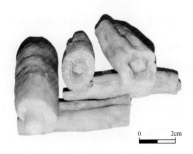

图7-103　明党参（示断面）图

北沙参　Beishashen

别名　莱阳沙参、银条参、珊瑚菜、辽沙参、东沙参

来源　为伞形科植物珊瑚菜 *Glehnia littoralis* Fr. Schmidt ex Miq. 的干燥根。

产地　主产于山东、江苏、河北、辽宁。山东莱阳产品质最佳，以河北秦皇岛及辽宁大连产量大，品质亦佳。

采收加工　夏、秋二季采挖，除去须根，洗净，稍晾，置沸水中烫后，除去外皮，干燥。或洗净直接干燥。

性状鉴别　呈细长圆柱形，偶有分枝，长 15～45cm，直径 0.4～1.2cm。表面淡黄白色，略粗糙，偶有残存外皮，不去外皮的表面黄棕色。全体有细纵皱纹和纵沟，并有棕黄色点状细根痕；顶端常留有黄棕色根茎残基；上端稍细，中部略粗，下部渐细。质脆，易折断，断面皮部浅黄白色，木部黄色。气特异，味微甘。（图7-104）

以条细长、圆柱形、质坚、味甘微苦者为佳。

规格　商品按大小分为三个等级。

一等：干货。呈细长条圆柱形，去净栓皮。表面黄白色。质坚而脆。断面皮部淡黄白色，有黄色木质心。微有香气，味微甘。条长 34cm 以上，上中部直径 0.3～0.6cm。无芦头、细尾须、油条、虫蛀、霉变。

二等：干货。条长 23cm 以上，上中部直径 0.3～0.6cm。其余同一等。

三等：干货。条长 22cm 以下，粗细不分，间有破碎。其余同一等。

性味功效　甘、微苦，微寒。养阴清肺，益胃生津。

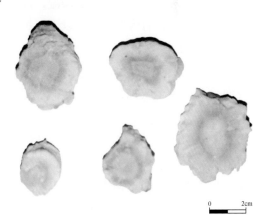

图7-104　北沙参饮片图

龙胆　Longdan

别名　龙胆草、苦龙胆草、地胆草

来源 为龙胆科植物条叶龙胆 *Gentiana manshurica* Kitag.、龙胆 *Gentiana scabra* Bge.、三花龙胆 *Gentiana triflora* Pall. 或坚龙胆 *Gentiana rigescens* Franch. 的干燥根和根茎。前三种习称"龙胆"，后一种习称"坚龙胆"。

产地 龙胆（龙胆、条叶龙胆和三花龙胆）主产于黑龙江、吉林、辽宁、内蒙古，产量大，品质优；坚龙胆（滇龙胆）主产于云南、四川、贵州。

采收加工 春、秋二季采挖，洗净，干燥。

性状鉴别 药材 （1）龙胆 根茎呈不规则的块状，长 1～3cm，直径 0.3～1cm；表面暗灰棕色或深棕色，上端有茎痕或残留茎基，周围和下端着生多数细长的根。根圆柱形，略扭曲，长 10～20cm，直径 0.2～0.5cm；表面淡黄色或黄棕色，上部多有显著的横

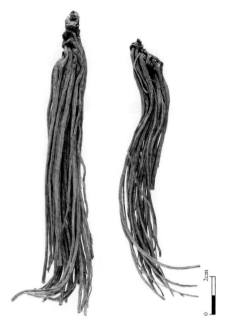

图7-105 龙胆药材图

皱纹，下部较细，有纵皱纹及支根痕。质脆，易折断，断面略平坦，皮部黄白色或淡黄棕色，木部色较浅，呈点状环列。气微，味甚苦。（图 7-105）

（2）坚龙胆 表面无横皱纹，外皮膜质，易脱落，木部黄白色，易与皮部分离。

饮片 呈不规则形的段。

以根条粗长、无碎断、苦味浓、色黄或黄棕者为佳。

规格 商品分为龙胆（又称"山龙胆"）、坚龙胆 2 种规格，均为统货。

性味功效 苦，寒。清热燥湿，泻肝胆火。

附注 龙胆的伪品主要有以下几种。

① 兔儿伞根，为菊科植物兔儿伞 *Syneilesis alonitifolia*（Bunge）Maxim. 的根及根茎。根茎短粗，表面棕褐色，上端有残留茎基，下面簇生多数细根。根呈圆柱形，不规则弯曲；表面呈灰黄色至灰棕色，密被毛茸；质脆，易折断，断面黄白色，中央有棕色油点；气特异，味辛微苦。

② 甜龙胆，为石竹科植物大花剪秋萝 *Lychnis fulgens* Fisch 的根及根茎。根茎呈不规则结节状，表面暗褐色，上端有残留茎基，被有淡黄棕色鳞叶的芽，并有凹入的茎痕；根簇生于根茎上，表面灰褐色或土棕色，具细纵皱纹；质硬，干时易折断，断面灰白色，有淡黄色木心；味微甘、苦。

③ 六角莲，为小檗科植物桃儿七（鬼臼）*Podophyllum emodi* Wall. var. *Chinense* Sprague. 的干燥根及根茎。根茎横走呈结节状；表面棕黄色或灰棕色，上端有茎痕或残留的茎基，周围和下端着生多数细长的根；根细长圆柱形，表面灰棕色或棕黄色，具细纵纹及细根痕；质硬脆，易折断，断面略平坦，显粉性，皮部类黄白色，木部细小，淡黄色；味苦、微辛。有毒。

④ 红花龙胆，为龙胆科植物红花龙胆 *Gentiana rhodantha* Franch. 的根及根茎。根圆柱形，表面黄棕色，质脆；味苦。

秦艽　Qinjiao

别名　西秦艽、辫子艽

来源　为龙胆科植物秦艽 *Gentiana macrophylla* Pall.、麻花秦艽 *Gentiana straminea* Maxim.、粗茎秦艽 *Gentiana crassicaulis* Duthie ex Burk. 或小秦艽 *Gentiana dahurica* Fisch. 的干燥根。前三种按性状不同分别习称"秦艽"和"麻花艽"，后一种习称"小秦艽"。

产地　秦艽主产于陕西、甘肃，以甘肃产量最大，质量最好；麻花秦艽产于甘肃、青海、四川、湖北等地；粗茎秦艽主产于青海、甘肃、四川、云南等地；小秦艽产于河北、内蒙古及陕西等地。

采收加工　春、秋二季采挖，除去泥沙；秦艽和麻花秦艽晒软，堆置"发汗"至表面呈红黄色或灰黄色时，摊开晒干，或不经"发汗"直接晒干；小秦艽趁鲜时搓去黑皮，晒干。

性状鉴别　药材　（1）秦艽　呈类圆柱形，上粗下细，扭曲不直，长 10～30cm，直径 1～3cm。表面黄棕色或灰黄色，有纵向或扭曲的纵皱纹，顶端有残存茎基及纤维状叶鞘。质硬而脆，易折断，断面略显油性，皮部黄色或棕黄色，木部黄色。气特异，味苦、微涩。（图 7-106）

（2）麻花秦艽　呈类圆锥形，多由数个小根纠聚而膨大，直径可达 7cm。表面棕褐色，粗糙，有裂隙呈网状孔纹。质松脆，易折断，断面多呈枯朽状。

（3）小秦艽　呈类圆锥形或类圆柱形，长 8～15cm，直径 0.2～1cm。表面棕黄色。主根通常 1 个，残存的茎基有纤维状叶鞘，下部多分枝。断面黄白色。

饮片　呈类圆形的厚片。（图 7-107）

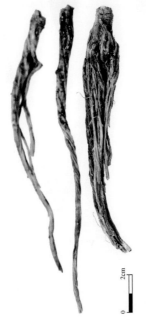

图 7-106　秦艽药材图

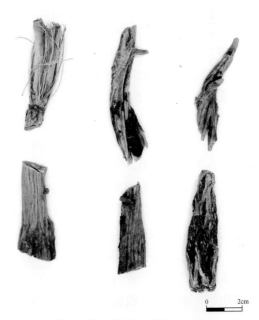

图 7-107　秦艽饮片图

以粗壮、质坚实、色棕黄、气味浓厚者为佳。

规格　秦艽分为以下规格。

（1）秦艽（大秦艽）规格标准

一等：干货。呈圆锥形或圆柱形，有纵向皱纹，主根粗大似鸡腿、萝卜、牛尾状。表面灰黄色或棕色。质坚而脆。断面棕红色或棕黄色，中心土黄色。气特殊，味苦涩。芦下直径 1.2cm 以上。无芦头、须根、杂质、虫蛀、霉变。

二等：干货。芦下直径 1.2cm 以下，最小不低于 0.6cm。余同一等。

（2）麻花秦艽规格标准　统货。干货。大小不分，但芦下直径不小于 0.3cm。

（3）小秦艽规格标准

一等：干货。呈圆锥形或圆柱形。常有数个分枝纠合在一起，扭曲，有纵向皱纹。表面黄色或黄白色。体轻质疏松。断面黄白色或黄棕色。气特殊，味苦。条长 20cm 以上，芦下直径 1cm 以上。无残茎、杂质、虫蛀、霉变。

二等：长短大小不分，但芦下最小直径不低于 0.3cm。余同一等。

性味功效　辛、苦，平。祛风湿，清湿热，止痹痛，退虚热。

‹ 白前 Baiqian ›

别名　鹅管白前、竹叶白前。

来源　为萝藦科植物柳叶白前 *Cynanchum stauntonii*（Decne.）Schltr. ex Lévl. 或芫花叶白前 *Cynanchum glaucescens*（Decne.）Hand.-Mazz. 的干燥根茎和根。

产地　主产于浙江、安徽、福建、江西、湖北、湖南等地。

采收加工　秋季采挖，洗净，晒干。

性状鉴别　药材（1）柳叶白前　根茎呈细长圆柱形，有分枝，稍弯曲，长 4～15cm，直径 1.5～4mm。表面黄白色或黄棕色，节明显，节间长 1.5～4.5cm，顶端有残茎。质脆，断面中空。节处簇生纤细弯曲的根，长可达 10cm，直径不及 1mm，有多次分枝呈毛须状，常盘曲成团。气微，味微甜。

（2）芫花叶白前　根茎较短小或略呈块状；表面灰绿色或灰黄色，节间长 1～2cm。质较硬。根稍弯曲，直径约 1mm，分枝少。

饮片　根茎呈细圆柱形的段。（图 7-108）

以根茎粗壮、须根长者为佳。

性味功效　辛、苦，微温。降气，消痰，止咳。

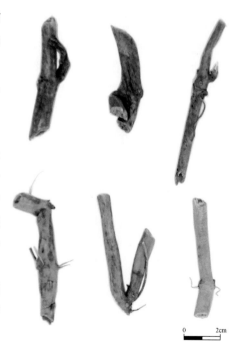

图 7-108　白前饮片图

‹ 白薇 Baiwei ›

别名　薇草、知微老、老瓜瓢根、山烟根子、百荡草、白马薇、老君须

　　来源　为萝藦科植物白薇 *Cynanchum atratum* Bge. 或蔓生白薇 *Cynanchum versicolor* Bge. 的干燥根和根茎。

　　产地　白薇主产于安徽、湖北、辽宁等地。蔓生白薇产于河北、河南、山西、山东、安徽等地。

　　采收加工　春、秋二季采挖，洗净，干燥。

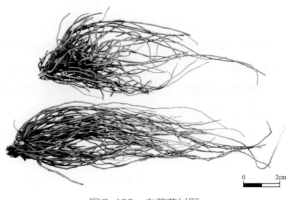

图 7-109　白薇药材图

　　性状鉴别　药材　根茎粗短，有结节，多弯曲。上面有圆形的茎痕，下面及两侧簇生多数细长的根，根长 10～25cm，直径 0.1～0.2cm。表面棕黄色。质脆，易折断，断面皮部黄白色，木部黄色。气微，味微苦。（图 7-109）

　　饮片　呈不规则的段。

　　以根粗长、外皮色棕黄者为佳。

　　性味功效　苦、咸，寒。清热凉血，利尿通淋，解毒疗疮。

徐长卿　Xuchangqing

　　别名　竹叶细辛、寮刁竹、鬼督邮、石下长卿、别仙踪、逍遥竹、一枝箭、英雄草

　　来源　为萝藦科植物徐长卿 *Cynanchum paniculatum*（Bge.）Kitag. 的干燥根和根茎。

　　产地　主产于江苏、浙江、安徽、山东、湖北、湖南、河南等地。

　　采收加工　秋季采挖，除去杂质，阴干。

　　性状鉴别　药材　根茎呈不规则柱状，有盘节，长 0.5～3.5cm，直径 2～4mm。有的顶端带有残茎，细圆柱形，长约 2cm，直径 1～2mm，断面中空；根茎节处周围着生多数根。根呈细长圆柱形，弯曲，长 10～16cm，直径 1～1.5mm。表面淡黄白色至淡棕黄色或棕色，具微细的纵皱纹，并有纤细的须根。质脆，易折断，断面粉性，皮部类白色或黄白色，形成层环淡棕色，木部细小。气香，味微辛凉。（图 7-110）

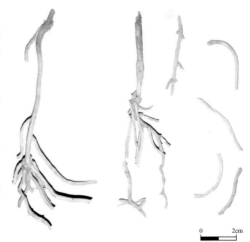

图 7-110　徐长卿药材图

　　饮片　呈不规则的段。

　　以香气浓者为佳。

　　性味功效　辛，温。祛风，化湿，止痛，止痒。

紫草　Zicao

　　别名　紫丹、地血、紫草根、山紫草

来源 紫草科植物新疆紫草 *Arnebia euchroma*（Royle）Johnst. 或内蒙紫草 *Arnebia guttata* Bunge 的干燥根。

产地 新疆紫草产于新疆，产量大；内蒙紫草产于内蒙、甘肃等地。

采收加工 春、秋二季采挖，除去泥沙，干燥。

性状鉴别 药材 （1）新疆紫草（软紫草）呈不规则的长圆柱形，多扭曲，长 7～20cm，直径 1～2.5cm。表面紫红色或紫褐色，皮部疏松，呈条形片状，常 10 余层重叠，易剥落。顶端有的可见分歧的茎残基。体轻，质松软，易折断，断面不整齐，木部较小，黄白色或黄色。气特异，味微苦、涩。（图 7-111）

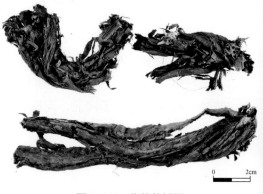

图 7-111 紫草药材图

（2）内蒙紫草 呈圆锥形或圆柱形，扭曲，长 6～20cm，直径 0.5～4cm。根头部略粗大，顶端有残茎 1 或多个，被短硬毛。表面紫红色或暗紫色，皮部略薄，常数层相叠，易剥离。质硬而脆，易折断，断面较整齐，皮部紫红色，木部较小，黄白色。气特异，味涩。

饮片 为不规则的圆柱形切片或条形片状。

以根条粗长、色紫、皮厚、木心小者为佳。

性味功效 甘、咸，寒。清热凉血，活血解毒，透疹消斑。

‹ 丹参 Danshen ›

别名 紫丹参、活血根

来源 为唇形科植物丹参 *Salvia miltiorrhiza* Bge. 的干燥根和根茎。

产地 主产于四川、安徽、江苏、山西、河北等地。

采收加工 春、秋二季采挖，除去泥沙，干燥。

性状鉴别 药材 根茎短粗，顶端有时残留茎基。根数条，长圆柱形，略弯曲，有的分枝并具须状细根，长 10～20cm，直径 0.3～1cm。表面棕红色或暗棕红色，粗糙，具纵皱纹。老根外皮疏松，多显紫棕色，常呈鳞片状剥落。质硬而脆，断面疏松，有裂隙或略平整而致密，皮部棕红色，木部灰黄色或紫褐色，导管束黄白色，呈放射状排列。气微，味微苦涩（图 7-112）。

栽培品较粗壮，直径 0.5～1.5cm。表面红棕色，具纵皱纹，外皮紧贴不易剥落。质坚实，断面较平整，略呈角质样。（图 7-113）

饮片 呈类圆形或椭圆形的厚片。（图 7-114）

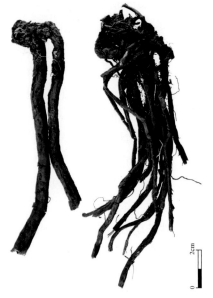

图 7-112 丹参（野生）药材图

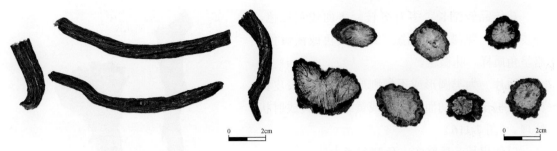

图7-113　丹参（栽培）药材图　　　　　　　图7-114　丹参饮片图

以条粗壮、表面砖红或红褐色者为佳。

规格　丹参的规格如下。

（1）丹参（野生）规格标准　统货。干货。呈圆柱形，条短粗，有分枝，多扭曲。表面红棕色或深浅不一的红黄色，皮粗糙，多鳞片状，易剥落。体轻而脆。断面红黄色或棕色，疏松有裂隙，显筋脉白点。气微，味甘微苦。无芦头、毛须、杂质、霉变。

（2）川丹参（家种）规格标准

一等：干货。呈圆柱形或长条状，偶有分枝。表面紫红色或黄棕色，有纵皱纹，皮细而肥壮。质坚实。断面灰白色或黄棕色，无纤维。气弱，味甜微苦。多为整枝，头尾齐全，主根上中部直径在1cm以上。无芦茎、碎节、须根、杂质、虫蛀、霉变。

二等：干货。主根上中部直径1cm以下，但不得低于0.4cm。有单枝及撞断的碎节。其余同一等。

性味功效　苦，微寒。活血祛瘀，通经止痛，清心除烦，凉血消痈。

附注　丹参的伪品主要有以下2种。

① 南丹参，为唇形科植物南丹参 *Salvia bowleyana* Dunn. 的干燥根和根茎。表面灰红色，质较硬，易折断，断面不平坦。味微苦。

② 甘西鼠尾，为唇形科植物甘西鼠尾 *Salvia przewalskii* Maxim. 的干燥根和根茎。四川称"红秦艽"。根呈长圆锥形，扭曲成辫子状，外皮常有部分脱落而显红褐色。质松而脆，易折断，断面可见浅黄色维管束。

‹ 黄芩　Huangqin ›

别名　子芩、条芩、枯芩、片芩、腐肠

来源　为唇形科植物黄芩 *Scutellaria baicalensis* Georgi 的干燥根。

产地　主产于河北、山西、东北、河南、陕西、内蒙古。以山西产量大，河北质佳。

采收加工　春、秋二季采挖，除去须根和泥沙，晒后撞去粗皮，晒干。

性状鉴别　药材　呈圆锥形，扭曲，长8～25cm，直径1～3cm。表面棕黄色或深黄色，有稀疏的疣状细根痕，上部较粗糙，有扭曲的纵皱纹或不规则的网纹，下部有顺纹和细皱纹。质硬而脆，易折断，断面黄色，中心红棕色；老根中心呈枯朽状或中空（"枯芩"），暗棕色或棕黑色。气微，味苦。（图 7-115）

栽培品较细长，多有分枝。表面浅黄棕色，外皮紧贴，纵皱纹较细腻。断面黄色或浅黄色，略呈角质样。味微苦。

饮片 为类圆形或不规则形薄片。外表皮黄棕色或棕褐色。切面黄棕色或黄绿色，具放射状纹理。（图7-116）

以体粗长、质坚实、色鲜黄者为佳。

规格 商品分为以下规格。

（1）条芩规格标准

一等：干货。呈圆锥形，上部皮较粗糙，有明显的网纹及扭曲的纵皱。下部皮细有顺纹或皱纹。表面黄色或黄棕色。质坚脆。断面深黄色，上端中央有黄绿色或棕褐色的枯心。气微、味苦。条长10cm以上，中部直径1cm以上。去净粗皮。无杂质、虫蛀、霉变。

二等：干货。条长4cm以上，中部直径1cm以下，但不小于0.4cm。其余同一等。

（2）枯碎芩规格标准

统货。干货。即老根多中空的枯芩和块片碎芩，破断尾芩。表面黄色或淡黄色。质坚脆。断面黄色。气微、味苦。无粗皮、茎芦、碎渣、杂质、虫蛀、霉变。

性味功效 苦，寒。清热燥湿，泻火解毒，止血，安胎。

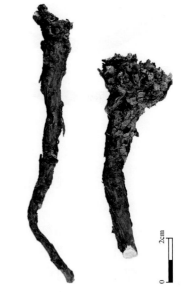

图7-115 黄芩药材图

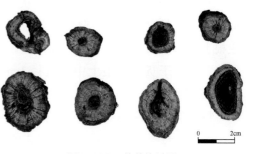

图7-116 黄芩饮片图

< **玄参** Xuanshen >

别名 元参、黑参

来源 为玄参科植物玄参 *Scrophularia ningpoensis* Hemsl. 的干燥根。

产地 主产于浙江，产量大，质量优。四川、湖北、湖南、广东、河南、河北、陕西等省亦产。

采收加工 冬季茎叶枯萎时采挖，除去根茎、幼芽、须根及泥沙，晒或烘至半干，堆放3～6天，反复数次至干燥。

性状鉴别 **药材** 呈类圆柱形，中间略粗或上粗下细，有的微弯曲似羊角，长6～20cm，直径1～3cm。表面灰黄色或灰褐色，有不规则的纵沟、横长皮孔样突起和稀疏的横裂纹和须根痕。质坚实，不易折断，断面黑色，微有光泽。气特异似焦糖，味甘、微苦。

饮片 呈类圆形或椭圆形的薄片。（图7-117）

以条肥、皮细、质坚、无芦、内部色黑者为佳。

规格　商品分三个等级。

一等：干货。呈类纺锤形或长条形。表面灰褐色，有纵纹及抽沟。质坚韧。断面黑褐色或黄褐色。味甘、微苦。每千克36支以内，支头均匀。无芦头、空泡、杂质、虫蛀、霉变。

二等：干货。每千克72支以内。其余同一等。

三等：干货。每千克72支以外，个头最小在5g以上。间有破块。其余同一等。

性味功效　甘、苦、咸，微寒。清热凉血，滋阴降火，解毒散结。

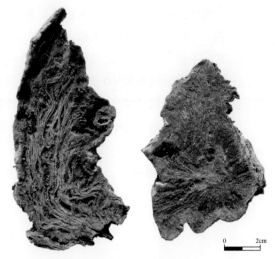

图7-117　玄参饮片图

< **地黄**　Dihuang >

别名　干地黄、生地黄、生地

来源　为玄参科植物地黄 *Rehmannia glutinosa* Libosch. 的新鲜或干燥块根。

产地　主产河南，以焦作地区（温县、博爱县、孟州等地，古称"怀庆府"）产量大，质量佳，故称"怀地黄"。河北、山东、山西、陕西等省亦产。

采收加工　秋季采挖，除去芦头、须根及泥沙，鲜用；或将地黄缓缓烘焙至约八成干。前者习称"鲜地黄"，后者习称"生地黄"。

性状鉴别　药材　（1）鲜地黄　呈纺锤形或条状，长8～24cm，直径2～9cm。外皮薄，表面浅红黄色，具弯曲的纵皱纹、芽痕、横长皮孔样突起及不规则疤痕。肉质，易断，断面皮部淡黄白色，可见橘红色油点，木部黄白色，导管呈放射状排列。气微，味微甜、微苦。

（2）生地黄　多呈不规则的团块状或长圆形，中间膨大，两端稍细，有的细小，长条状，稍扁而扭曲，长6～12cm，直径2～6cm。表面棕黑色或棕灰色，极皱缩，具不规则的横曲纹。体重，质较软而韧，不易折断，断面棕黄色至黑色或乌黑色，有光泽，具黏性。气微，味微甜。

饮片　生地黄　呈类圆形或不规则的厚片。（图7-118）

鲜地黄以根粗壮、色红黄者为佳。生地黄以无芦头、块大、体重、断面色乌黑者为佳。

规格　生地黄商品分为以下五个等级。

一等：干货。呈纺锤形或条状圆形。

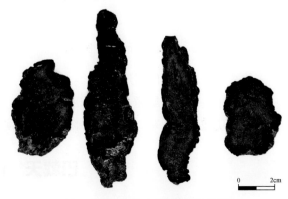

图7-118　地黄（生地黄）饮片图

体重、质柔润。表面灰白色或灰褐色。断面黑褐色或黄褐色，具有油性。味微甜。每千克16支以内。无芦头、老母、生心、焦枯、杂质、虫蛀、霉变。

二等：干货。每千克32支以内。其余同一等。

三等：干货。每千克60支以内。其余同一等。

四等：干货。每千克100支以内。其余同一等。

五等：干货。油性少，支根瘦小。每千克100支以外，最小货直径1cm以上。其余同一等。

性味功效　鲜地黄甘、苦，寒；清热生津，凉血，止血。生地黄甘，寒；清热凉血，养阴生津。

◁ 胡黄连　Huhuanglian ▷

别名　胡连、假黄连

来源　为玄参科植物胡黄连 *Picrorhiza scrophulariiflora* Pennell 的干燥根茎。

产地　主产于四川、云南、西藏。

采收加工　秋季采挖，除去须根和泥沙，晒干。

性状鉴别　药材　呈圆柱形，略弯曲，偶有分枝，长3～12cm，直径0.3～1cm。表面灰棕色至暗棕色，粗糙；有较密的环状节，具稍隆起的芽痕或根痕，上端密被暗棕色鳞片状的叶柄残基。体轻，质硬而脆，易折断，断面略平坦，淡棕色至暗棕色，木部有4～10个类白色点状维管束排列成环。气微，味极苦。（图7-119、图7-120）

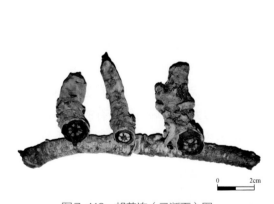

图7-119　胡黄连（示断面）图

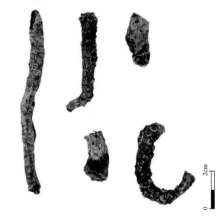

图7-120　胡黄连药材图

饮片　呈不规则的圆形薄片。

以条粗、体轻、质脆、苦味浓者为佳。

性味功效　苦，寒。退虚热，除疳热，清湿热。

◁ 巴戟天　Bajitian ▷

别名　巴戟肉、鸡肠风、兔儿肠、鸡眼藤、三角藤

来源　为茜草科植物巴戟天 *Morinda officinalis* How 的干燥根。

产地　主产于福建、广东、广西、海南等地。

采收加工　全年均可采挖，洗净，除去须根，晒至六七成干，轻轻捶扁，晒干。

性状鉴别　药材　为扁圆柱形，略弯曲，长短不等，直径 0.5～2cm。表面灰黄色或暗灰色，具纵纹和横裂纹，有的皮部横向断离露出木部（木部枯瘦光滑如鸡骨），形似串珠（连珠）。质韧，断面皮部厚，紫色或淡紫色，易与木部剥离；木部坚硬，黄棕色或黄白色，直径 1～5mm。气微，味甘而微涩。（图 7-121）

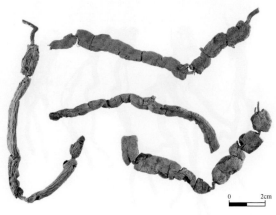

图 7-121　巴戟天药材图

饮片　巴戟肉　呈扁圆柱形短段或不规则块；切面中空。

以根条粗壮、呈连珠状、断面肉厚、色紫、木心小者为佳。

性味功效　甘、辛，微温。补肾阳，强筋骨，祛风湿。

茜草　Qiancao

别名　红茜草

来源　为茜草科植物茜草 *Rubia cordifolia* L. 的干燥根和根茎。

产地　主产于陕西、河南、安徽、河北、山东等地。

采收加工　春、秋二季采挖，除去泥沙，干燥。

性状鉴别　药材　根茎呈结节状，丛生粗细不等的根。根呈圆柱形，略弯曲，长 10～25cm，直径 0.2～1cm；表面红棕色或暗棕色，具细纵皱纹和少数细根痕；皮部脱落处呈黄红色。质脆，易折断，断面平坦，皮部狭，紫红色；木部宽广，浅黄红色，导管孔多数。气微，味微苦，久嚼刺舌。（图 7-122）

饮片　呈不规则的厚片或段。（图 7-123）

以根条粗长、表面红棕、断面橙红、无茎基、细须根少者为佳。

性味功效　苦，寒。凉血，祛瘀，止血，通经。

附注　我国不同地区作茜草用的同属植物就有 11 种，5 个变种。常见的有以下几种。

① 西南茜草，为茜草科植物大茜草 *Rubia schumanniana* Pritz 的干燥根和根茎。根茎横走。断面皮部棕红色，木部粉红色，常中空。根皮部、木部易分离。皮部剥落后呈棕红色。味淡。

② 大茜草，为茜草科植物大茜草 *Rubia magna* Hsiao 的干燥根和根茎。根茎圆柱形，表面朱红色，糟朽的木栓呈红色，木栓易剥离。节间 3～5cm 或以上，断面平坦，髓中空。根表面粗糙，皮部、木部易分离，皮部脱落后，木部呈红棕色。

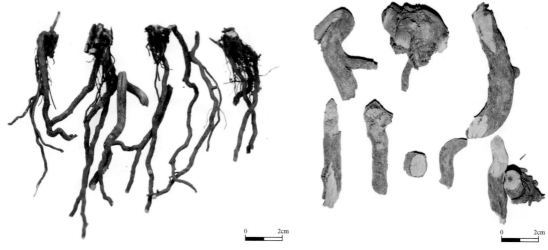

图7-122 茜草药材图　　　　　　　　　图7-123 茜草饮片图

③ 滇茜草，又称"小茜草"，为茜草科植物小红参 *Rubia yunnanensis*（Franch）Diels 的干燥根和根茎。根呈长圆柱形，数条或数十条丛生于短小根茎上，表面深棕红色，断面露出浅粉红色的木部。味苦、涩、微甜。

④ 披针叶茜草，为茜草科植物披针叶茜草 *Rubia lancealata* Hayata 的干燥根和根茎。根数条或数十条生于根茎上，表面深红褐色，断面可见粉红色木部。根茎浅棕红色，节少膨大。皮部、木部易分离，断面常中空。

⑤ 狭叶茜草，为茜草科植物狭叶茜草 *Rubia truppeliana* loesde 的干燥根和根茎。细根丛生于根茎上，表面红褐色，有细纵纹，皮部、木部易分离。

〈 红大戟　Hongdaji 〉

别名　红牙大戟、紫大戟、广大戟

来源　为茜草科植物红大戟 *Knoxia valerianoides* Thorel et Pitard 的干燥块根。

产地　主产于广西、福建、台湾、广东、贵州、云南及西藏等地。

采收加工　秋、冬二季采挖，除去须根，洗净，置沸水中略烫，干燥。

性状鉴别　药材　略呈纺锤形，偶有分枝，稍弯曲，长 3～10cm，直径 0.6～1.2cm。表面红褐色或红棕色，粗糙，有扭曲的纵皱纹。上端常有细小的茎痕。质坚实，断面皮部红褐色，木部棕黄色。红大戟因其外皮红棕色、状如兽牙，得名"红牙大戟"。气微，味甘、微辛。（图7-124）

饮片　呈不规则长圆形或圆形厚片。

以个大、质坚实、红褐色者为佳。

性味功效　苦，寒；有小毒。泻水逐饮，消肿散结。

〈 续断　Xuduan 〉

别名　川断、川续断

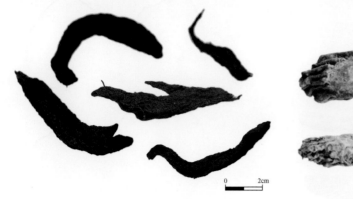

图7-124　红大戟药材图

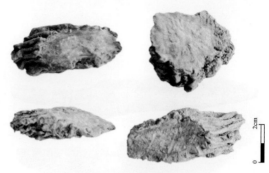

图7-125　续断饮片图

来源　为川续断科植物川续断 *Dipsacus asper* Wall. ex Henry 的干燥根。

产地　主产于湖北、湖南、江西、广西、云南、四川、贵州和西藏等省区。

采收加工　秋季采挖，除去根头和须根，用微火烘至半干，堆置"发汗"至内部变绿色时，再烘干。

性状鉴别　药材　呈圆柱形，略扁，有的微弯曲，长5～15cm，直径0.5～2cm。表面灰褐色或黄褐色，有稍扭曲或明显扭曲的纵皱及沟纹，可见横列的皮孔样斑痕和少数须根痕。质软，久置后变硬，易折断，断面不平坦，皮部墨绿色或棕色，外缘褐色或淡褐色，木部黄褐色，导管束呈放射状排列。气微香，味苦、微甜而后涩。

饮片　呈类圆形或椭圆形的厚片。（图7-125）

以根粗、质软、断面绿褐色者为佳。

性味功效　苦、辛，微温。补肝肾，强筋骨，续折伤，止崩漏。

＜ **天花粉**　Tianhuafen ＞

别名　栝楼根、蒌根、天瓜粉、花粉、栝楼粉。

来源　为葫芦科植物栝楼 *Trichosanthes kirilowii* Maxim. 或双边栝楼 *Trichosanthes rosthornii* Harms 的干燥根。

产地　栝楼主产于山东、河南，双边栝楼主产于四川。

采收加工　秋、冬二季采挖，洗净，除去外皮，切段或纵剖成瓣，干燥。

性状鉴别　药材　呈不规则圆柱形、纺锤形或瓣块状，长8～16cm，直径1.5～5.5cm。表面黄白色或淡棕黄色，有纵皱纹、细根痕及略凹陷的横长皮孔，有的有黄棕色外皮残留。质坚实，断面白色或淡黄色，富粉性，横切面可见黄色木质部略呈放射状排列，纵切面可见黄色条纹状木质部。气微，味微苦。（图7-126）

饮片　呈类圆形、半圆形或不规则形的厚片。（图7-127）

以块大、色白、粉性足者为佳。

规格　商品分为以下等级。

一等：干货。呈类圆柱形、纺锤形或纵切两瓣。长15cm以上，中部直径3.5cm以上。刮去外皮，条均匀，表面白色或黄白色，光洁。质坚实，体重。断面白色，粉性足。味淡微苦。无黄筋、粗皮、抽沟；无糠心、杂质、虫蛀、霉变。

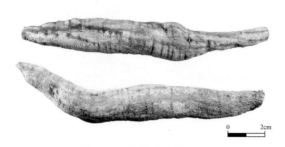

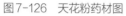

图7-126　天花粉药材图

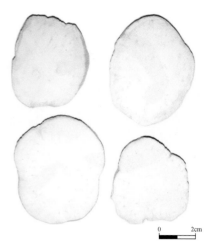

图7-127　天花粉饮片图

二等：干货。长 15cm 以上，中部直径 2.5cm 以上。其余同一等。

三等：干货。呈类圆柱形、纺锤形或纵切成两瓣或扭曲不直。去净外皮及须根，表面粉白色，淡黄白色或灰白色，有纵皱纹。断面灰白色有粉性，少有筋脉。气弱味微苦。中部直径不小于 1cm。

性味功效　甘、微苦，微寒。清热泻火，生津止渴，消肿排脓。

附注　天花粉的常见伪品有以下几种。

① 长萼栝楼，为葫芦科植物长萼栝楼 *Trichosanthes sinopunctata* C. Y. cheng et C. H. Yueh. 的干燥块根。表面灰黄色，断面黄白色，粉性，异型维管束极为明显。稍有土腥气，味稍苦涩。

② 南方栝楼，为葫芦科植物南方栝楼 *Trichosanthes tamiaoshanensis* C. Y. cheng et C. H. Yueh. 的干燥块根。表面灰黄色。断面白色，粉性，导管较疏少。味苦微涩。

③ 湖北栝楼，又名苦花粉。为葫芦科植物湖北栝楼 *Trichosanthes hupehensis* C. Y. cheng et C. H. Yueh. 的干燥块根。块根粗厚，圆柱形或块片状，带皮者表面浅棕色，有密集的斜向或纵向延长而突起的皮孔；去皮者灰黄色。断面色稍浅，粉性差，纤维较多，横切面可见棕黄色导管小孔呈放射状排列，似菊花纹状。味极苦。

❮ **南沙参** Nanshashen ❯

别名　泡沙参、泡参、沙参

来源　为桔梗科植物轮叶沙参 *Adenophora tetraphylla*（Thunb.）Fisch. 或沙参 *Adenophora stricta* Miq. 的干燥根。

产地　轮叶沙参产于东北、内蒙古、河北等地；沙参产于江苏、安徽、浙江等地。

采收加工　春、秋二季采挖，除去须根，洗后趁鲜刮去粗皮，洗净，干燥。

性状鉴别　药材　呈圆锥形或圆柱形，略弯曲，长 7～27cm，直径 0.8～3cm。表面黄白色或淡棕黄色，凹陷处常有残留粗皮，上部多有深陷横纹，呈断续的环状，下部有纵纹和纵沟。顶端具 1 或 2 个根茎。体轻，质松泡，易折断，断面不平坦，黄白色，多裂隙。气微，味微甘。

饮片 呈圆形、类圆形或不规则形厚片。
（图 7-128）

以根粗长、无外皮、淡黄白色者为佳。

性味功效 甘，微寒。养阴清肺，益胃生
津，化痰，益气。

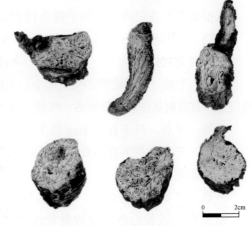

图7-128 南沙参饮片图

◁ 党参 Dangshen ▷

别名 东党、台党、潞党、口党

来源 为桔梗科植物党参 *Codonopsis pilosula*
（Franch.）Nannf.、素花党参 *Codonopsis pilosula*
Nannf. var. *modesta*（Nannf.）L. T. Shen 或川党参 *Codonopsis tangshen* Oliv. 的干燥根。

产地 党参主产于山西（野生品称"台党"、栽培品称"潞党"）、东北（称"东党"）
等地；素花党参（称"西党"）主产于甘肃、四川等地；川党参（称"条党"）主产于四川、
重庆、湖北等地。

采收加工 秋季采挖，洗净，晒干。

性状鉴别 药材 （1）党参 呈长圆柱形，稍弯曲，长 10～35cm，直径 0.4～2cm。表
面灰黄色、黄棕色至灰棕色，根头部有多数疣状突起的茎痕及芽，习称"狮子盘头"，每个
茎痕的顶端呈凹下的圆点状；根头下有致密的环状横纹，向下渐稀疏，有的达全长的一半，
栽培品环状横纹少或无；全体有纵皱纹和散在的横长皮孔样突起，支根断落处常有黑褐色
胶状物。质稍柔软或稍硬而略带韧性，断面稍平坦，有裂隙或放射状纹理，皮部淡棕黄色
至黄棕色，木部淡黄色至黄色。有特殊香气，味微甜。（图 7-129）

（2）素花党参（西党参） 长 10～35cm，直径 0.5～2.5cm。表面黄白色至灰黄色，根
头下致密的环状横纹常达全长的一半以上。断面裂隙较多，皮部灰白色至淡棕色。

（3）川党参 长 10～45cm，直径 0.5～2cm。表面灰黄色至黄棕色，有明显不规则的纵
沟。质较软而结实，断面裂隙较少，皮部黄白色。

饮片 呈类圆形的厚片。（图 7-130）

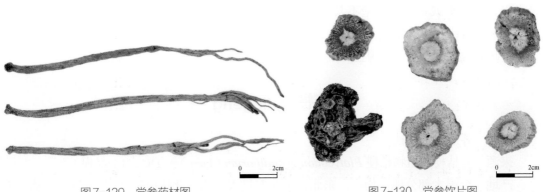

图7-129 党参药材图　　　　　　　　　　图7-130 党参饮片图

以根条粗、皮松肉紧、狮子盘头较大、横纹多、气香味甜、嚼之无渣者为佳。

规格 商品有以下规格。

（1）西党规格标准

一等：干货。呈圆锥形，头大尾小，上端多横纹。外皮粗松，表面灰黄色或灰褐色。断面黄白色，有放射状纹理。糖质多、味甜。芦下直径 1.5cm 以上。无油条、杂质、虫蛀、霉变。

二等：干货。芦下直径 1cm 以上，其余同一等。

三等：干货。芦下直径 0.6cm 以上，油条不超过 15%，其余同一等。

（2）条党规格标准

一等：干货。呈圆锥形，头上茎痕较少而小，条较长。上端有横纹或无，下端有纵皱纹。断面白色或黄白色，有放射状纹理。有糖质、甜味。芦下直径 1.2cm 以上。无油条、杂质、虫蛀、霉变。

二等：干货。芦下直径 0.8cm 以上，其余同一等。

三等：干货。芦下直径 0.5cm 以上，油条不超过 10%，其余同一等。

（3）潞党规格标准

一等：干货。呈圆柱形，芦头较小，表面黄褐色或灰黄色，体结而柔。断面棕黄色或黄白色，糖质多，味甜。芦下直径 1cm 以上。无油条、杂质、虫蛀、霉变。

二等：干货。芦下直径 0.8cm 以上，其余同一等。

三等：干货。芦下直径 0.4cm 以上，油条不得超过 10%，其余同一等。

（4）东党规格标准

一等：干货。呈圆锥形，芦头较大，芦下有横纹。体较松质硬。表面土黄色或灰黄色，粗糙。断面黄白色，中心淡黄色、显裂隙。味甜。长 20cm 以上，芦下直径 1cm 以上。无毛须、杂质、虫蛀、霉变。

二等：干货。长 20cm 以下，芦下直径 0.5cm 以上，其余同一等。

显微鉴别 横切面：木栓细胞数列至 10 数列，外侧有石细胞，单个或成群。栓内层窄。韧皮部宽广，外侧常现裂隙，散有淡黄色乳管群，并常与筛管群交互排列。形成层成环。木质部导管单个散在或数个相聚，呈放射状排列。薄壁细胞含菊糖。（图 7-131）

粉末：淡黄色。乳管甚多，为有节乳管，含淡黄色颗粒状物。石细胞较多，几无色，呈方形、长方形或多角形，壁不甚厚，大多一端尖突。菊糖呈扇形、类圆形、不规则形，表面可见放射状线纹。导管主为具缘纹孔、网纹导管。淀粉粒稀少。（图 7-132）

性味功效 甘，平。健脾益肺，养血生津。

‹ 桔梗 Jiegeng ›

别名 荠苨、苦桔梗

来源 为桔梗科植物桔梗 *Platycodon grandiflorum*（Jacq.）A. DC. 的干燥根。

产地 全国大部分地区均产。东北、华北产量大，称"北桔梗"；华东质量优，称"南桔梗"。

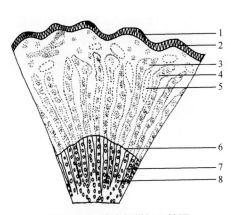

图7-131 党参根横切面简图

1—石细胞；2—木栓层；3—切皮部；4—乳汁管群；
5—裂隙；6—形成层；7—射线；8—木质部

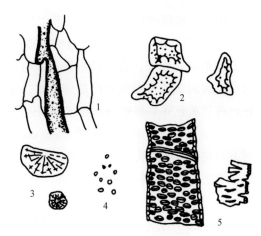

图7-132 党参根粉末图

1—乳汁管；2—石细胞；3—菊糖；4—淀粉类；5—导管

采收加工 春、秋二季采挖，洗净，除去须根，趁鲜剥去外皮或不去外皮，干燥。

性状鉴别 药材 呈圆柱形或略呈纺锤形，下部渐细，有的有分枝，略扭曲，长7～20cm，直径0.7～2cm。表面淡黄白色至黄色，不去外皮者表面黄棕色至灰棕色，具纵扭皱沟，并有横长的皮孔样斑痕及支根痕，上部有横纹。有的顶端有较短的根茎或不明显，其上有数个半月形茎痕。质脆，断面不平坦，形成层环棕色，皮部黄白色，有裂隙，木部淡黄色，习称"金井玉栏"。气微，味微甜后苦。

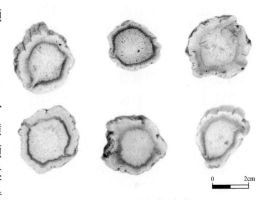

图7-133 桔梗饮片图

饮片 呈椭圆形或不规则厚片。外皮多已除去或偶有残留。切面木部宽，有较多裂隙。（图7-133）

以根粗长均匀、色白、质坚实、白肉黄心、味苦者为佳。

规格

（1）南桔梗规格标准

一等：干货。呈顺直的长条形，去净粗皮及细梢。表面白色。体坚实。断面皮部白色，中间淡黄色。味甘苦辛。上部直径14cm以上，长14cm以上。无杂质、虫蛀、霉变。

二等：干货。上部直径1cm以上，长12cm以上。余同一等。

三等：干货。上部直径不低于0.5cm，长度不低于7cm。余同一等。

（2）北桔梗规格标准

统货。干货。呈纺锤形或圆柱形，多细长弯曲，有分枝。去净粗皮。表面白色或淡黄白色。体松泡。断面皮部白色。中间淡黄白色。味甘。大小长短不分，上部直径不低于0.5cm。

性味功效 苦、辛，平。宣肺，利咽，祛痰，排脓。

附注　桔梗的伪品主要有以下 2 种。

① 霞草（丝石竹）　石竹科植物霞草（丝石竹）*Gypsophila oldhamiana* Miq. 的干燥根。呈圆柱形或圆锥形，有分枝，表面黄白色，有扭曲的纵沟纹和细根痕，顶端无芦头，呈分叉状，有时可见多数残痕；质硬而重，不易折断，断面不平坦，中央木部黄色，皮部黄白色，可见黄色异型维管束，断续排列成 2～3 轮。味苦涩麻舌。

② 瓦草　石竹科植物瓦草 *Silene asclepiadea* Franch. 的干燥根及根茎。根呈长圆锥形，有时有分枝，根茎芦头明显，无半月形茎痕，表面黄白色至棕黄色，具横形皮孔及纵皱纹；体重，质坚脆，易折断；断面不整齐，显蜡质，外轮皮部黄白色，木部淡黄色。味苦、微麻。

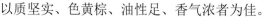

木香　Muxiang

别名　广木香、云木香

来源　为菊科植物木香 *Aucklandia lappa* Decne. 的干燥根。

产地　主产于云南，广西、四川、湖北、西藏亦产。

采收加工　秋、冬二季采挖，除去泥沙和须根，切段，大的再纵剖成瓣，干燥后撞去粗皮。

性状鉴别　药材　呈圆柱形或半圆柱形，长 5～10cm，直径 0.5～5cm。表面黄棕色至灰褐色，有明显的皱纹、纵沟及侧根痕。质坚，不易折断，断面灰褐色至暗褐色，周边灰黄色或浅棕黄色，形成层环棕色，有放射状纹理及散在的褐色点状油室。气香特异，味微苦。（图 7-134）

饮片　呈类圆形或不规则的厚片。切面中部有明显菊花心状的放射纹理。（图 7-135）

以质坚实、色黄棕、油性足、香气浓者为佳。

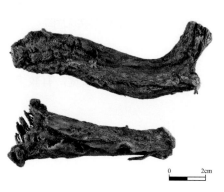

图 7-134　木香药材图

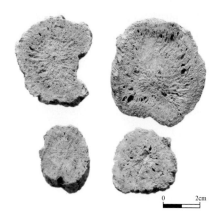

图 7-135　木香饮片图

规格

一等：干货，呈圆柱形或半圆柱形。表面棕黄色或灰棕色。体实。断面黄棕色或黄绿色，具油性。气香浓，味苦而辣。根条均匀，长 8～12cm，最细的一端直径在 2cm 以上。不空、不泡、不朽。无芦头、根尾、焦枯、油条、杂质、虫蛀、霉变。

二等：干货，呈不规则的条状或块状。长 3～10cm，最细的一端直径在 0.8cm 以上。间有根头根尾、碎节、破块。余同一等。

性味功效　辛、苦，温。行气止痛，健脾消食。

附注　红木香为木兰科植物长梗南五味子 *Kadsura Longipedunculata* Finet et Gagn. 的干燥根。呈淡棕红色，外表面紫褐色，易剥落。质坚，不易折断，断面纤维性强，韧皮部较窄，形成层环纹明显，木质部浅棕色，密布导管孔洞。气微香而特异，味甜而后苦辛。

‹ 川木香　Chuanmuxiang ›

来源　为菊科植物川木香 *Vladimiria souliei*（Franch.）Ling 或灰毛川木香 *Vladimiria souliei*（Franch.）Ling var. *cinerea* Ling 的干燥根。

产地　主产于四川、西藏等地。

采收加工　秋季采挖，除去须根、泥沙及根头上的胶状物，干燥。

性状鉴别　药材　呈圆柱形，习称"铁杆木香"；或有纵槽的半圆柱形，习称"槽子木香"。稍弯曲，长 10～30cm，直径 1～3cm。表面黄褐色或棕褐色，具纵皱纹，外皮脱落处可见丝瓜络状细筋脉；根头偶有黑色发黏的胶状物，习称"油头"。体较轻，质

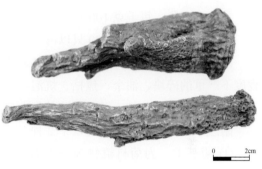

图7-136　川木香药材图

硬脆，易折断，断面黄白色或黄色，有深黄色稀疏油点及裂隙，木部宽广，有放射状纹理；有的中心呈枯朽状。气微香，味苦，嚼之粘牙。（图7-136）

饮片　呈类圆形切片。

以根条粗、香气浓、少裂沟者为佳。

性味功效　辛、苦，温。行气止痛。

‹ 白术　Baizhu ›

来源　为菊科植物白术 *Atractylodes macrocephala* Koidz. 的干燥根茎。

产地　主产于浙江，以浙江产量最大。安徽、湖北、江西、福建等地亦产。

采收加工　冬季下部叶枯黄、上部叶变脆时采挖，除去泥沙，烘干或晒干，再除去须根。

性状鉴别　药材　为不规则的肥厚团块，长 3～13cm，直径 1.5～7cm。表面灰黄色或灰棕色，有瘤状突起及断续的纵皱和沟纹，并有须根痕，顶端有残留茎基和芽痕。质坚硬，不易折断，断面不平坦，黄白色至淡棕色，有棕黄色的点状油室散在；烘干者断面角质样，色较深或有裂隙。气清香，味甘、微辛，嚼之略带黏性。（图7-137）

饮片　呈不规则的厚片。（图7-138）

以个大、体重、无空心、断面黄白色、香气浓者为佳。

规格

一等：干货。呈不规则团块，体形完整。表面灰棕色或黄褐色。断面黄白色或灰白色。味甘微苦。每千克 40 只以内。无焦枯、油个、炕泡、杂质、虫蛀、霉变。

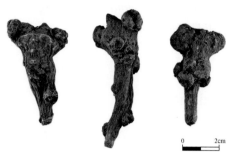

图7-137 白术药材图

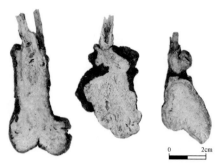

图7-138 白术饮片图

二等：干货。每千克100只以内。余同一等。

三等：干货。每千克200只以内。余同一等。

四等：干货。体形不计，但需全体是肉（包括武子、花子）。每千克200只以外，间有程度不严重的碎块、油个、焦枯、炕泡。余同一等。

性味功效　苦、甘，温。健脾益气，燥湿利水，止汗，安胎。

附注　白术的伪品主要有以下2种。

① 菊三七　为菊科植物菊三七 Gynura segetum（Lour.）Mery 的干燥根茎。呈不规则圆形团块，长2.5～8cm，直径4～7cm。表面灰黄色或黄棕色，有瘤状突起，顶端有残留茎基。质坚硬，不易折断，断面呈棕色，角质样，无裂痕，无油点。气特异，味淡、微苦。

② 关苍术　为菊科植物关苍术 Atractylodes japonica Koidz. ex Kitam. 的干燥根茎。呈不规则团块或结节状圆柱形，长4～12cm，直径1～2.5cm。表面深棕色，有横纹及细小须根。体轻质松，断面不平坦，纤维性强，有棕黄色油点散在。气特异，味辛、微苦。

＜ 苍术　Cangzhu ＞

来源　为菊科植物茅苍术 Atractylodes lancea（Thunb.）DC. 或北苍术 Atractylodes chinensis（DC.）Koidz. 的干燥根茎。

产地　茅苍术主产于江苏、湖北、河南等地。北苍术主产于河北、内蒙古、陕西等地。

采收加工　春、秋二季采挖，除去泥沙，晒干，撞去须根。

性状鉴别　药材　（1）茅苍术　呈不规则连珠状或结节状圆柱形，略弯曲，偶有分枝，长3～10cm，直径1～2cm。表面灰棕色，有皱纹、横曲纹及残留须根，顶端具茎痕或残留茎基。质坚实，断面黄白色或灰白色，散有多数橙黄色或棕红色油室，习称"朱砂点"；暴露稍久，可析出白色细针状结晶，习称"起霜"或"吐脂"。气香特异，味微甘、辛、苦。

（2）北苍术　呈疙瘩块状或结节状圆柱形，长4～9cm，直径1～4cm。表面黑棕色，除去外皮者黄棕色。质较疏松，断面散有黄棕色油室，习称"雄黄点"。香气较淡，味辛、苦。（图7-139）

饮片　呈不规则类圆形或条形厚片。（图7-140）

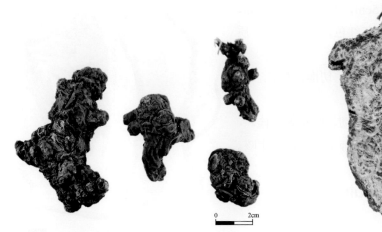

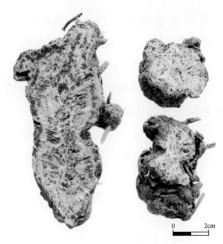

图7-139　苍术药材图　　　　　　　　　　　　图7-140　苍术饮片图

以个大、饱满、质坚实、断面油点多、香气浓者为佳。

规格

（1）茅苍术规格标准　统货，干货。呈不规则连珠状的圆柱形，略弯曲。表面灰黑色或灰褐色。质坚。断面黄白色，有朱砂点，暴露稍久，有白毛状结晶体，气浓香，味微甜而辛。中部直径0.8cm以上。无须根、杂质、虫蛀、霉变。

（2）北苍术规格标准　统货，干货。呈不规则的疙瘩状或结节状。表面黑棕色或棕褐色。质较疏松。断面黄白色或灰白色，散有棕黄色油点。气香，味微甜而辛。中部直径1cm以上。

性味功效　辛、苦，温。燥湿健脾，祛风散寒，明目。

附注

苍术的伪品主要有以下2种。

① 关苍术　菊科植物关苍术 *Atractylodes japonica* Koidz. ex Kitam. 的干燥根茎。呈不规则团块或结节状圆柱形，长4~12cm，直径1~2.5cm。表面深棕色，有横纹及细小须根。体轻质松，断面不平坦，纤维性强，有棕黄色油点散在。气特异，味辛，微苦。

② 朝鲜苍术　菊科植物朝鲜苍术 *Atractylodes coreana*（Nakai）Kitam. 的干燥根茎。与关苍术外形相似，略呈纤维性，断面具网状裂隙或小空洞，未见棕红色油室。气特异，味辛、微苦。

‹ 紫菀　Ziwan ›

别名　辫子紫菀

来源　为菊科植物紫菀 *Aster tataricus* L. f. 的干燥根和根茎。

产地　主产于东北、华北、安徽等地。

采收加工　春、秋二季采挖，除去有节的根茎（习称"母根"）和泥沙，编成辫状晒干，或直接晒干。

性状鉴别　药材　根茎呈不规则块状，大小不一，顶端有茎、叶的残基；质稍硬。根茎簇生多数细根，长 3～15cm，直径 0.1～0.3cm，多编成辫状；表面紫红色或灰红色，有纵皱纹；质较柔韧。气微香，味甜、微苦。

饮片　呈不规则的厚片或段。切面淡棕色，中心具棕黄色的木心。（图 7-141）

以根多而长、紫红色、质柔韧、味甜者为佳。

性味功效　辛、苦，温。润肺下气，消痰止咳。

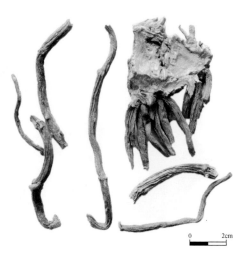

图 7-141　紫菀饮片图

漏芦　Loulu

别名　祁州漏芦

来源　为菊科植物祁州漏芦 *Rhaponticum uniflorum* (L.) DC. 的干燥根。

产地　主产于东北、河北、山西、山东等地。

采收加工　春、秋二季采挖，除去须根和泥沙，晒干。

性状鉴别　药材　呈圆锥形或扁片块状，多扭曲，长短不一，直径 1～2.5cm。表面暗棕色、灰褐色或黑褐色，粗糙，具纵沟及菱形的网状裂隙。外层易剥落，根头部膨大，有残茎和鳞片状叶基，顶端有灰白色绒毛。体轻，质脆，易折断，断面不整齐，灰黄色，有裂隙，中心有的呈星状裂隙，灰黑色或棕黑色。气特异，味微苦。（图 7-142）

饮片　呈类圆形或不规则的厚片。（图 7-143）

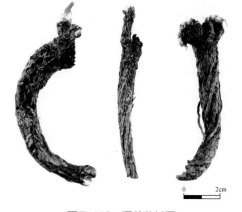

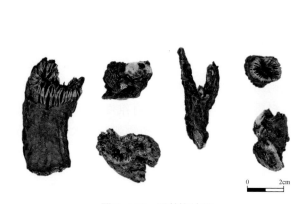

图 7-142　漏芦药材图　　　　　图 7-143　漏芦饮片图

以条粗、赤褐色、不裂者为佳。

性味功效　苦，寒。清热解毒，消痈，下乳，舒筋通脉。

禹州漏芦　Yuzhouloulu

来源　为菊科植物驴欺口 *Echinops latifolius* Tausch. 或华东蓝刺头 *Echinops grijsii* Hance 的干燥根。

产地　主产于新疆、辽宁、山东等地。

采收加工　春、秋二季采挖，除去须根和泥沙，晒干。

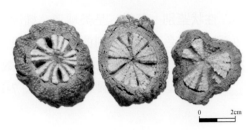

图7-144　禹州漏芦饮片图

性状鉴别　药材　呈类圆柱形，稍扭曲，长10～25cm，直径0.5～1.5cm。表面灰黄色或灰褐色，具纵皱纹，顶端有纤维状棕色硬毛。质硬，不易折断，断面皮部褐色，木部呈黄黑相间的放射状纹理。气微，味微涩。

饮片　呈圆形或类圆形的厚片。（图7-144）

以条粗、不裂者为佳。

性味功效　苦，寒。清热解毒，消痈，下乳，舒筋通脉。

项目四　单子叶植物根及根茎类中药的鉴定

‹ 三棱 　Sanleng ›

别名　京三棱、荆三棱

来源　为黑三棱科植物黑三棱 *Sparganium stoloniferum* Buch.-Ham. 的干燥块茎。

产地　主产于江苏、河南、山东、江西等地。

采收加工　冬季至次年春采挖，洗净，削去外皮，晒干。

性状鉴别　药材　呈圆锥形，略扁，长2～6cm，直径2～4cm。表面黄白色或灰黄色，有刀削痕，须根痕小点状，略呈横向环状排列。体重，质坚实。气微，味淡，嚼之微有麻辣感。

饮片　呈类圆形的薄片。外表皮灰棕色。切面灰白色或黄白色，粗糙，有多数明显的细筋脉点。（图7-145）

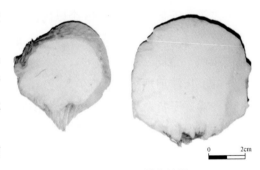

图7-145　三棱饮片图

以体重、去净外皮、黄白色者为佳。

性味功效　辛、苦，平。破血行气，消积止痛。

‹ 泽泻 　Zexie ›

来源　为泽泻科植物东方泽泻 *Alisma orientale*（Sam.）Juzep. 或泽泻 *Alisma plantago-aquatica* Linn. 的干燥块茎。

产地　主产于四川、福建、江西等地。

采收加工　冬季茎叶开始枯萎时采挖，洗净，干燥，除去须根和粗皮。

性状鉴别 **药材** 呈类球形、椭圆形或卵圆形，长2~7cm，直径2~6cm。表面淡黄色至淡黄棕色，有不规则的横向环状浅沟纹和多数细小突起的须根痕，底部有的有瘤状芽痕。质坚实，断面黄白色，粉性，有多数细孔。气微，味微苦。（图7-146）

饮片 呈圆形或椭圆形厚片。（图7-147）

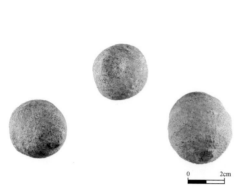

图7-146 泽泻药材图

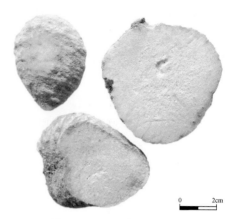

图7-147 泽泻饮片图

以个大、黄白色、质坚实、粉性足者为佳。

规格 商品分建泽泻和川泽泻。

（1）建泽泻规格标准

一等：干货。呈椭圆形，撞净外皮及须根。表面黄白色，有细小突出的须根痕。质坚硬。断面浅黄白色，细腻有粉性。味甘微苦。每千克32个以内。无双花、焦枯、杂质、虫蛀、霉变。

二等：干货。每千克56个以内。余同一等。

三等：干货。每千克56个以外，最小直径不小于25cm，间有双花、轻微焦枯，但不超过10%，余同一等。

（2）川泽泻规格标准

一等：干货。呈卵圆形，去净粗皮及须根，底部有瘤状小疙瘩。表面灰黄色。质坚硬。断面淡黄白色。味甘微苦，每千克50个以内。无焦枯、碎块、杂质、虫蛀、霉变。

二等：干货。每千克50个以外，最小直径不小于2cm。间有少量焦枯、碎块，但不超过10%。余同一等。

性味功效 甘、淡，寒。利水渗湿，泄热，化浊降脂。

‹ 芦根 Lugen ›

别名 芦苇根

来源 为禾本科植物芦苇 *Phragmites communis* Trin. 的新鲜或干燥根茎。

产地 主产于江苏、浙江、安徽、湖北等地。

采收加工 全年均可采挖，除去芽、须根及膜状叶，鲜用或晒干。

性状鉴别 **药材** （1）鲜芦根 呈长圆柱形，有的略扁，长短不一，直径1~2cm。表面黄白色，有光泽，外皮疏松可剥离，节呈环状，有残根和芽痕。体轻，质韧，不易折断。

切断面黄白色，中空，壁厚1～2mm，有小孔排列成环。气微，味甘。

（2）芦根　呈扁圆柱形。节处较硬，节间有纵皱纹。

饮片　（1）鲜芦根　呈圆柱形段。

（2）芦根　呈扁圆柱形段。（图7-148）

以条粗、色黄白、有光泽、质嫩者为佳。

性味功效　甘，寒。清热泻火，生津止渴，除烦，止呕，利尿。

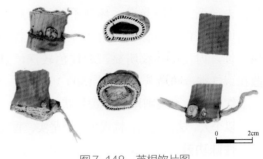

图7-148　芦根饮片图

白茅根　Baimaogen

别名　茅根、兰根

来源　为禾本科植物白茅 Imperata cylindrica Beauv. var. major（Nees）C. E. Hubb. 的干燥根茎。

产地　主产于华北、东北、华东、中南及陕西、甘肃等地。

采收加工　春、秋二季采挖，洗净，晒干，除去须根和膜质叶鞘，捆成小把。

性状鉴别　药材　呈长圆柱形，长30～60cm，直径0.2～0.4cm。表面黄白色或淡黄色，微有光泽，具纵皱纹，节明显，稍突起，节间长短不等，通常长1.5～3cm。体轻，质略脆，断面皮部白色，多有裂隙，放射状排列，中柱淡黄色，易与皮部剥离。气微，味微甜。

饮片　呈圆柱形的段。（图7-149）

以条粗、色白、味甜者为佳。

性味功效　甘，寒。凉血止血，清热利尿。

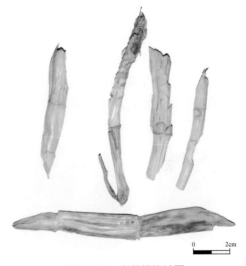

图7-149　白茅根饮片图

香附　Xiangfu

别名　香附子、香附米、莎草根

来源　为莎草科植物莎草 Cyperus rotundus L. 的干燥根茎。

产地　主产于山东、浙江、福建、河南、湖南等地。以山东、浙江产质佳。

采收加工　秋季采挖，燎去毛须，置沸水中略煮或蒸透后晒干，或燎后直接晒干。

性状鉴别　药材　多呈纺锤形，有的略弯曲，长2～3.5cm，直径0.5～1cm。表面棕褐色或黑褐色，有纵皱纹，并有6～10个略隆起的环节，节上有未除净的棕色毛须和须根断痕；去净毛须者较光滑，环节不明显。质硬，经蒸煮者断面黄棕色或红棕色，角质样；生晒者断面色白而显粉性，内皮层环纹明显，中柱色较深，点状维管束散在。气香，味微苦。（图7-150）

饮片　为不规则厚片或颗粒状。

以个大、去净毛须、棕褐色、质坚实、香气浓者为佳。

性味功效　辛、微苦、微甘，平。疏肝解郁，理气宽中，调经止痛。

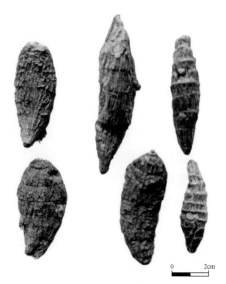

图7-150　香附药材图

❮ **天南星** Tiannanxing ❯

别名　南星

来源　为天南星科植物天南星 *Arisaema erubescens* (Wall.) Schott、异叶天南星 *Arisaema heterophyllum* Bl. 或东北天南星 *Arisaema amurense* Maxim. 的干燥块茎。

产地　天南星主产于陕西、甘肃、四川、贵州、云南等地；异叶天南星产于湖北、湖南、四川、贵州、河南、安徽、江苏、浙江、江西等地；东北天南星主产于东北及山东、河北等地。

采收加工　秋、冬二季茎叶枯萎时采挖，除去须根及外皮，干燥。

性状鉴别　呈扁球形，高1～2cm，直径1.5～6.5cm。表面类白色或淡棕色，较光滑，顶端有凹陷的茎痕，周围有麻点状根痕，有的块茎周边有小扁球状侧芽。质坚硬，不易破碎，断面不平坦，白色，粉性。气微辛，味麻辣。（图7-151，图7-152）

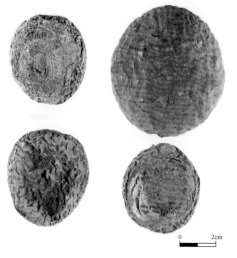

图7-151　天南星药材图

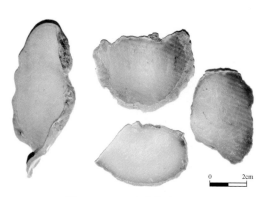

图7-152　天南星饮片图

以个大、色白、粉性足者为佳。未去外皮者不宜入药。

成分　含精氨酸、谷氨酸、丙氨酸等多种氨基酸，β-谷甾醇、三萜皂苷、安息香酸等，以及钙、磷、铝、锌等多种无机元素。

理化鉴别　（1）升华法：取粉末适量，加 0.5% mol/L 盐酸略湿润，进行微量升华，置显微镜下观察可见白色晶状物（检查安息香酸，区别半夏和白附子）。

（2）荧光法：取粉末在紫外灯下（254nm）检视，显银白色荧光。

性味功效　苦、辛，温；有毒。散结消肿。外用治痈肿，蛇虫咬伤。

‹ 半夏　Banxia ›

来源　为天南星科植物半夏 *Pinellia ternata*（Thunb.）Breit. 的干燥块茎。

产地　主产于四川、湖北、江苏、河南、安徽等地。

采收加工　夏、秋二季采挖，洗净，除去外皮和须根，晒干。

性状鉴别　呈类球形，有的稍偏斜，直径 0.7～1.6cm。表面白色或浅黄色，顶端有凹陷的茎痕，周围密布麻点状根痕；下面钝圆，较光滑。质坚实，断面洁白，富粉性。气微，味辛辣、麻舌而刺喉。（图 7-153）

以个大、色白、质坚实、粉性足者为佳。

规格　商品分三个等级。

一等：干货。呈圆球形、半圆球形或偏斜不等，去净外皮。表面白色或浅黄白色，上端圆平，中心凹陷（茎痕），周围有棕色点状根痕，下面钝圆，较平滑，质坚实，断面洁白或白色，粉质细腻，气微，味辛、麻舌而刺喉。每千克800 粒以内。无包壳、杂质、虫蛀、霉变。

二等：干货。每千克1200 粒以内。余同一等。

三等：干货。每千克3000 粒以内。余同一等。

性味功效　辛，温；有毒。燥湿化痰，降逆止呕，消痞散结。

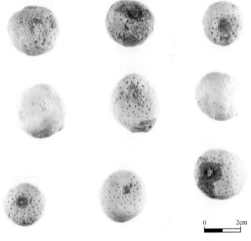

图7-153　半夏药材图

附注

半夏的伪品有以下几种。

① 水半夏　为天南星科植物鞭檐犁头尖 *Typhonium flagelliforme*（Lodd.）Blume 的干燥块茎。块茎略呈椭圆形或半圆形，直径 0.5～1.5cm，高 0.8～3cm。表面白色、类白色或淡黄色，不平滑，有多数隐约可见的点状根痕。上端呈类圆形，常常具有偏斜且凸起的叶痕或芽痕，呈黄棕色，部分下端稍尖。质坚实，断面白色，显粉性。味辛辣，麻舌而刺喉。

② 虎掌半夏　为天南星科植物虎掌半夏 *Arisaema heterophyllum* Blume 的干燥块茎。呈扁球形或不规则饼状，主块茎周围有小块茎，似虎类脚掌。

③ 山珠半夏　为天南星科植物山珠半夏 *Arisaema yunnanense* Buchet 的干燥块茎。呈扁椭圆形或半圆形，表面白色或淡黄色，有皱纹。顶端有较明显而大的凹窝状茎痕，周围有麻点状根痕，侧面常有凸起的小侧芽。

④ 犁头尖　为天南星科植物犁头尖 *Typhonium divaricatum*（L.）Decne. 的干燥块茎。个

体较小，圆锥形、卵圆形或长椭圆形，下端稍尖。表面有稀疏的圆形根痕，顶端有较大而凸起的褐色芽痕。

‹ 水半夏 Shuibanxia ›

别名 土半夏

来源 为天南星科植物鞭檐犁头尖 *Typhonium flagelliforme*（Lodd.）Blume 的干燥块茎。

产地 主产于广西、安徽、浙江、江西等地。

采收加工 夏、秋二季采挖，洗净，除去外皮和须根，晒干。

性状鉴别 块茎略呈椭圆形、圆锥形，有的半圆形，直径0.5~1.5cm，高0.8~3cm。表面类白色，有的淡黄色，不平滑，有多数隐约可见的点状根痕。上端呈类圆形，常常具有偏斜且凸起的叶痕或芽痕，呈黄棕色，部分下端稍尖。质坚实，断面白色，粉性。气微，味辛辣、麻舌而刺喉。（图7-154）

以质坚实、粉性足者为佳。

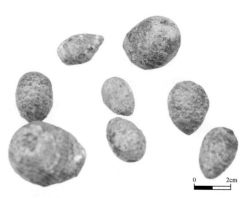

图7-154 水半夏药材图

规格 统货、干货。

性味功效 辛，温；有毒。燥湿化痰，解毒消肿，止血。不可代半夏用。

‹ 白附子 Baifuzi ›

别名 禹白附

来源 为天南星科植物独角莲 *Typhonium giganteum* Engl. 的干燥块茎。

产地 主产于河南禹县、长葛，甘肃天水、武都，湖北等地。

采收加工 秋季采挖，除去须根和外皮，晒干。

性状鉴别 药材 呈椭圆形或卵圆形，长2~5cm，直径1~3cm。表面白色至黄白色，略粗糙，有环纹及须根痕，顶端有茎痕或芽痕。质坚硬，断面白色，粉性。气微，味淡、麻辣刺舌。

饮片 （1）生白附子 同药材。

（2）制白附子 为类圆形或椭圆形厚片，外表皮淡棕色，切面黄色，角质。味淡，微有麻舌感。（图7-155）

以个大、质坚实、色白、粉性足者为佳。

性味功效 辛，温；有毒。祛风痰，定惊搐，解毒散结，止痛。

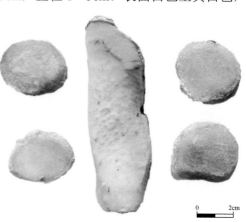

图7-155 白附子饮片图

石菖蒲 Shichangpu（附：水菖蒲）

别名 苦菖蒲

来源 为天南星科植物石菖蒲 *Acorus tatarinowii* Schott 的干燥根茎。

产地 主产于四川、浙江、江苏等地。

采收加工 秋、冬二季采挖，除去须根和泥沙，晒干。

性状鉴别 药材 呈扁圆柱形，多弯曲，常有分枝，长 3～20cm，直径 0.3～1cm。表面棕褐色或灰棕色，粗糙，有疏密不匀的环节，节间长 0.2～0.8cm，具细纵纹，一面残留须根或圆点状根痕；叶痕呈三角形，左右交互排列，有的其上有毛鳞状的叶基残余。质硬，断面纤维性，类白色或微红色，内皮层环明显，可见多数维管束小点及棕色油细胞。气芳香，味苦、微辛。

饮片 呈扁圆形或长条形的厚片。（图 7-156）

以条粗长、无须根、质坚实而脆、断面色白、粉性足、香气浓者为佳。

显微鉴别 横切面 ①表皮细胞外壁增厚，棕色，有的含红棕色物。②皮层宽广，散有纤维束和叶迹维管束；叶迹维管束外韧型，维管束鞘纤维成环，木化；内皮层明显。③中柱维管束周木型及外韧型，维管束鞘纤维较少。纤维束和维管束鞘纤维周围细胞中含草酸钙方晶，形成晶纤维。④薄壁组织中散有类圆形油细胞；并含淀粉粒。（图 7-157）

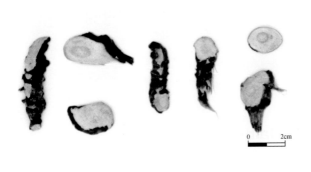

图 7-156 石菖蒲饮片图

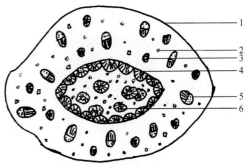

图 7-157 石菖蒲横切面简图

1—表皮；2—油细胞；3—纤维束；4—内皮层；
5—叶迹维管束；6—维管束

粉末 灰棕色。①淀粉粒单粒球形、椭圆形或长卵形，直径 2～9μm；复粒由 2～20（或更多）分粒组成。②纤维束周围细胞中含草酸钙方晶，形成晶纤维。③草酸钙方晶呈多面形、类多角形、双锥形，直径 4～16μm。④分泌细胞呈类圆形或长圆形，胞腔内充满黄绿色、橙红色或红色分泌物。

性味功效 辛、苦，温。开窍豁痰，醒神益智，化湿开胃。

附 水菖蒲

为天南星科植物菖蒲 *Acorus calamus* L. 的干燥根茎。根茎呈扁圆柱形，偶有分枝，长 10～24cm，直径 1～1.5cm。表面类白色至棕红色；节间长 0.2～1.5cm，上侧可见较大的类三角形叶痕，下侧可见凹陷的点状根痕，节上有残留的棕色的毛须。断面呈海绵样，呈类白色或淡棕色。气特异、较浓烈，味苦、辛。根茎横切面与石菖蒲的主要区别为：薄壁细胞作圈链状排列，有大型细胞间隙，为海绵状的通气组织，每一圈链的连接处有一较大的圆形油细胞；维管束鞘纤维不发达；中柱无纤维束；纤维束及维管束周围的1圈细胞通常不含方晶。

❮ 千年健 Qiannianjian ❯

别名 千年见、千颗针

来源 为天南星科植物千年健 *Homalomena occulta*（Lour.）Schott 的干燥根茎。

产地 主产于云南、广西等地。

采收加工 春、秋二季采挖，洗净，除去外皮，晒干。

性状鉴别 药材 呈圆柱形，稍弯曲，有的略扁，长 15～40cm，直径 0.8～1.5cm。表面黄棕色或红棕色，粗糙，可见多数扭曲的纵沟纹、圆形根痕及黄色针状纤维束。质硬而脆，断面红褐色，黄色针状纤维束多而明显，相对另一断面呈多数针眼状小孔及少数黄色针状纤维束，可见深褐色具光泽的油点。气香，味辛、微苦。

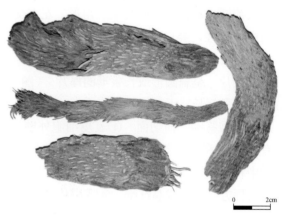

图7-158 千年健饮片图

饮片 呈类圆形或不规则形的片。（图 7-158）

以个大、质坚实者为佳。

性味功效 苦、辛，温。祛风湿，壮筋骨。

❮ 百部 Baibu ❯

来源 为百部科植物直立百部 *Stemona sessilifolia*（Miq.）Miq.、蔓生百部 *Stemona japonica*（Bl.）Miq. 或对叶百部 *Stemona tuberosa* Lour. 的干燥块根。

产地 直立百部主产于安徽、江苏、湖北、浙江、山东，蔓生百部主产于浙江、江苏，对叶百部主产于湖南、湖北、广东、福建、四川、贵州。

采收加工 春、秋二季采挖，除去须根，洗净，置沸水中略烫或蒸至无白心，取出，晒干。

性状鉴别 药材 （1）直立百部 呈纺锤形，上端较细长，皱缩弯曲，长 5～12cm，直径 0.5～1cm。表面黄白色或淡棕黄色，有不规则深纵沟，间或有横皱纹。质脆，易折断，断面平坦，角质样，淡黄棕色或黄白色，皮部较宽，中柱扁缩。气微，味甘、苦。

（2）蔓生百部 两端稍狭细，表面多不规则皱褶和横皱纹。

（3）对叶百部 呈长纺锤形或长条形，长 8～24cm，直径 0.8～2cm。表面浅黄棕色至灰棕色，具浅纵皱纹或不规则纵槽。质坚实，断面黄白色至暗棕色，中柱较大，髓部类白色。

饮片 呈不规则厚片或不规则条形斜片；质韧软。（图 7-159）

以根条粗壮、质坚实、色灰白者为佳。

显微鉴别　横切面：（1）直立百部　①根被为 3～4 列细胞，壁木栓化及木化，具致密的细条纹。②皮层较宽。③中柱韧皮部束与木质部束各 19～27 个，间隔排列，韧皮部束内侧有少数非木化纤维；木质部束导管 2～5 个，并有木纤维和管胞，导管类多角形，径向直径约至 48μm，偶有导管深入至髓部。④髓部散有少数细小纤维。（图 7-160、图 7-161）

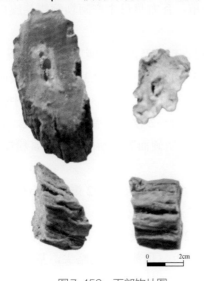

图 7-159　百部饮片图

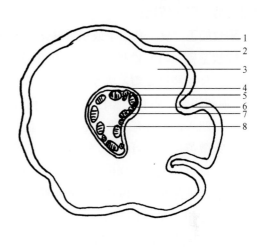

图 7-160　直立百部横切面简图

1—根被；2—外皮层；3—皮层；4—内皮层；5—中柱鞘；
6—韧皮部；7—木质部；8—髓

（2）蔓生百部　①根被为 3～6 列细胞。②韧皮部纤维木化。③导管径向直径约至 184μm，通常深入至髓部，与外侧导管束作 2～3 轮排列。

（3）对叶百部　①根被为 3 列细胞，细胞壁无细条纹，其最内层细胞的内壁特厚。②皮层外侧散有纤维，类方形，壁微木化。③中柱韧皮部束与木质部束各 32～40 个。④木质部束导管圆多角形，直径至 107μm，其内侧与木纤维和微木化的薄壁细胞连接成环层。

性味功效　甘、苦，微温。润肺下气止咳，杀虫灭虱。

‹ 川贝母　Chuanbeimu ›

别名　贝母

来源　为百合科植物川贝母 *Fritillaria cirrhosa* D. Don、暗紫贝母 *Fritillaria unibracteata* Hsiao et K. C. Hsia、甘肃贝母 *Fritillaria przewalskii* Maxim.、梭砂贝母 *Fritillaria delavayi* Franch.、太白贝母 *Fritillaria taipaiensis* P. Y. Li 或瓦布贝母 *Fritillaria unibracteata* Hsiao et K.C. Hsia var. *wabuensis*（S. Y.

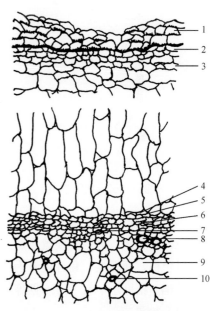

图 7-161　直立百部横切面详图

1—根被；2—外皮层；3—皮层；4—内皮层；
5—中柱鞘；6—韧皮部；7—韧皮纤维；8—导管；
9—髓；10—髓部纤维

Tang et S. C. Yue）Z. D. Liu，S. Wang et S. C. Chen的干燥鳞茎。按性状不同分别习称"松贝""青贝""炉贝"和"栽培品"。

产地　川贝母主产于西藏、四川、云南；暗紫贝母主产于四川阿坝藏族羌族自治州；甘肃贝母主产于甘肃、青海和四川西部；梭砂贝母主产于青海玉树、四川甘孜等地；太白贝母在重庆、陕西、湖北、甘肃、四川等地均有大量种植；瓦布贝母主产阿坝藏族羌族自治州茂县、黑水等地。

采收加工　夏、秋二季或积雪融化后采挖，除去须根、粗皮及泥沙，晒干或低温干燥。

性状鉴别　（1）松贝　呈类圆锥形或近球形，高0.3～0.8cm，直径0.3～0.9cm。表面类白色。外层鳞叶2瓣，大小悬殊，大瓣紧抱小瓣，未抱合部分呈新月形，习称"怀中抱月"；顶部闭合，内有类圆柱形、顶端稍尖的心芽和小鳞叶1～2枚；先端钝圆或稍尖，底部平，微凹入，中心有1灰褐色的鳞茎盘，偶有残存须根。质硬而脆，断面白色，富粉性。气微，味微苦。（图7-162）

（2）青贝　呈类扁球形，高0.4～1.4cm，直径0.4～1.6cm。外层鳞叶2瓣，大小相近，相对抱合，顶部开裂，内有心芽和小鳞叶2～3枚及细圆柱形的残茎。

（3）炉贝　呈长圆锥形，高0.7～2.5cm，直径0.5～2.5cm。表面类白色或浅棕黄色，有的具棕色斑点，习称"虎皮斑"。外层鳞叶2瓣，大小相近，顶部开裂而略尖，基部稍尖或较钝。（图7-163）

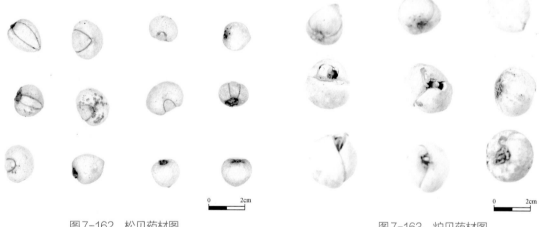

图7-162　松贝药材图　　　　　　　　　　图7-163　炉贝药材图

（4）栽培品　呈类扁球形或短圆柱形，高0.5～2cm，直径1～2.5cm。表面类白色或浅棕黄色，稍粗糙，有的具浅黄色斑点。外层鳞叶2瓣，大小相近，顶部多开裂而较平。

以色白、质坚实、粉性足者为佳。

规格　松贝分两等，青贝分四等，炉贝分两等。

（1）松贝

一等：干货。呈类圆锥形或近球形，鳞瓣2，大瓣紧抱小瓣，未抱部分呈新月形，顶端闭口，基部底平。表面白色，体结实，质细腻。断面粉白色。味甘微苦。每50g在240粒以外，无黄贝、油贝、碎贝、破贝、杂质、虫蛀、霉变。

二等：干货。顶端闭口或开口，基部平底或近似平底。每50g在240粒以内。间有黄贝、油贝、碎贝、破贝。

（2）青贝

一等：干货。呈扁球形或类球形，两鳞片大小相似。顶端闭口或微开口，基部较平或圆形。表面白色，细腻、体结。断面粉白色。味淡微苦。每50g在190粒以外。对开瓣不超过20%。无黄贝、油贝、碎贝、杂质、虫蛀、霉变。

二等：每50g在130粒以外。对开瓣不超过25%。间有花油贝、花黄贝，不超过5%。

三等：每50g在100粒以外。对开瓣不超过30%，间有油贝、碎贝、黄贝，不超过5%。

四等：大小粒不分。间有油粒、碎贝、黄贝。

（3）炉贝

一等：干货。呈长锥形，贝瓣略似马牙。表面白色。体结。断面粉白色。味苦。大小粒不分。间有油贝及白色破瓣。无杂质、虫蛀、霉变。

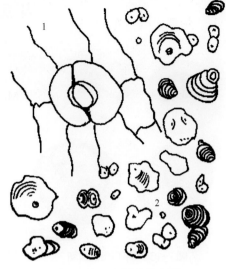

图7-164　川贝母粉末图

1—表皮细胞及气孔；2—淀粉粒

二等：表面黄白色或淡黄棕色，有的具有棕色斑点。

显微鉴别　粉末类白色或浅黄色。

（1）松贝、青贝及栽培品　淀粉粒甚多，广卵形、长圆形或不规则圆形，有的边缘不平整或略作分枝状，直径5~64μm，脐点短缝状、点状、人字状或马蹄状，层纹隐约可见。表皮细胞类长方形，垂周壁微波状弯曲，偶见不定式气孔，圆形或扁圆形。螺纹导管直径5~26μm。（图7-164）

（2）炉贝　淀粉粒广卵形、贝壳形、肾形或椭圆形，直径约至60μm，脐点人字状、星状或点状，层纹明显。螺纹导管和网纹导管直径可达64μm。

性味功效　苦、甘，微寒。清热润肺，化痰止咳，散结消痈。

附注

川贝母的伪品有以下几种。

① 一轮贝母　为百合科植物轮叶贝母 *Fritillaria maximowiczii* Freyn. 的干燥鳞茎。呈扁球形，直径约1cm。表面类白色或淡黄色。外层鳞瓣多枚，肥厚，轮生，顶端开裂。中央有小鳞叶和心芽。断面白色，粉性。味苦。有毒。

② 东贝母　为百合科植物东贝母 *Fritillaria thunbergii* Miq. var. *chekiangensis* Hsiao et K. C. Hsia 的鳞茎。本品呈扁球形，直径1~2.5cm，高1~1.5cm。表面类白色，外层两枚鳞叶肥厚，对合，中央有皱缩的小鳞叶2~3片及干缩的残茎。质实而脆，易折断，断面白色，粉性。气微，味苦。

③ 贝母　为百合科植物丽江山慈菇 *Iphigenia indica* A. Gray 的鳞茎。呈短圆锥形，高1~15cm，直径0.8~2cm，顶端渐尖，底部呈脐状凹入或平截。表面黄白色或黄棕色，光滑；一侧有一处从基部伸至顶端的纵沟。质坚硬，断面角质样或略带粉质，类白色或黄白色，味苦而麻。有大毒，有误作贝母服用造成死亡的事故发生。

平贝母 Pingbeimu

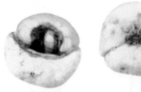
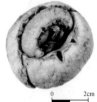

图7-165 平贝母药材图

别名 平贝

来源 为百合科植物平贝母 *Fritillaria ussuriensis* Maxim. 的干燥鳞茎。

产地 主产于黑龙江、吉林、辽宁等地。

采收加工 春季采挖，除去外皮、须根及泥沙，晒干或低温干燥。

性状鉴别 呈扁球形，高0.5～1cm，直径0.6～2cm。表面黄白色至浅棕色，外层鳞叶2瓣，肥厚，大小相近或一片稍大抱合，顶端略平或微凹入，常稍开裂；中央鳞片小。质坚实而脆，断面粉性。气微，味苦。（图7-165）

以饱满、色白、粉性足者为佳。

性味功效 苦、甘，微寒。清热润肺，化痰止咳。

伊贝母 Yibeimu

别名 伊贝

来源 为百合科植物新疆贝母 *Fritillaria walujewii* Regel 或伊犁贝母 *Fritillaria pallidiflora* Schrenk 的干燥鳞茎。

产地 主产于新疆。

采收加工 5～7月间采挖，除去泥沙，晒干，再去须根和外皮。

性状鉴别 （1）新疆贝母 呈扁球形，高0.5～1.5cm。表面类白色，光滑。外层鳞叶2瓣，月牙形，肥厚，大小相近而紧靠。顶端平展而开裂，基部圆钝，内有较大的鳞片和残茎、心芽各1枚。质硬而脆，断面白色，富粉性。气微，味微苦。

（2）伊犁贝母 呈圆锥形，较大。表面稍粗糙，淡黄白色。外层鳞叶两瓣，心脏形，肥大，一片较大或近等大，抱合。顶端稍尖，少有开裂，基部微凹陷。（图7-166）

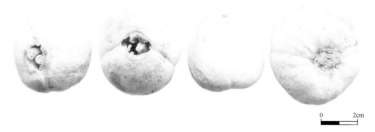

图7-166 伊贝母药材图

以质坚实、粉性足、味苦者为佳。

性味功效 苦、甘，微寒。清热润肺，化痰止咳。

‹ 浙贝母 Zhebeimu ›

别名　象贝、大贝

来源　为百合科植物浙贝母 *Fritillaria thunbergii* Miq. 的干燥鳞茎。

产地　主产于浙江，为浙江著名道地药材之一。江苏、安徽等地亦产。

采收加工　初夏植株枯萎时采挖，洗净。大小分开，大者除去芯芽，习称"大贝"；小者不去芯芽，习称"珠贝"。分别撞擦，除去外皮，拌以煅过的贝壳粉，吸去擦出的浆汁，干燥；或取鳞茎，大小分开，洗净，除去芯芽，趁鲜切成厚片，洗净，干燥，习称"浙贝片"。

性状鉴别　药材　（1）大贝　为鳞茎外层的单瓣鳞叶，略呈新月形，高 1～2cm，直径 2～3.5cm。外表面类白色至淡黄色，内表面白色或淡棕色，被有白色粉末。质硬而脆，易折断，断面白色至黄白色，富粉性。气微，味微苦。

（2）珠贝　为完整的鳞茎，呈扁圆形，高 1～1.5cm，直径 1～2.5cm。表面黄棕色至黄褐色，有不规则的皱纹；或表面类白色至淡黄色，较光滑或被有白色粉末。质硬，不易折断，断面淡黄色或类白色，略带角质状或粉性；外层鳞叶 2 瓣，肥厚，略似肾形，互相抱合，内有小鳞叶 2～3 枚和干缩的残茎。（图 7-167）

（3）浙贝片　为椭圆形或类圆形片，大小不一，长 1.5～3.5cm，宽 1～2cm，厚 0.2～0.4cm。外皮黄褐色或灰褐色，略皱缩；或淡黄色，较光滑。切面微鼓起，灰白色；或平坦，粉白色。质脆，易折断，断面粉白色，富粉性。

饮片　浙贝母　为类圆形的厚片或碎块。

以鳞叶肥厚、质坚实、色白、粉性足者为佳。

规格　商品分为大贝（又称元宝贝、宝贝）、珠贝，均为统货。

显微鉴别　粉末淡黄白色。淀粉粒甚多，单粒卵形、广卵形或椭圆形，直径 6～56μm，层纹不明显。表皮细胞类多角形或长方形，垂周壁连珠状增厚；气孔少见，副卫细胞 4～5 个。草酸钙结晶少见，细小，多呈颗粒状，有的呈梭形、方形或细杆状。导管多为螺纹，直径至 18μm。（图 7-168）

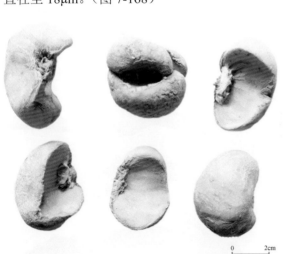

图 7-167　浙贝母药材图

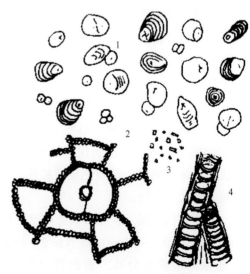

图 7-168　浙贝母鳞茎粉末图

1—淀粉粒；2—表皮细胞及气孔；3—草酸钙结晶；4—导管

性味功效 苦，寒。清热化痰止咳，解毒散结消痈。

湖北贝母 Hubeibeimu

别名 板贝

来源 为百合科植物湖北贝母 *Fritillaria hupehensis* Hsiao et K. C. Hsia 的干燥鳞茎。

产地 主产于湖北。

采收加工 夏初植株枯萎后采挖，用石灰水或清水浸泡，干燥。

性状鉴别 呈扁圆球形，高 0.8～2.2cm，直径 0.8～3.5cm。表面类白色至淡棕色。外层鳞叶 2 瓣，肥厚，略呈肾形，或大小悬殊，大瓣紧抱小瓣，顶端闭合或开裂。内有鳞叶 2～6 枚及干缩的残茎。内表面淡黄色至类白色，基部凹陷呈窝状，残留有淡棕色表皮及少数须根。单瓣鳞叶呈元宝状，长 2.5～3.2cm，直径 1.8～2cm。质脆，断面类白色，富粉性。气微，味苦。（图 7-169）

以粒小、色白、粉性足者为佳。

性味功效 微苦，凉。清热化痰，止咳，散结。

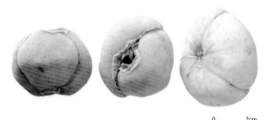

图 7-169　湖北贝母药材图

黄精 Huangjing

别名 鸡头参、老虎姜

来源 为百合科植物滇黄精 *Polygonatum kingianum* Coll. et Hemsl.、黄精 *Polygonatum sibiricum* Red. 或多花黄精 *Polygonatum cyrtonema* Hua 的干燥根茎。按形状不同，习称"大黄精""鸡头黄精""姜形黄精"。

产地 黄精主产于河北、内蒙古、陕西、辽宁、吉林、河南、山西等地；多花黄精主产于浙江、安徽、湖南、贵州等地；滇黄精主产于广西、云南、贵州等地。

采收加工 春、秋二季采挖，除去须根，洗净，置沸水中略烫或蒸至透心，干燥。

性状鉴别 药材 （1）大黄精 呈肥厚肉质的结节块状，长可达 10cm 以上，宽 3～6cm，厚 2～3cm。表面淡黄色至黄棕色，具环节，有皱纹及须根痕，结节上侧茎痕呈圆盘状，圆周凹入，中部突出。质硬而韧，不易折断，断面角质，淡黄色至黄棕色。气微，味甜，嚼之有黏性。

（2）鸡头黄精 呈结节状弯柱形，长 3～10cm，直径 0.5～1.5cm。结节长 2～4cm，略呈圆锥形，常有分枝。表面黄白色或灰黄色，半透明，有纵皱纹，茎痕圆形，直径 5～8mm。（图 7-170）

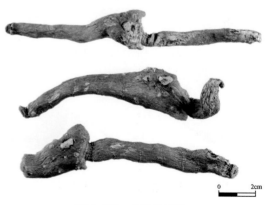

图 7-170　黄精药材图1

（3）姜形黄精　呈长条结节块状，长短不等，常数个块状结节相连。表面灰黄色或黄褐色，粗糙，结节上侧有突出的圆盘状茎痕，直径 0.8～1.5cm。（图 7-171）

饮片　呈不规则的厚片。切面略呈角质样，可见多数淡黄色筋脉小点。质稍硬而韧。（图 7-172）

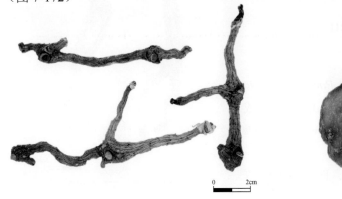
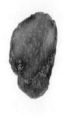
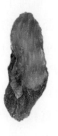
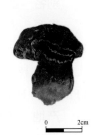

图 7-171　黄精药材图 2　　　　　　　　　　图 7-172　黄精饮片图

以肥大、润泽、色黄、断面透明者为佳。味苦者不可药用。

性味功效　甘，平。补气养阴，健脾，润肺，益肾。

附注

黄精的伪品主要有以下 3 种。

① 湖北黄精　为百合科植物湖北黄精 *Polygonatum zanlanscianense* Pamp. 的干燥根茎。呈连珠状，直径 2～3.5cm。茎痕直径 0.5～1.5cm，根痕凸起。表面黄棕色，具不规则较粗的皱纹。断面较平坦，散有多数类圆形棕色小点。味甜而苦。

② 卷叶黄精　为百合科植物卷叶黄精 *Polygonatum cirrhifolium*（Wall.）Royle. 的干燥根茎。为二至数个结节连生的块状，长 5～12cm，直径 1～1.5cm。表面黄棕色，每个结节上有圆形茎痕。

③ 热河黄精　为百合科植物热河黄精 *Polygonatum macropodium* Turcz. 的干燥根茎。呈圆柱形，一端略尖，有时分叉，长 5～10cm，直径 1～2cm。表面深棕色，茎痕直径约 0.5cm，节间疏密不一。

＜ **玉竹** Yuzhu ＞

别名　葳蕤

来源　为百合科植物玉竹 *Polygonatum odoratum*（Mill.）Druce 的干燥根茎。

产地　主产于湖南、河南、江苏、浙江等地。

采收加工　秋季采挖，除去须根，洗净，晒至柔软后，反复揉搓、晾晒至无硬心，晒干；或蒸透后，揉至半透明，晒干。

性状鉴别　药材　呈长圆柱形，略扁，少有分枝，长 4～18cm，直径 0.3～1.6cm。表面黄白色或淡黄棕色，半透明，具纵皱纹和微隆起的环节，有白色圆点状的须根痕和圆盘状茎痕。质硬而脆或稍软，易折断，断面角质样或显颗粒性。气微，味甘，嚼之发黏。（图 7-173）

饮片　呈不规则厚片或段。（图7-174）

以条长、肥壮、色黄者为佳。

性味功效　甘，微寒。养阴润燥，生津止渴。

〈 **重楼** Chonglou 〉

别名　蚤休、草河车

来源　为百合科植物云南重楼 *Paris polyphylla* Smith var. *yunnanensis*（Franch.）Hand. -Mazz. 或七叶一枝花 *Paris polyphylla* Smith var. *chinensis*（Franch.）Hara 的干燥根茎。

产地　云南重楼主产于云南、四川、贵州等地；七叶一枝花主产于四川、云南、贵州。

采收加工　秋季采挖，除去须根，洗净，晒干。

性状鉴别　药材　呈结节状扁圆柱形，略弯曲，长 5～12cm，直径 1.0～4.5cm。表面黄棕色或灰棕色，外皮脱落处呈白色；密具层状突起的粗环纹，一面结节明显，结节上有椭圆形凹陷茎痕，另一面有疏生的须根或疣状须根痕。顶端具鳞叶和茎的残基。质坚实，断面平坦，白色至浅棕色，粉性或角质。气微，味微苦、麻。（图7-175、图7-176）

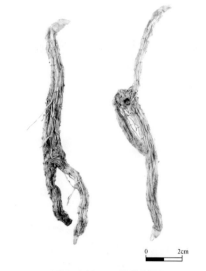

图7-173　玉竹药材图

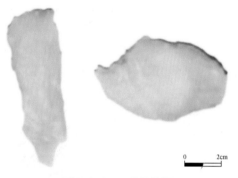

图7-174　玉竹饮片图

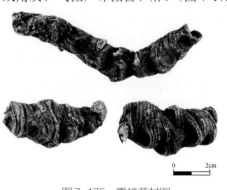

图7-175　重楼药材图

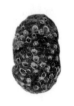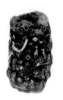

图7-176　伪品药材图

饮片　为近圆形、椭圆形或不规则片状。

以粗壮、质坚实、断面色白、粉性足者为佳。

性味功效　苦，微寒；有小毒。清热解毒，消肿止痛，凉肝定惊。

〈 **土茯苓** Tufuling 〉

别名　过山龙、冷饭团

来源　为百合科植物光叶菝葜 *Smilax glabra* Roxb. 的干燥根茎。

产地　主产于广东、湖南、湖北、浙江等地。

采收加工　夏、秋二季采挖，除去须根，洗净，干燥；或趁鲜切成薄片，干燥。

性状鉴别　**药材**　略呈圆柱形，稍扁或呈不规则条块，有结节状隆起，具短分枝，长5～22cm，直径2～5cm。表面黄棕

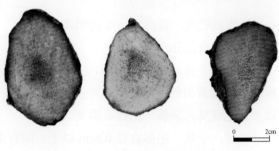

图7-177　土茯苓饮片图

色或灰褐色，凹凸不平，有坚硬的须根残基，分枝顶端有圆形芽痕，有的外皮现不规则裂纹，并有残留的鳞叶。质坚硬。切片呈长圆形或不规则，厚1～5mm，边缘不整齐；切面类白色至淡红棕色，粉性，可见点状维管束及多数小亮点；质略韧，折断时有粉尘飞扬，以水湿润后有黏滑感。气微，味微甘、涩。

饮片　呈长圆形或不规则的薄片，边缘不整齐。（图7-177）

以断面淡棕色、粉性足者为佳。

性味功效　甘、淡，平。解毒，除湿，通利关节。

‹ 天冬　Tiandong ›

别名　天门冬、大当门根

来源　为百合科植物天冬 *Asparagus cochinchinensis*（Lour.）Merr. 的干燥块根。

产地　主产于贵州、广西、云南等地。以贵州产量最大，品质好。

采收加工　秋、冬二季采挖，洗净，除去茎基和须根，置沸水中煮或蒸至透心，趁热除去外皮，洗净，干燥。

性状鉴别　**药材**　呈长纺锤形，略弯曲，长5～18cm，直径0.5～2cm。表面黄白色至淡黄棕色，半透明，光滑或具深浅不等的纵皱纹，偶有残存的灰棕色外皮。质硬或柔润，有黏性，断面角质样，中柱黄白色。气微，味甜、微苦。（图7-178）

饮片　呈类圆形或不规则形的片。（图7-179）

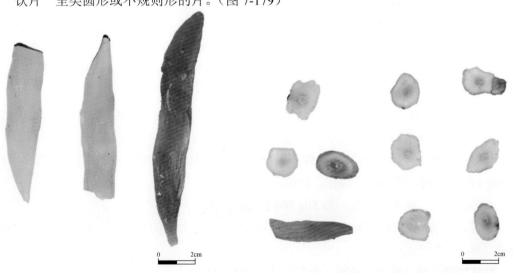

图7-178　天冬药材图　　　　　　　图7-179　天冬饮片图

151

以饱满肥大、黄白色、半透明者为佳。

规格　商品分三个等级。

一等：干货。呈长纺锤形，去净外皮。表面黄白色或淡棕黄色，半透明，条肥大，有糖质。断面黄白色，角质状，中央有白色中柱（白心）。气微，味甜微苦。中部直径 12cm 以上。无硬皮、杂质、虫蛀、霉变。

二等：干货。中部直径 0.8cm 以上。间有未剥净硬皮，但不得超过 5%。余同一等。

三等：干货。呈长纺锤形，去外皮。表面红棕色或红褐色，有糖质。断面红棕色，角质状，中央有白色中柱（白心）。中部直径 0.5cm 以上。稍有未去净硬皮，但不得超过 15%。

性味功效　甘、苦，寒。养阴润燥，清肺生津。

⟨ 麦冬 Maidong ⟩

别名　麦门冬、寸冬

来源　为百合科植物麦冬 *Ophiopogon japonicus*（L.f）Ker-Gawl. 的干燥块根。

产地　主产于浙江、四川。商品大多为栽培品，浙江产者称浙麦冬（杭麦冬），四川产者称川麦冬。

采收加工　夏季采挖，洗净，反复暴晒、堆置，至七八成干，除去须根，干燥。

性状鉴别　药材　呈纺锤形，两端略尖，长 1.5～3cm，直径 0.3～0.6cm。表面淡黄色或灰黄色，有细纵纹。质柔韧，断面黄白色，半透明，中柱细小。气微香，味甘、微苦。（图7-180）

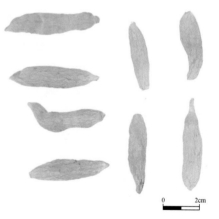

饮片　形如麦冬，或为轧扁的纺锤形块片。

以根肥大、黄白色、质柔韧、嚼之黏性强者为佳。

图7-180　麦冬药材图

规格　麦冬有以下规格。

（1）浙麦冬规格标准

一等：干货，呈纺锤形半透明体，表面黄白色。质柔韧。断面牙白色，有木质心。味微甜，嚼之有黏性。每 50g 150 粒以内。无须根、油粒、烂头、枯子、杂质、霉变。

二等：干货。每 50g 280 粒以内。余同一等。

三等：干货。每 50g 280 粒以外，最小不低于麦粒大。油粒、烂头不超过 10%。余同一等。

（2）川麦冬规格标准

一等：干货。呈纺锤形半透明体。表面淡白色。木质心细软。味微甜，嚼之少黏性。每 50g 190 粒以内，无须根、乌花、油粒、杂质、霉变。

二等：干货。断面淡白色。每 50g 300 粒以内。余同一等。

三等：干货。每 50g 300 粒以外，最小不低于麦粒大。间有乌花、油粒不超过 10%。余同二等。

性味功效　甘、微苦，微寒。养阴生津，润肺清心。

附注　湖北麦冬　为百合科植物湖北麦冬 *Liriope spicata*（Thunb.）Lour. var. *prolifera* Y. T. Ma 的干燥块根。长 1.2～3cm，直径 0.4～0.7cm。表面淡黄色至棕黄色，具不规则纵皱纹。干后质硬脆，易折断，断面淡黄色至棕黄色，角质样。气微，味甜，嚼之发黏。

＜ 山麦冬　Shanmaidong ＞

别名　土麦冬

来源　为百合科植物湖北麦冬 *Liriope spicata*（Thunb.）Lour. var. *prolifera* Y. T. Ma 或短葶山麦冬 *Liriope muscari*（Decne.）Baily 的干燥块根。

产地　主产湖北，全国大部分地区有分布。

采收加工　夏初采挖，洗净，反复暴晒、堆置，至近干，除去须根，干燥。

性状鉴别　（1）湖北麦冬　呈纺锤形，两端略尖，长 1.2～3cm，直径 0.4～0.7cm。表面淡黄色至棕黄色，具不规则纵皱纹。质柔韧，干后质硬脆，易折断，断面淡黄色至棕黄色，角质样，中柱细小。气微，味甜，嚼之发黏。

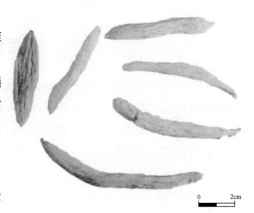

图7-181　山麦冬药材图

（2）短葶山麦冬　稍扁，长 2～5cm，直径 0.3～0.8cm，具粗纵纹。味甘、微苦。（图 7-181）

以肥大、黏性强者为佳。

性味功效　甘、微苦，微寒。养阴生津，润肺清心。

＜ 知母　Zhimu ＞

来源　为百合科植物知母 *Anemarrhena asphodeloides* Bge. 的干燥根茎。

产地　主产于河北、山西、陕西等地。以河北易县产者质量最好。

采收加工　春、秋二季采挖，除去须根和泥沙，晒干，习称"毛知母"；或除去外皮，晒干，习称"知母肉"（"光知母"）。

性状鉴别　药材　呈长条状，微弯曲，略扁，偶有分枝，长 3～15cm，直径 0.8～1.5cm，一端有浅黄色的茎叶残痕，习称"金包头"。表面黄棕色至棕色，上面有一凹沟，具紧密排列的环状节，节上密生黄棕色的残存叶基，由两侧向根茎上方生长；下面隆起而略皱缩，并有凹陷或突起的点状根痕。质硬，易折断，断面黄白色。气微，味微甜、略苦，嚼之带黏性。（图 7-182）

饮片　呈不规则类圆形的厚片。（图 7-183）

以条粗、质坚实、断面黄白者为佳。

规格　商品分为毛知母、知母肉，均为统货。

性味功效　苦、甘，寒。清热泻火，滋阴润燥。

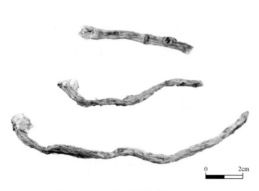
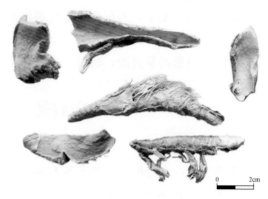

图7-182　知母药材图　　　　　　　　　图7-183　知母饮片图

百合　Baihe

来源　为百合科植物卷丹 *Lilium lancifolium* Thunb.、百合 *Lilium brownii* F. E. Brown var. *viridulum* Baker 或细叶百合 *Lilium pumilum* DC. 的干燥肉质鳞叶。

产地　主产湖南、湖北、江苏等地。

采收加工　秋季采挖，洗净，剥取鳞叶，置沸水中略烫，干燥。

性状鉴别　呈长椭圆形，长 2～5cm，宽 1～2cm，中部厚 1.3～4mm。表面黄白色至淡棕黄色，有的微带紫色，有数条纵直平行的白色维管束。顶端稍尖，基部较宽，边缘薄，微波状，略向内弯曲。质硬而脆，断面较平坦，角质样。气微，味微苦。（图 7-184）

以肉厚、色白、质坚实、味苦者为佳。

性味功效　甘，寒。养阴润肺，清心安神。

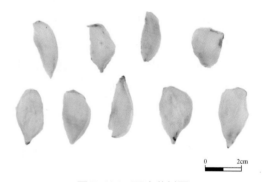

图7-184　百合药材图

薤白　Xiebai

别名　小根蒜

来源　为百合科植物小根蒜 *Allium macrostemon* Bge. 或薤 *Allium chinense* G. Don 的干燥鳞茎。

产地　小根蒜主产于东北、河北、江苏、湖北等地。薤产于我国南北大部分地区。

采收加工　夏、秋二季采挖，洗净，除去须根，蒸透或置沸水中烫透，晒干。

性状鉴别　小根蒜　呈不规则卵圆形，高 0.5～1.5cm，直径 0.5～1.8cm。表面黄白

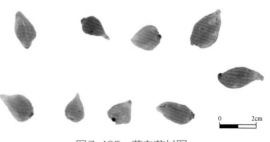

图7-185　薤白药材图

色或淡黄棕色，皱缩，半透明，有类白色膜质鳞片包被，底部有突起的鳞茎盘。质硬，角质样。有蒜臭，味微辣。

薤　呈略扁的长卵形，高1～3cm，直径0.3～1.2cm。表面淡黄棕色或棕褐色，具浅纵皱纹。质较软，断面可见鳞叶2～3层。嚼之粘牙。（图7-185）

以个大、饱满、黄白色、半透明者为佳。

性味功效　辛、苦，温。通阳散结，行气导滞。

◁ **仙茅** Xianmao ▷

别名　仙茅参

来源　为石蒜科植物仙茅 *Curculigo orchioides* Gaertn. 的干燥根茎。

产地　主产于四川。

采收加工　秋、冬二季采挖，除去根头和须根，洗净，干燥。

性状鉴别　药材　呈圆柱形，略弯曲，长3～10cm，直径0.4～1.2cm。表面棕色至褐色，粗糙，有细孔状的须根痕和横皱纹。质硬而脆，易折断，断面不平坦，灰白色至棕褐色，近中心处色较深。气微香，味微苦、辛。（图7-186）

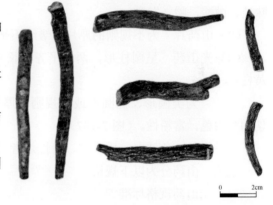

图7-186　仙茅药材图

饮片　呈类圆形或不规则形的厚片或段。切面有多数棕色小点，中间有深色环纹。

以根条粗长、质坚脆、表面黑褐色者为佳。

性味功效　辛，热；有毒。补肾阳，强筋骨，祛寒湿。

附注　仙茅的伪品主要有以下2种。

① 毛茛科植物芍药 *Paeonia lactifora* Pall. 的侧根伪制而成。外形与仙茅甚相似，圆柱形，有的略呈圆锥形，长2～5cm，直径0.3～0.7cm。有不规则纵沟纹，具须根痕及横向凸起的皮孔。断面平坦，角质样，韧皮部窄，呈暗棕色，木质部宽，呈红棕色，具放射状纹理。气微香，味微苦涩。

② 毛茛科植物铁棒锤 *Aconitum szechenyianum* Gay. 的干燥根。呈圆锥形或纺锤形，长3～6cm，直径0.5～1cm。表面灰棕色至黑棕色，稍粗糙，有纵皱或细密纹理，顶端有芽痕或茎基残痕，基部略尖，通体有粗细不等的似"钉角"的支根。断面黄白色，显粉性，少数为角质样，显黄色。气微，味麻。有毒。

◁ **山药** Shanyao ▷

别名　薯蓣、山芋、薯药、怀山药

来源　为薯蓣科植物薯蓣 *Dioscorea opposita* Thunb. 的干燥根茎。

产地　主产于河南。

采收加工　冬季茎叶枯萎后采挖，切去根头，洗净，除去外皮和须根，干燥，习称"毛山药"；或除去外皮，趁鲜切厚片，干燥，称为"山药片"；也有选择肥大顺直的干燥山药，置清水中，浸至无干心，闷透，切齐两端，用木板搓成圆柱状，晒干，打光，习称"光山药"。

性状鉴别　（1）毛山药　略呈圆柱形，弯曲而稍扁，长 15～30cm，直径 1.5～6cm。表面黄白色或淡黄色，有纵沟、纵皱纹及须根痕，偶有浅棕色外皮残留。体重，质坚实，不易折断，断面白色，粉性。气微，味淡、微酸，嚼之发黏。

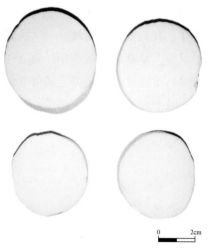

图7-187　山药饮片图

（2）山药片　为不规则的厚片，皱缩不平，切面白色或黄白色，质坚脆。

（3）光山药　呈圆柱形，两端平齐，长 9～18cm，直径 1.5～3cm。表面光滑，白色或黄白色。

饮片　为类圆形、椭圆形或不规则的厚片。表面类白色或淡黄白色，质脆，易折断，切面类白色，富粉性。（图 7-187）

以条粗长、色洁白、质坚实、粉性足者为佳。

规格　山药分为以下规格。

（1）光山药规格标准

一等：干货。呈圆柱形，条匀挺直，光滑圆润，两头平齐。内外均为白色。质坚实，粉性足。味淡。长 15cm 以上，直径 23cm 以上。无裂痕、空心、炸头、杂质、虫蛀、霉变。

二等：干货。长 13cm 以上，直径 17cm 以上。余同一等。

三等：干货。长 10cm 以上，直径 1cm 以上。余同一等。

四等：干货。直径 0.8cm 以上，长短不分，间有碎块。余同一等。

（2）毛山药规格标准

一等：干货。呈长条形，弯曲稍扁，有顺皱纹或抽沟，去净外皮。内外均为白色或黄白色，有粉性。味淡。长 15cm 以上，中部围粗 10cm 以上。无破裂、空心、黄筋、杂质、虫蛀、霉变。

二等：干货。长 10cm 以上，中部围粗 6cm 以上。余同一等。

三等：干货。长 10cm 以上，中部围粗 3cm 以上。间有碎块。

性味功效　甘，平。补脾养胃，生津益肺，补肾涩精。

附注　山药的伪品主要有以下 2 种。

① 参薯　为薯蓣科植物参薯 *Dioscorea alata* L. 的干燥根茎。长 7～14cm，直径 2～4cm，有的加工成条块状；表面浅黄色至棕黄色或类白色；断面类白色或淡黄色，有的散有浅棕色的点状物；味淡、微酸。

② 木薯　为大戟科植物木薯 *Manihot esculenta* crantz 的块根。多为圆柱形，两端稍尖，

有的为圆锥形、纺锤形，长 20~27cm，直径 15~25cm；一端有茎基成纤维状，另一端有根痕；残留外皮黄棕色，有粗横纹及点状根痕；断面有众多的浅黄色的点状筋脉呈放射状排列，中心有放射状裂隙；质硬而脆，受潮后易变韧；无臭，味淡。

‹ 粉萆薢 Fenbixie ›

别名 萆薢

来源 为薯蓣科植物粉背薯蓣 *Dioscorea hypoglauca* Palibin 的干燥根茎。

产地 主产于浙江、安徽、江西、湖南等地。

采收加工 秋、冬二季采挖，除去须根，洗净，切片，晒干。

性状鉴别 为不规则的薄片，边缘不整齐，大小不一，厚约 0.5mm。有的有棕黑色或灰棕色的外皮。切面黄白色或淡灰棕色，

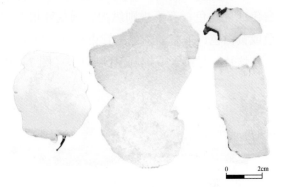

图7-188 粉萆薢饮片图

维管束呈小点状散在。质松，略有弹性，易折断，新断面近外皮处显淡黄色。气微，味辛、微苦。（图 7-188）

以片大而薄、切面黄白色者为佳。

性味功效 苦，平。利湿去浊，祛风除痹。

‹ 绵萆薢 Mianbixie ›

别名 萆薢

来源 为薯蓣科植物绵萆薢 *Dioscorea spongiosa* J. Q. Xi，M. Mizuno et W. L. Zhao 或福州薯蓣 *Dioscorea futschauensis* Uline ex R. Kunth 的干燥根茎。

产地 绵萆薢主产于浙江、江西、福建等地，福州薯蓣主产于福建、浙江等地。

采收加工 秋、冬二季采挖，除去须根，洗净，切片，晒干。

性状鉴别 为不规则的斜切片，边缘不整齐，大小不一，厚 2~5mm。外皮黄棕色至黄褐色，有稀疏的须根残基，呈圆锥状突起。质疏松，略呈海绵状，切面灰白色至浅灰棕色，黄棕色点状维管束散在。气微，味微苦。（图 7-189）

以片大而薄、切面黄白色者为佳。

性味功效 苦，平。利湿去浊，祛风除痹。

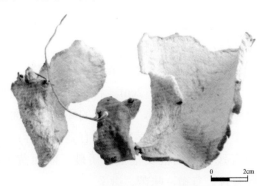

图7-189 绵萆薢药材图

‹ **穿山龙** Chuanshanlong ›

来源 为薯蓣科植物穿龙薯蓣 *Dioscorea nipponica* Makino 的干燥根茎。

产地 主产于辽宁、黑龙江、吉林、河北、内蒙古、山西、陕西等地。

采收加工 春、秋二季采挖，洗净，除去须根和外皮，晒干。

性状鉴别 药材 根茎呈类圆柱形，稍弯曲，长 15～20cm，直径 1.0～1.5cm。表面黄白色或棕黄色，有不规则纵沟、刺状残根及偏于一侧的突起茎痕。质坚硬，断面平坦，白色或黄白色，散有淡棕色维管束小点。气微，味苦涩。（图 7-190）

饮片 呈圆形或椭圆形的厚片。（图 7-191）

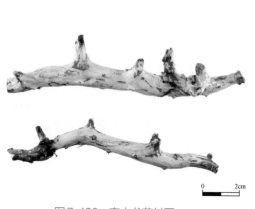

图 7-190 穿山龙药材图

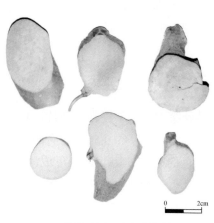

图 7-191 穿山龙饮片图

以根茎粗长、质地坚硬者为佳。

性味功效 甘、苦，温。祛风除湿，舒筋通络，活血止痛，止咳平喘。

‹ **射干** Shegan ›

别名 寸干

来源 为鸢尾科植物射干 *Belamcanda chinensis*（L.）DC. 的干燥根茎。

产地 主产于湖北、河南、江苏、安徽、湖南、陕西等地。以河南产量大，湖北质量优。

采收加工 春初刚发芽或秋末茎叶枯萎时采挖，除去须根和泥沙，干燥。

性状鉴别 药材 呈不规则结节状，长 3～10cm，直径 1～2cm。表面黄褐色、棕褐色或黑褐色，皱缩，有较密的环纹。上面有数个圆盘状凹陷的茎痕，偶有茎基残存；下面有残留的细根及根痕。质硬，断面黄色，颗粒性。气微，味苦、微辛。

饮片 呈不规则形或长条形的薄片。切

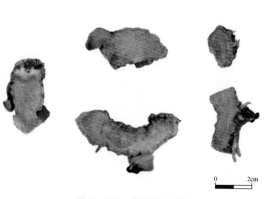

图 7-192 射干饮片图

面淡黄色或鲜黄色，具散在筋脉小点或筋脉纹，有的可见环纹。（图 7-192）

以肥壮、质硬、断面色黄者为佳。

性味功效　苦，寒。清热解毒，消痰，利咽。

‹ 莪术 Ezhu ›

别名　黑心姜、文术

来源　为姜科植物蓬莪术 *Curcuma phaeocaulis* Val.、广西莪术 *Curcuma kwangsiensis* S. G. Lee et C. F. Liang 或温郁金 *Curcuma wenyujin* Y. H. Chen et C. Ling 的干燥根茎。后者习称"温莪术"。

产地　蓬莪术主产于四川，商品称"川莪术"。广西莪术主产于广西，商品称"桂莪术"。温郁金主产于浙江，商品称"温莪术"。

采收加工　冬季茎叶枯萎后采挖，洗净，蒸或煮至透心，晒干或低温干燥后除去须根和杂质。

性状鉴别　药材　（1）蓬莪术　呈卵圆形、长卵形、圆锥形或长纺锤形，顶端多钝尖，基部钝圆，长 2～8cm，直径 1.5～4cm。表面灰黄色至灰棕色，上部环节突起，有圆形微凹的须根痕或残留的须根，有的两侧各有 1 列下陷的芽痕和类圆形的侧生根茎痕，有的可见刀削痕。体重，质坚实，断面灰褐色至蓝褐色，蜡样，常附有灰棕色粉末，皮层与中柱易分离，内皮层环纹棕褐色。气微香，味微苦而辛。

（2）广西莪术　环节稍突起，断面黄棕色至棕色，常附有淡黄色粉末，内皮层环纹黄白色。

（3）温莪术　断面黄棕色至棕褐色，常附有淡黄色至黄棕色粉末。气香或微香。（图 7-193）

饮片　呈类圆形或椭圆形的厚片。切面黄绿色、黄棕色或棕褐色，内皮层环纹明显，散在"筋脉"小点。（图 7-194）

以个均匀、质坚实、香气浓者为佳。

性味功效　辛、苦，温。行气破血，消积止痛。

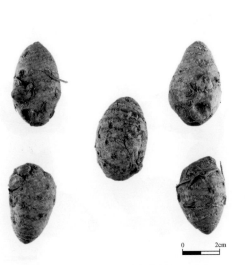

图 7-193　莪术药材图

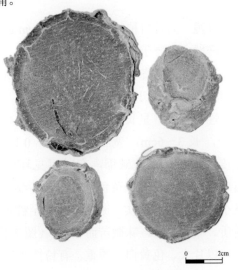

图 7-194　莪术饮片图

姜黄 Jianghuang

别名 黄姜

来源 姜科植物姜黄 *Curcuma longa* L. 的干燥根茎。

产地 主产于四川、福建、江西等地。

采收加工 冬季茎叶枯萎时采挖，洗净，煮或蒸至透心，晒干，除去须根。

性状鉴别 药材 呈不规则卵圆形、圆柱形或纺锤形，常弯曲，有的具短叉状分枝，长 2～5cm，直径 1～3cm。表面深黄色，粗糙，有皱缩纹理和明显环节，并有圆形分枝痕及须根痕。质坚实，不易折断，断面棕黄色至金黄色，角质样，有蜡样光泽，内皮层环纹明显，维管束呈点状散在。气香特异，味苦、辛。（图7-195）

饮片 为不规则或类圆形的厚片。（图7-196）

以质坚实、断面橙黄色者为佳。

性味功效 辛、苦，温。破血行气，通经止痛。

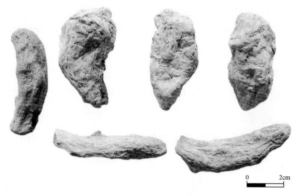

图7-195 姜黄药材图

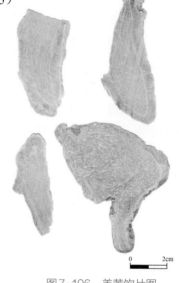

图7-196 姜黄饮片图

片姜黄 Pianjianghuang

来源 为姜科植物温郁金 *Curcuma wenyujin* Y. H. Chen et C. Ling 的干燥根茎。

产地 主产于浙江。

采收加工 冬季茎叶枯萎后采挖，洗净，除去须根，趁鲜纵切厚片，晒干。

性状鉴别 呈长圆形或不规则的片状，大小不一，长 3～6cm，宽 1～3cm，厚 0.1～0.4cm。外皮灰黄色，粗糙皱缩，有时可见环节及须根痕。切面黄白色至棕黄色，有一圈环纹及多数筋脉小点。质脆而坚实。断面灰白色至棕黄色，略粉质。气香特异，味微苦而辛凉。（图7-197）

以片大、色黄白、质重、有粉性者为佳。

性味功效 辛、苦，温。破血行气，通经止痛。

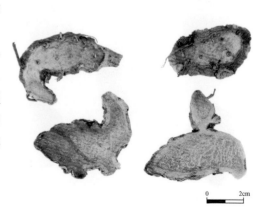

图7-197 片姜黄饮片图

‹ 郁金　Yujin ›

来源　为姜科植物温郁金 *Curcuma wenyujin* Y. H. Chen et C. Ling、姜黄 *Curcuma longa* L.、广西莪术 *Curcuma kwangsiensis* S. G. Lee et C. F. Liang 或蓬莪术 *Curcuma phaeocaulis* Val. 的干燥块根。前两者分别习称"温郁金"和"黄丝郁金"，其余按性状不同习称"桂郁金"或"绿丝郁金"。

产地　温郁金主产于浙江，为著名的道地药材；黄丝郁金、绿丝郁金主产于四川，习称"川郁金"；桂郁金主产于广西。

采收加工　冬季茎叶枯萎后采挖，除去泥沙和细根，蒸或煮至透心，干燥。

性状鉴别　药材　（1）温郁金　呈长圆形或卵圆形，稍扁，有的微弯曲，两端渐尖，长 3.5~7cm，直径 1.2~2.5cm。表面灰褐色或灰棕色，具不规则的纵皱纹，纵纹隆起处色较浅。质坚实，断面灰棕色，角质样；内皮层环明显。气微香，味微苦。

（2）黄丝郁金　呈纺锤形，有的一端细长，长 2.5~4.5cm，直径 1~1.5cm。表面棕灰色或灰黄色，具细皱纹。断面橙黄色，外周棕黄色至棕红色。气芳香，味辛辣。

（3）桂郁金　呈长圆锥形或长圆形，长 2~6.5cm，直径 1~1.8cm。表面具疏浅纵纹或较粗糙网状皱纹。气微，味微辛苦。

（4）绿丝郁金　呈长椭圆形，较粗壮，长 1.5~3.5cm，直径 1~1.2cm。气微，味淡。（图 7-198）

饮片　呈椭圆形或长条形薄片。（图 7-199）

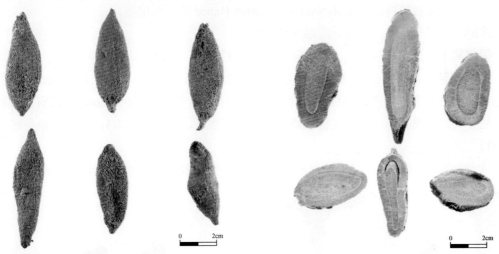

图7-198　郁金药材图　　　　　　图7-199　郁金饮片图

以个大、肥满者为佳。

规格　郁金分为以下规格。

（1）川郁金

①黄丝郁金规格标准

一等：干货。呈类卵圆形。表面灰黄色或灰棕色，皮细，略现细皱纹。质坚实，断面角质状，有光泽，外层黄色。内心金黄色，有姜气，味辛香。每千克 600 粒以内，剪净残蒂。无刀口、破瓣、杂质、虫蛀、霉变。

二等：干货。每千克600粒以外，直径不小于0.5cm。间有刀口、破瓣。余同一等。

②绿丝郁金规格标准

一等：干货。呈纺锤形、卵圆形或长椭圆形。表面灰黄或灰白色，有较细的皱纹。质坚实而稍松脆。断面角质状，淡黄白色。微有姜气，味辛苦。每千克600粒以内，剪净残蒂。无刀口、破瓣、杂质、虫蛀、霉变。

二等：干货。每千克600粒以外，直径不小于0.5cm。间有刀口、破瓣。余同一等。

（2）温郁金规格标准

一等：干货。呈纺锤形，稍扁，多弯曲，不肥满。表面灰褐色，具纵直或杂乱的皱纹。质坚实，断面角质状，多为灰黑色。略有姜气，味辛、苦。每千克280粒以内。无须根、杂质、虫蛀、霉变。

二等：干货。每千克280粒以外，但直径不小于0.5cm。间有刀口、破碎。余同一等。

（3）桂郁金

统货。干货。

性味功效 辛、苦，寒。活血止痛，行气解郁，清心凉血，利胆退黄。

〈 **高良姜** Gaoliangjiang 〉

别名 良姜、小良姜

来源 为姜科植物高良姜 *Alpinia officinarum* Hance 的干燥根茎。

产地 主产于广东、海南、广西等地。

采收加工 夏末秋初采挖，除去须根和残留的鳞片，洗净，切段，晒干。

性状鉴别 药材 呈圆柱形，多弯曲，有分枝，长5～9cm，直径1～1.5cm。表面棕红色至暗褐色，有细密的纵皱纹和灰棕色的波状环节，节间长0.2～1cm，一面有圆形的根痕。质坚韧，不易折断，断面灰棕色或红棕色，纤维性，中柱约占1/3。气香，味辛辣。（图7-200）

饮片 呈类圆形或不规则形的薄片。切面具多数散在的筋脉小点，中心圆形，约占

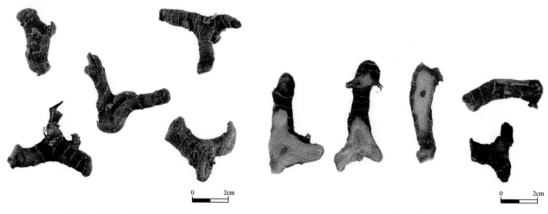

图7-200 高良姜药材图   图7-201 高良姜饮片图

1/3。（图 7-201）

以分枝少、色红棕、气味浓者为佳。

性味功效　辛，热。温胃止呕，散寒止痛。

＜ **山柰** Shannai ＞

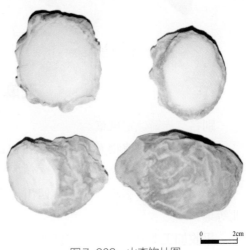

图 7-202　山柰饮片图

别名　山辣、沙姜、三柰子

来源　为姜科植物山柰 *Kaempferia galanga* L. 的干燥根茎。

产地　主产于广西。

采收加工　冬季采挖，洗净，除去须根，切片，晒干。

性状鉴别　多为圆形或近圆形的横切片，直径 1～2cm，厚 0.3～0.5cm。外皮浅褐色或黄褐色，皱缩，有的有根痕或残存须根；切面类白色，粉性，常鼓凸，习称"缩皮凸肉"。质脆，易折断。气香特异，味辛辣。（图 7-202）

以色白、粉性足、饱满、气浓厚而辣味强者为佳。

性味功效　辛，温。行气温中，消食，止痛。

＜ **干姜** Ganjiang ＞

来源　为姜科植物姜 *Zingiber officinale* Rosc. 的干燥根茎。

产地　主产于四川、贵州等地。

采收加工　冬季采挖，除去须根和泥沙，晒干或低温干燥。趁鲜切片晒干或低温干燥者称为"干姜片"。

性状鉴别　药材　（1）干姜　呈扁平块状，具指状分枝，长 3～7cm，厚 1～2cm。表面灰黄色或浅灰棕色，粗糙，具纵皱纹和明显的环节。分枝处常有鳞叶残存，分枝顶端有茎痕或芽。质坚实，断面黄白色或灰白色，粉性或颗粒性，内皮层环纹明显，维管束及黄色油点散在。气香、特异，味辛辣。（图 7-203）

（2）干姜片　呈不规则纵切片或斜切片，具指状分枝，长 1～6cm，宽 1～2cm，厚 0.2～0.4cm。外皮灰黄色或浅黄棕色，粗糙，具纵皱纹及明显的环节。切面灰黄色或灰白色，略显粉性，可见较多的纵向纤维，有的呈毛状。质坚实，断面纤维性。气香、特异，味辛辣。

饮片　呈不规则片块状，厚 0.2～0.4cm。（图 7-204）

以外皮灰黄色、质坚实、断面黄白、粉性足、气味浓者为佳。

性味功效　辛，热。温中散寒，回阳通脉，温肺化饮。

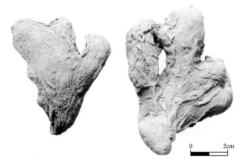

图7-203　干姜药材图

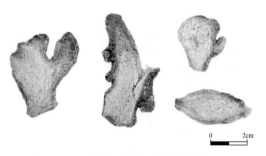

图7-204　干姜饮片图

‹ 天麻　Tianma ›

别名　赤箭、定风草

来源　为兰科植物天麻 *Gastrodia elata* Bl. 的干燥块茎。

产地　主产于云南、贵州、四川、陕西、湖北等地。

采收加工　立冬后至次年清明前采挖，立即洗净，蒸透，敞开低温干燥。

性状鉴别　药材　呈椭圆形或长条形，略扁，皱缩而稍弯曲，长 3～15cm，宽 1.5～6cm，厚 0.5～2cm。表面黄白色至黄棕色，有纵皱纹及由点状潜伏芽排列而成的横环纹多轮，有时可

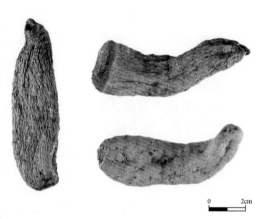

图7-205　天麻药材图

见棕褐色菌索。顶端有红棕色至深棕色鹦嘴状的芽，习称"鹦哥嘴"或"红小瓣"（冬麻），或残留茎基（春麻）；另端有圆脐形疤痕，习称"肚脐疤"。质坚硬，不易折断，断面较平坦，黄白色至淡棕色，角质样。气微，味甘。（图 7-205）

饮片　呈不规则的薄片。切面半透明。

以个大、有鹦哥嘴、质坚实、断面明亮、无空心者为佳。

规格　一等：干货。呈长椭圆形。扁缩弯曲，去净粗栓皮，表面黄白色，有横环纹，顶端有残留茎基或红黄色的枯芽。末端有圆盘状的凹脐形疤痕。质坚实、半透明。断面角质，牙白色。味甘微辛。每千克 26 支以内，无空心、枯炕、杂质、虫蛀、霉变。

二等：干货。每千克 46 支以内。余同一等。

三等：干货。断面牙白色或棕黄色稍有空心。每千克 90 支以内，大小均匀。余同一等。

四等：干货。每千克 90 支以外。凡不合一、二、三等的碎块、空心及未去皮者均属此等。无芦茎、杂质、虫蛀、霉变。

显微鉴别　横切面：①表皮有残留，下皮由 2～3 列切向延长的栓化细胞组成。②皮层为 10 数列多角形细胞，有的含草酸钙针晶束。较老块茎皮层与下皮相接处有 2～3 列椭圆形厚壁细胞，木化，纹孔明显。③中柱占绝大部分，有小型周韧维管束散在。④薄壁细胞亦含草酸钙针晶束。（图 7-206、图 7-207）

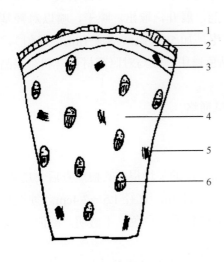

图7-206　天麻块茎横切面简图

1—表皮；2—下皮；3—皮层；4—中柱；
5—针晶束；6—维管束

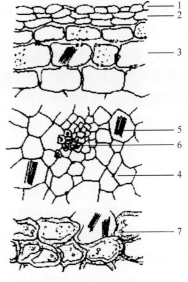

图7-207　天麻块茎横切面详图

1—表皮；2—下皮；3—皮层；4—中柱；5—针晶束；
6—维管束；7—多糖团块物

粉末：黄白色至黄棕色。①厚壁细胞椭圆形或类多角形，直径70～180μm，壁厚3～8μm，木化，纹孔明显。②草酸钙针晶成束或散在，长25～75（93）μm。③用甘油醋酸试液装片观察含糊化多糖类物的薄壁细胞，无色，有的细胞可见长卵形、长椭圆形或类圆形颗粒，遇碘液显棕色或淡棕紫色。④螺纹导管、网纹导管及环纹导管直径8～30μm。（图7-208）

成分　含天麻素、甾醇及有机酸类、多糖类等。

理化鉴别　①取本品粉末1g，加水10mL，浸泡4小时，随时振摇，滤过。滤液加碘试液2～4滴，显紫红色或酒红色（与淀粉区别）。②取本品粉末1g，加45%乙醇10mL，浸泡4小时，随时振摇，滤过。滤液加硝酸汞溶液（取汞1份，加发烟硝酸1份溶解后，加水2份稀释制成）0.5mL，

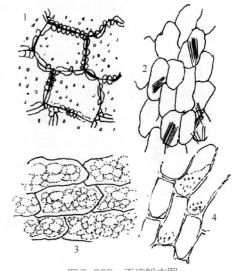

图7-208　天麻粉末图

1—厚壁细胞；2—草酸钙针晶；3—薄壁细胞内含多
糖类颗粒；4—薄壁细胞（示纹孔）

加热，溶液显玫瑰红色，并产生黄色沉淀。③紫外光谱：取本品粉末0.2g，加乙醇10mL，加热回流1小时，滤过。取滤液1mL，置10mL量瓶中，加乙醇稀释至刻度，摇匀，在270nm±1nm处有最大吸收或出现一肩峰；另取滤液1mL，置25mL量瓶中，加乙醇稀释至刻度，摇匀，在219～224 nm波长范围内有最大吸收。④薄层色谱：取本品粉末1g，加甲醇10mL，超声处理30分钟，滤过，滤液浓缩至干，残渣加甲醇1mL使溶解，作为供试品溶液。另取天麻对照药材1g，同法制成对照药材溶液。再取天麻素对照品，加甲醇制成每1mL含1mg的溶液，作为对照品溶液。照薄层色谱法（通则0502）试验，吸取供试

品溶液和对照药材溶液各 10μL，对照品溶液 5μL，分别点于同一硅胶 G 薄层板上，以二氯甲烷 - 乙酸乙酯 - 甲醇 - 水（2∶4∶25∶1）为展开剂，展开，取出，晾干，喷以对羟基苯甲醛溶液（取对羟基苯甲醛 0.2g，溶于乙醇 10mL 中，加 50% 硫酸溶液 1mL，混匀），在 120℃加热至斑点显色清晰，置日光下检视。供试品色谱中，在与对照药材色谱和对照品色谱相应的位置上，显相同颜色的斑点。

性味功效 甘，平。息风止痉，平抑肝阳，祛风通络。

附注

天麻的伪品主要有以下几种。

① 紫茉莉 为紫茉莉科植物紫茉莉 *Mirabilis jalapa* L. 的干燥根。其根蒸煮后去皮晒干，以混充天麻。呈长圆锥形或纺锤形，多已压扁，长 6～11cm，直径 1.5～2.4cm。须根痕下陷如小洞，在两侧排列成纵行，有纵纹无环纹痕，灰白色或黄白色，不透明。断面无光泽，可见纤维的断头。气无，味微苦而后麻，嚼之有刺喉感。

② 马铃薯 为茄科植物马铃薯 *Solanum tuberosum* L. 的干燥块茎。加工成压扁状冒充天麻。呈扁椭圆形，长 4～6cm，直径 2～3cm。表面较光滑，无环节，无环列的点状突起，无圆脐形疤痕。质坚硬，断面角质。无臭味淡。

③ 大丽菊 为菊科植物大丽菊 *Dahlia pinnata* Cav. 的干燥块根。长纺锤形，略扁，长约 8cm，直径 4cm。表面灰白至灰黄白色，断面类白至浅棕色。气微，味淡，嚼之粘牙。

④ 芭蕉芋 为美人蕉科植物芭蕉芋 *Canna edulis* Ker. 的根茎加工品。扁椭圆形或圆锥形，长 6～8.5cm，宽 25～35cm。表面有一层纤维外露，纵向散在排列，且具白霜样物质，未去净外皮者可见 4～5 轮连续的横环节及须根痕。一端有凹陷的残留茎痕，或有人工压制成的"鹦哥嘴"；另一端钝圆或有分支，无圆脐形疤痕。具焦糖气，味淡或甘，放口中咬嚼时不脆而软，无黏性，味苦。饮片对光透视可见密集的纤维、导管呈点状或纵向分布。

⑤ 芋 为天南星科植物芋 *Colocasia esculenta*（L.）Schott 的干燥块茎。干燥块茎压扁状，下端无环痕纹，断面粉白色，微甜。水浸后渗出大量黏液。

山慈菇 Shancigu

别名 慈姑、山慈姑、算盘七、水球子

来源 为兰科植物杜鹃兰 *Cremastra appendiculata*（D.Don）Makino、独蒜兰 *Pleione bulbocodioides*（Franch.）Rolfe 或云南独蒜兰 *Pleione yunnanensis* Rolfe 的干燥假鳞茎。前者习称"毛慈菇"，后二者习称"冰球子"。

产地 杜鹃兰主产于云南、贵州；独蒜兰和云南独蒜兰主产于云南。

采收加工 夏、秋二季采挖，除去地上部分及泥沙，分开大小置沸水锅中蒸煮至透心，干燥。

性状鉴别 毛慈菇 呈不规则扁球形或圆锥形，顶端渐突起，基部有须根痕。长 1.8～3cm，膨大部直径 1～2cm。表面黄棕色或棕褐色，有纵皱纹或纵沟，中部有 2～3 条微突起的环节，节上有鳞片叶干枯腐烂后留下的丝状纤维。质坚硬，难折断，断面灰白色或黄白色，略呈角质。气微，味淡，带黏性。

冰球子　呈圆锥形，瓶颈状或不规则团块，直径1～2cm，高1.5～2.5cm。顶端渐尖，尖端断头处呈盘状，基部膨大且圆平，中央凹入，有1～2条环节，多偏向一侧。撞去外皮者表面黄白色，带表皮者浅棕色，光滑，有不规则皱纹。断面浅黄色，角质半透明。（图7-209为山慈菇伪品药材图）

以个大、饱满、断面黄白色、质坚实者为佳。

性味功效　甘、微辛，凉。清热解毒，化痰散结。

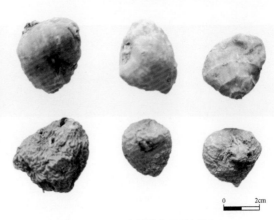

图7-209　山慈菇伪品药材图

< 白及 Baiji >

来源　为兰科植物白及 *Bletilla striata*（Thunb.）Reichb. f. 的干燥块茎。

产地　主产于贵州、四川、湖南、湖北等地。以贵州产量大，质量优。

采收加工　夏、秋二季采挖，除去须根，洗净，置沸水中煮或蒸至无白心，晒至半干，除去外皮，晒干。

性状鉴别　药材　呈不规则扁圆形，多有2～3个爪状分枝，少数具4～5个爪状分枝，长1.5～6cm，厚0.5～3cm。表面灰白色

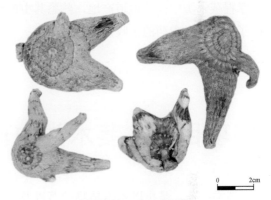

图7-210　白及药材图

至灰棕色，有数圈同心环节和棕色点状须根痕，上面有突起的茎痕，下面有连接另一块茎的痕迹。质坚硬，不易折断，断面类白色，角质样。气微，味苦，嚼之有黏性。（图7-210）

饮片　呈不规则的薄片。切面半透明，维管束小点状，散生。质脆。

以个大、饱满、色白、半透明、质坚实者为佳。

性味功效　苦、甘、涩，微寒。收敛止血，消肿生肌。

附注

白及的伪品主要有以下2种。

① 玉竹　为百合科植物玉竹 *Polygonatum odoratum*（Mill.）Druce 的干燥根茎。呈不规则厚片或段，无爪状分枝，表面黄白色至黄棕色，半透明。质硬而脆，易折断，断面黄白色至棕黄色。味甘。

② 射干　为鸢尾科植物射干 *Belamcanda chinensis*（L.）DC. 的干燥根茎。为不规则形或长条形的薄片，表面黄褐色、棕褐色或黑褐色，有时可见环纹，或圆点状突起的须根痕。切面淡黄色或鲜黄色，具散在筋脉小点或筋脉纹。味苦、微辛。

学习任务八

茎木类中药

目标及任务要求

1. 掌握性状鉴别方法，能熟练运用性状鉴别方法鉴别茎木类中药的真、伪、优、劣。
2. 熟悉显微鉴别方法，能运用显微鉴别方法鉴别茎木类中药的真、伪。
3. 熟悉理化鉴别方法，能运用理化鉴别方法鉴别茎木类中药的真、伪。
4. 掌握茎木类中药的来源、性状鉴别特征、规格。
5. 掌握茎木类中药的地道产地，熟悉其主产地。
6. 了解茎木类中药的采收加工。

项目一　茎木类中药的鉴定方法

茎类中药，是指以木本植物的茎以及少数草本植物茎为药用部位的中药。多为木本植物的茎。包括木本植物的茎藤，如关木通、鸡血藤等；草本植物的茎藤，如首乌藤、天仙藤；茎枝，如桂枝、桑枝；带钩茎刺，如钩藤；带叶茎枝，如络石藤；茎生棘刺，如皂角刺；茎髓，如通草；茎的翅状附属物，如鬼箭羽。

木类中药是指木本植物茎形成层以内的木质部部分入药，通称木材。木材又分边材和心材，边材形成较晚，含水分较多，颜色稍浅，亦称液材；心材形成较早，位于木质部内方，蓄积了较多的物质，如树脂、树胶、丹宁、油类等，颜色较深，质地较致密。木类中药多采用心材部分，如沉香、降香、苏木等，木材常因形成的季节不同，而出现年轮。

一、茎木类中药的性状鉴定

一般应注意其形状、大小、粗细、表面、颜色、质地、折断面及气味。如是带叶的茎枝，其叶则按叶类中药的要求进行观察。

木质藤本和茎枝，多呈圆柱形或扁圆柱形，有的扭曲不直，粗细大小不一。有的可见明显小孔，如川木通、青风藤；有的可见特殊的环纹，如鸡血藤。气味常可以帮助鉴别，如海风藤味苦，有辛辣感；青风藤味苦，而无辛辣感。

木类中药多呈不规则的块状、厚片状或长条状。表面颜色不一，有的具有棕褐色树脂状条纹或斑块；有的因形成的季节不同而出现年轮。质地和气味常可以帮助鉴别，如沉香质重，具香气；白木香质轻，香气较淡。

二、茎木类中药的显微鉴定

（一）茎类中药的显微鉴别

一般应制成横切片、纵切片、解离组织片、粉末制片等，观察其组织结构特征时应注意以下几部分的特征。

（1）周皮或表皮　草质茎大多最外方为表皮，角质层的厚度、毛茸有无是鉴别特征。

（2）皮层　注意其存在与否及在横切面所占比例，木栓形成层如发生在皮层以内，则初生皮层就不存在，而由栓内层（次生皮层）所代替；木栓形成层如发生在皮层，则初生皮层部分存在，其外方常分化为厚角组织或厚壁组织。

（3）韧皮部　筛管群、韧皮薄壁组织、韧皮射线所占比例；有无分泌组织及厚壁组织的存在等；细胞中是否有结晶体或内含物；各种组织、细胞的形态及排列情况。

（4）形成层　是否明显，一般都成环状。

（5）木质部　导管、管胞、木纤维、木薄壁细胞及木射线细胞的形态和排列情况。

（6）髓部　大多由薄壁细胞构成，多具明显的细胞间隙，有的细胞可见圆形单纹孔。有的髓周围具厚壁细胞，散在或形成环髓纤维或环髓石细胞。草质茎髓部较发达，木质茎髓部较小。

双子叶植物木质茎藤，有的为异常构造，其韧皮部和木质部层状排列成数轮，如鸡血藤。有的髓部具数个维管束，如海风藤。有的具内生韧皮部，如络石藤。

（二）木类中药的显微鉴别

一般分别制作三个方向的切面：即横切面、径向纵切面、切向纵切面，以及解离组织片或粉末制片。观察时应注意下列组织、细胞的特征。（图8-1）

（1）导管　导管分子的形状、宽度及长度，导管壁上纹孔的类型。通常木类中药的导管大多为具缘纹孔及网纹导管。

（2）管胞　松柏科植物的木材没有导管，而为管胞。

（3）木纤维　占木材的大部分，纵切面观为狭长的厚壁细胞。

（4）木薄壁细胞　是贮藏养料的生活细胞，有时内含淀粉粒或草酸钙结晶。

（5）木射线　细胞形状与木薄壁细胞相似，但切面上的位置和排列形式则不同，射线细胞的长轴通常是半径向的，与导管及纤维的长轴相垂直。

不同的切面，射线表现形式不一，横切

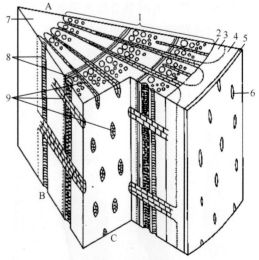

图8-1　木类药材三切面模式图

A—横切面；B—径向切面；C—切向切面；
1—木质部；2—形成层；3—韧皮部；4—皮层；
5—周皮；6—皮孔；7—髓部；8—导管；9—射线

面所见射线是从中心向四周发射的辐射状线条，显示射线的宽度。

切向切面所见射线的轮廓略呈纺锤形，显示射线的宽度和高度，是射线的横切（其他组成细胞均系纵切）。径向切面所见各组成细胞均是纵切，所见射线是多列长形细胞，从中部向外周横叠着，显示射线的高度。射线细胞是由薄壁细胞组成，细胞壁多木化，有的可见壁孔，胞腔内常见淀粉粒或草酸钙结晶。

此外，注意少数木类中药具有异常结构，如沉香具有木间韧皮部。

三、茎木类中药的品质

茎木类药材多依据色泽、枝梗含量、树脂含量等划分等级。由于本类药材常含有树脂，一般通过测定其浸出物的含量等来控制质量。

项目二 茎木类中药的鉴定

＜ 油松节 Yousongjie ＞

别名 松节、黄松木节、松郎头

来源 为松科植物油松 *Pinus tabulieformis* Carr. 或马尾松 *Pinus massoniana* Lamb. 的干燥瘤状节或分枝节。

产地 全国大部分地区出产。

采收加工 全年均可采收，锯取后阴干。

性状鉴别 药材 呈扁圆节段状或不规则的块状，长短粗细不一。外表面黄棕色、灰棕色或红棕色，有时带有棕色至黑棕色油斑，或有残存的栓皮。质坚硬。横截面木部淡棕色，心材色稍深，可见明显的年轮环纹，显油性；髓部小，淡黄棕色。纵断面具纵直或扭曲纹理。有松节油香气，味微苦辛。（图8-2）

饮片 呈不规则的薄片或块，大小不一。（图8-3）

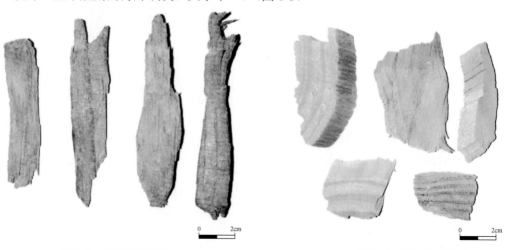

图8-2 油松节药材图　　　　　　　　　图8-3 油松节饮片图

以体大、色红棕、油性足者为佳。

性味功效　苦、辛，温。祛风除湿，通络止痛。

‹ 海风藤　Haifengteng ›

别名　满坑香、老藤、大风藤、岩胡椒

来源　为胡椒科植物风藤 *Piper kadsura*（Choisy）Ohwi 的干燥藤茎。

产地　野生。主产于福建、海南、浙江、台湾等省。

采收加工　夏、秋二季采割，除去根、叶，晒干。

性状鉴别　药材　呈扁圆柱形，微弯曲，长 15～60cm，直径 0.3～2cm。表面灰褐色或褐色，粗糙，有纵向棱状纹理及明显的节，节间长 3～12cm，节部膨大，上生不定根。体轻，质脆，易折断，断面不整齐，皮部窄，木部宽广，灰黄色，导管孔多数，射线灰白色，放射状排列，皮部与木部交界处常有裂隙，中心有灰褐色髓。气香，味微苦、辛。

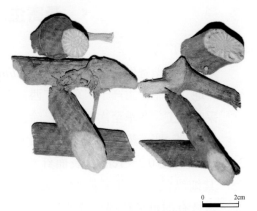

图8-4　海风藤饮片图

饮片　呈不规则的扁圆柱形厚片。（图 8-4）

以条粗均匀，香气浓者为佳。

性味功效　辛、苦，微温。祛风湿，通经络，止痹痛。

附注　常见伪品

① 山蒟　藤茎扁圆柱形，细茎圆柱形，直径小，为 0.1～0.4cm，表面皮孔稀疏，点状突起不明显，节间 4～10cm，节处稍膨大，节上有明显环形锐棱状脊。体轻，质脆，易折断，断面不整齐，皮部窄，木部宽广，灰黄色，导管孔多数，射线灰白色，放射状排列，皮部与木部交界处常有裂隙，中心有灰褐色髓。气香，味辛。

② 长松萝　呈丝状，表面灰绿色至黄绿色，缠绕成团，长 15～40cm 或更长，主梗直径 0.8～1mm，侧枝密生，长 0.3～1.5cm，水泡展开观察，形如蜈蚣。气微，味微酸。

③ 异型南五味子（广东海风藤）　多为斜切片，呈椭圆形，直径 1～4cm，皮部棕红色至棕褐色，木部淡棕色至红棕色，有众多导管孔，中间有暗棕色的髓部。气微香，味辛、微苦。

‹ 檀香　Tanxiang ›

别名　白檀（老山檀）、黄檀（新檀、雪梨檀）。

来源　为檀香科植物檀香 *Santalum album* L. 树干的干燥心才。

产地　主产于印度、澳大利亚及印尼等地。我国台湾有栽培。

采收加工　全年均可采收，采伐木材后，切成段，除去树皮和边材即得。

性状鉴别　药材　为长短不一的圆柱形木段，有的略弯曲，一般长约 1m，直径 10～30cm。外表面灰黄色或黄褐色，光滑细腻，有的具疤节或纵裂，横截面呈棕黄色，显

油迹；棕色年轮明显或不明显，纵向劈开纹理顺直。质坚实，不易折断。气清香，燃烧时香气更浓；味淡，嚼之微有辛辣感。

饮片　除去杂质，镑片或锯成小段，劈成小碎块。（图8-5）

以木质细密、坚实、香气浓郁者为佳。

规格　商品分黄檀和白檀两种。黄檀色深，味较浓；白檀质坚，色较浅。

性味功效　辛，温。行气温中，开胃止痛。

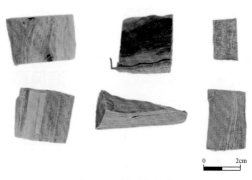

图8-5　檀香饮片图

＜ 桑寄生　Sangjisheng ＞

别名　广寄生

来源　为桑寄生科植物桑寄生 *Taxillus chinensis*（DC.）Danser 的干燥带叶茎枝。

产地　野生。主产于广东、广西，多销我国南方。云南、贵州等省亦产，多自产自销。

采收加工　冬季至次春采割，除去粗茎，切段，干燥，或蒸后干燥。

性状鉴别　药材　茎枝呈圆柱形，长3～4cm，直径0.2～1cm；表面红褐色或灰褐色，具细纵纹，并有多数细小突起的棕色皮孔，嫩枝有的可见棕褐色茸毛；质坚硬，断面不整齐，皮部红棕色，木部色较浅。叶多卷曲，具短柄；叶片展平后呈卵形或椭圆形，长3～8cm，宽2～5cm；表面黄褐色，幼叶被细茸毛，先端钝圆，基部圆形或宽楔形，全缘；革质。气微，味涩。

饮片　为厚片或不规则短段。（图8-6）

以枝细，质嫩，红褐色，带叶者为佳。习以寄生桑树上者为优。

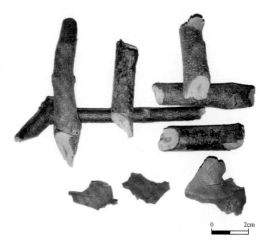

图8-6　桑寄生饮片图

性味功效　苦、甘，平。祛风湿，补肝肾，强筋骨，安胎元。

＜ 槲寄生　Hujisheng ＞

别名　北寄生、寄生、柳寄生

来源　为桑寄生科植物槲寄生 *Viscum coloratum*（Komar.）Nakai. 的干燥带叶茎枝。

产地　野生。主产于东北、华北。河南、山西、陕西、安徽、浙江等省亦产。多销我国北方地区。

采收加工　冬季至次春采割，除去粗茎，切段，干燥，或蒸后干燥。

性状鉴别　药材　茎枝呈圆柱形，2～5叉状分枝，长约30cm，直径0.3～1cm。表面黄绿色、金黄色或黄棕色，有纵皱纹，节膨大，节上有分枝或枝痕。体轻，质脆，易折断，断面不平坦，皮部黄色，木部色较浅，射线放射状，髓部常偏向一边。叶对生于枝梢，无柄，易脱落，叶片呈长椭圆状披针形，长 2～7cm，宽 0.5～1.5cm，先端钝圆，基部楔形，全缘；表面黄绿色，有细纵纹，主脉五出，中间三条明显，革质。浆果球形，皱缩，黄色或橙红色。气微，味微苦，嚼之有黏性。

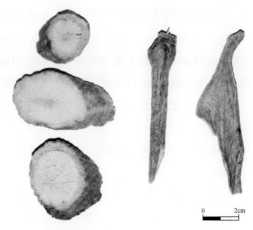

图 8-7　槲寄生饮片图

饮片　呈不规则的厚片。（图 8-7）

以质嫩，黄绿色，带叶者为佳。含紫丁香苷不得少于 0.040%。

性味功效　苦，平。祛风湿，补肝肾，强筋骨，安胎元。

附注　①扁枝槲寄生的带叶茎枝，在广东等地做寄生用。药材性状为茎枝扁平，光滑，节膨大，节下收缩，质软不易折断。②毛叶桑寄生的带叶茎枝，药材性状为外表棕褐色，栓皮粗糙，密被麻点状淡棕色皮孔，质脆易折断，断面木质黄白色，味涩。

＜ 川木通 Chuanmutong ＞

别名　淮通、淮木通、小木通

来源　为毛茛科植物小木通 *Clematis armandii* Franch. 或绣球藤 *Clematis montana* Buch.-Ham. 的干燥藤茎。

产地　野生。主产于西南、中南地区，以四川、湖南等省较多。

采收加工　春、秋两季采收，除去粗皮，晒干。或趁鲜切厚片，晒干，称"川木通片"。

性状鉴别　药材　呈长圆柱形，略扭曲，长 50～100cm，直径 2～3.5cm。表面黄棕色或黄褐色，有纵向凹沟及棱线；节处多膨大，有叶痕及侧枝痕。残存皮部易撕裂。质坚硬，不易折断。切片厚 2～4mm，边缘不整齐，残存皮部黄棕色，木部浅黄棕色或浅黄色，有黄白色放射状纹理及裂隙，其间布满导管孔，髓部较小，类白色或黄棕色，偶有空腔。气微，味淡。

饮片　呈类圆形厚片，切面边缘不整齐。（图 8-8）

以条匀、切面色黄白、无黑心者为佳。

性味功效　苦，寒。利尿通淋，清心除烦，通经下乳。

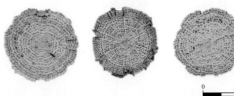

图 8-8　川木通饮片图

＜ 木通 Mutong ＞

别名　通草、附支、丁翁、万年藤、活血藤

来源　为木通科植物木通 *Akebia quinata*（Thunb.）Decne.、三叶木通 *Akebia trifoliata*（Thunb.）Koidz. 或白木通 *Akebia trifoliata*（Thunb.）Koidz. var. *australis*（Diels）Rehd. 的干燥藤茎。

产地　野生或栽培。主产于江苏、湖南、湖北。

采收加工　秋季采收，截取茎部，除去细枝，阴干。

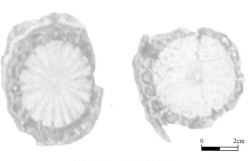

图8-9　木通饮片图

性状鉴别　药材　呈圆柱形，常稍扭曲，长30～70cm，直径0.5～2cm。表面灰棕色至灰褐色，外皮粗糙而有许多不规则裂纹或纵沟纹，具突起的皮孔。节部膨大或不明显，具侧枝断痕。体轻，质坚实，不易折断，断面不整齐，皮部较厚，黄棕色，可见淡黄色颗粒状小点，木部黄白色，射线呈放射状排列，髓小或有时中空，黄白色或黄棕色。气微，味微苦涩。

饮片　呈圆形、椭圆形或不规则形片。（图8-9）

以茎条均匀、无粗皮、断面色黄者为佳。

性味功效　苦、寒。利尿通淋，清心除烦，通经下乳。

‹ 大血藤　Daxueteng ›

别名　血藤、红皮藤、千年健

来源　为木通科植物大血藤 *Sargentodoxa cuneata*（Oliv.）Rehd.et Wils. 的干燥藤茎。

产地　多野生。主产于湖北、湖南、河南、四川、江西等省。

采收加工　秋、冬二季采收，除去侧枝，截段，干燥。

性状鉴别　药材　呈圆柱形，略弯曲，长30～60cm，直径1～3cm。表面灰棕色，粗糙，外皮常呈鳞片状剥落，剥落处显暗红棕色，有的可见膨大的节和略凹陷的枝痕或叶痕。质硬，断面皮部红棕色，有数处向内嵌入木部，木部黄白色，有多数细孔状导管，射线呈放射状排列。气微，味微涩。

饮片　为类椭圆形的厚片。（图8-10）

以条匀、断面色棕红、纹理明显、片匀、茎粗者为佳。

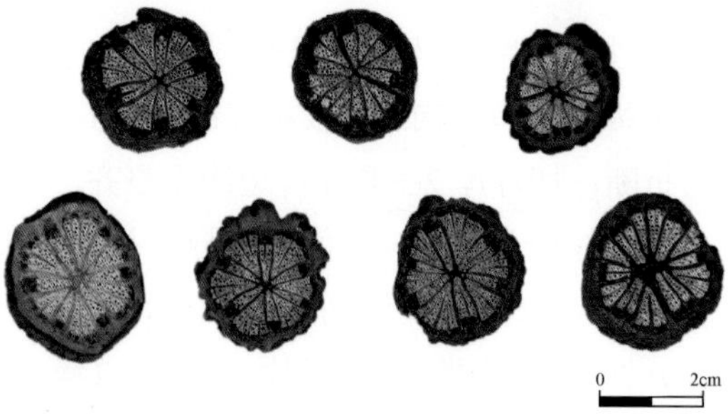

图8-10　大血藤饮片图

性味功效　苦，平。清热解毒，活血，祛风止痛。

‹ 功劳木　Gonglaomu ›

别名　十大功劳

来源　为小檗科植物阔叶十大功劳 *Mahonia bealei*（Fort.）Carr. 或细叶十大功劳 *Mahonia fortunei*（Lindl.）Fedde 的干燥茎。

产地　主产浙江、广西等地。

采收加工　全年均可采收，切块片，干燥。

性状鉴别　为不规则的块片，大小不等。外表面灰黄色至棕褐色，有明显的纵沟纹和横向细裂纹，有的外皮较光滑，有光泽，或有叶柄残基。质硬，切面皮部薄，棕褐色，木部黄色，可见数个同心性环纹及排列紧密的放射状纹理，髓部色较深。气微，味苦。（图8-11）

性味功效　苦，寒。清热燥湿，泻火解毒。

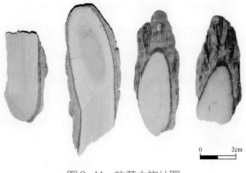

图8-11　功劳木饮片图

青风藤　Qingfengteng

别名　大风藤

来源　为防己科植物青藤 *Sinomenium acutum*（Thunb.）Rehd. et Wils.、毛青藤 *Sinomenium acutum*（Thunb.）Rehd. et Wils. var. *cinereum* Rehd. et Wils. 的干燥藤茎。

产地　野生。主产于湖北黄冈、孝感，浙江长兴，江苏镇江、溧阳，陕西黄陵等地。以湖北、江苏产量最大。

采收加工　秋末冬初采割，扎把或切长段，晒干。

性状鉴别　药材　呈长圆柱形，常微弯曲，长20～70cm或更长，直径0.5～2cm。表面绿褐色至棕褐色，有的灰褐色，有细纵纹和皮孔。节部稍膨大，有分枝。体轻，质硬而脆，易折断，断面不平坦，灰黄色或淡灰棕色，皮部窄，木部射线呈放射状排列，习称"车轮纹"，其间具多数小孔，髓部淡黄白色或黄棕色。气微，味苦。

饮片　呈类圆形的厚片。（图8-12）

以条匀、外皮绿褐色者为佳。

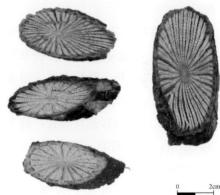

图8-12　青风藤饮片图

经验鉴别术语　"车轮纹"：药材横切面有较稀疏的放射状结构，呈车轮状纹理，相间排列。

性味功效　苦、辛，平。祛风湿，通经络，利小便。

樟木　Zhangmu

别名　香樟木、樟材

来源　为樟科植物樟 *Cinnamomum camphora*（L.）Presl 的木材。

产地　主产长江以南及西南各地。

采收加工　冬季伐树劈碎或锯成块状，晒干或风干。

性状鉴别　木材块状，大小不一，表面红棕色至暗棕色，横断面可见年轮。质重而硬。有强烈的樟脑香气，味清凉，有辛辣感。（图8-13）

以色棕红、质坚硬、香气浓郁者为佳。

性味功效　辛，温。祛风湿，行气血，利关节。

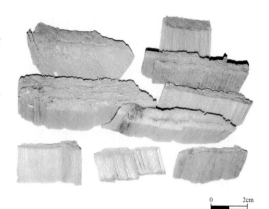

图8-13　樟木药材图

石楠藤　Shinanteng

别名　巴岩香、爬岩香

来源　为胡椒科植物毛蒟 *Piper puberulum*（Benth.）Maxim 或蔷薇科植物石楠 *Photinia serrulata* Lindl. 的干燥枝叶。

产地　主产于广东中南部及海南、广西等省区。

采收加工　全年可采。割取带叶茎枝，晒干。

性状鉴别　茎枝呈细长圆柱形，常略扁，有分枝，长可达150cm，直径0.3～0.6cm。表面灰褐色或灰棕色，有纵沟纹。节部膨大，主茎节部生有不定根，幼枝有短柔毛。质稍韧，断面黄白色，木质部有针孔状导管，髓灰白。单叶互生，纸质，干后皱缩，青绿色，卵形至长卵形，长5～11cm，宽2～6cm，顶端渐尖至短尖。基

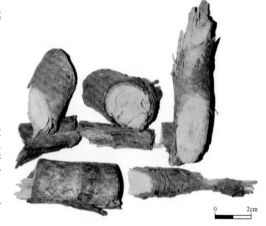

图8-14　石楠藤饮片图

部稍偏斜，心形，叶脉5～7条，两面或下面被短柔毛。气微香，味辛辣。（图8-14）

以茎细、叶多、色青绿者为佳。

性味功效　辛，温。祛风湿，舒筋络，强腰膝，除痹痛。

鸡血藤　Jixueteng

别名　血藤

来源　为豆科植物密花豆 *Spatholobus suberectus* Dunn 的干燥藤茎。

产地　野生。主产于广西、广东，云南、福建亦产。销往全国各地。

采收加工　秋、冬二季采收，除去枝叶，切片，晒干。

性状鉴别　药材　为椭圆形、长矩圆形或不规则的斜切片，厚0.3～1cm。栓皮灰棕色，

有的可见灰白色斑，栓皮脱落处显红棕色。质坚硬。切面木部红棕色或棕色，导管孔多数；韧皮部有树脂状分泌物呈红棕色至黑棕色，与木部相间排列呈数个同心性椭圆形环或偏心性半圆形环；髓部偏向一侧。气微，味涩。（图8-15）

饮片 同药材。

以藤片均匀，切面树脂状分泌物多，质坚实者为佳。

性味功效 苦、甘，温。活血补血，调经止痛，舒筋活络。

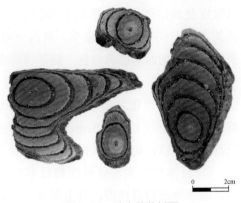

图8-15 鸡血藤药材图

附注 商品鸡血藤的植物来源较多，各地使用情况有所不同。除上述品种外，还有下列几种。

① 豆科植物香花崖豆藤 *Millettia dielsiana* Harms 的藤茎，又名丰城鸡血藤、山鸡血藤。在福建、江西、广东、广西、云南等地有作鸡血藤使用。藤茎呈圆柱形，表面灰褐色，有纵纹。横断面皮部占半径的1/4，有一圈黑棕色树脂状物，木质部黄色，导管呈细孔状。

② 此外，尚有豆科植物白花油麻藤 *Mucuna birdwoodiana* Tutcher、常春油麻藤 *M. sempervirens* Hemsl.、网络崖豆藤 *Millettia reticulata* Benth 等多种植物的藤茎，在部分地区作鸡血藤药用。

＜ 皂角刺 Zaojiaoci ＞

别名 天钉、皂针、皂荚刺、天丁明、皂角针

来源 本品为豆科植物皂荚 *Gleditsia sinensis* Lam. 的干燥棘刺。

产地 我国南北各地多有栽培。

采收加工 全年均可采收，干燥，或趁鲜切片，干燥。

性状鉴别 药材 为主刺和1～2次分枝的棘刺。主刺长圆锥形，长3～15cm或更长，直径0.3～1cm；分枝刺长1～6cm，刺端锐尖。表面紫棕色或棕褐色。体轻，质坚硬，不易折断。切片厚0.1～0.3cm，常带有尖细的刺端；木部黄白色，髓部疏松，淡红棕色；质脆，易折断。气微，味淡。（图8-16）

饮片 切厚片，其他同药材。

以片薄、纯净、整齐者为佳。

性味功效 辛，温。消肿托毒，排脓，杀虫。

附注

① 野皂荚刺 豆科植物野皂荚的干燥带枝棘刺，为带树枝的棘刺，枝条表面灰绿色，有

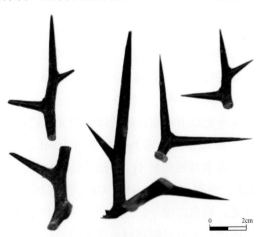

图8-16 皂角刺药材图

纵皱纹及黄白色皮孔。主刺长圆锥形，长 2～10cm，基部直径 0.2～0.5cm，往上渐细；分枝刺多为 1～3 个，刺体较小，常两个对称着生，长 0.2～1.5cm，表面红棕色或棕褐色。易折断。刺横切面木部黄白色，髓部浅棕色。

② 山莓枝　蔷薇科植物山莓的带有皮刺的茎枝，为带有皮刺的茎枝，呈斜圆柱形。表面灰棕色至灰黑色。长 2～8cm，直径 0.15～0.5cm，枝条上着生稀疏黑色纵向皮刺，皮刺扁三角形，刺长 0.1～0.3cm，先端略呈倒钩状。茎枝横切面木部木质化，有类白色放射状纹理，髓部较宽疏松，灰褐色，具亮点。

③ 日本皂角刺　豆科植物日本皂角刺的棘刺，全刺表面呈红棕色或紫棕色，略具光泽，圆锥形或扁圆柱形，有主刺及分支棘刺，主刺长 3.5～17cm，由基部向上渐细，末端锐尖，分枝刺大部分在主刺下部，体轻、质硬，易折断，断面木部浅黄棕色，髓部淡红棕色。

‹ 苏木　Sumu ›

别名　苏枋、苏枋木

来源　为豆科植物苏木 *Caesalpinia sappan* L. 的干燥心材。

产地　野生或栽培。主产于广西、广东、云南。

采收加工　多于秋季采伐，除去白色边材，干燥。

性状鉴别　药材　呈长圆柱形或对剖的半圆柱形，长 10～100cm，直径 3～12cm。表面黄红色至棕红色，具刀削痕，常见纵向裂缝。质坚硬。断面略具光泽，年轮明显，有的可见暗棕色、质松、带亮星的髓部。气微，味微涩。

饮片　呈细条状、不规则片状，或为粗粉。片、条表面黄红色至棕红色，常见纵向纹理。质坚硬。有的可见暗棕色、质松、带亮星的髓部。（图 8-17）

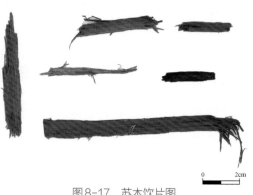

图 8-17　苏木饮片图

以粗大、质坚、条长、少节疤、色黄红者为佳。

成分　含巴西苏木素，在空气中易氧化为巴西苏木色素，另含苏木酚、挥发油、鞣质等。

理化鉴别　① 显色反应　取本品粉末 10g，加水 50mL，放置 4 小时，时时振摇，滤过，滤液显橘红色，置紫外光灯（365nm）下观察，显黄绿色荧光；取滤液 5mL，加氢氧化钠 2 滴，显猩红色，置紫外光灯下观察，显蓝色荧光，再加盐酸使呈酸性后，溶液变为橙色，置紫外光灯下观察，显黄绿色荧光（巴西苏木素）。

② 取本品粉末 1g，加甲醇 10mL，超声处理 30 分钟，滤过，取滤液作为供试品溶液。另取苏木对照药材 1g，同法制成对照药材溶液。照薄层色谱法试验，吸取上述两种溶液各 2μL，分别点于同一硅胶 GF$_{254}$ 薄层板上，以三氯甲烷-丙酮-甲酸（8∶4∶1）为展开剂，展开，取出，晾干，立即置干燥器内放置 12 小时后置紫外光灯（254nm）下检视。供试品色谱中，在与对照药材色谱相应的位置上，显相同颜色的斑点。

性味功效　甘、咸，平。活血祛瘀，消肿止痛。

降香 Jiangxiang

别名 降真香、紫降香

来源 为豆科植物降香檀 *Dalbergia odorifera* T.Chen 树干和根的干燥心材。

产地 栽培或野生。主产于海南、广东等省。此外，云南、四川、贵州、广西、福建等省亦产。销往全国各地。

采收加工 全年均可采收，除去边材，阴干。

性状鉴别 药材 呈类圆柱形或不规则块状。表面紫红色或红褐色，切面有致密的纹理。质硬，有油性。气微香，味微苦。火燃香气浓烈，有油流出，灰烬白色。

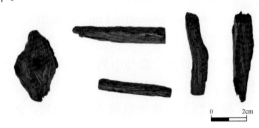

图8-18 降香饮片图

饮片 除去杂质，劈成小块，碾成细粉或镑片。（图8-18）

以色紫红、富油性、质坚硬、香气浓者为佳。

性味功效 辛，温。化瘀止血，理气止痛。

鬼箭羽 Guijianyu

别名 鬼箭、神箭

来源 为卫矛科植物卫矛 *Euonymus alatus* (Thunb.) Sieb. 的干燥茎的翅状物。

产地 主产于我国湖北、河北、浙江、安徽、山东等地。

采收加工 全年可采，割取枝条后，除去嫩枝及叶，晒干。

性状鉴别 为具翅状物的圆柱形枝条，顶端多分枝，长 40～60cm，枝条直径 2～6mm，表面较粗糙，暗灰绿色至灰黄绿色，有纵纹及皮孔，皮孔纵生，灰白色，略突起而微向外反卷。翅状物扁平状，靠近基部处稍厚，向外渐薄，宽 4～10mm，厚约 2mm，表面深灰棕色至暗棕红色，具细长的纵直纹理或微波状弯曲，翅极易剥落，枝条上常见断痕。枝坚硬而韧，难折断，断面淡黄白色，粗纤维性。气微，味微苦。（图8-19、图8-20）

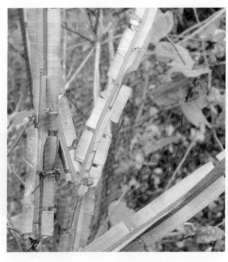

图8-19 鲜鬼箭羽图

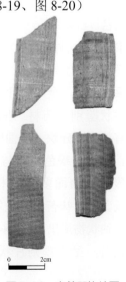

图8-20 鬼箭羽饮片图

以纯净、色红褐、无枝条、无杂质、干燥者为佳。

性味功效 苦,寒。破血,止痛,通经,泻下,杀虫。

〈 小通草 Xiaotongcao 〉

别名 通草棍、实心通草

来源 为旌节花科植物喜马山旌节花 *Stachyurus himalaicus* Hook F. et Thoms. 、中国旌节花 *Stachyurus chinensis* Franch. 或山茱萸科植物青荚叶 *Helwingia japonica*(Thunb)Dietr. 的干燥茎髓。

产地 野生。喜马山旌节花主产于陕西、甘肃、湖南、福建、四川等省,青荚叶主产于湖北、四川、云南等省。

采收加工 秋季割取茎,截成段,趁鲜取出髓部,理直,晒干。

性状鉴别 药材 旌节花 呈圆柱形,长30~50cm,直径0.5~1cm。表面白色或淡黄色,无纹理。体轻,质松软,捏之能变形,有弹性,易折断,断面平坦,无空心,显银白色光泽。水浸后有黏滑感。气微,味淡。(图8-21)

青荚叶 表面有浅纵条纹。质较硬,捏之不易变形。水浸后无黏滑感。

饮片 除去杂质,切段。

以条均匀,色白,无霉斑者为佳。

性味功效 甘、淡,寒。清热,利尿,下乳。

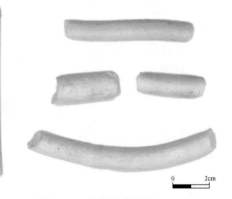

图8-21 小通草药材图

〈 沉香 Chenxiang 〉

别名 沉水香

来源 为瑞香科植物白木香 *Aquilaria sinensis*(Lour.)Gilg 含有树脂的木材。

产地 野生或栽培。主产于广东、海南省,广西、福建等省区亦产。

采收加工 全年均可采收,割取含树脂的木材,除去不含树脂的部分,阴干。

性状鉴别 药材 呈不规则块、片状或盔帽状,有的为小碎块。表面凹凸不平,有刀痕,偶有孔洞,可见黑褐色树脂与黄白色木部相间的斑纹,孔洞及凹窝表面多呈朽木状。质较坚实。断面刺状。气芳香,味苦。燃烧发出浓烟及强烈香气,并有黑色油状物渗出。(图8-22)

饮片 呈不规则片状、长条形或类方形小碎块状。

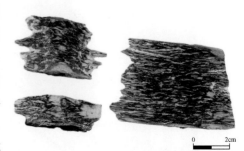

图8-22 沉香药材图

以色黑、质坚硬、油性足、香气浓而持久、能沉水者为佳。

规格 商品按质地及表面树脂部分（俗称油格）多少分为四等。一等身重结实，油色黑润，油格占整块80%以上。二等油色黑润或棕黑色，油格占整块60%以上。三等油格占整块40%以上。四等质疏松轻浮，油格占整块25%以上。

显微鉴别 横切面：射线宽1~2列细胞，充满棕色树脂。导管圆多角形，直径42~128μm，有的含棕色树脂。木纤维多角形，直径20~45μm，壁稍厚，木化。木间韧皮部扁长椭圆状或条带状，常与射线相交，细胞壁薄，非木化，内含棕色树脂；其间散有少数纤维，有的薄壁细胞含草酸钙柱晶。（图8-23）

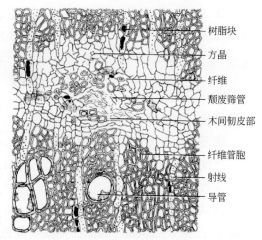

图8-23 沉香横切面详图

切向纵切面：木射线细胞同型性，宽1~2列细胞，高4~20个细胞。具缘纹孔导管，长短不一，多为短节导管，两端平截，具缘纹孔排列紧密，互列，内含棕色树脂。木纤维细长，有单纹孔。木间韧皮部细胞长方形。（图8-24）

径向纵切面：木射线排列成横向带状，高4~20层细胞，细胞方形或近长方形。余同切向纵切面。（图8-25）

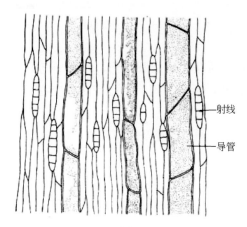

图8-24 沉香切向纵切面详图

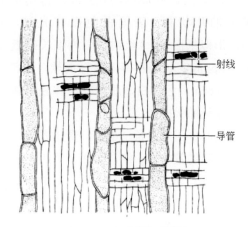

图8-25 沉香径向纵切面详图

性味功效 辛、苦，微温。行气止痛，温中止呕，纳气平喘。

附注

① 同属植物沉香 *A. agallocha* Roxb. 含有树脂的心材亦供药用，主产于印度尼西亚、马来西亚、柬埔寨及越南，我国台湾亦有栽培，习称"进口沉香"。药材呈圆柱形、盔帽形或不规则棒状，两端或表面有刀劈痕；表面黄棕色或灰黄褐色，密布断续的棕黑色细纵纹（含树脂的部分）；有时可见黑棕色树脂斑痕；体重，能沉水或半沉水；气味较浓，燃烧时香气更浓。一般认为进口沉香优于国产沉香。进口沉香一般分成两等：一等醇溶性浸出物含量25%~30%。二等醇溶性浸出物含量15%~25%。

② 在进口沉香中，曾发现灌铅、染色、涂蜡及掺入含树脂的白木沉香。检验时可感到重量异样；或用刀劈开，外表颜色与内部颜色不同；涂蜡者可刮下蜡状物。

＜ 通草 Tongcao ＞

别名　大通草、空心通草

来源　为五加科植物通脱木 *Tetrapanax papyrifer*（Hook.）K. Koch 的干燥茎髓。

产地　多为野生。主产于贵州、云南、四川、湖南、广西和台湾等地。

采收加工　秋季割取茎，截成段，趁鲜取出髓部，理直，晒干。

性状鉴别　**药材**　本品呈圆柱形，长 20～40cm，直径 1～2.5cm。表面白色或淡黄色，有浅纵沟纹。体轻，质松软，稍有弹性，易折断，断面平坦，显银白色光泽，中部有直径 0.3～1.5cm 的空心或半透明的薄膜，纵剖面呈梯状排列，实心者少见。气微，味淡。

饮片　为圆形或类圆形厚片。（图 8-26）

以条粗、色洁白、半透明、有弹性者为佳。

规格　商品"方通"（又称方通草），系将通草纵向旋刨成厚约 0.5mm，再切成 10cm 见方的片状物，表面白色微有光泽，微透明，形似纸而软。"丝通草"为细长碎纸片状，

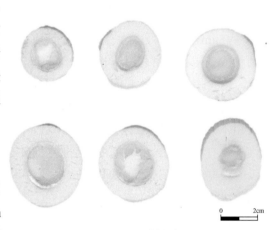

图8-26　通草饮片图

宽 3～5mm，长短不等，质轻而软，平滑半透明。"通花"呈长圆柱形，长短不等，直径 0.3～0.6cm，色洁白，质柔软，体轻有弹性，易折断，断面平坦，中心有时有空心，纵剖面薄膜呈梯状排列。

商品分四川大条、小条，贵州方通、丝通，湖北丝通、通花及通草棍等规格。

性味功效　甘、淡，微寒。清热利尿，通气下乳。

附注　常见伪品西南绣球 *Hydrangea davidii* franch 的干燥茎髓，茎髓呈圆柱形，长 30～50cm，直径 0.3～0.9cm，表面淡黄白色或淡棕黄色，无纹理；体轻，质柔切，可卷曲成小环，捏之能变形；折断面实心，平坦，显银白色光泽；水浸后无黏滑感；闻之无臭，口尝无味。

＜ 常春藤 Changchunteng ＞

别名　三角枫

来源　为五加科植物中华常春藤 *Hedera nepalensis* K. Koch var. *sinensis*（Tobl.）Rehd. 的茎叶。

产地　野生或栽培。主产于华中、华南、西南及陕、甘等省。

采收加工　全年可采，切段，晒干，鲜用时可随采随用。

性状鉴别 茎呈圆柱形，长短不一，直径1～1.5cm，表面灰绿色或灰棕色，有横长皮孔，嫩枝有鳞片状柔毛。质坚硬，不易折断，断面裂片状，黄白色。叶互生，革质，灰绿色。不育枝的叶三角状卵形，花枝和果枝的叶椭圆状卵形或椭圆状披针形。花黄绿色。果实圆球形，黄色或红色。气微，味涩。

性味功效 辛、苦，平。祛风利湿，活血消肿，平肝，解毒。

‹ 络石藤 Luoshiteng ›

别名 红对叶肾、白花藤

来源 为夹竹桃科植物络石 *Trachelos permum* jasminoides（Lindl.）Lem. 的干燥带叶藤茎。

产地 野生。主产于江苏、浙江、湖北、安徽、江西、山东等省。

采收加工 冬季至次春采割，除去杂质，晒干。

性状鉴别 药材 茎呈圆柱形，弯曲，多分枝，长短不一，直径1～5mm；表面红褐色，有点状皮孔和不定根；质硬，断面淡黄白色，常中空。叶对生，有短柄；展平后叶片呈椭圆形或卵状披针形，长1～8cm，宽0.7～3.5cm；全缘，略反卷，上表面暗绿色或棕绿色，下表面色较淡；革质。气微，味微苦。

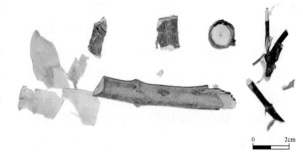

饮片 呈不规则的段。（图8-27）

以叶多，色绿者为佳。

性味功效 苦，微寒。祛风通络，凉血消肿。

图8-27 络石藤药材及饮片图

‹ 丁公藤 Dinggongteng ›

别名 麻辣子

来源 为旋花科植物丁公藤 *Erycibe obtusifolia* Benth. 或光叶丁公藤 *Erycibe schmidtii* Craib 的干燥藤茎。

产地 野生。主产于广东。

采收加工 全年均可采收，切段或片，晒干。

性状鉴别 药材 为斜切的段或片，直径1～10cm。外皮灰黄色、灰褐色或浅棕褐色，稍粗糙，有浅沟槽及不规则纵裂纹或龟裂纹，皮孔点状或疣状，黄白色，老的栓皮呈薄片剥落。质坚硬，纤维较多，不易折断，切面椭圆形，黄褐色或浅黄棕色，异型维管束呈花朵状或块状，木质部导管呈点状。气微，味淡。（图8-28）

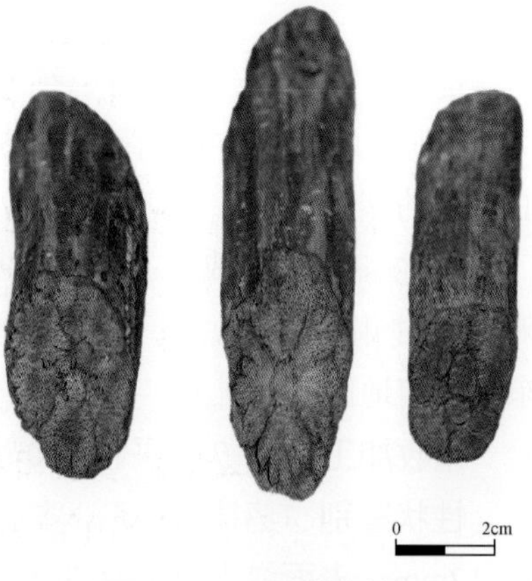

图8-28 丁公藤药材图

饮片 为椭圆形、长椭圆形或不规则的斜切片，直径 1～10cm，厚 0.2～0.7cm。以切面异型维管束呈花朵状者为佳。

性味功效 辛，温；有小毒。祛风除湿，消肿止痛。

＜ 钩藤 Gouteng ＞

别名 吊藤、钩丁

来源 为茜草科植物钩藤 *Uncaria rhynchophylla*（Miq.）Miq. ex Havil.、大叶钩藤 *Uncaria macrophylla* Wall.、毛钩藤 *Uncaria hirsuta* Havil.、华钩藤 *Uncaria sinensis*（Oliv.）Havil.、无柄果钩藤 *Uncaria sessilifructus* Roxb. 的干燥带钩茎枝。

产地 野生或栽培。主产于广东、广西、云南、江西、四川、陕西、浙江、湖南等省。

采收加工 秋、冬两季采收，剪取带钩的枝条，去叶，切段，晒干。

性状鉴别 药材 茎枝呈圆柱形或类方柱形，长 2～3cm，直径 0.2～0.5cm。表面红棕色至紫红色者具细纵纹，光滑无毛；黄绿色至灰褐色者有的可见白色点状皮孔，被黄褐色柔毛。多数枝节上对生两个向下弯曲的钩（不育花序梗），或仅一侧有钩，另一侧为突起的疤痕；钩略扁或稍圆，先端细尖，基部较阔；钩基部的枝上可见叶柄脱落后的窝点状痕迹和环状的托叶痕。质坚韧，断面黄棕色，皮部纤维性，髓部黄白色或中空。气微，味淡。（图8-29）

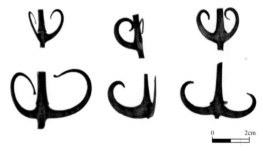

图8-29 钩藤药材图

饮片 同药材。

以茎细、带钩、色紫红、无枯枝者为佳。

规格 商品分双钩统装、单钩统装、单双混装等规格。也有分为 1～4 级者，按色泽红润与否，含梗 0%、5%、10%、20% 分等。

性味功效 甘，凉。息风定惊，清热平肝。

＜ 接骨木 Jiegumu ＞

别名 接骨风、接骨丹、续骨木、接骨草

来源 忍冬科植物接骨木 *Sambucus williamsii* Hance 的茎枝。

产地 野生或栽培。主产于河北、山西、陕西、甘肃、四川、贵州、云南及东北、华东、中南地区。

采收加工 5～7月采收，鲜用或晒干。

性状鉴别 茎枝圆柱形，长短不等，直径 5～12mm。表面绿褐色，有纵条纹及棕黑色点

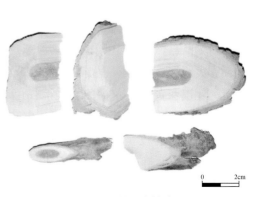

图8-30 接骨木饮片图

状突起的皮孔，有的皮孔呈纵长椭圆形，长约 1cm。皮部剥离后呈浅绿色至浅黄棕色。体轻，质硬。加工后的药材为斜向横切片，呈长椭圆形，厚约 3mm，切面皮部褐色，木部浅黄白色至浅黄褐色，有环状年轮和细密放射状的白色纹理。髓部疏松，海绵状。体轻。气无，味微苦。（图 8-30）

以片完整、黄白色、无杂质者为佳。

性味功效　甘、苦，平。接骨续筋，活血止痛，祛风利湿。

‹ 竹茹　Zhuru ›

别名　竹皮、青竹茹、淡竹茹

来源　为禾本科植物青秆竹 *Bambusa tuldoides* Munro、大头典竹 *Sinocalamus beecheyanus*（Munro）McClure var. *pubescens* P. F. Li 或淡竹 *Phyllostachys nigra*（Lodd.）Munro var. *henonis*（Mitf.）Stapf ex Rendle 的茎秆的干燥中间层。

产地　野生或栽培。主产于广东、海南。

采收加工　全年均可采制，取新鲜茎，除去外皮，将稍带绿色的中间层刮成丝条，或削成薄片，捆扎成束，阴干。前者称"散竹茹"，后者称"齐竹茹"。

性状鉴别　为卷曲成团的不规则丝条或呈长条形薄片状。宽窄厚薄不等，浅绿色、黄绿色或黄白色。纤维性，体轻松，质柔韧，有弹性。气微，味淡。（图 8-31）

以丝细均匀、干燥、色绿、质柔软，有弹性者为佳。

性味功效　甘，微寒。清热化痰，除烦，止呕。

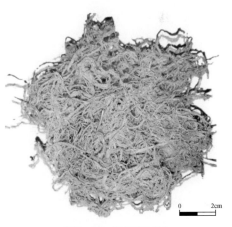

图 8-31　竹茹药材图

‹ 灯心草　Dengxincao ›

别名　灯草、灯心

来源　为灯心草科植物灯心草 *Juncus effusus* L. 的干燥茎髓。

产地　野生。主产于福建、海南、浙江、台湾等省。

采收加工　夏末至秋季割取茎，晒干，取出茎髓，理直，扎成小把。

性状鉴别　药材　呈细圆柱形，长达 90cm，直径 0.1～0.3cm。表面白色或淡黄白色，有细纵纹。体轻，质软，略有弹性，易拉断，断面白色。气微，味淡。（图 8-32）

　　饮片　形如药材，呈段状，2～5cm。（图 8-33）

以条长、色白、有弹性者为佳。

性味功效　甘、淡，微寒。清心火，利小便。

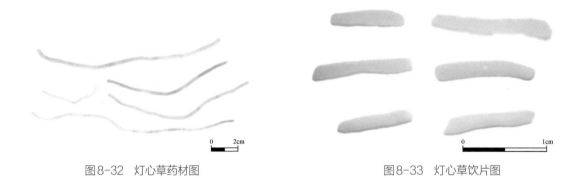

图8-32 灯心草药材图　　　　　　　　　　　图8-33 灯心草饮片图

皮类中药

目标及任务要求

1. 掌握性状鉴别方法，能熟练运用性状鉴别方法鉴别皮类药材的真、伪、优、劣。
2. 熟悉显微鉴别方法，能运用显微鉴别方法鉴别皮类药材的真、伪。
3. 掌握皮类药材的来源、性状鉴别特征、规格。
4. 掌握皮类药材的道地产地，熟悉其主产地。
5. 了解皮类药材的采收加工、功效。

皮类中药通常是指以裸子植物或被子植物（主要是双子叶植物）的茎干、茎枝和根的形成层以外部分入药的药材。常分为树皮（包括干皮和枝皮）和根皮两类，其中主要为木本植物干皮，少数为枝皮或根皮。

项目一　皮类中药的鉴定方法

一、皮类中药的性状鉴定

皮类中药的性状鉴别应注意观察药材的形状、外表面、内表面、折断面、气味等特征，并准确运用鉴别术语。

1. 形状

由粗大老树树干上剥的皮，大多粗大而厚，呈长条状或板片状；枝皮则呈细条状或卷筒状；根皮多数呈短片状或短小筒状。常用鉴别术语有平坦、弯曲等。皮片呈板片状，较平整者为平坦；皮片多数横向向内弯曲，由于弯曲程度不同，又分为反曲、槽状或半管状、管状或筒状、单卷筒状、双卷筒状、复卷筒状等。

2. 外表面

指皮的外侧，通常为木栓层，常较粗糙。外表颜色多为灰黑色、灰褐色、棕褐色或棕黄色等。多数树皮可见皮孔，皮孔的颜色和皮孔分布的密度可作为鉴别皮类药材的特征之一。除去木栓层或部分刮去木栓层的皮片表面常较光滑，如桑白皮、刮丹皮等。

3. 内表面

一般较外表面色浅而平滑，常有粗细不等的纵向皱纹。纹理粗细程度及色泽常因树种而异。

4. 折断面

是皮类中药的重要鉴别特征，其横向折断面的特征与皮的各组织的组成和排列方式有密切关系。折断面的鉴别术语主要有平坦、颗粒状、纤维状、层状等。

5. 气味

是鉴别中药的重要方法，它和皮类中药中所含成分有密切关系，各种树皮的外形有时很相似，但其气味却完全不同。如肉桂与桂皮外形亦较相似，但肉桂味甜而微辛，桂皮则味辛辣而凉。

二、皮类中药的显微鉴定

（一）组织构造鉴定

皮类中药的组织结构由外至内依次为周皮、皮层及韧皮部三部分。观察时应先注意横切面各部分组织的界限和宽厚度，再进行各部组织的详细观察和描述。

1. 周皮

包括木栓层、木栓形成层与栓内层三部分。木栓层细胞多呈扁平形状，整齐地径向排列成行，切向延长，壁厚，木栓化或木质化，黄棕色或含红棕色物质。木栓形成层细胞常为一层扁平而薄壁的细胞。栓内层存在于木栓形成层的内侧，和木栓细胞相似，但细胞壁不木栓化，无红棕色物质，少数含叶绿素而显绿色，又称绿皮层。

2. 皮层

细胞大多是薄壁性的，靠近周皮部分常分化成厚角组织。皮层中常可见到纤维、石细胞和各种分泌组织，如油细胞、乳管、黏液细胞等；含细胞内含物，如淀粉粒或草酸钙结晶等。以上均为重要的鉴别特征。

3. 韧皮部

包括射线和韧皮部束两部分。射线可分为髓射线和韧皮射线两种，射线的宽度和形状在鉴别时较为重要，应注意观察。韧皮部束主要由筛管和韧皮薄壁细胞组成，有时可见厚壁细胞和分泌组织。筛管群在皮类中药中常压缩，不易清楚区分完整的筛管形态，故常称之为颓废筛管组织。

（二）粉末鉴定

皮类中药粉末的观察，一般不应有木质部的组织，如导管、管胞等。注意木栓细胞、筛管（或筛胞）、纤维、石细胞、分泌组织及草酸钙结晶等。纤维和石细胞的形状、壁的厚度、纹孔、木化程度、存在形式和排列情况，分泌组织、淀粉粒及草酸钙结晶的种类、形状等均可作为鉴别特征。

三、皮类药材的品质

一般以身干、色泽及气味正常、无木质部、无泥沙杂质、无霉坏或无粗皮者为合格。

以皮张大、厚实、所特有的色泽明显、气味浓厚者为佳。亦有以皮薄嫩者为佳的，如合欢皮、苦楝皮。

项目二 皮类中药的鉴定

‹ 土荆皮 Tujingpi ›

来源 为松科植物金钱松 *Pseudolarix amabilis*（Nelson）Rehd. 的干燥根皮或近根部树皮。

产地 主产于江苏、安徽、浙江、江西、福建、湖北、湖南等省。

采收加工 夏季剥取，晒干。

性状鉴别 根皮 呈不规则的长条状，扭曲而稍卷，大小不一，厚 2～5mm。外表面灰黄色，粗糙，有皱纹及灰白色横向皮孔样突起，粗皮常呈鳞片状剥落，剥落处红棕色；内表面黄棕色至红棕色，平坦，有细致的纵向纹理。质韧，折断面呈裂片状，可层层剥离。气微，味苦而涩。

树皮 呈板片状，厚约至 8mm，粗皮较厚，外表面龟裂状，内表面较粗糙。

饮片 呈条状或卷筒状。切面淡红棕色至红棕色，有时可见有细小白色结晶。（图 9-1）

以块大、皮厚、无木心者为佳。

性味功效 辛，温；有毒。杀虫，止痒。

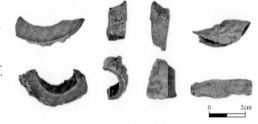

图9-1 土荆皮饮片图

‹ 桑白皮 Sangbaipi（附：桑椹、桑枝、桑叶）›

别名 桑皮、双皮

来源 为桑科植物桑 *Morus alba* L. 的干燥根皮。

产地 全国各地均有分布，野生或栽培。

采收加工 秋末叶落时至次春发芽前采挖根部，刮去黄棕色粗皮，纵向剖开，剥取根皮，晒干。

性状鉴别 药材 呈扭曲的卷筒状、槽状或板片状，长短宽窄不一，厚 1～4mm。外表面白色或淡黄白色，较平坦，有的残留橙黄色或棕黄色鳞片状粗皮；内表面黄白色或灰黄色，有细纵纹。体轻，质韧，纤维性强，难折断，易纵向撕裂，撕裂时有粉尘飞扬。气微，味微甘。

饮片 呈丝状，断面黄白色。（图 9-2）

以色白、粉性足者为佳。

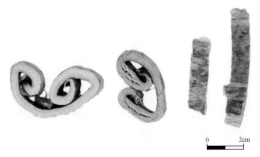

图9-2 桑白皮饮片图

性味功效 甘，寒。泻肺平喘，利水消肿。

附 ①桑椹 为桑科植物桑*Morus alba* L. 的干燥果穗。4～6月果实变红时采收，晒干，或略蒸后晒干。为聚花果，由多数小瘦果集合而成，呈长圆形，长1～2cm，直径0.5～0.8cm。黄棕色、棕红色至暗紫色，有短果序梗。小瘦果卵圆形，稍扁，长约2mm，宽约1mm，外具肉质花被片4枚。气微，味微酸而甜。以个大、完整、肉厚、色紫红、糖质多、无杂质者为佳。甘、酸，寒。补血滋阴，生津润燥。②桑枝 为桑科植物桑*Morus alba* L. 的干燥嫩枝。春末夏初采收，去叶，晒干，或趁鲜切片，晒干。呈长圆柱形，少有分枝，长短不一，直径0.5～1.5cm。表面灰黄色或黄褐色，有多数黄褐色点状皮孔及细纵纹，并有灰白色略呈半圆形的叶痕和黄棕色的腋芽。质坚韧，不易折断，断面纤维性。切片厚0.2～0.5cm，皮部较薄，木部黄白色，射线放射状，髓部白色或黄白色。气微，味淡。以枝质嫩、断面黄白色者为佳。微苦，平。祛风湿，利关节。③桑叶 为桑科植物桑*Morus alba* L. 的干燥叶。初霜后采收，除去杂质，晒干。多皱缩、破碎。完整者有柄，叶片展平后呈卵形或宽卵形，长8～15cm，宽7～13cm；先端渐尖，基部截形、圆形或心形，边缘有锯齿或钝锯齿，有的不规则分裂。上表面黄绿色或浅黄棕色，有的有小疣状突起；下表面颜色稍浅，叶脉突出，小脉网状，脉上被疏毛，脉基具簇毛。质脆。气微，味淡、微苦涩。以叶大、完整、干燥、色黄绿、无黑点、无霉者为佳。甘、苦，寒。疏散风热，清肺润燥，清肝明目。

＜ **牡丹皮** Mudanpi ＞

别名 丹皮、凤丹皮

来源 为毛茛科植物牡丹 *Paeonia suffruticosa* Andr. 的干燥根皮。

产地 主产于安徽、河南、四川、山东、湖北、甘肃、贵州等省。以四川、安徽产量最大；安徽铜陵凤凰山产的质量佳，称"凤丹皮"。

采收加工 栽培3～5年后采收，通常在10～11月挖出根部，除去须根及茎基，剥取根皮，晒干，称连丹皮或原丹皮；刮去粗皮，除去木心，晒干，称为刮丹皮或粉丹皮。

性状鉴别 连丹皮 呈筒状或半筒状，有纵剖开的裂缝，略向内卷曲或张开，长5～20cm，直径0.5～1.2cm，厚0.1～0.4cm。外表面灰褐色或黄褐色，有多数横长皮孔样突起及细根痕，栓皮脱落处粉红色；内表面淡灰黄色或浅棕色，有明显的细纵纹，常见发亮的结晶（牡丹酚结晶），习称"亮银星"。质硬而脆，易折断，断面较平坦，淡粉红色，粉性。气芳香，味微苦而涩。

刮丹皮 外表面有刮刀削痕，外表面红棕色或淡灰黄色，有时可见灰褐色斑点状残存外皮。

饮片 呈圆形或卷曲形薄片。连丹皮外表面灰褐色或黄褐色，栓皮脱落处粉红色；刮丹皮外表面红棕色或淡灰黄色，内表面有时可见发亮的结晶。切面淡粉红色，

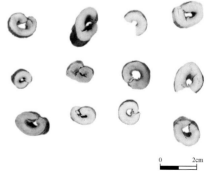

图9-3 牡丹皮饮片图

粉性。（图9-3）

以条粗长、皮厚、无木心、粉性足、亮银星多、香气浓者为佳。

规格：依据产地分为凤丹皮和其他产地丹皮，其他产地牡丹皮又依据是否刮去外表栓皮，分为刮丹皮（又称粉丹皮）和连丹皮（又称原丹皮）。再依据药材长度和中部直径将其分为一级、二级、三级和统货。

一级：干货。多呈圆筒状，条均匀微弯，两端剪平，纵形隙口紧闭，肉厚。表面褐色，与其他产地丹皮相比质硬，较坚实，断面粉白色或淡粉红色，粉质足，内表面淡灰黄色或淡棕色，有明显的细纵纹，常见发亮的结晶。香气浓，味微苦而涩。长度≥11cm，中部直径≥1.1cm。

二级：干货。多呈圆筒状或半筒状，略内卷曲，稍弯曲，表面灰褐色或棕褐色，栓皮脱落处呈粉棕色。厚0.1～0.4cm。质硬而脆，断面粉白或淡褐色，有粉性、有香气，味微苦涩。长度≥9cm，中部直径≥0.9cm。

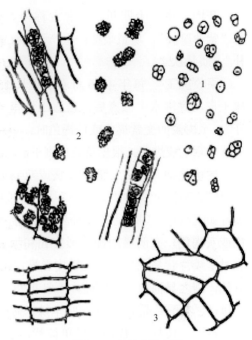

图9-4 牡丹皮粉末图
1—淀粉粒；2—草酸钙簇晶；3—木栓细胞

三级：干货。多呈圆筒状或半筒状，略内卷曲，稍弯曲，表面淡棕色或粉红色，在节疤，皮孔根痕处，偶有未去净的栓皮，形成棕褐色的花斑。厚0.1～0.4cm。断面粉白色，有粉性、有香气，味微苦涩。长度≥7cm，中部直径≥0.5cm。

统货：干货。大小混杂，间有碎末。

显微鉴别 横切面：①木栓层由多列细胞组成，壁浅红色。皮层菲薄，为数列切向延长的薄壁细胞。②韧皮部占极大部分。射线宽1～3列细胞。③薄壁细胞以及细胞间隙中含草酸钙簇晶；薄壁细胞中并含淀粉粒。

粉末：淡红棕色。①草酸钙簇晶甚多，直径9～45μm，含晶薄壁细胞排列成行；也有一个薄壁细胞中含有数个簇晶，或簇晶充塞于细胞间隙中。②淀粉粒众多，单粒呈类球形、半球形或多面形，直径3～16μm，复粒由2～6分粒复合而成。③木栓细胞长方形，壁稍厚，浅红色。④有时可见丹皮酚针状、片状结晶。（图9-4）

性味功效 苦、辛，微寒。清热凉血，活血化瘀。

厚朴 Houpo（附：厚朴花）

别名 赤朴、温朴、川朴

来源 为木兰科植物厚朴 *Magnoliae offiinalis* Rehd.Wils.、凹叶厚朴 *Magnoliae officinalis* Rehd.Wils var. *boliba* Rehd.et Wils. 的干皮、根皮及枝皮。

产地　主产于四川、湖北者称为"川朴"，亦称"紫油厚朴"，质量最佳；主产于浙江者称为"温朴"，质量次之。

采收加工　每年4～6月剥取生长15～20年的树干皮，置沸水中微煮后，堆置土坑里，使之"发汗"，至内表面变紫褐色或棕褐色时，再蒸软，卷成筒状，晒干或烘干。根皮及枝皮剥下后可直接阴干。

性状鉴别　干皮　呈卷筒状或双卷筒状，习称"筒朴"，双卷者又称"如意朴"；近根部的干皮一端展开如喇叭口，习称"靴筒朴"。外表面粗糙，灰棕色或灰褐色，有明显的椭圆形皮孔和纵皱纹，栓皮

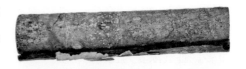
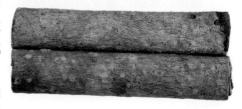

图9-5　厚朴药材图

有时呈鳞片状易剥落，刮去粗皮者显黄棕色；内表面紫棕色或深紫褐色，较平滑，具细密纵纹，划之显油痕。质坚硬，不易折断。断面外部颗粒性，内部富油性，有时可见多数小亮星（厚朴酚结晶）。气香，味辛辣、微苦。（图9-5）

枝皮（枝朴）　皮薄，呈单筒状，长10～20cm，厚0.1～0.2cm。质脆，易折断，断面纤维性。嚼之残渣较多。

根皮（根朴）　呈单筒状或不规则块片，多弯曲劈破，细小者似鸡肠，习称"鸡肠朴"。质硬，较易折断，断面纤维性。嚼之残渣较多。

饮片　呈弯曲的丝条状或单、双卷筒状。外表面灰褐色，有时可见椭圆形皮孔或纵皱纹。内表面紫棕色或深紫褐色，较平滑，具细密纵纹，划之显油痕。切面颗粒性，有油性，有的可见小亮星。气香，味辛辣、微苦。

以内表面紫棕色、皮厚、肉细、油性足、有小亮星、香气浓者为佳。以四川、湖北产的质量优，称紫油厚朴。

规格　商品按产区分：温朴（浙江、福建）、川朴（四川、湖北、陕西等地）、湖南朴等。按部位和形态不同分筒朴、如意朴、靴筒朴（或称蔸朴、脑朴）、根朴、鸡肠朴和枝朴等。另有将靠近根部的树皮块片称耳朴（或称筋片或蔸耳）。筒朴分1～4等，蔸朴分1～3等，耳朴统货，根朴分1～2等。无青苔、杂质、霉变为合格。

1. 温朴筒朴

一等：干货。卷成单筒或双筒，两端平齐。表面灰棕色或灰褐色，有纵皱纹，内面深紫色或紫棕色，平滑。质坚硬。断面外侧灰棕色，内侧紫棕色。颗粒状。气香、味苦辛。筒长40cm，重800g以上。

二等：干货。筒长40cm，重500g以上。其余同一等。

三等：干货。筒长40cm，重200g以上。其余同一等。

四等：干货。凡不合以上规格者，以及碎片、枝朴，不分长短、大小，均属此等。

2. 川朴筒朴

一等：干货。卷成单筒或双筒，两端平齐。表面黄棕色，有细密纵皱纹，内面紫棕色，平滑，划之显油痕，质坚硬。断面外侧黄棕色，内侧紫棕色，显油润，纤维少。气香、味

苦辛。筒长 40cm，不超过 43cm，重 500g 以上。

二等：干货。筒长 40cm，不超过 43cm，重 200g 以上。其余同一等。

三等：干货。筒长 40cm，不超过 43cm，重不低于 100g。其余同一等。

四等：干货。凡不合以上规格者以及碎片、枝朴，不分长短、大小，均属此等。

3. 蔸朴

一等：干货。为靠近根部的干皮和根皮，似靴形，上端呈筒形。表面粗糙，灰棕色或灰褐色，内面深紫色。下端呈喇叭口状，显油润。断面紫棕色颗粒状，纤维性不明显。气香、味苦辛。块长 70cm 以上，重 2000g 以上。

二等：干货。块长 70cm 以上，重 2000g 以下。其余同一等。

三等：干货。块长 70cm，重 500g 以上。其余同一等。

4. 耳朴

统货：干货。为靠近根部的干皮，呈块片状或半卷形，多似耳状。表面灰棕色或灰褐色，内面淡紫色。断面紫棕色，显油润，纤维性少。气香，味苦辛。大小不一。

5. 根朴

一等：干货。呈卷筒状长条。表面土黄色或灰褐色，内面深紫色。质韧。断面油润。气香，味苦辛。条长 70cm，重 400g 以上。无木心、须根、杂质。

二等：干货。长短不分，每枝 400g 以上。无木心、须根、泥土等。

显微鉴别　干皮横切面：①木栓层由多列细胞组成，有时可见落皮层，木栓形成层中含黄棕色物质；栓内层为石细胞环带。②皮层中散有多数石细胞群，石细胞多呈分枝状，纤维少见；靠内层有多数椭圆形油细胞散在，壁稍厚。③韧皮部占极大部分，油细胞颇多，纤维束众多，壁极厚。④射线宽 1～3 列细胞，向外渐宽。薄壁细胞中含有黄棕色物质或充满淀粉粒，淀粉粒有时多已糊化，有时可见少数草酸钙方晶。（图 9-6）

粉末：厚朴　棕黄色。①石细胞众多，呈椭圆形、类方形、卵圆形，或呈不规则分枝状，直径 11～65μm，有时可见层纹，木化。②油细胞呈圆形或椭圆形，直径 50～85μm，含黄棕色油状物，细胞壁木化。③纤维直径 15～32μm，壁甚厚，平直，孔沟不明显，木化。④木栓细胞呈多角形，壁薄微弯曲。⑤筛管分子复筛板筛域较大，筛孔明显。此外，稀有草酸钙方晶。（图 9-7）

凹叶厚朴　①纤维一边呈波浪状或齿状凹凸。②油细胞直径 27～75μm，细胞壁非木化或木化。

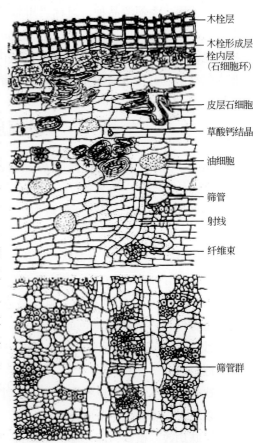

图 9-6　厚朴干皮横切面详图

③木栓细胞壁菲薄而平直，常多层重叠。

性味功效 苦、辛，温。燥湿消痰，下气除满。

附 厚朴花

本品为木兰科植物厚朴或凹叶厚朴的干燥花蕾。春季花未开放时采摘，稍蒸后，晒干或低温干燥。花蕾呈长圆锥形，长4～7cm，基部直径1.5～2.5cm。红棕色至棕褐色。花被多为12片，肉质，外层的呈长方倒卵形，内层的呈匙形。雄蕊多数，花药条形，淡黄棕色，花丝宽而短。心皮多数，分离，螺旋状排列于圆锥形的花托上。花梗长0.5～2cm，密被灰黄色绒毛，偶无毛。质脆，易破碎。气香，味淡。芳香化湿，理气宽中。用于脾胃湿阻气滞，胸闷胀满，纳谷不香。

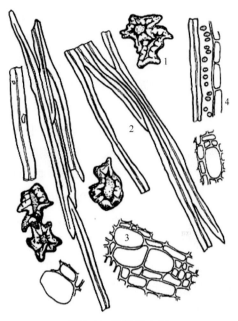

图9-7 厚朴粉末图

1—石细胞；2—纤维；3—油细胞；4—筛管分子

附注 ①四川产威氏木兰 *Magnolia wilsonii* Rehd、武当玉兰 *Magnolia sprengeri* Pamp、凹叶木兰 *Magnolia sargentiana* Rehd.et Wils. 的树皮误作厚朴使用，系混淆品种，习称"川姜朴"。与厚朴的主要区别是：气味多淡弱，石细胞多不分支，油细胞少见。②滇缅厚朴 *Magnolia rostrata* W. W. Sm. 的树皮，药材表面灰白色或灰棕色。断面颗粒状，阳光下可见点状闪光结晶，气微香，味微苦。栓内层为排列整齐的非木化细胞，其内方有石细胞环，皮层散有强木化的石细胞和油细胞。纤维束和筛管群相间排列。

‹ **地枫皮** Difengpi ›

来源 为木兰科植物地枫皮 *Illicium difengpi* K. I. B. et K. I. M. 的干燥树皮。

产地 主产于广西等省。

采收加工 春、秋二季剥取，晒干或低温干燥。

性状鉴别 **药材** 呈卷筒状或槽状，长5～15cm，直径1～4cm，厚0.2～0.3cm。外表面灰棕色至深棕色，有的可见灰白色地衣斑，粗皮易剥离或脱落，脱落处棕红色。内表面棕色或棕红色，具明显的细纵皱纹。质松脆，易折断，断面颗粒状。气微香，味微涩。

饮片 呈不规则颗粒状或块片状。（图9-8）

以块大、皮厚、无杂质者为佳。

性味功效 微辛、涩，温；有小毒。祛风除湿，行气止痛。

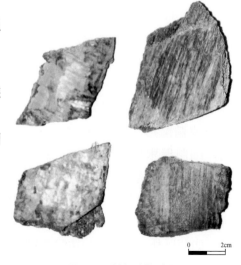

0 2cm

图9-8 地枫皮饮片图

‹ 肉桂　Rougui（附：桂枝、桂子）›

别名　牡桂、玉桂

来源　为樟科植物肉桂 *Cinnamomum cassia* Presl 的干燥树皮。

产地　主产于广东、广西等省区，云南、福建等省亦产。越南、斯里兰卡、印度亦产。

采收加工　每年分两期采收，于 4～5 月（称"春桂"）和 9～10 月（称"秋桂"）间，以第二期产量大，香气浓，质量佳。采收时选取适龄肉桂树，按一定的长、阔度剥下树皮，放于阴凉处，按各种规格修整，或置于木制的"桂夹"内压制成型，阴干或先放置阴凉处 2～3 天后，再晾干。

性状鉴别　药材　呈浅槽状、卷筒状或板片状，外表面灰棕色，有时可见灰白色的地衣斑；内表面红棕色，较平滑，用指甲刻划可见油痕。质硬而脆，易折断。断面不平坦，外侧呈棕色而较粗糙，内侧红棕色而油润，中间有一条黄棕色的线纹（石细胞环带）。有浓烈的特殊香气，味甜、辣。（图 9-9）

饮片　呈不规则的碎块。

以断面红棕色至紫红色、油性大、香气浓厚、味甜辣、嚼之无渣者为佳。

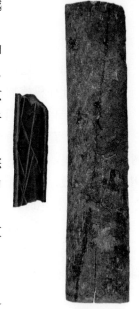

图 9-9　肉桂药材图

规格　分为企边桂、桂通两个规格。企边桂：从肉桂大树主干上环状剥取经加工制成竖向两边向内对称卷起的桂皮。桂通：将剥取的肉桂树皮薄皮制成单筒状或双筒状卷起的桂皮，俗称桂筒。

企边桂：干货。呈槽状，板边平整有卷起，厚度 0.3～0.8cm。

桂通：干货。呈卷筒状，单筒或双筒，厚度 0.2～0.8cm。

性味功效　辛、甘，大热。补火助阳，引火归原，散寒止痛，活血通经。

附　① 桂枝　为肉桂的干燥嫩枝。呈长圆柱形，多分枝，表面红棕色至棕色，有纵棱线、细皱纹及小疙瘩状的叶痕、枝痕、芽痕，皮孔点状。质硬而脆，易折断。断面皮部红棕色，木部黄白色至浅黄棕色，髓部略呈方形。有特异香气，味甜、微辛，皮部味较浓。功效：发汗解肌，温通经脉，助阳化气，平冲降气。

② 桂子　为肉桂的幼嫩果实。本品略呈倒卵形，长 5～12mm，直径 6～7mm。幼果椭圆形，直径约 3mm，被宿萼包裹，表面黄棕色，先端稍平截，上有一微凸的花柱残基。宿萼杯状，边缘有不明显的 6 浅裂，表面暗棕色，有皱纹，下部延长成萼筒，少数连有果柄。气香，味辣。以肉厚、香气浓者为佳。

附注　① 官桂　在四川用樟科植物银叶樟 *Cinnamomum argentieum* Gamble 和三条筋树 *C.tamala* Nees et Eberm 的树皮，在湖北则为柴桂 *C.Wilsonii* Gamble 的树皮。

② 南玉桂　系大叶清化桂 *C. cassiae* var. *macrophylli* 的树皮。主要栽培于广东和广西。变种和正种的主要区别是叶甚大，树皮与肉桂相似。皮层石细胞较少，初生韧皮部石细胞带较窄。

③ 市场上有将调味用的桂皮作药用肉桂使用的。桂皮为樟科植物阴香 *C. burmanni* （Nees）Blume、天竺桂 *C.japonicum* Sieb.、细叶香桂 *C.chingii* M.et Calf 等数种樟属植物的树皮。药材平板状，边缘略翘。皮薄，质硬，干燥不油润，折断面淡棕色，石细胞环带不明显。香气淡，味微甜、辛、涩，一般做香料或调味品用，不供药用。

‹ 杜仲 Duzhong ›

别名 思仙、丝连皮

来源 为杜仲科植物杜仲 *Eucommia ulmoides* Oliv. 的干燥树皮。

产地 主产于湖北、四川、贵州、云南、陕西等省。

采收加工 春、夏两季剥取栽植近十年的树皮，去粗皮，晒干；或将剥下的树皮内面相对层层叠放，堆置于稻草内，使之"发汗"至内皮呈紫褐色时，取出晒干。

性状鉴别 **药材** 板片状或两边稍向内卷，厚3～7mm。外表面淡灰棕色或灰褐色，有斜方形皮孔，内表面红紫色或紫褐色，光

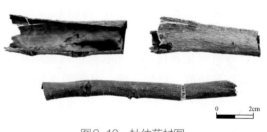

图9-10 杜仲药材图

滑。质脆，易折断。断面有细密银白色富弹性的胶丝相连，一般可拉至1cm以上才断丝。气微，味稍苦，嚼之有胶状感。（图9-10）

饮片 呈小方块或丝状。外表面淡棕色或灰褐色，有明显的皱纹。内表面暗紫色，光滑。断面有细密银白色、富弹性的橡胶丝相连。

以皮厚、块大、去净粗皮、断面丝多、内表面紫褐色者为佳。习惯认为四川产质量好，称"川仲"。

规格 分为"选货"和"统货"两个规格。选货再根据厚度、形状等指标，分为两个等级。

一等：干货。平板状，去粗皮。外表面灰褐色，有明显的皱纹或纵裂槽纹，内表面暗紫色，光滑。质脆，易折断，断面有细密、银白色、富弹性的橡胶丝相连。气微，味稍苦。厚度≥0.4cm，宽度≥30cm，碎块≤5%。

二等：干货。厚度0.3～0.4cm，宽度不限，碎块≤5%。其余同一等。

统货：干货。板片或卷形，厚度≥0.3cm，宽度不限，碎块≤10%。其余同一等。

性味功效 甘，温。补肝肾，强筋骨，安胎。

附注 ① **杜仲叶** 为杜仲的干燥叶。表面黄绿色或黄褐色。多破碎，完整叶片展平后呈椭圆形或卵形，先端渐尖，基部圆形或广楔形，边缘具锯齿，下表面脉上有柔毛；叶柄长1～1.5cm。质脆，折断可见有弹性的银白色的橡胶丝相连。气微，味微苦。功效补肝肾，强筋骨，亦具有降压作用。

② 广东、广西、四川部分地区使用夹竹桃科植物藤杜仲 *Parabarium micranthum*（Wall.）、毛杜仲 *P. huaitingii* Chun et Tsiang、红杜仲 *P. chunianum* Tsiang 的树皮作杜仲使用，认为有

祛风活络、强筋壮骨的功效。其药材粗细不一，外皮黄褐色，皮薄，内表面黄棕色或红褐色，折断面有少数银白色富弹性的橡胶丝、胶丝稀少。均不能代杜仲使用。

③ 浙江、贵州、湖北、云南、四川部分地区以卫矛科丝棉木 *Euonymus bungeanus* Maxim.、云南卫矛（黄皮杜仲）*E. yunnanensis* Franch.、游藤卫矛（银丝杜仲）*E. vagars* Wall. 的干皮作"土杜仲"入药。外表面灰色、灰褐色或橙黄色，内表面淡黄色，折断面有白色胶丝，易拉断。均不能作杜仲使用。

＜　合欢皮　Hehuanpi（附：合欢花）　＞

来源　为豆科植物合欢 *Albizia julibrissin* Durazz. 的干燥树皮。

产地　主产于湖北、江苏、安徽、浙江等省。

采收加工　夏、秋二季剥取，晒干。

性状鉴别　药材　呈卷曲筒状或半筒状，长 40～80cm，厚 0.1～0.3cm。外表面灰棕色至灰褐色，稍有纵皱纹，有的成浅裂纹，密生明显的椭圆形横向皮孔，棕色或棕红色，偶有突起的横棱或较大的圆形枝痕，常附有地衣斑；内表面淡黄棕色或黄白色，平滑，有细密纵纹。质硬而脆，易折断，断面呈纤维性片状，淡黄棕色或黄白色。气微香，味淡、微涩、稍刺舌，而后喉头有不适感。（图 9-11）

饮片　呈弯曲的丝或块片状，切面呈纤维性片状，淡黄棕色或黄白色。（图 9-12）

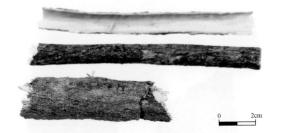

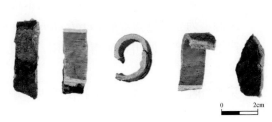

图9-11　合欢皮药材图　　　　　　　　　图9-12　合欢皮饮片图

以皮细嫩、珍珠疙瘩（皮孔）明显者为佳。

性味功效　甘，平。解郁安神，活血消肿。

附　合欢花

本品为豆科植物合欢 *Albizia julibrissin* Durazz. 的干燥花序。主产于湖北、江苏、安徽、浙江等省。夏季花开放时择晴天采收，及时晒干。本品为头状花序，皱缩成团。总花梗长 3～4cm，有时与花序脱离，黄绿色，有纵纹，被稀疏毛茸。花全体密被毛茸，细长而弯曲，长 0.7～1cm，淡黄色至黄褐色，无花梗或几无花梗。花萼筒状，先端有 5 小齿；花冠筒长约为萼筒的 2 倍，先端 5 裂，裂片披针形；雄蕊多数，花丝细长，黄棕色至黄褐色，下部合生，上部分离，伸出花冠筒外。气微香，味淡。本品甘，平。解郁安神。

＜　海桐皮　Haitongpi　＞

别名　钉桐皮、鼓桐皮、刺桐皮

来源　为豆科植物刺桐 *Erythrina variegata* L. 的干皮。

产地　主产广东、广西、云南、贵州等省区。

采收加工　全年可收，以春季较易剥取，将树砍伐剥取干皮，刮去棘刺及灰垢，晒干。

性状鉴别　药材　呈半筒状或板片状，长30～60cm，厚1～2mm，外表灰棕色或灰黑色，有稀疏纵裂纹及较密的黄色皮孔，边缘不整齐，微突起或平钝；皮上有大形钉刺，刺尖有时被磨去，可以剥落；基部圆形或长圆形而纵向延长；

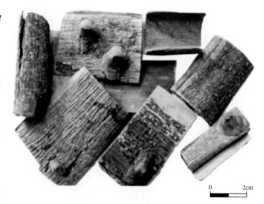

图9-13　海桐皮饮片图

内表面黄棕色或红棕色，平滑，有细纵纹。质硬而韧，易纵裂，不易横断。断面黄白色或淡黄色，富纤维性。气微香，味苦。

饮片　呈方块状，有的外表面可见大形钉刺或钉刺脱落后留下的印痕。（图9-13）

以皮张大、钉刺多者为佳。

性味功效　苦、辛，平。祛风除湿，舒筋通络，杀虫止痒。

‹ 紫荆皮　Zijingpi ›

别名　紫金皮、肉红、内消、紫荆木皮

来源　为豆科植物紫荆 *Cercis chinensis* Bunge 的树皮。

产地　主产于四川、河南、湖南、湖北、江西等地。

采收加工　每年7～8月采收树皮，刷去泥沙，晒干。

性状鉴别　药材　呈长圆筒状或槽状的块片，均向内卷曲，长6～25cm，宽3cm，厚3～6mm，外表灰棕色，有皱纹，内表面紫棕色，有细纵纹理。质坚实，不易折断，断面灰红色。对光照视，可见细小的亮星。气无，味涩。

饮片　呈不规则块状。（图9-14）

以条长、皮厚、坚实者为佳。

性味功效　苦，平。活血通经，消肿解毒。

附注　在浙江、安徽、福建、广东等省以木兰科植物长梗南五味子 *Kadsura longipedunculata* Finet et Gagn. 的干燥根皮做紫荆皮入药。外表面栓皮疏松或呈软木状，有时栓皮剥落而露出棕褐色皮层；内表面可见纵向的细纤维。质轻，易折断，断面纤维性。气香，味苦涩而有辛凉感。

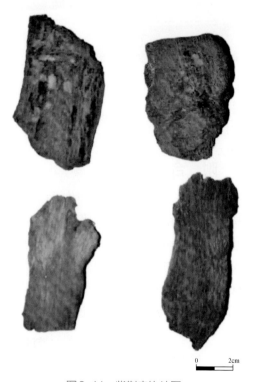

图9-14　紫荆皮饮片图

黄柏　Huangbo

别名　川黄柏

来源　为芸香科植物黄皮树 *Phellodendron chinense* Schneid. 除去栓皮的树皮。

产地　主产于四川、贵州等省。

采收加工　每年3～6月间采收，选10年左右的树，剥取树皮，晒至半干，压平，去粗皮，刷净，晒干。

性状鉴别　药材　呈板片状或浅槽状，长宽不一，厚1～6mm。外表面黄褐色或黄棕色，平坦或具纵沟纹，有的可见皮孔痕及残存的灰褐色粗皮；内表面暗黄色或淡棕色，具细密的纵棱纹。体轻，质硬，断面纤维性，呈裂片状分层，深黄色。气微，味极苦，嚼之有黏性。

饮片　呈丝条状，切面纤维性，呈裂片状分层，深黄色。（图9-15）

以皮厚、色黄、无木栓为佳。

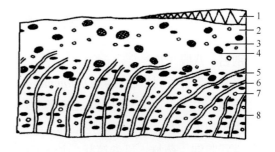

图9-15　黄柏饮片图

规格　分为"选货"和"统货"两个规格。选货分为两个等级。

一等：干货。呈板片状，厚度≥0.3cm，宽度≥30cm。

二等：干货。呈板片状，厚度0.1～0.3cm，宽度不限。

统货：干货。呈板片状或浅槽状，厚度≥0.1cm，宽度不限。

显微鉴别　横切面：①未去净外皮者可见木栓层由多列长方形细胞组成，内含棕色物质。②栓内层细胞中含草酸钙方晶。③皮层比较狭窄，散有纤维群及石细胞群，石细胞大多分枝状，壁极厚，层纹明显。④韧皮部射线宽2～4列细胞，常弯曲而细长。⑤韧皮部占树皮的极大部分，外侧有少数石细胞，纤维束切向排列呈断续的层带，又称硬韧部，纤维束周围薄壁细胞中常含草酸钙方晶，形成晶鞘纤维。⑥薄壁细胞中含有细小的淀粉粒和草酸钙方晶，黏液细胞随处可见。（图9-16）

粉末：粉末鲜黄色。①纤维鲜黄色，直径16～38μm，常成束，周围细胞含草酸钙方晶，形成晶纤维；含晶细胞壁木化增厚。②石细胞鲜黄色，类圆形，直径35～128μm，有的呈分枝状，枝端锐尖，壁厚，层纹明显；有的可见大型纤维状的石细胞，长可达900μm。③草酸钙方晶众多。（图9-17）

性味功效　苦，寒。清热燥湿，泻火除蒸，解毒疗疮。

图9-16　黄柏横切面简图

1—木栓层；2—皮层；3—石细胞；4—纤维；
5—射线；6—韧皮部；7—黏液细胞；8—石细胞

关黄柏 Guanhuangbo

别名 波萝树皮

来源 为芸香科植物黄檗 *Phellodendron amurense* Rupr. 的干燥树皮。

产地 主产于辽宁、吉林、黑龙江、内蒙古、河北等省。

采收加工 栽培8~10年可以采收，传统采收一般在4月份树木发芽前剥皮比较容易，也可以在秋季落叶后进行采收。新方法选择在6月下旬至7月上旬采收，除去粗皮，晒干。

性状鉴别 药材 本品呈板片状或浅槽状，长宽不一，厚2~4mm。外表面黄绿色或淡棕黄色，较平坦，有不规则的纵裂纹，皮孔痕小而少见，偶有灰白色的粗皮残留；内表面黄色或黄棕色。体轻，质较硬，断面纤维性，有的呈裂片状分层，鲜黄色或黄绿色。气微，味极苦，嚼之有黏性。（图9-18）

饮片 呈丝状。外表面黄绿色或淡棕黄色，较平坦。内表面黄色或黄棕色。切面鲜黄色或黄绿色，有的呈片状分层。气微，味极苦。

以皮厚、色黄鲜艳、无栓皮者为佳。

规格 统货 干货。无粗栓皮及死树的松泡皮。无杂质、虫蛀、霉变。

性味功效 苦，寒。清热燥湿，泻火解毒，退虚热。

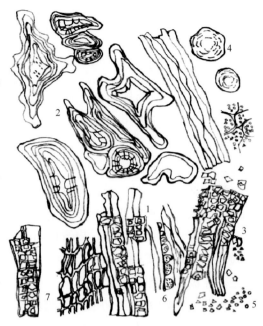

图9-17 黄柏粉末图

1—纤维及晶纤维；2—石细胞；3—草酸钙方晶；4—黏液细胞；5—淀粉粒；6—筛管分子；7—木栓细胞

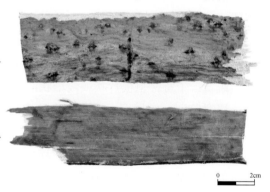

图9-18 关黄柏药材图

白鲜皮 Baixianpi

别名 八股牛皮

来源 为芸香科植物白鲜 *Dictamnus dasycarpus* Turcz. 的干燥根皮。

产地 主产于辽宁、河北、山东等省。

采收加工 春、秋二季采挖根部，除去泥沙及粗皮，剥取根皮，干燥。

性状鉴别 药材 呈卷筒状，长5~15cm，直径1~2cm，厚0.2~0.5cm。外表面灰白色或淡灰黄色，具细纵皱纹及细根痕，常有突起的颗粒状小点；内表面类白色，有细纵纹。质脆，折断时有粉尘飞扬，断面不平坦，略呈层片状，剥去外层，迎光可见闪烁的小亮点。有羊膻气，味微苦。（图9-19）

饮片　呈不规则的厚片，切面类白色，略呈层片状。

以条大、皮厚、无木心、色灰白者为佳。

性味功效　苦，寒。清热燥湿，祛风解毒。

‹ 椿皮　Chunpi ›

来源　为苦木科植物臭椿 *Ailanthus altissima* (Mill.) Swingle 的干燥根皮或干皮。

产地　主产于浙江、江苏、湖北、河北等省。

采收加工　全年均可剥取，晒干，或刮去粗皮晒干。

性状鉴别　根皮　呈不整齐的片状或卷片状，大小不一，厚0.3～1cm。外表面灰黄色或黄褐色，粗糙，有多数纵向皮孔样突起及不规则纵、横裂纹，除去粗皮者显黄白色；内表面淡黄色，较平坦，密布梭形小孔或小点。质硬而脆，断面外层颗粒性，内层纤维性。气微，味苦。（图9-20）

干皮　呈不规则板片状，大小不一，厚0.5～2cm。外表面灰黑色，极粗糙，有深裂。

饮片　呈不规则块状。外表面粗糙，有多数皮孔样突起，质硬而脆，断面外层颗粒性，内层纤维性。

以块大、皮厚、无木心者为佳。

性味功效　苦、涩，寒。清热燥湿，收涩止带，止泻，止血。

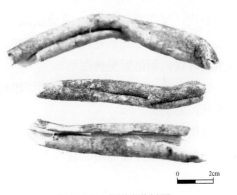

图9-19　白鲜皮药材图

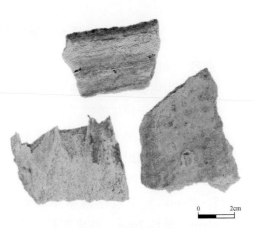

图9-20　椿皮药材图

‹ 苦楝皮　Kulianpi ›

别名　川楝皮

来源　为楝科植物川楝 *Melia toosendan* sieb. et Zucc. 或楝 *Melia azedarach* L. 的干燥树皮和根皮。

产地　川楝主产于四川、云南、贵州、甘肃、湖南、湖北、河南等省；楝主产于山西、甘肃、山东、江苏、浙江、湖南、广东、广西、云南、湖北、贵州等省。

采收加工　春、秋二季剥取，晒干，或除去粗皮，晒干。

性状鉴别　树皮　呈不规则板片状、槽状或半卷筒状，长宽不一，厚2～6mm。外表面灰棕色或灰褐色，粗糙，有交织的纵皱纹及点状灰棕色皮孔，除去粗皮者淡黄色；内表面类白色或淡黄色。质韧，不易折断，断面纤维性，呈层片状，易剥离。气微，味苦。（图9-21）

根皮　呈不规则片状、卷筒状或半卷筒状；厚 2～3mm ；外表面极粗糙，有须根痕，木栓层常呈鳞片状，剥落后呈砖红色。

饮片　呈不规则的丝状，切面纤维性，略呈层片状，易剥离。

以根皮为优。根皮以条大、皮厚、纤维性强者为佳。树皮以外皮光滑、皮孔密集的幼嫩树皮为佳。

性味功效　苦，寒；有毒。驱虫，疗癣。

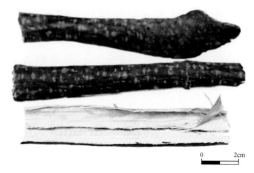

图 9-21　苦楝皮药材图

木槿皮　mujinpi

别名　槿皮、川槿皮

来源　为锦葵科植物木槿 *Hibiscus syriacus* L. 的干燥茎皮或根皮。

产地　主产于四川等省。

采收加工　每年 4～5 月，剥下茎皮或根皮，洗净晒干。秋季挖根，剥皮晒干。

性状鉴别　药材　呈半圆筒或圆筒状，长 15～25cm，宽窄及厚薄多不一致，通常宽 0.7～1cm，厚约 2mm。外皮粗糙，土灰色，有纵向的皱纹及横向的小突起（皮孔）；内表面淡黄绿色，现明显之丝状纤维。不易折断，体质轻泡。气弱，味淡。

饮片　呈不规则块状。（图 9-22）

以条长，皮宽，皮厚，少碎块者为佳。

性味功效　甘，微温。清热利湿，杀虫止痒。

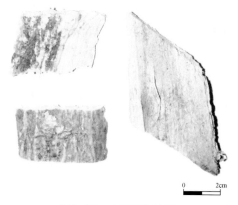

图 9-22　木槿皮饮片图

五加皮　Wujiapi

别名　南五加皮

来源　为五加科植物细柱五加 *Acanthopanax gracilistylus* W. W. Smith 的干燥根皮。

产地　主产于湖北、河南、四川、湖南、安徽等省。

采收加工　夏、秋二季采挖根部，洗净，剥取根皮，晒干。

性状鉴别　药材　呈不规则卷筒状，长 5～15cm，直径 0.4～1.4cm，厚约 0.2cm。外表面灰褐色，有稍扭曲的纵皱纹及横长皮孔样斑痕；内表面淡黄色或灰黄色，有细纵纹。体轻，质脆，易折断，断面不整齐，灰白色。气微香，味微辣而苦。

饮片　呈不规则的厚片，切面不整齐，灰白色。（图 9-23）

以皮厚、粗大、断面灰白色、气香、无木心者为佳。

性味功效 辛、苦，温。祛风湿，补肝肾，强筋骨。

附注 红毛五加皮 五加科植物红毛五加 *Acanthopanax giraldii* Harms 的茎皮。呈细筒状，长短不一，完整者长 20～30cm，直径 0.7～1.2cm，厚约 0.5mm。外表面黄色，密被褐色或淡黄棕色刺毛，茎皮上有突起状芽，节间长 5～13cm。内表面黄绿色或灰绿色，光滑。质脆，易折断。气微味弱。

秦皮 Qinpi

别名 蜡木杆皮

来源 为木犀科植物苦枥白蜡树 *Fraxinus rhynchophylla* Hance、白蜡树 *Fraxinus chinensis* Roxb.、尖叶白蜡树 *Fraxinus szaboana* Lingelsh. 或宿柱白蜡树 *Fraxinus stylosa* Lingelsh. 的干燥枝皮或干皮。

产地 主产于东北、四川、陕西、河北及河南。

采收加工 春季或秋季整枝时，剥下干皮或枝皮，晒干。

性状鉴别 枝皮 呈卷筒状或槽状，长 10～60cm，厚 1.5～3mm。外表面灰白色、灰棕色至黑棕色或相间呈斑状，平坦或稍粗糙，并有灰白色圆点状皮孔及细斜皱纹，有的具分枝痕。内表面黄白色或棕色，平滑。质硬而脆，断面纤维性，黄白色。气微，味苦。热水浸出液日光下显碧蓝色荧光。

干皮 为长条状块片，厚 3～6mm。外表面灰棕色，具龟裂状沟纹及红棕色圆形或横长的皮孔。质坚硬，断面纤维性较强。

饮片 为长短不一的丝条状，切面纤维性，质硬。（图 9-24）

以条长、呈筒状、外皮薄而光滑者为佳。枝皮优于干皮。

性味功效 苦、涩，寒。清热燥湿，收涩，明目。

香加皮 Xiangjiapi

别名 北五加皮

来源 为萝藦科植物杠柳 *Periploca sepium* Bge. 的干燥根皮。

产地 主产于山西、河南、河北、山东等地。

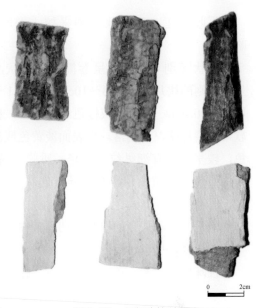

图9-23 五加皮饮片图

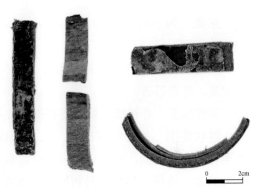

图9-24 秦皮饮片图

采收加工　春、秋二季采挖，剥取根皮，晒干。

性状鉴别　药材　呈卷筒状或槽状，少数呈不规则的块片状，长 3～10cm，直径 1～2cm，厚 0.2～0.4cm。外表面灰棕色或黄棕色，栓皮松软常呈鳞片状，易剥落。内表面淡黄色或淡黄棕色，较平滑，有细纵纹。体轻，质脆，易折断，断面不整齐，黄白色。有特异香气，味苦。（图 9-25）

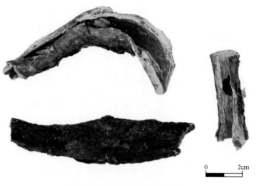

图 9-25　香加皮药材图

饮片　呈不规则的厚片，切面黄白色。

以体轻、质脆、皮厚、香气浓、无木心者为佳。

性味功效　辛、苦，温；有毒。祛风湿，强筋骨。

地骨皮　Digupi

来源　为茄科植物枸杞 *Lycium chinense* Mill. 或宁夏枸杞 *Lycium barbarum* L. 的干燥根皮。

产地　枸杞主产于河北、河南、山西、陕西、四川、江苏、浙江等省；宁夏枸杞主产于宁夏、甘肃等省。

采收加工　春初或秋后采挖根部，洗净，剥取根皮，晒干。

性状鉴别　呈筒状或槽状，长 3～10cm，宽 0.5～1.5cm，厚 0.1～0.3cm。外表面灰黄色至棕黄色，粗糙，有不规则纵裂纹，易成鳞片状剥落。内表面黄白色至灰黄色，较平坦，有细纵纹。体轻，质脆，易折断，断面不平坦，外层黄棕色，内层灰白色。气微，味微甘而后苦。（图 9-26）

药材鉴定中以"糙皮白里无香气"为其特征。

以块大、肉厚、无木心者为佳。

性味功效　甘，寒。凉血除蒸，清肺降火。

附注　茎皮　木犀科植物毛叶探春 *Jasminum giraldii* Diels（黄素馨）的干燥根皮混淆地骨皮，注意鉴别。茎皮多呈卷曲形，亦有呈管状，长短不一，外表皮淡黄色或淡褐色，有纵裂纹，外皮黄色粉状物，内表面淡黄色，具不规则的条纹，质坚脆，易折断。气微香，味苦。

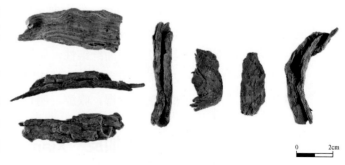

图 9-26　地骨皮药材图

叶类中药

目标及任务要求

1. 掌握性状鉴别方法，能熟练运用性状鉴别方法鉴别叶类药材的真、伪、优、劣。
2. 熟悉显微鉴别方法，能运用显微鉴别方法鉴别叶类药材的真、伪。
3. 掌握叶类药材的来源、性状鉴别特征、规格。
4. 掌握叶类药材的道地产地，熟悉其主产地。
5. 了解叶类药材的采收加工、功效。

叶类药材一般以完整而成熟的干燥叶入药。大多为单叶，如枇杷叶、艾叶；少数为复叶的小叶，如番泻叶；也有用带叶的枝梢，如侧柏叶；也有用叶柄的，如荷梗、棕板。

项目一　叶类中药的鉴定方法

一、叶类中药的性状鉴定

叶类药材大多数薄，经过采制、干燥和包装等过程，常皱缩或破碎，欲观察其特征，有时需湿润展开后，才能识别。对叶片的观察，一般应注意形状、大小、色泽、叶端、叶基、叶缘、叶脉、上下表面、质地、气味等。此外，叶柄的形状、长短，叶鞘、托叶和附属物的有无等，也须注意。

二、叶类中药的显微鉴定

叶类中药的显微鉴别是用显微镜对叶片的显微特征作观察。正常的组织构造，可分为表皮、叶肉及叶脉三部分。

一般做叶中脉部分的横切片，还可做叶片的上下表面透化制片和粉末制片，可以观察到上下表皮细胞特征及附属物，如角质层、蜡被、结晶体、毛茸的种类和形态以及内含物等。叶肉主要观察栅栏组织的特点，叶脉是叶片的维管束，要注意其类型和数目。

横切面：

1. 表皮

多数叶的表皮由一层细胞组成。表皮细胞一般排列紧密，横切面观呈略扁平或近方形，表面观时多为略呈等径性的多边形，在叶脉部分或叶脉附近及单子叶植物叶的表皮细胞则呈长方形，其长径与中脉相平行。单子叶禾本科植物叶的上表皮细胞有较大的运动细胞，如淡竹叶等。各种表皮细胞的垂周壁呈不同程度的平直或弯曲，有的叶片上表皮细胞垂周壁较平直，而下表皮细胞垂周壁较弯曲，如枇杷叶；有的上下表皮细胞的垂周壁均较弯曲，如薄荷叶；有的表皮细胞垂周壁呈念珠状增厚。表皮细胞垂周壁的情况在鉴定相似品种上有一定意义。表皮细胞的外面平周壁常具角质层，有的常显不同程度的弯曲纹理；有的表皮细胞外被蜡质，称为"蜡被"；有的表皮细胞向外突出而呈乳头状，如荷叶。也有表皮为多层细胞的，称复表皮，如夹竹桃叶。有些叶表皮细胞含一定的物质，如桑科植物桑叶的表皮细胞较大，内含葡萄状钟乳体；穿心莲的叶，表皮细胞内含螺旋状的钟乳体；番泻叶表皮细胞内则含黏液汁。

表皮细胞上有无毛茸和毛茸的类型，非腺毛和腺毛的组成细胞数和形态及其分布情况是鉴别叶类中药的极为重要的特征。此外，叶的上下表皮气孔的分布情况以及气孔的类型也是叶类中药鉴别的重要特征。

2. 叶肉

通常分为栅栏组织和海绵组织两部分。

（1）栅栏组织　由一层或数层长圆柱形的细胞组成，一般分布在上表皮下方，排列紧密，细胞内含大量叶绿体，其细胞长轴与表皮细胞垂直，形如栅栏。多数植物的叶只在上表皮细胞内侧有栅栏组织，形成"异面型叶"，如薄荷叶；亦有上下表皮细胞内侧均有栅栏组织的，此种叶称"等面型叶"，如番泻叶。栅栏组织一般不通过主脉部分。

（2）海绵组织　常占叶肉的大部分，位于栅栏组织的下方，由类圆形或不规则长圆形的薄壁细胞组成，细胞排列疏松，间隙大，含叶绿体较少。在海绵组织中常具有石细胞、油细胞、油室、乳管、黏液细胞、间隙腺毛以及细胞内含有的草酸钙结晶等，是叶类中药鉴别的重要特征。

3. 叶脉

叶脉包括主脉和侧脉。叶的主脉是叶片中最发达的维管束，维管束多为外韧型，木质部在上方，略呈半月形，韧皮部在下方。主脉上、下表皮内侧往往有多层厚角组织。此外，主脉横切面上下表皮的凹凸程度在叶类中药鉴别上有一定意义。

三、叶类中药的品质

叶类药材一般以身干、无枝梗及杂质、无霉坏为合格。以大张、完整、气味及色泽正常者为佳。

项目二　叶类中药的鉴定

‹ 石韦　Shiwei ›

别名　石苇、石尾、金汤匙

来源　为水龙骨科植物庐山石韦 *Pyrrosia shearreri*（Bak.）Ching.、石韦 *Pyrrosia lingua*（Thunb.）Farwell 或有柄石韦 *Pyrrosia petiolosa*（Christ）Ching. 的干燥叶。前两者习称"大叶石韦"，后者习称"小叶石韦"。

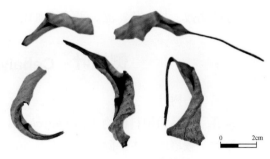

图10-1　石韦药材图

产地　主产于华东、中南、西南地区。此外，华北、东北、西北地区也有分布。多为野生。以浙江、湖北、江苏所产的大叶石韦质量为佳，

采收加工　全年均可采收，除去根茎及根，晒干或阴干。

性状鉴别　药材　庐山石韦　叶片略皱缩，展平后呈披针形，长 10～25cm，宽 3～5cm。先端渐尖，基部耳状偏斜，全缘，边缘常向内卷曲；上表面黄绿色或灰绿色，散布有黑色圆形小凹点；下表面密生红棕色星状毛，有的侧脉间布满棕色圆点状的孢子囊群。叶柄具四棱，长 10～20cm，直径 1.5～3mm，略扭曲，有纵槽。叶片革质。气微，味微涩苦。

石韦　叶片披针形或长圆披针形，长 8～12cm，宽 1～3cm。基部楔形，对称。孢子囊群在侧脉间，排列紧密而整齐。叶柄长 5～10cm，直径约 1.5mm。

有柄石韦　叶片多卷曲呈筒状，展平后呈长圆形或卵状长圆形，长 3～8cm，宽 1～2.5cm。基部楔形，对称；下表面侧脉不明显，布满孢子囊群。叶柄长 3～12cm，直径约 1mm。（图 10-1）

饮片　呈丝条状。

均以身干、叶大而厚、完整、无根茎者佳。

性味功效　甘，苦，微寒。利尿通淋，清肺止咳，凉血止血。

　< 银杏叶　Yinxingye >

别名　飞蛾叶、鸭脚子、白果叶

来源　为银杏科植物银杏 *Ginkgo biloba* L. 的干燥叶。

产地　全国大部分地区有产，主产广西、四川、河南、山东、湖北、辽宁、江苏等地。

采收加工　秋季叶尚绿时采收，及时干燥。

性状鉴别　药材　多皱折或破碎，完整者呈扇形，长 3～12cm，宽 5～15cm。黄绿色或浅棕黄色，上缘呈不规则的波状弯曲，有的中间凹入，深者可达叶长的 4/5。具二叉状平行叶脉，细而密，光滑无毛，易纵向撕裂。叶基楔形，叶柄长 2～8cm。体轻。气微，味微苦。（图 10-2）

饮片　同药材。

以叶片大、完整、无杂质者为佳。

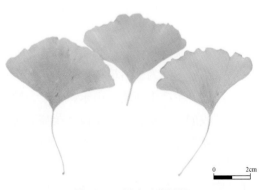

图10-2　银杏叶药材图

性味功效　甘、苦、涩，平。活血化瘀，通络止痛，敛肺平喘，化浊降脂。

侧柏叶　Cebaiye（附：柏子仁）

别名　柏树叶

来源　本品为柏科植物侧柏 *Platycladus orientalis*（L.）Franco 的干燥枝梢及叶。

产地　栽培或野生。除新疆、青海外，全国大部分地区均产。

采收加工　多在夏、秋二季采收，阴干。

性状鉴别　药材　多分枝，小枝扁平。叶细小鳞片状，交互对生，贴伏于枝上，深绿色或黄绿色。质脆，易折断。气清香，味苦涩、微辛。（图 10-3）

饮片　侧柏炭　形如侧柏叶，表面黑褐色。质脆，易折断，断面焦黄色。气香，味微苦涩。

以嫩枝叶，色青绿，无粗枝及杂质者为佳。

性味功效　苦、涩，寒。凉血止血，化痰止咳，生发乌发。

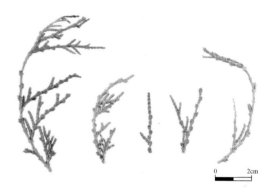

图 10-3　侧柏叶药材图

附　柏子仁

来源　本品为柏科植物侧柏 *Platycladus orientalis*（L.）Franco 的干燥成熟种仁。

采收加工　秋、冬二季采收成熟种子，晒干，除去种皮，收集种仁。

性状鉴别　药材　本品呈长卵形或长椭圆形，长 4～7mm，直径 1.5～3mm。表面黄白色或淡黄棕色，外包膜质内种皮，顶端略尖，有深褐色的小点，基部钝圆。质软，富油性。气微香，味淡。

饮片　柏子仁霜：为均匀、疏松的淡黄色粉末，微显油性，气微香。

以粒饱满、色黄白、油性大而不泛油者为佳。

规格　商品分壳统或仁统规格，按加工方法不同，分柏子仁和柏子仁霜两种。

性味功效　甘，平。养心安神，润肠通便，止汗。

蓼大青叶　Liaodaqingye

别名　靛蓝叶、蓼蓝叶

来源　本品为蓼科植物蓼蓝 *Polygonum tinctorium* Ait. 的干燥叶。

产地　主产于河北、山东、辽宁、陕西等省。

采收加工　夏、秋二季枝叶茂盛时采收两次，除去茎枝及杂质，干燥。

性状鉴别　药材　多皱缩、破碎，完整者展平后呈椭圆形，长 3～8cm，宽 2～5cm。蓝绿色或黑蓝色，先端钝，基部渐狭，全缘。叶脉浅黄棕色，于下表面略突起。叶柄扁平，偶带膜质托叶鞘。质脆。气微，味微涩而稍苦。（图 10-4）

饮片　同药材。

以叶厚，色蓝绿，无枝梗、杂质者为佳。

性味功效　苦，寒。清热解毒，凉血消斑。

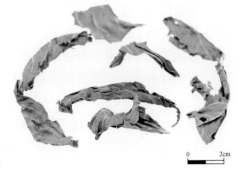

图10-4　蓼大青叶药材图

❮ 淫羊藿　Yinyanghuo ❯

别名　仙灵脾、羊藿叶、三枝九叶草

来源　为小檗科植物淫羊藿 *Epimedium brevicornum* Maxim.、箭叶淫羊藿 *Epimedium sagittatum*（Sieb.et Zucc.）Maxim.、柔毛淫羊藿 *Epimedium pubescens* Maxim. 或朝鲜淫羊藿 *Epimedium koreanum* Nakai 的干燥叶。

产地　主产于陕西、甘肃、青海、浙江、安徽、江西、东北、山西、湖北、四川。野生。

采收加工　夏季、秋季茎叶茂盛时采收，除去粗梗及杂质，晒干或阴干。

性状鉴别　药材　淫羊藿　二回三出复叶；小叶片卵圆形，长 3～8cm，宽 2～6cm；先端微尖，边缘具黄色刺毛状细锯齿；顶生小叶基部心形，两侧小叶较小，偏心形，外侧较大，呈耳状；上表面黄绿色，下表面灰绿色，主脉 7～9 条，基部有稀疏细长毛，细脉两侧均突起，网脉明显；小叶柄长 1～5cm。叶片近革质。气微，味微苦。

箭叶淫羊藿　一回三出复叶，小叶片长卵形至卵状披针形，长 4～12cm，宽 2.5～5cm；先端渐尖，两侧小叶基部明显偏斜，外侧多呈箭形。下表面疏被粗短伏毛或近无毛。叶片革质。

柔毛淫羊藿　一回三出复叶；叶下表面及叶柄密被绒毛状柔毛。

朝鲜淫羊藿　二回三出复叶；小叶较大，长 4～10cm，宽 3.5～7cm，先端长尖。叶片较薄。

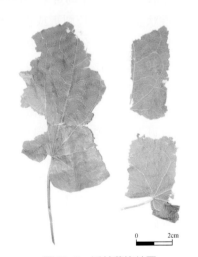

饮片　呈丝片状。炙淫羊藿：形如淫羊藿丝。表面浅黄色显油亮光泽。微有羊脂油气。（图10-5）

均以色黄绿、无枝梗、叶片整齐不碎者为佳。以西北产小叶淫羊藿质最佳。

规格　商品有大叶淫羊藿（淫羊藿）、箭叶淫羊藿、小叶淫羊藿（朝鲜淫羊藿）等规格。

图10-5　淫羊藿饮片图

性味功效　辛、甘，温。补肾阳，强筋骨，祛风湿。

❮ 大青叶　Daqingye ❯

别名　大青、菘蓝叶

来源　为十字花科植物菘蓝 *Isatis indigotica* Fort. 的干燥叶。

产地　主产江苏、安徽、河北、河南、浙江等地。

采收加工　夏、秋二季分 2～3 次采收，除去杂质，晒干。

性状鉴别　药材　多皱缩卷曲，有的破碎。完整叶片展平后呈长椭圆形至长圆状倒披针形，长 5～20cm，宽 2～6cm；上表面暗灰绿色，有的可见色较深稍突起的小点；先端钝，全缘或微波状，基部狭窄下延至叶柄呈翼状；叶柄长 4～10cm，淡棕黄色。质脆。气微，味微酸、苦、涩。（图 10-6）

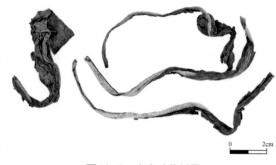

图10-6　大青叶药材图

饮片　为不规则的碎段。

均以完整，叶厚，色蓝绿，无枝梗、杂质者为佳。

性味功效　苦，寒。清热解毒，凉血消斑。

‹ 枇杷叶　Pipaye ›

别名　杷叶

来源　本品为蔷薇科植物枇杷 *Eriobotrya japonica*（Thunb.）Lindl. 的干燥叶。

产地　主产广东、江苏、广西、浙江。长江以南各省区皆有栽培。产于江苏、浙江者，商品名苏杷叶；产于广东省者，商品名广杷叶，销全国各地并出口。其余各地产品，多自产自销。

采收加工　全年均可采摘，晒至七、八成干，扎成小把再晒干。

性状鉴别　呈长圆形或倒卵形，长 12～30cm，宽 4～9cm。先端尖，基部楔形，边缘有疏锯齿，近基部全缘。上表面灰绿色、黄棕色或红棕色，较光滑；下表面密被黄色绒毛，主脉于下表面显著突起，侧脉羽状；叶柄极短，被棕黄色绒毛。革质而脆，易折断。气微，味微苦。（图 10-7）

以叶片大、完整、棕绿色、叶背面绒毛密生者佳。

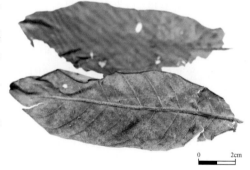

图10-7　枇杷叶药材图

规格　江苏、浙江产者称"苏杷叶"，广东产者称"广杷叶"。商品分鲜叶、干叶和枇杷丝三种，又有摘叶与落叶之别，以摘叶为优。

性味功效　苦，微寒。清肺止咳，降逆止呕。

‹ 番泻叶　Fanxieye ›

别名　泻叶

来源　为豆科植物狭叶番泻 *Cassia angustifolia* Vahl 和尖叶番泻 *Cassia acutifolia* Delile 的干燥小叶。

产地　狭叶番泻叶主产于印度，又称印度番泻叶，埃及、苏丹亦产。尖叶番泻叶主产于埃及，多由亚历山大港输出，又称埃及番泻叶，或亚历山大番泻叶。我国海南、云南也有栽培。

采收加工 狭叶番泻叶在开花前摘下叶片，阴干，然后压紧打包。尖叶番泻叶于9月间果实将成熟时，剪下枝条，摘取叶片晒干。

性状鉴别 药材 狭叶番泻 呈长卵形或卵状披针形，长1.5～5cm，宽0.4～2cm，叶端急尖，叶基稍不对称，全缘。上表面黄绿色，下表面浅黄绿色，无毛或近无毛，叶脉稍隆起。革质。气微弱而特异，味微苦，稍有黏性。

尖叶番泻 呈披针形或长卵形，略卷曲，叶端短尖或微突，叶基不对称，两面均有细短毛茸。（图10-8）

饮片 同药材。

以尖叶，色黄绿，叶片完整，无泥沙者为佳。商品有狭叶和尖叶之分。

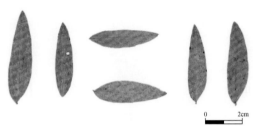

图10-8 番泻叶药材图

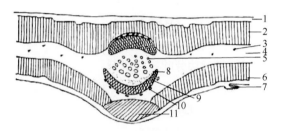

图10-9 番泻叶横切面简图

1—表皮；2—栅栏组织；3—草酸钙簇晶；4—海绵组织；
5—导管；6—栅栏组织；7—非腺毛；8—韧皮部；
9—中柱鞘纤维；10—草酸钙棱晶；11—厚角组织

显微鉴别 横切面：两种叶横切面特征大致相似。①表皮细胞 常含黏液质；有气孔；非腺毛单细胞，壁厚，多疣状突起，基部稍弯曲。②叶肉组织 等面型，上下均有一列栅栏细胞；上面栅栏细胞较长，约长150μm；下面栅栏细胞较粗，长50～80μm；海绵组织细胞中含有草酸钙簇晶。③主脉维管束 上下两侧均有微木化的中柱鞘纤维束，外有含草酸钙棱晶的薄壁细胞，形成晶纤维；主脉上表皮有栅栏细胞通过。（图10-9）

粉末：黄绿色。①表皮细胞 多角形，垂周壁平直；气孔平轴式（狭叶番泻叶气孔副卫细胞多为3个）。②非腺毛 单细胞，长100～350μm，壁厚，多疣状突起，基部稍弯曲；尖叶番泻叶的毛较多，其与表皮细胞之比为1：3，狭叶番泻叶为1：6。③晶纤维 草酸钙棱晶直径12～15μm。④草酸钙簇晶 直径9～20μm。（图10-10）

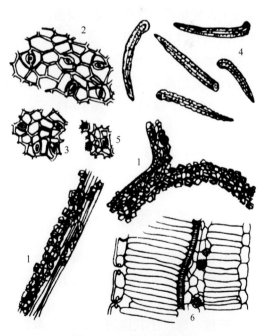

图10-10 番泻叶粉末图

1—晶纤维；2—表皮细胞；3—气孔；4—非腺毛；5—簇晶；6—叶肉组织碎片

性味功效 甘、苦，寒。泻热行滞，通便，利水。

附注 常见伪品：①耳叶番泻叶，为豆科植物耳叶番泻 *Cassia auriculata* L. 的叶。常混于狭叶番泻叶中。小叶片为卵圆形或倒卵圆形，叶端钝圆或微凹下，具短刺，长10～25mm，宽5～15mm，叶基不对称或对称。灰黄绿色或带红棕色，密被长茸毛，侧卧不明显。厚约0.25mm，多不平展，易碎。显微特征为叶肉非等面型，上面具2列栅栏细胞，长50～60μm，下面无栅栏细胞。草酸钙簇晶少且较小，直径10～15μm，方晶8～12μm。单细胞保护毛较密，长200～450μm，表面多平滑，基部平直。②卵叶番泻叶，为同属植物卵叶番泻 *C. obovata* Colladon 的干燥小叶。主产于埃及、意大利，又称意大利番泻叶。叶片呈倒卵形，具棘尖，被短毛。显微特征为下表皮细胞呈乳头状突出，栅栏细胞1列通过主脉，下面栅栏细胞类方形或近圆形。

枸骨叶 Gouguye

别名 功劳叶、八角刺

来源 本品为冬青科植物枸骨 *Ilex cornuta* Lindl. ex Paxt. 的干燥叶。

产地 主产于河南、湖北、安徽、江苏等地。

采收加工 秋季采收，除去杂质，晒干。

性状鉴别 药材 呈类长方形或矩圆状长方形，偶有长卵圆形，长3～8cm，宽1.5～4cm。先端具3枚较大的硬刺齿，顶端1枚常反曲，基部平截或宽楔形，两侧有时各具刺齿1～3枚，边缘稍反卷；长卵圆形叶常无刺齿。上表面黄绿色或绿褐色，有光泽，下表面灰黄色或灰绿色。叶脉羽状，叶柄较短。革质，硬而厚。气微，味微苦。（图10-11）

饮片 同药材。

以色绿、无枝者为佳。

性味功效 苦，凉。清热养阴，益肾，平肝。

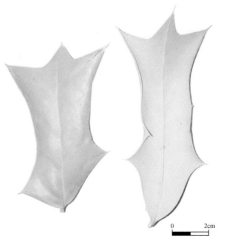

图10-11 枸骨叶药材图

木芙蓉叶 Mufurongye

别名 地芙蓉、芙蓉、木棉

来源 为锦葵科植物木芙蓉 *Hibiscus mutabilis* L. 的干燥叶。

产地 原产于我国湖南，现华东、中南、西南及辽宁、河北、陕西、台湾等地有栽培。

采收加工 夏、秋季采收，晒干。

性状鉴别 药材 多卷缩、破碎，全体被毛。完

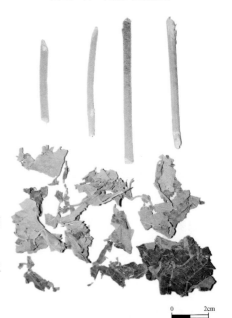

图10-12 木芙蓉叶药材图

整叶片展平后呈卵圆状心形，宽 10～20cm，掌状 3～7 浅裂，裂片三角形，边缘有钝齿。上表面暗黄绿色，下表面灰绿色，叶脉 7～11 条，于两面突起。叶柄长 5～20cm。气微，味微辛。（图 10-12）

　　饮片　切丝或切碎，干燥；或研粉。

　　以叶大，色绿，全体被毛者为佳。

　　性味功效　辛，平。凉血，解毒，消肿止痛。

‹ 西河柳　Xiheliu ›

　　别名　柽柳、鲜柽柳

　　来源　本品为柽柳科植物柽柳 *Tamarix chinensis* Lour. 的干燥细嫩枝叶。

　　产地　主产河北、河南、山东、安徽、江苏、湖北、云南、福建、广东等地。

　　采收加工　夏季花未开时采收，折取嫩枝叶，阴干。

　　性状鉴别　药材　茎枝呈细圆柱形，直径 0.5～1.5mm。表面灰绿色，有多数互生的鳞片状小叶。质脆，易折断。稍粗的枝表面红褐色，叶片常脱落而残留突起的叶基，断面黄白色，中心有髓。气微，味淡。（图 10-13）

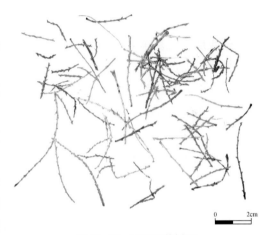

图10-13　西河柳药材图

　　饮片　呈圆柱形的段。

　　以枝叶细嫩、色绿者为佳。

　　性味功效　甘、辛，平。发表透疹，祛风除湿。

‹ 桉叶　Anye ›

　　别名　桉树叶、蓝桉叶

　　来源　本品为桃金娘科植物蓝桉 *Eucalyptus globules* Lab. 及大叶桉 *Eucalyptus robusta* Smith 等同属数种植物的干燥老叶。

　　产地　主产四川、云南、广东、广西等地。

　　采收加工　全年可采，折取老叶，阴干或鲜用。

　　性状鉴别　药材　干燥桉叶呈镰刀状披针形，长 12～30cm，宽 2～7cm，革质而厚，先端尖，基部不对称，全缘，上面黄绿色，光滑无毛。对日光透视，见有无数透明小腺点、并有多数红棕色木栓斑点。羽状网脉；叶柄长 1～3cm，扁平而扭转。微有香气，微有清凉感而稍苦。（图 10-14）

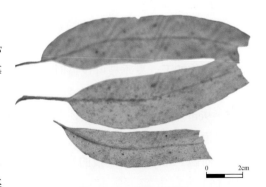

图10-14　桉叶药材图

饮片　同药材。

以叶大、完整、梗少、无杂质者为佳。

性味功效　苦、辛，凉。疏风清热，解毒，杀虫止痒。

‹ **罗布麻叶** Luobumaye ›

别名　茶叶花、泽漆麻、野茶叶、红根草、野麻

来源　本品为夹竹桃科植物罗布麻 *Apocynum venetum* L. 的干燥叶。

产地　分布于东北、华北、西北等地。现江苏、山东、安徽、河北等省有大量种植。销全国大部分地区。

采收加工　夏季采收，除去杂质，干燥。

性状鉴别　药材　多皱缩卷曲，有的破碎，完整叶片展平后呈椭圆状披针形或卵圆状披针形，长 2～5cm，宽 0.5～2cm。淡绿色或灰绿色，先端钝，有小芒尖，基部钝圆或楔形，边缘具细齿，常反卷，两面无毛，叶脉于下表面突起；叶柄细，长约 4mm。质脆。气微，味淡。（图 10-15）

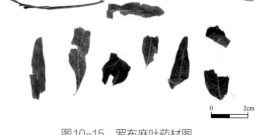

图10-15　罗布麻叶药材图

饮片　同药材。

以完整、梗少、色绿者为佳。

性味功效　甘、苦，凉。平肝安神，清热利水。

附注　罗布麻属植物白麻 *Poacynum pictum*，叶片厚，表面较粗糙，淡灰棕色或淡灰绿色，叶缘少反卷，叶脉于下表面突起，侧脉不明显，质脆，但较正品韧性大。

‹ **紫苏叶** Zisuye（附：紫苏梗）›

别名　苏叶

来源　本品为唇形科植物紫苏 *Perilla frutescens*（L.）Britt. 的干燥叶（或带嫩枝）。

产地　多为栽培。主产于江苏、浙江、河北等省。

采收加工　夏季枝叶茂盛时采收，除去杂质，晒干。

性状鉴别　药材　叶片多皱缩卷曲、破碎，完整者展平后呈卵圆形，长 4～11cm，宽 2.5～9cm。先端长尖或急尖，基部圆形或宽楔形，边缘具圆锯齿。两面紫色或上表面绿色，下表面紫色，疏生灰白色毛，下表面有多数凹点状的腺鳞。叶柄长 2～7cm，紫色或紫绿色。质脆。带嫩枝者，枝的直径 2～5mm，紫绿色，断面中部有髓。气清香，味微辛。（图 10-16）

饮片　同药材，或呈不规则的段。

以叶大、色紫、不碎、香气浓、无枝梗者为佳。

性味功效　辛，温。解表散寒，行气和胃。

附　紫苏梗

本品为紫苏的干燥茎。呈方柱形，四棱钝圆，长短不一，直径 0.5～1.5cm。表面紫棕色或暗紫色，四面有纵沟及细纵纹，节部稍膨大，有对生的枝痕和叶痕。体轻，质硬，断面裂片状。切片厚 2～5mm，常呈斜方形，木部黄白色，射线细密，呈放射状，髓部白色，疏松或中空。气微香，味淡。以外皮色紫棕，有香气者为佳。性温，味辛。理气宽中，止痛，安胎。

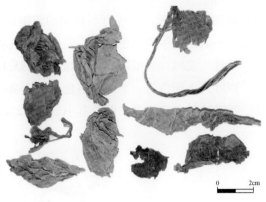

图10-16　紫苏叶药材图

臭梧桐叶　Chouwutongye

别名　八角梧桐、追骨风

来源　本品为马鞭草科臭梧桐 *Clerodendrum trichotomum* Thunb. 的干燥叶。

产地　主产于江苏、浙江。

采收加工　夏季结果前采摘，晒干。

性状鉴别　药材　干叶多皱缩卷曲，或破碎。完整的叶为宽卵形至椭圆形，先端急尖，全缘或微波状，基部截形或宽楔形。上面灰绿色，下面绿色或黄绿色，两面均有白色短柔毛，老叶上面略光滑，背面有毛，主脉明显隆起于背面，叶柄被褐色短毛。气特异，味苦涩。（图 10-17）

饮片　同药材。

以色绿者为佳。

性味功效　甘、苦，平。祛风湿，止痛，降血压。

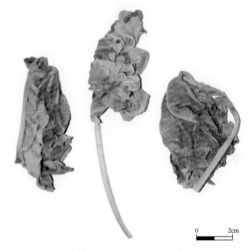

图10-17　臭梧桐叶药材图

艾叶　Aiye

别名　艾蒿、蕲艾、祁艾、香艾

来源　本品为菊科植物艾 *Artemisia argyi* Levl. et Vant. 的干燥叶。

产地　多为栽培，亦有野生。全国各地均有分布，主产山东、安徽、湖北、河北等省。主产地产品销全国并出口，其余各地产品多自产自销。

采收加工　夏季花未开时采摘，除去杂质，晒干。

性状鉴别　药材　多皱缩、破碎，有短柄。完整叶片展平后呈卵状椭圆形，羽状深裂，裂片椭圆状披针形，边缘有不规则的粗锯齿；上表面灰绿色或深黄绿色，有稀疏的柔毛和腺点；下表面密生灰白色绒毛。质柔软。气清香，味苦。（图 10-18）

饮片　艾绒　呈绒团状，灰绿色，质柔软而韧，用手捻之似棉絮。

以叶片上面色青、下面灰白色、绒毛多，叶厚、质柔软而韧、香气浓郁者为佳。

性味功效　辛、苦，温；有小毒。温经止血，散寒止痛；外用祛湿止痒。

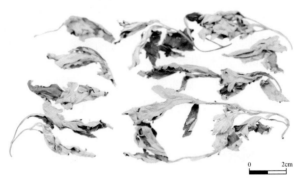

图10-18　艾叶药材图

花类中药

目标及任务要求

1. 掌握性状鉴别方法，能熟练运用性状鉴别方法鉴别花类药材的真、伪、优、劣。
2. 熟悉显微鉴别方法，能运用显微鉴别方法鉴别花类药材的真、伪。
3. 熟悉理化鉴别方法，能运用理化鉴别方法鉴别花类药材的真、伪。
4. 掌握花类药材的来源、性状鉴别特征、规格。
5. 掌握花类药材的道地产地，熟悉其主产地。
6. 了解花类药材的采收加工、功效。

花类药材通常包括干燥的花序、花或花的一部分。按入药部位不同，通常可分为以下类型。

（1）花蕾　辛夷、金银花、丁香、密蒙花、款冬花、槐花、厚朴花等。
（2）开放花朵　槐花、扁豆花、红花、葛花等。
（3）花序　旋覆花、菊花、鸡冠花等。
（4）柱头　西红花等。
（5）其他　蒲黄（花粉）、莲须（雄蕊）、玉米须（花柱）、莲房（花托）等。

项目一　花类中药的鉴定方法

一、花类中药的性状鉴定

花类中药因经过采制、干燥、运输等过程，常干缩破碎。完整者常呈圆锥状、棒状、团簇状、丝状、粉末状等；颜色及气味较新鲜时淡。首先要辨明花类药材的入药部分。以单花入药者，要注意观察花托、萼片、花瓣、雄蕊和雌蕊的数目、着生位置、形状、颜色、被毛与否、气味等；以花序入药者，除单朵花的观察外，尚需注意花序的类别、总苞片、苞片、花序托等。如花序或花很小，肉眼不易辨认时，需将干燥药材先用水浸泡，再展开观察，必要时借助放大镜、解剖镜观察。

二、花类中药的显微鉴定

花类中药的显微鉴别除花梗和膨大的花托制作横切片外，一般只做表面制片和粉末制片观察。

1. 苞片和萼片

与叶片构造相似，应注意上、下表皮细胞的形态；气孔及毛茸的有无、类型、形状及分布情况；有无分泌组织或草酸钙结晶等，如锦葵花的花萼中有黏液腔，洋金花中有草酸钙砂晶等。

2. 花瓣

花瓣构造变异较大，上表皮细胞常呈乳头状或毛茸状突起，无气孔；下表皮细胞的垂周壁常呈波状弯曲，有时有毛茸及少数气孔存在。相当于叶肉的部分，由数层排列疏松的大型薄壁细胞组成，有时可见分泌组织及贮藏物质，如丁香有油室、红花有管状分泌组织。维管束细小，仅见少数螺纹导管。

3. 雄蕊

雄蕊包括花丝和花药两部分。花丝有时被毛茸，如闹羊花花丝下部被两种非腺毛；花药主要观察花粉囊及花粉粒。花粉囊内壁细胞的壁常不均匀地增厚，呈网状、螺旋状、环状或点状，且大多木化。花粉粒的形状、大小、表面纹理、萌发孔等，对鉴定花类中药有重要意义。花粉粒的形状有圆球形（如金银花）、椭圆形（如槐花）、三角形（如丁香）、四分体（如闹羊花）等；花粉粒的外表有的光滑（如番红花）、有的具粗细不等的刺状突起（如红花）、有的具放射状雕纹（如洋金花）、有的具网状纹理（如蒲黄）；花粉粒的外壁有萌发孔或萌发沟，一般双子叶植物的花粉粒萌发孔为 3 个或 3 个以上，单子叶植物和裸子植物的花粉粒萌发孔为 1 个。

4. 雌蕊

由子房、花柱和柱头组成。子房的表皮多为薄壁细胞，有的表皮细胞则分化成多细胞束状毛，如闹羊花；花柱表皮细胞少数分化成毛状物（如红花）；柱头顶端表皮细胞常分化成各种绒毛状（如金银花、红花、西红花）。

5. 花梗和花托

有些花类中药常带有部分花梗和花托。横切面构造与茎相似，应注意表皮、皮层、内皮层、维管束及髓部是否明显，有无厚壁组织、分泌组织存在，有无草酸钙结晶、淀粉粒等。

三、花类中药的品质

花类中药一般以身干、无枝叶、无杂质、无虫蛀、无霉坏为合格。以朵大、完整、色泽正常及特有气味明显者为佳。

项目二 花类中药的鉴定

‹ 松花粉 Songhuafen ›

别名 松花、松黄

来源 为松科植物马尾松 *Pinus massoniana* Lamb.、油松 *Pinus tabulieformis* Carr. 或同属数种植物的干燥花粉。

产地 主产浙江、江苏、河北、辽宁、吉林、湖北等地。

采收加工 春季花刚开时，采摘花穗，晒干，收集花粉，除去杂质。

性状鉴别 为淡黄色的细粉。体轻，易飞扬，手捻有滑润感。气微，味淡。（图11-1）以淡黄色、细腻、无杂质、体轻、流动性较强者为佳。

显微鉴别 本品粉末淡黄色。花粉粒椭圆形，长 45～55μm，直径 29～40μm，表面光滑，两侧各有一膨大的气囊，气囊有明显的网状纹理，网眼多角形。（图11-2）

性味功效 甘，温。收敛止血，燥湿敛疮。

图11-1 松花粉药材图

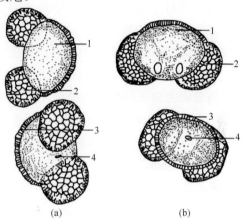

图11-2 松花粉花粉粒

（a）油松 （b）马尾松

1—花粉粒体；2—气囊；3—帽；4—远极沟（或孔）

鸡冠花 Jiguanhua

别名 鸡髻花、老来红、公鸡花

来源 为苋科植物鸡冠花 *Celosia cristata* L. 的干燥花序。

产地 原产非洲、美洲热带和印度，世界各地广为栽培。

采收加工 秋季花盛开时采收，晒干。

性状鉴别 药材 为穗状花序，多扁平而肥厚，呈鸡冠状，长 8～25cm，宽 5～20cm，上缘宽，具皱褶，密生线状鳞片，下端渐窄，常残留扁平的茎。表面红色、紫红色或黄白色。中部以下密生多数小花，每花宿存的苞片和花被片均呈膜质。果实盖裂，种子扁圆肾形，黑色，有光泽。体轻，质柔韧。气微，味淡。（图11-3）

饮片 为不规则的块段。

以朵大而扁，色泽鲜艳者为佳。习惯以白色者质优。

性味功效 甘、涩，凉。收敛止血，止带，止痢。

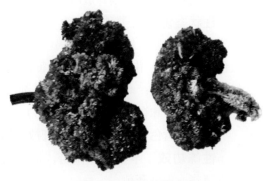

图11-3 鸡冠花药材图

◁ 辛夷 Xinyi ▷

别名 木笔花

来源 为木兰科植物望春花 *Magnolia biondii* Pamp.、玉兰 *Magnolia denudata* Desr. 或武当玉兰 *Magnolia sprengeri* Pamp. 的干燥花蕾。

产地 全国大部分地区有产，主产河南、四川、安徽、浙江、陕西、湖北等地。

采收加工 冬末春初花未开放时采收，除去枝梗，阴干。

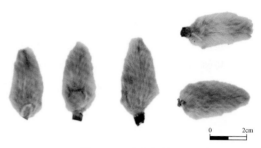

图11-4 辛夷药材图

性状鉴别 药材 望春花 呈长卵形，似毛笔头，长 1.2～2.5cm，直径 0.8～1.5cm。基部常具短梗，长约 5mm，梗上有类白色点状皮孔。苞片 2～3 层，每层 2 片，两层苞片间有小鳞芽，苞片外表面密被灰白色或灰绿色茸毛，内表面类棕色，无毛。花被片 9，棕色，外轮花被片 3，条形，约为内两轮长的 1/4，呈萼片状，内两轮花被片 6，每轮 3，轮状排列。雄蕊和雌蕊多数，螺旋状排列。体轻，质脆。气芳香，味辛凉而稍苦。（图 11-4）

玉兰 长 1.5～3cm，直径 1～1.5cm。基部枝梗较粗壮，皮孔浅棕色。苞片外表面密被灰白色或灰绿色茸毛。花被片 9，内外轮同型。

武当玉兰 长 2～4cm，直径 1～2cm。基部枝梗粗壮，皮孔红棕色。苞片外表面密被淡黄色或淡黄绿色茸毛，有的最外层苞片茸毛已脱落而呈黑褐色。花被片 10～12（15），内外轮无显著差异。

以花蕾大、未开放、身干、色黄绿、无枝梗者为佳。

性味功效 辛，温。散风寒，通鼻窍。

◁ 蜡梅花 Lameihua ▷

别名 腊梅花、蜡花、黄梅花、雪里花

来源 为蜡梅科植物蜡梅 *Chimonanthus praecox*（L.）Link. 的干燥花蕾。

产地 原产我国中部各省，现各地均有栽培。

采收加工 在花刚开放时采收。

性状鉴别 呈类球形，直径 3～6mm，有短梗。苞片数层，鳞片状，棕褐色。花萼 5，灰绿色或棕红色。花瓣 5 或多数，黄白色或淡粉红色。雄蕊多数；雌蕊 1，子房密被细柔毛。体轻。气清香，味微苦、涩。（图 11-5）

以花心黄色、完整饱满而未开放者为佳。

性味功效 辛、甘、微苦，凉；有小毒。解毒清热，理气开郁。

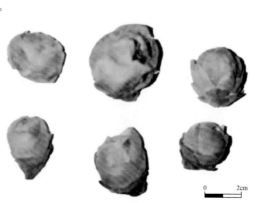

图11-5 蜡梅花药材图

月季花 Yuejihua

别名 月月红、四季花

来源 为蔷薇科植物月季 *Rosa chinensis* Jacq. 的干燥花。

产地 主产于江苏、浙江、广东、安徽、山东等省，其他各地亦有栽培。

采收加工 全年均可采收，花微开时采摘，阴干或低温干燥。

性状鉴别 呈类球形，直径 1.5～2.5cm。花托长圆形，萼片 5，暗绿色，先端尾尖；花瓣呈覆瓦状排列，有的散落，长圆形，紫红色或淡紫红色；雄蕊多数，黄色。体轻，质脆。气清香，味淡、微苦。（图 11-6）

以朵大，色紫红，不散瓣，香气浓者为佳。

性味功效 甘，温。活血调经，疏肝解郁。

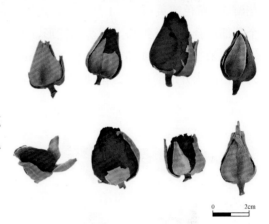

图 11-6 月季花药材图

玫瑰花 Meiguihua

别名 红玫瑰、刺玫瑰。

来源 为蔷薇科植物玫瑰 *Rosa rugosa* Thunb. 的干燥花蕾。

产地 主产于江苏、浙江以及山东、安徽等省，其他各省多有栽培。

采收加工 春末夏初花将开放时分批采摘，及时低温干燥。

性状鉴别 药材 略呈半球形或不规则团状，直径 0.7～1.5cm。残留花梗上被细柔毛，花托半球形，与花萼基部合生；萼片 5，披针形，黄绿色或棕绿色，被有细柔毛；花瓣多皱缩，展平后宽卵形，呈覆瓦状排列，紫红色，有的黄棕色；雄蕊多数，黄褐色；花柱多数，柱头在花托口集成头状，略突出，短于雄蕊。体轻，质脆。气芳香浓郁，味微苦涩。（图 11-7）

饮片 同药材。

以朵大、颜色鲜艳、不散瓣、未开放、香气浓者为佳。

规格 商品按采集时间分头小花、二小花、三小花三等，以头小花质量较好。

性味功效 甘、微苦，温。行气解郁，和血，止痛。

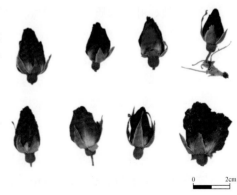

图 11-7 玫瑰花药材图

槐花 HuaiHua（附：槐角）

来源 为豆科植物槐 *Sophora japonica* L. 的干燥花及花蕾。

产地　主产河北、山东、辽宁、河南等省。

采收加工　夏季花开放或花蕾形成时采收，及时干燥，除去枝、梗及杂质。前者习称"槐花"，后者习称"槐米"。

性状鉴别　槐花　皱缩而卷曲，花瓣多散落。完整者花萼钟状，黄绿色，先端5浅裂；花瓣5，黄色或黄白色，1片较大，近圆形，先端微凹，其余4片长圆形。雄蕊10，其中9个基部连合，花丝细长。雌蕊圆柱形，弯曲。体轻。气微，味微苦。（图11-8）

槐米　呈卵形或椭圆形，长2～6mm，直径约2mm。花萼下部有数条纵纹。萼的上方为黄白色未开放的花瓣。花梗细小。体轻，手捻即碎。气微，味微苦涩。（图11-9）

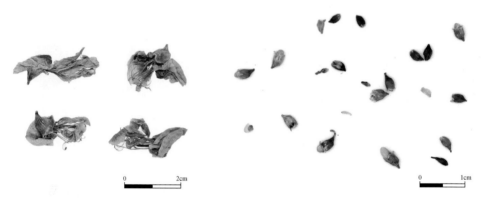

图11-8　槐花药材图　　　　　　图11-9　槐米药材图

以花蕾足壮，花萼色绿而厚，无枝梗者为佳。

规格　出口商品有以下四种规格。

一等：色泽绿黄、蕾实饱满、身干、无发霉、无泥土，黑粒不超过5%，开花蕾不超过1%，枝、叶、杂质不超过1%，水分不超过13%。

二等：色泽绿黄、蕾实饱满、身干、无发霉、无泥土，黑粒不超过10%，开花蕾不超过2%，枝、叶、杂质不超过2%，水分不超过13%。

三等：色泽黄绿、蕾饱满、身干、无发霉、无泥土，黑粒不超过20%，开花蕾不超过3%，枝、叶、杂质不超过3%，水分不超过13%。

统装：除上述要求外，不分等级。

性味功效　苦，微寒。凉血止血，清肝泻火。

附　槐角

本品为豆科植物槐的干燥成熟果实，9～11月果实成熟近干燥时，打落或摘下，干燥。呈连珠状，长1～6cm，直径0.6～1cm。表面黄绿色或黄棕色，皱缩而粗糙，背缝线一侧呈黄色。质柔润、干燥，易在收缩处折断，断面黄绿色，有黏性。种子1～6粒，肾形，长约8mm，表面光滑，棕黑色，一侧有灰白色圆形种脐；质坚硬，子叶2，黄绿色。果肉气微，味苦，种子嚼之有豆腥气。以肥大，角长，黄绿色，充实饱满、整齐、身干、无杂质为佳。味苦，性寒。有清热泻火、凉血止血功能。

扁豆花　Biandouhua

别名　南豆花

来源　为豆科植物扁豆 *Dolichos lablab* L. 的干燥花。

产地　全国各地均有栽培。

采收加工　7～8月间采收未完全开放的花，晒干或阴干。

性状鉴别　花呈扁平不规则三角形，长、宽约1cm。下部有绿褐色钟状的花萼，萼齿5，其中2齿几合生，外被白色短柔毛。花瓣5，皱缩，黄白、黄棕或紫棕色，未开放的花外为旗瓣包围，开放后，广卵圆形的旗瓣则向外反折；两侧为翼瓣，斜椭圆形，基部有小耳；龙骨瓣镰钩状，几弯成直角。雄蕊10，其中9枚基部连合；内有一柱状雌蕊，弯曲。质软，体轻。气微香，味淡。（图11-10）

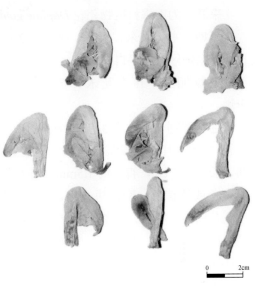

图11-10　扁豆花药材图

以朵大、色黄白、气香者为佳。

性味功效　甘、淡，平。解暑化湿，和中健脾。

代代花　Daidaihua

别名　回青橙、玳玳

来源　为芸香科植物代代花 *Citrus aurantium* L. var. *amara* Engl. 的花蕾。

产地　分布于我国南部各地，浙江、江苏、广东、贵州等地有栽培。

采收加工　5～6月花未开放时分批采摘，及时干燥。

性状鉴别　干燥花蕾略呈长卵圆形，长1.5～2cm，直径6～8mm。上部较膨大，基部具花柄；花萼绿色，皱缩不平，基部连合，裂片5；花瓣5片，淡黄白色或灰黄色，顶端覆盖成覆瓦状，表面有纵纹；内有雄蕊数束，黄色；中心有雌蕊，呈棒状，子房倒卵形，暗绿色。质脆易碎。气香，味微苦。（图11-11）

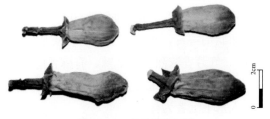

图11-11　代代花药材图

以干燥、色黄白、香气浓郁、无破碎者为佳。

性味功效　甘、微苦，平。理气宽胸，开胃止呕。

＜ 芫花　Yuanhua ＞

别名　毒鱼

来源　为瑞香科植物芫花 *Daphne genkwa* Sieb. et Zucc. 的干燥花蕾。

产地　主产山东、河南、江苏、浙江、安徽、江西等省。安徽产量大，销往全国并出口，其余地区产品多自产自销。

采收加工　春季花未开放时采收，除去杂质，干燥。

性状鉴别　本品常 3～7 朵簇生于短花轴上，基部有苞片 1～2 片，多脱落为单朵。单朵呈棒槌状，多弯曲，长 1～1.7cm，直径约 1.5mm；花被筒表面淡紫色、灰绿色或黄棕色，密被短柔毛，先端 4 裂，裂片淡紫色或黄棕色。质软。气微，味甘、微辛。（图 11-12）

以花蕾完整、色淡紫、无杂质者为佳。花已开放者质次。

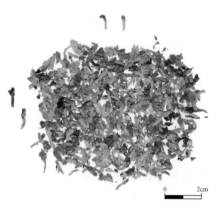

图 11-12　芫花药材图

规格　商品芫花有紫芫花（紫花）和黄芫花（黄花）两种。前种又称"南芫花"，应用较广，后者又称"北芫花"。

性味功效　苦、辛，温；有毒。泻水逐饮；外用杀虫疗疮。

＜ 丁香　Dingxiang（附：母丁香）＞

别名　公丁香、丁子香

来源　为桃金娘科植物丁香 *Eugenia caryophyllata* Thunb. 的干燥花蕾。

产地　原产印尼的摩鹿加岛及坦桑尼亚的桑给巴尔岛。现印尼的槟榔屿、苏门答腊、爪哇及马来半岛均产。销往世界各地。我国海南、广东省有引种。

采收加工　当花蕾由绿色转红时采摘，晒干。

性状鉴别　略呈研棒状，长 1～2cm。花冠圆球形，直径 0.3～0.5cm，花瓣 4，复瓦状抱合，棕褐色或褐黄色，花瓣内为雄蕊和花柱，搓碎后可见众多黄色细粒状的花药。萼筒圆柱状，略扁，有的稍弯曲，长 0.7～1.4cm，直径 0.3～0.6cm，红棕色或棕褐色，上部有 4 枚三角状的萼片，十字状分开。体重质坚，富油性，入水则萼管垂直下沉（与已去油丁香区别）。气芳香浓烈，味辛辣、有麻舌感。（图 11-13）

以粗壮，鲜紫棕色，油性足，气芳香浓烈，入水下沉者为佳。

显微鉴别　萼筒中部横切面：表皮细胞 1 列，有较厚角质层。皮层外侧散有 2～3 列径向延长的椭圆形油室，长 150～200μm；其下有 20～50 个小型双韧维管束，断续排列成环，维管束外围有少数中柱鞘纤维，壁厚，木化。

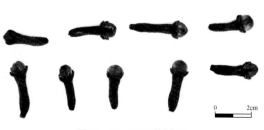

图 11-13　丁香药材图

内侧为数列薄壁细胞组成的通气组织，有大型腔隙。中心轴柱薄壁组织间散有多数细小维管束，薄壁细胞含众多细小草酸钙簇晶。（图 11-14）

粉末：暗红棕色。纤维梭形，顶端钝圆，壁较厚。花粉粒众多，极面观三角形，赤道表面观双凸镜形，具 3 副合沟。草酸钙簇晶众多，直径 4～26μm，存在于较小的薄壁细胞中。油室多破碎，分泌细胞界限不清，含黄色油状物。（图 11-15）

成分　含挥发油。油中主要成分为丁香酚、β- 丁香烯、乙酰基丁香酚等。

理化鉴别　取本品粉末 0.5g，加乙醚 5mL，振摇数分钟，滤过，滤液作为供试品溶液。另取丁香酚对照品，加乙醚制成每 1mL 含 16μL 的溶液，作为对照品溶液。吸取上述两种溶液各 5μL，分别点于同一硅胶 G 薄层板上，以石油醚（60～90℃）- 乙酸乙酯（9：1）为展开剂，展开，取出，晾干，喷以 5% 香草醛硫酸溶液，在 105℃加热至斑点显色清晰。供试品色谱中，在与对照品色谱相应的位置上，显相同颜色的斑点。

性味功效　辛，温。温中降逆，补肾助阳。

附　母丁香

本品为桃金娘科植物丁香 *Eugenia caryophyllata* Thunb. 的干燥近成熟果实。又称"鸡舌香"。果将熟时采摘，晒干。果实呈长倒卵形至长圆形；长 1.5～3cm，直径 0.5～1cm。顶端有齿状萼片 4 枚，向中央弯曲，基部具果柄残痕，表面棕褐色，粗糙，多细皱纹。果皮与种皮薄壳状，质脆，易破碎脱落，有的已无果皮或种皮，仅为种仁。种仁倒卵形，暗棕色，由两片肥厚的子叶抱合而成，子叶形如鸡舌，不规则抱合，中央有一条细杆状的胚根，由子叶的中央伸至较宽的顶端。质坚硬，难破碎。气微香，味辛辣。

以个大、粒实、油性足、气味浓者为佳。性味功效同丁香。

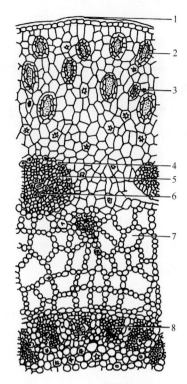

图 11-14　丁香萼筒横切面图

1—表皮；2—油室；3—草酸钙簇晶；4—韧皮纤维；5—韧皮部；6—木质部；7—气室；8—中柱维管束

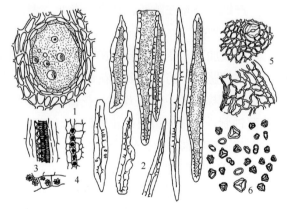

图 11-15　丁香粉末图

1—油室；2—纤维；3—导管；4—草酸钙簇晶；5—花托表皮细胞；6—花粉粒

闹羊花　Naoyanghua

别名　黄杜鹃、羊踯躅花、踯躅花、惊羊花等

来源　为杜鹃花科植物羊踯躅 *Rhododendron molle* G. Don 的干燥花。

产地　主产江苏、浙江、江西、福建、湖南、湖北、河南、四川、贵州等地。

采收加工　4、5月花初开时采收，阴干或晒干。

性状鉴别　药材　数朵花簇生于一总柄上，多脱落为单朵；灰黄色至黄褐色，皱缩。花萼5裂，裂片半圆形至三角形，边缘有较长的细毛；花冠钟状，筒部较长，约至 2.5cm，顶端卷折，5裂，花瓣宽卵形，先端钝或微凹；雄蕊5，花丝卷曲，等长或略长于花冠，中部以下有茸毛，

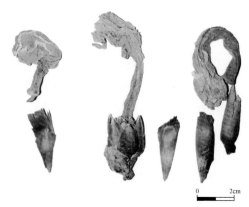

图11-16　闹羊花药材图

花药红棕色，顶孔裂；雌蕊1，柱头头状；花梗长 1～2.8cm，棕褐色，有短茸毛。气微，味微麻。(图 11-16)

饮片　同药材。

以花灰黄色、不霉、无叶梗杂质者为佳。

性味功效　辛，温；有大毒。祛风除湿，散瘀定痛。

‹ 密蒙花　Mimenghua ›

别名　蒙花、老蒙花

来源　为马钱科植物密蒙花 *Buddleja officinalis* Maxim. 的干燥花蕾和花序。

产地　分布在陕西、甘肃、湖北、湖南、广东、广西、四川、贵州、云南等省区。销往全国各地。

采收加工　春季花未开放时采收，除去杂质，干燥。

性状鉴别　药材　多为花蕾密聚的花序小分枝，呈不规则圆锥状，长 1.5～3cm。表面灰黄色或棕黄色，密被茸毛。花蕾呈短棒状，上端略大，长 0.3～1cm，直径 0.1～0.2cm；花萼钟状，先端4齿裂；花冠筒状，与萼等长或稍长，先端4裂，裂片卵形；雄蕊4，着生在花冠管中部。质柔软。气微香，味微苦、辛。(图 11-17)

饮片　同药材。

以花蕾密聚、色灰黄、有茸毛、质柔软、无枝梗及杂质者为佳。

性味功效　甘，微寒。清热泻火，养肝明目，退翳。

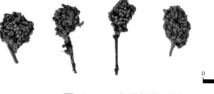

图11-17　密蒙花药材图

‹ 洋金花　Yangjinhua ›

别名　曼陀罗花、白花曼陀罗

来源　为茄科植物白花曼陀罗 *Datura metel* L. 的干燥花。

产地　全国各地均有出产。

采收加工　4～11月花初开时采收，晒干或低温干燥。

性状鉴别　**药材**　多皱缩成条状，完整者长9～15cm。花萼呈筒状，长为花冠的2/5，灰绿色或灰黄色，先端5裂，基部具纵脉纹5条，表面微有茸毛；花冠呈喇叭状，淡黄色或黄棕色，先端5浅裂，裂片有短尖，短尖下有明显的纵脉纹3条，两裂片之间微凹；雄蕊5，花丝贴生于花冠筒内，长为花冠的3/4；雌蕊1，柱头棒状。烘干品质柔韧，气特异；晒干品质脆，气微，味微苦。（图11-18）

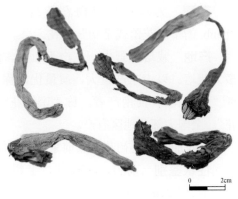

图11-18　洋金花药材图

饮片　同药材。

以朵大、质厚、整齐、黄棕色、有香气者为佳。

性味功效　辛，温；有毒。平喘止咳，解痉定痛。

◁ **凌霄花** Lingxiaohua ▷

别名　紫葳、倒挂金钟

来源　为紫葳科植物凌霄 *Campsis grandiflora*（Thunb.）K. Schum. 或美洲凌霄 *Campsis radicans*（L.）Seem. 的干燥花。

产地　产于陕西、河北、河南、山东、江苏、江西、湖南、湖北、福建、广东、广西等省。

采收加工　夏、秋二季花盛开时采摘，干燥。

性状鉴别　**凌霄**　多皱缩卷曲，黄褐色或棕褐色，完整花朵长4～5cm。萼筒钟状，长2～2.5cm，裂片5，裂至中部，萼筒基部至萼齿尖有5条纵棱。花冠先端5裂，裂片半圆形，下部联合呈漏斗状，表面可见细脉纹，内表面较明显。雄蕊4，着生在花冠上，2长2短，花药个字形，花柱1，柱头扁平。气清香，味微苦、酸。

美洲凌霄　完整花朵长6～7cm。萼筒长1.5～2cm，硬革质，先端5齿裂，裂片短三角状，长约为萼筒的1/3，萼筒外无明显的纵棱；花冠内表面具明显的深棕色脉纹。（图11-19）

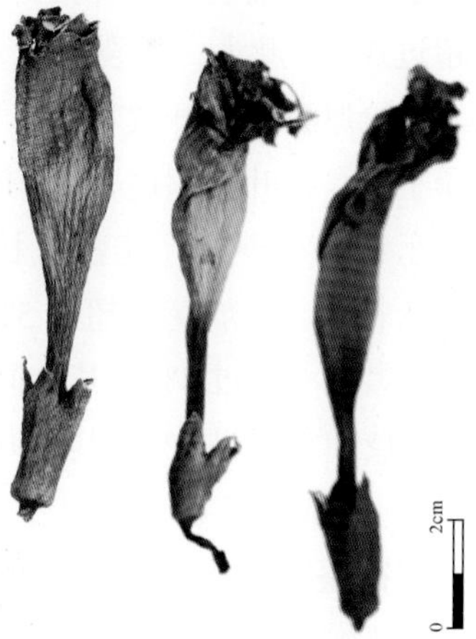

图11-19　凌霄花药材图

均以完整、朵大、色黄棕、无花梗者为佳。

性味功效　甘、酸，寒。活血通经，凉血祛风。

◁ **金银花** Jinyinhua（附：忍冬藤）▷

别名　银花、双花、二宝花

227

来源 为忍冬科植物忍冬 *Lonicera japonica* Thunb. 的干燥花蕾或带初开的花。

产地 栽培或野生。主产于山东、河南等地，多为栽培。以山东产量大、质量优，称"东银花"或"济银花"；河南产者，称"密银花"或"怀银花"。全国大部分地区有产。

采收加工 夏初花开放前采收，干燥。

性状鉴别 药材 呈棒状，上粗下细，略弯曲，长 2～3cm，上部直径约 3mm，下部直径约 1.5mm。表面黄白色或绿白色（贮久色渐深），密

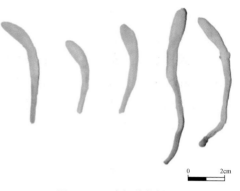

图11-20 金银花药材图

被短柔毛。偶见叶状苞片。花萼绿色，先端 5 裂，裂片有毛，长约 2mm。开放者花冠筒状，先端二唇形；雄蕊 5，附于筒壁，黄色；雌蕊 1，子房无毛。气清香，味淡、微苦。（图 11-20）

饮片 同药材。

以花蕾多、未开放、色黄白或绿白、气清香、无枝梗者为佳。

规格 商品按产区可分为密银花（即南银花，主产河南密县一带），济银花（即东银花，主产山东临沂一带），均分为 1～4 等，以密银花的质量最优，以济银花的产量大。

规格等级标准：

密银花 一等：花蕾呈棒状，上粗下细，略弯曲。表面绿白色，花冠厚质稍硬，握之有顶手感。气清香，味甘微苦。无开放花朵，破裂花蕾及黄条不超过 5%。二等：开放花朵不超过 5%，黑头、破裂花蕾及黄条不超过 10%。其余同一等。三等：表面绿白色或黄白色，花冠厚质硬，开放花朵、黑条不超过 30%。其余同二等。四等：花蕾或开放花朵兼有。色泽不分。枝叶不超过 3%。其余同二等。

东银花 一等：花蕾呈棒状，肥壮。上粗下细，略弯曲。表面黄白、青白色。气清香，味甘苦。开放花不超过 5%。无嫩蕾、黑头、枝叶。二等：花蕾较瘦，开放花朵不超过 15%，黑头不超过 3%。其余同一等。三等：花蕾瘦小，开放花朵不超过 25%，黑头不超过 15%，枝叶不超过 1%。其余同二等。四等：花蕾或开放的花朵兼有。色泽不分，枝叶不超过 3%。其余同三等。

显微鉴别 粉末浅黄棕色或黄绿色。腺毛较多，头部倒圆锥形、类圆形或略扁圆形，4～33 细胞，排成 2～4 层，直径 30～64～108μm，柄部 1～5 细胞，长可达 700μm。非腺毛有两种：一种为厚壁非腺毛，单细胞，长可达 900μm，表面有微细疣状或泡状突起，有的具螺纹；另一种为薄壁非腺毛，单细胞，甚长，弯曲或皱缩，表面有微细疣状突起。草酸钙簇晶直径 6～45μm。花粉粒类圆形或三角形，表面具细密短刺及细颗粒状雕纹，具 3 孔沟。（图 11-21）

性味功效 甘，寒。清热解毒，疏散风热。

附注 有以下常见混用品及伪品。

短柄忍冬：药材为忍冬科植物短柄忍冬 *Lonicera pampaininii* Levl. 的干燥花蕾或花，长

1.1～2.1cm，上部直径 0.15～0.2cm，绿黄色，密被倒伏毛，萼筒类圆筒形，灰绿色，齿缘有毛。

网脉忍冬：为忍冬科植物网状忍冬 *Lonicera reticulata* Champ. 的干燥花蕾或花，萼齿矩圆状披针形。密生短硬毛；花冠先白色后变黄色，长 3～4cm，外密生短柔毛，花柱无色。

盘叶忍冬：为忍冬科植物盘叶忍冬 *Lonicera tragophylla* Hemsl. 的干燥花蕾或花，头状，具短硬，小苞亚球形，萼齿小，三角形；花萼橙黄色，上部略带红色，长 7～8cm，管细长，稍弯曲，长几乎为裂片的 3 倍，外光滑，内生纤毛。

苦糖果：为同属植物苦糖果 *Lonicera fragrantissima* Lindl. et Paxt. 的干燥花蕾，花蕾呈短棒状，单朵或数朵聚在一起，长 0.6～1cm，上端稍扁，宽 2～3mm，黄白色或微紫色，茸毛较少，基部带有小花萼。

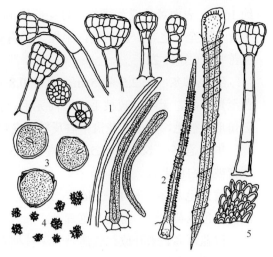

图11-21 金银花粉末图

1—腺毛；2—非腺毛；3—花粉粒；4—草酸钙簇晶；5—柱头顶端表皮细胞

金银木：为忍冬科植物金银木 *Lonicera maackii*（Rupr.）Maxim. 的干燥花蕾，呈双连并式，多直不弯曲，两朵花蕾长在一个花萼上，下端有柄，长 1～1.5cm，上粗下细，上方稍偏向一侧、黄白色，下方棕色、尖瘦。气微，味苦。

附 忍冬藤

来源 为忍冬科植物忍冬 *Lonicera japonica* Thunb. 的干燥藤茎。

采收加工 秋、冬二季采割藤茎，晒干。

性状鉴别 本品呈长圆柱形，多分枝，常缠绕成束，直径 1.5～6mm。表面棕红色至暗棕色，有的灰绿色，光滑或被茸毛；老枝外皮易剥落，剥落的外皮（落皮层）可撕裂成纤维状。枝上多节，节间长 6～9cm，有残叶和叶痕。质脆，易折断，断面黄白色，中空。气微，老枝味微苦，嫩枝味淡。

品质规格 以表面棕红色，质嫩者为佳。商品有银花藤（嫩藤）和忍冬藤（老藤）两种。

性味功效 甘，寒。清热解毒，疏风通络。

〈 山银花 Shanyinhua 〉

别名 山花、南银花、山金银花、土忍冬、土银花

来源 本品为忍冬科植物灰毡毛忍冬 *Lonicera macranthoides* Hand.-Mazz.、红腺忍冬 *Lonicera hypoglauca* Miq.、华南忍冬 *Lonicera confusa* DC. 或黄褐毛忍冬 *Lonicera fulvotomentosa* Hsu et S.C.Cheng 的干燥花蕾或带初开的花。

产地 重庆的秀山、彭水，贵州兴义、遵义，湖南隆回、溆浦，四川南江、通江等地。

采收加工 夏初花开放前采收，干燥。

性状鉴别 灰毡毛忍冬 呈棒状而稍弯曲，长 3～4.5cm，上部直径约 2mm，下部直径

约 1mm。表面黄色或黄绿色。总花梗集结成簇，开放者花冠裂片不及全长之半。质稍硬，手捏之稍有弹性。气清香，味微苦甘。（图 11-22）

红腺忍冬　长 2.5~4.5cm，直径 0.8~2mm。表面黄白色至黄棕色，无毛或疏被毛，萼筒无毛，先端 5 裂，裂片长三角形，被毛，开放者花冠下唇反转，花柱无毛。

华南忍冬　长 1.6~3.5cm，直径 0.5~2mm。萼筒和花冠密被灰白色毛。

黄褐毛忍冬　长 1~3.4cm，直径 1.5~2mm。花冠表面淡黄棕色或黄棕色，密被黄色茸毛。

以花蕾多、未开放、气清香、无枝梗者为佳。

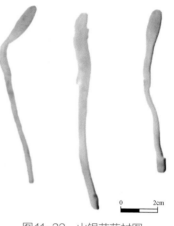

图 11-22　山银花药材图

规格　分一、二等。一等：花蕾呈棒状，上粗下细，略弯曲，花蕾长瘦。表面黄白色或青白色。气清香，味淡微苦，开放花朵不超过 20%。二等：花蕾或开放的花朵兼有。色泽不分。枝叶不超过 10%。其余同一等。

性味功效　甘，寒。清热解毒，疏散风热。

‹ 款冬花　Kuandonghua ›

别名　款冬、冬花

来源　为菊科植物款冬 *Tussilago farfara* L. 的干燥花蕾。

产地　主产于河南、甘肃、山西、内蒙古、陕西等省。湖北、四川、青海、新疆、西藏等地亦产。

采收加工　12 月或地冻前当花尚未出土时采挖，除去花梗和泥沙，阴干。

性状鉴别　药材　呈长圆棒状。单生或 2~3 个基部连生，俗称"连三朵"。长 1~2.5cm，直径 0.5~1cm。上端较粗，下端渐细或带有短梗，外面被有多数鱼鳞状苞片。苞片外表面紫红色或淡红色，内表面密被白色絮状茸毛。体轻，撕开后可见白色茸毛。气香，味微苦而辛，嚼之呈棉絮状。（图 11-23）

饮片　同药材。

以朵大，2~3 朵并连，色紫红鲜艳，花梗短者为佳。习惯认为甘肃灵台，陕西榆林产质量好，习称"灵台冬花"。木质老梗及开花者不可供药用。

规格　商品分两个等级。一等：呈长圆形，单生或 2~3 个基部连生，苞片呈鱼鳞状，花蕾肥大，个头均匀，色泽鲜艳，表面紫红或粉红，体轻，撕开可见絮状毛茸。气微香，味微苦。黑头不超过 3%，花柄不超过 0.5cm，

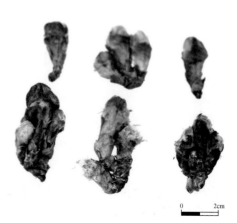

图 11-23　款冬花药材图

无开头，枝杆。二等：个头较瘦小，不均匀，表面紫褐色或暗紫色，间有绿色白头；开头、黑头均不超过 10%，花柄长不超过 2cm。其余同一等。

性味功效　辛、微苦，温。润肺下气，止咳化痰。

＜ 旋覆花　Xuanfuhua ＞

别名　复花、旋福花、金沸草花

来源　为菊科植物旋覆花 *Inula japonica* Thunb. 或欧亚旋覆花 *Inula britannica* L. 的干燥头状花序。

产地　主产江苏，全国各地均有生长。以河南产量最大，江苏、浙江产品质佳。

采收加工　夏、秋二季花开放时采收，除去杂质，阴干或晒干。

性状鉴别　呈扁球形或类球形，直径 1～2cm。总苞由多数苞片组成，呈覆瓦状排列，苞片披针形或条形，灰黄色，长 4～11mm；总苞基部有时残留花梗，苞片及花梗表面被白色茸毛，舌状花 1 列，黄色，长约 1cm，多卷曲，常脱落，先端 3 齿裂；管状花多数，棕黄色，长约 5mm，先端 5 齿裂；子房顶端有多数白色冠毛，长 5～6mm。有的可见椭圆形小瘦果。体轻，易散碎。气微，味微苦。（图 11-24）

以花序多数完整、黄白色、苞片灰绿色、无枝梗者为佳。

性味功效　苦、辛、咸，微温。降气，消痰，行水，止呕。

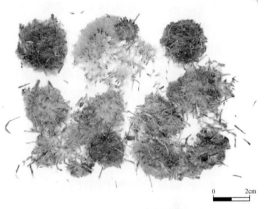

图 11-24　旋覆花药材图

＜ 菊花　Juhua ＞

别名　甘菊、药菊

来源　为菊科植物菊 *Chrysanthemum morifolium* Ramat. 的干燥头状花序。

产地　主产安徽、浙江、河南、四川等省。山东、河北、湖南亦产。销往全国各地，并出口。

采收加工　9～11 月花盛开时分批采收，阴干或焙干，或熏、蒸后晒干。药材按产地和加工方法不同，分为"亳菊""滁菊""贡菊""杭菊""怀菊"。

性状鉴别　亳菊　呈倒圆锥形或圆筒形，有时稍压扁呈扇形，直径 1.5～3cm，离散。总苞碟状；总苞片 3～4 层，卵形或椭圆形，草质，黄绿色或褐绿色，外面被柔毛，边缘膜质。花托半球形，无托片或托毛。舌状花数层，雌性，位于外围，类白色，劲直，上举，纵向折缩，散生金黄色腺点；管状花多数，两性，位于中央，为舌状花所隐藏，黄色，顶端 5 齿裂。瘦果不发育，无冠毛。体轻，质柔润，干时松脆。气清香，味甘、微苦。

滁菊　呈不规则球形或扁球形，直径 1.5～2.5cm。舌状花类白色，不规则扭曲，内卷，边缘皱缩，有时可见淡褐色腺点；管状花大多隐藏。

贡菊　呈扁球形或不规则球形，直径 1.5～2.5cm。舌状花白色或类白色，斜升，上部反折，边缘稍内卷而皱缩，通常无腺点；管状花少，外露。

杭菊　呈碟形或扁球形，直径 2.5～4cm，常数个相连成片。舌状花类白色或黄色，平展或微折叠，彼此粘连，通常无腺点；管状花多数，外露。（图 11-25）

以花朵完整，颜色新鲜，气清香，少梗叶者为佳。

规格　商品按性状分白菊、滁菊、贡菊和杭菊四类。按产地分为怀菊、亳菊、川菊、祁菊、贡菊、杭菊、滁菊、济菊、平江菊等。按加工方法不同分为烘菊、蒸菊、晒菊等。以亳菊和滁菊品质最优。

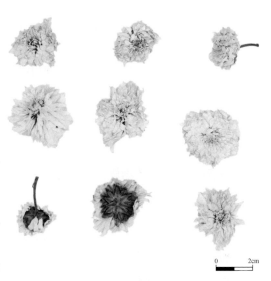

图 11-25　菊花药材图

（1）白菊花　主产于安徽亳州、涡阳及河南商丘者称"亳菊"。产于河南武涉、博爱者称为"怀菊"。产四川中江者称为"川菊"，产山东济南的称"济菊"，产河北安国的称"祁菊"，产湖南平江者称为"平江菊"。

（2）滁菊花　主产安徽滁州。

（3）贡菊花　主产于安徽歙县、浙江德清，又名徽菊，传说为进京贡品。

（4）杭菊花　主产于浙江嘉乡、桐乡。吴兴者多系白茶菊；产于海宁者多系黄菊。

规格等级标准

亳菊　一等：呈圆盘或扁扇形。花朵大、瓣密、胞厚、不露心、花瓣长宽、白色、近基部微带红色。休轻，质柔软。气清香，味甘微苦。无散朵，枝叶。二等：花朵中个、色微黄、近基部微带红色，其余同一等。三等：呈圆盘或扁扇形。花朵小、色黄或暗。间有散朵。叶棒不超过 5%。其余同二等。

滁菊花　一等：呈绒球状或圆形（多为头花），朵大，色粉白，花心较大、黄色，质柔，气芳香，味甘微苦，不散瓣，无枝叶。二等：呈绒球形（即二水花）。色粉白。朵均匀，不散瓣，其余同一等。三等：呈绒球状、朵小、色次（即尾花），间有散瓣、并条。其余同一等。

贡菊花　一等：花头较小，圆形，花瓣密，白色。花蒂绿色、花心小、淡黄色，均匀不散朵，体轻，质柔软。气芳香，味甘微苦。二等：圆形色白，花心淡黄色，花朵均匀。其余同一等。三等：花头小，圆形白色，花心淡黄色，朵不均匀。间有散瓣。其余同二等。

杭白菊　一等：蒸花呈压缩状，朵大肥厚，玉白色。花心较大、黄色。气清香，味甘微苦。无霜打花、浦汤花、生花、枝叶。二等：花朵厚、较小，心黄色。其余同一等。三等：花朵小，间有不严重的霜打花和浦汤花。其余同一等。

杭黄菊　一等：朵大肥厚，色黄亮，无严重霜打花、浦汤花、生花、枝叶、杂质、虫蛀、霉变。二等：花朵小，较瘦薄，黄色，间有霜打花和浦汤花，无黑花。

药菊（怀菊、川菊）　一等：呈圆盘状或扁形，朵大、瓣长、肥厚，花黄白色，间有浅红或棕红色。质松而柔。气芳香，味微苦。无散朵。二等：朵较瘦小，色泽较暗，间有散朵，其余同一等。

性味功效　甘、苦，微寒。散风清热，平肝明目，清热解毒。

＜ **野菊花**　Yejuhua ＞

别名　山菊花、千层菊、黄菊花

来源　菊科植物野菊 *Ghrysanthemum* indicum L. 的干燥头状花序。

产地　全国各地均有分布。野生。主产江苏、安徽、广西、山东等地。

采收加工　秋、冬二季花初开放时采摘，晒干，或蒸后晒干。

性状鉴别　药材　呈类球形，直径 0.3～1cm，棕黄色。总苞由 4～5 层苞片组成，外层苞片卵形或条形，外表面中部灰绿色或浅棕色，通常被白毛，边缘膜质；内层苞片长椭圆形，膜质，外表面无毛。总苞基部有的残留总花梗。舌状花 1 轮，黄色至棕黄色，皱缩卷曲；管状花多数，深黄色。体轻。气芳香，味苦。（图 11-26）

饮片　同药材。

以色黄、无梗、不碎、气香、花未全开者佳。

性味功效　苦、辛，微寒。清热解毒，泻火平肝。

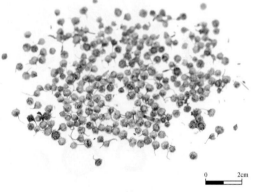

图 11-26　野菊花药材图

＜ **红花**　Honghua ＞

别名　草红花、红蓝花、刺红花

来源　为菊科植物红花 *Carthamus tinctorius* L. 的干燥花。

产地　主产于河南、新疆、甘肃、四川等地。

采收加工　夏季花由黄变红时采摘，阴干或晒干。

性状鉴别　药材　为不带子房的管状花，长 1～2cm。表面红黄色或红色。花冠筒细长，先端 5 裂，裂片呈狭条形，长 5～8mm；雄蕊 5，花药聚合成筒状，黄白色；柱头长圆柱形，顶端微分叉。质柔软。气微香，味微苦。（图 11-27）

饮片　同药材。

以花细长，色红鲜艳，无枝刺，质柔润、手握软如茸毛者为佳。

规格　商品按产地不同分怀红花（河南产）、

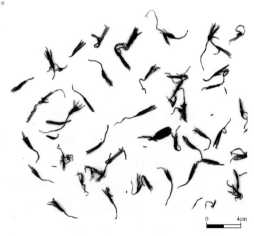

图 11-27　红花药材图

杜红花（浙江产）、草红花（四川产）、金红花（江苏产）、云红花（云南产）。各地红花均分为一、二级。一级：管状花皱缩弯曲，成团或散在，表面深红色、鲜红色，微带黄色。质柔软，有香气，味微苦。二级：表面浅红、暗红或淡黄色。其余同一级。

显微鉴别 粉末橙黄色。花冠、花丝、柱头碎片多见，有长管状分泌细胞常位于导管旁，直径约至66μm，含黄棕色至红棕色分泌物。花冠裂片顶端表皮细胞外壁突起呈短绒毛状。柱头和花柱上部表皮细胞分化成圆锥形单细胞毛，先端尖或稍钝。花粉粒类圆形、椭圆形或橄榄形，直径约至60μm，具3个萌发孔，外壁有齿状突起。草酸钙方晶存在于薄壁细胞中，直径2～6μm。（图11-28）

性味功效 辛，温。活血通经，散瘀止痛。

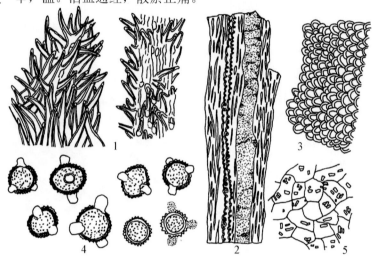

图11-28 红花粉末图

1—柱头及花柱碎片；2—分泌管；3—花瓣顶端碎片；4—花粉粒；5—草酸钙方晶

蒲黄 Puhuang

别名 蒲黄花粉、蒲花、蒲棒花粉、卜黄

来源 为香蒲科植物水烛香蒲 *Typha angustifolia* L.、东方香蒲 *Typha orientalis* Presl 或同属植物的干燥花粉。

产地 水烛香蒲主产江苏、浙江、安徽、山东、湖北等省。东方香蒲主产贵州、山东、山西及东北各省。

采收加工 夏季采收蒲棒上部的黄色雄花序，晒干后碾轧，筛取花粉。剪取雄花后，晒干，成为带有雄花的花粉，即为草蒲黄。

性状鉴别 为黄色粉末。体轻，放入水中则漂浮水面。手捻有滑腻感，易附着手指上。气微，味淡。（图11-29）

净蒲黄 为细小的花粉粒，呈鲜黄色粉末状。体轻，遇风易飞扬，放水中则漂浮水面。手捻有滑腻感而松散，易附着手指上。气微，味淡。用放大镜观察，呈扁圆形小颗粒。

草蒲黄 为带有雄花的花粉，呈棕黄色，除粉末状花粉外并混有短线状或丝毛状纤维性花药及花丝，显粗糙，轻泡而光滑，手捻易成团。气微，味淡。

以粉细、体轻、滑腻感强、色鲜黄、无杂质者为佳。净蒲黄比草蒲黄质优。

显微鉴别　粉末黄色。花粉粒类圆形或椭圆形，直径 17～29μm，表面有网状雕纹，周边轮廓线光滑，呈凸波状或齿轮状，具单孔，不甚明显。（图 11-30）

性味功效　甘、平。止血，化瘀，通淋。

图11-29　蒲黄药材图

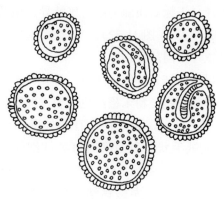

图11-30　蒲黄花粉粒图

谷精草　Gujingcao

别名　戴星草、文星草、珍珠草、鱼眼草

来源　为谷精草科植物谷精草 *Eriocaulon buergerianum* Koern. 的干燥带花茎的头状花序。

产地　主产江苏、浙江。此外，湖北、安徽、湖南、四川等地亦产。以浙江产者质优。

采收加工　秋季采收，将花序连同花茎拔出，晒干。

性状鉴别　药材　头状花序呈半球形，直径 4～5mm。底部有苞片层层紧密排列，苞片淡黄绿色，有光泽，上部边缘密生白色短毛；花序顶部灰白色。揉碎花序，可见多数黑色花药和细小黄绿色未成熟的果实。花茎纤细，长短不一，直径不及 1mm，淡黄绿色，有数条扭曲的棱线。质柔软。气微，味淡。（图 11-31）

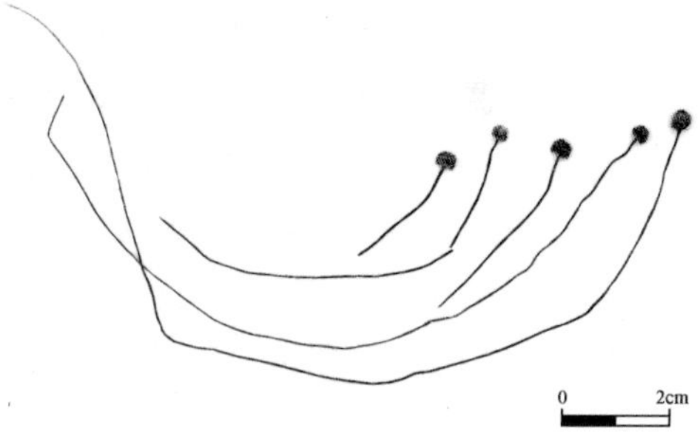

图11-31　谷精草药材图

饮片　同药材，切段。

以花序大而紧密、干燥、色灰白，花茎短、无杂质者为佳。

性味功效　辛、甘，平。疏散风热，明目退翳。

西红花　Xihonghua

别名　番红花、藏红花

来源　为鸢尾科植物番红花 *Crocus sativus* L. 的干燥柱头。

产地　主产西班牙、希腊、法国等欧洲南部国家。我国上海、浙江等地有引种栽培。我国各地均销。

采收加工　开花期的晴天早晨采收花朵，摘下柱头，通风晾干或于 50～60℃烘干，称干红花。

性状鉴别 药材 呈线形，三分枝，长约 3cm。暗红色，上部较宽而略扁平，顶端边缘显不整齐的齿状，内侧有一短裂隙，下端有时残留一小段黄色花柱。体轻，质松软，无油润光泽，干燥后质脆易断。气特异，微有刺激性，味微苦。（图 11-32）

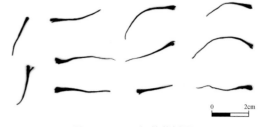

图11-32　西红花药材图

饮片 同药材。

以色紫红、黄色花柱少、无杂质者为佳。

显微鉴别 粉末橙红色。表皮细胞表面观长条形，壁薄，微弯曲，有的外壁凸出呈乳头状或绒毛状，表面隐约可见纤细纹理。柱头顶端表皮细胞绒毛状，直径 26～56μm，表面有稀疏纹理。草酸钙结晶聚集于薄壁细胞中，呈颗粒状、圆簇状、梭形或类方形，直径 2～14μm。（图 11-33）

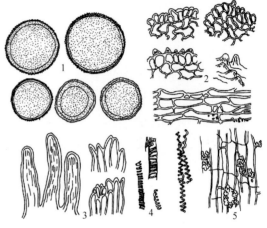

图11-33　西红花粉末图

1—花粉粒；2—表皮细胞表面观；3—部分柱头；
4—导管；5—草酸钙结晶

成分 含西红花苷- Ⅰ、西红花苷- Ⅱ、西红花酸及挥发油等。

理化鉴别 （1）取本品浸水中，可见橙黄色成直线下降，并逐渐扩散，水被染成黄色，无沉淀。柱头呈喇叭状，有短缝；在短时间内，用针拨之不破碎。

（2）取本品少量，置白瓷板上，加硫酸 1 滴，酸液显蓝色经紫色缓缓变为红褐色或棕色。

（3）取吸光度项下的溶液，照紫外 - 可见分光光度法，在 458nm 的波长处测定吸光度，458nm 与 432nm 波长处的吸光度的比值应为 0.85～0.90。

（4）取本品粉末 20mg，加甲醇 1mL，超声处理 10 分钟，放置使澄清，取上清液作为供试品溶液。另取西红花对照药材 20mg，同法制成对照药材溶液。照薄层色谱法试验，吸取上述两种溶液各 3～5μL，分别点于同一硅胶 G 薄层板上，以乙酸乙酯 - 甲醇 - 水（100：16.5：13.5）为展开剂，展开，取出，晾干，分别置日光和紫外光灯（365nm）下检视。供试品色谱中，在与对照药材色谱相应的位置上，显相同颜色的斑点或荧光斑点（避光操作）。

性味功效 甘，平。活血化瘀，凉血解毒，解郁安神。

附注 本品近年来一直供不应求，价格昂贵，伪品或掺伪较多，应注意鉴别。①用莲须或金针菜冒充者，均为红色，无黄色部分，用水浸泡，水被染成红色，呈条片状或丝状，而非喇叭状。②用印度西朗草苗冒充者，其条粗硬，不呈细线形，色紫红，无光泽。③用化学纸浆做成丝状，外包一层淀粉，经染色并加少许油质冒充者，浸在水中不成喇叭状，加碘液可变成蓝色。④掺有合成染料或其他色素，则水溶液常呈红色或橙黄色，而非黄色。⑤淀粉及糊精等的掺伪，可用碘试液检识。⑥若有矿物油或植物油掺杂，则在纸上留有油渍。⑦若有甘油、硝酸铵等水溶性物质掺杂，则水溶性浸出物含量增高；掺杂不挥发性盐类，则灰分含量增高。

果实和种子类中药

目标及任务要求

1. 能熟练运用性状鉴别方法鉴别果实和种子类中药的真、伪、优、劣。
2. 能较熟练运用显微鉴别方法鉴别常用果实和种子类中药的真、伪。
3. 学会果实和种子类中药的典型理化鉴别方法。
4. 能熟练说出果实和种子类中药的来源、性状鉴别特征、规格。
5. 能熟练说出果实和种子类中药的道地产地，较熟练说出其主产地。
6. 知道果实和种子类中药的采收加工。

项目一　果实和种子类中药的鉴定方法

果实和种子类中药是指以植物的果实或种子为药用部位的中药。果实和种子是植物体中的两种不同的器官，在商品药材中往往没有严格分开，果实和种子常一同入药，如山楂、五味子等；少数中药是以果实的形式储存、销售，临用时再除去果皮以种子入药，如砂仁、巴豆等。因此，这两类中药关系密切，所以共同列入本章叙述。

一、果实和种子类中药的性状鉴定

（一）果实类中药

果实类中药常采用完全成熟或近成熟的果实，如五味子为成熟果实，木瓜为近成熟果实；少数为幼果，如枳实；药用部位包括完整果实、果实的一部分、果穗。如山楂为完整的果实，陈皮为果皮，山茱萸为果肉，甜瓜蒂为带有部分果皮的果柄，丝瓜络为中果皮的维管束，柿蒂为宿萼，荜茇为果穗。

果实类中药的性状鉴定应注意观察其形状、大小、颜色、表面特征、顶端、基部、质地、破断面及气味等特征。完整的果实多呈圆球形或扁球形。表面常有附属物，如顶端有花柱残基，下部有果柄或果柄脱落的痕迹，如香橼；有的带有宿存的花被，如地肤子；有的可见凹陷的油点，如陈皮、化橘红等；有的有细皱纹及灰白色小点，如山楂；一些伞形科植物的果实，表面具有隆起的棱线，如小茴香、蛇床子；有的果实具有纵直棱角，如使君子。完整的果实，还应观察果实内种子的数目、生长的部位、形状、大小、色泽、表面特征等。

（二）种子类中药

种子类中药的药用部位为成熟种子。多数为完整的种子，如菟丝子；少数为种子的一部分，有的用种皮，如绿豆衣；有的用假种皮，如龙眼肉；有的用种仁，如肉豆蔻；有的用种子的胚，如莲子芯。

种子类中药的性状鉴定主要注意观察种子的形状、大小、颜色、表面纹理、种脐、合点、种脊的位置及形态、种阜是否明显、子叶是否发达；以及质地、纵横剖面、气味等。形状大多呈圆球形、类圆球形或扁圆球形，少数种子呈线形、纺锤形或心形。表面常有各种纹理，如蓖麻子带有色泽鲜艳的花纹；马钱子的表面具毛茸。种子表面常有种脐、合点和种脊，少数种子有种阜存在，如蓖麻子、巴豆等。剥去种皮可见种仁部分，有的种子具发达的胚乳，如马钱子；无胚乳的种子，则子叶特别肥厚，如苦杏仁；胚大多直立，少数弯曲，如王不留行、青葙子等。种子因来源不同，其子叶的数目也有所不同，单子叶植物种子的子叶常为 1 枚，双子叶植物种子的子叶为 2 枚，可作为种子类中药鉴别的依据。有的种子水浸后种皮显黏液，如葶苈子、车前子；也有的种子水浸后种皮呈龟裂状，如牵牛子。

二、果实和种子类中药的显微鉴定

果实类中药由果皮和种子两部分组成。

（一）果皮

果皮的构造包括外果皮、中果皮、内果皮三部分。

（1）外果皮　相当于叶的下表皮。通常为一列表皮细胞，外被角质层。有的具有毛茸，多数为非腺毛，如覆盆子；少数具腺毛，如吴茱萸；有的具腺鳞，如蔓荆子；有的表皮细胞间嵌有油细胞，如五味子；有的表皮细胞中含有色物质或色素，如花椒。有的部分表皮细胞伸入果肉中间形成胞间分泌腔（壁内腺），如补骨脂。

（2）中果皮　相当于叶肉组织。多由薄壁细胞组成，其中散有细小的维管束。还应注意厚壁组织、分泌组织和细胞内含物的有无、类型、分布特点，如小茴香可见油管，吴茱萸含橙皮苷结晶。

（3）内果皮　相当于叶的上表皮。大多由 1 列薄壁细胞组成，也有的内果皮细胞全为石细胞，如胡椒；有些核果的内果皮，则由多层石细胞组成，如木瓜；伞形科植物的果实常见"镶嵌细胞"，即以 5～8 个狭长的薄壁细胞互相并列为一群，各群以斜角联合呈镶嵌状。

（二）种子

种子包括种皮、胚乳、胚三部分。

1. 种皮

种子类中药的显微鉴别特征主要在种皮，因为种皮的构造因植物种类而不同，最具有鉴定意义。种皮常由下列一种或数种组织组成。

（1）表皮层　多数种子的种皮表皮细胞由 1 列薄壁细胞组成。有的部分表皮细胞分化成非腺毛，如牵牛子；有的全部表皮细胞分化成非腺毛，如马钱子；有的表皮细胞成为狭长的栅状细胞，其细胞壁常有不同程度的木化增厚，如青葙子、赤小豆；有的表皮细胞中单独或成群地散列着石细胞，如苦杏仁、桃仁；有的表皮层全由石细胞组成，如天仙子；有的表皮细胞中含有色素，如牵牛子；有的表皮细胞中有黏液质，如车前子。

（2）栅状细胞层　有的种子的表皮下方，有栅状细胞层。由1～3列狭长的细胞排列而成，壁多木化增厚，如决明子；有的内壁和侧壁增厚，外壁菲薄，如白芥子。

（3）色素层　具有颜色的种子，除表皮层可含色素物质外，内层细胞或内种皮细胞中也可含色素物质，如白豆蔻等。

（4）油细胞层　有的种子的表皮层下有油细胞层，内贮挥发油，如白豆蔻、砂仁等。

（5）石细胞　除种子的表皮层有石细胞外，有的种子表皮的内层几乎全由石细胞组成，如瓜蒌子；或表皮层内有1至数层石细胞，如五味子；或内种皮为石细胞层，如白豆蔻。

（6）营养层　多数种子的种皮中，常有数列贮有淀粉粒的薄壁细胞，称为营养层。在种子发育过程中，营养层的淀粉已被消耗，所以成熟的种子营养层常常成为扁缩的颓废薄层。

2. 胚乳

通常由贮藏有大量脂肪油和糊粉粒的薄壁细胞组成，分为内胚乳和外胚乳。大多数种子具内胚乳。在无胚乳的种子中，也可见到1～2列残存的内胚乳细胞，如苦杏仁。有的种子的外胚乳或外胚乳与种皮的折合层不规则地伸入到内胚乳，形成错入组织，如肉豆蔻、槟榔。

3. 胚

包括胚根、胚茎、胚芽及子叶四部分。子叶常占胚的大部分，其构造与叶相似。

胚乳和胚中贮藏的营养物质主要为脂肪油、淀粉粒和蛋白质。种子中的蛋白质常以糊粉粒的形式存在。植物器官中只有种子含有糊粉粒，因此糊粉粒是鉴别种子类粉末中药的重要标志，观察时应注意糊粉粒的形状、大小及构造。

三、果实和种子类中药的品质

果实和种子类中药，合格品一般要求为身干、无非入药部位、无泥沙杂质、无虫蛀霉变。以粒大、色泽正常、气味浓厚者为佳。

项目二　果实类中药的鉴定

‹　胡椒　Hujiao　›

别名　古月

来源　为胡椒科植物胡椒 *Piper nigrum* L. 的干燥近成熟或成熟果实。

产地　主产广东、广西等地。

采收加工　秋末至次春果实呈暗绿色时采收，晒干，为黑胡椒；果实变红时采收，用水浸渍数日，擦去果肉，晒干，为白胡椒。

性状鉴别 **黑胡椒** 呈球形，直径 3.5～5mm。表面黑褐色，具隆起网状皱纹，顶端有细小花柱残迹，基部有自果轴脱落的疤痕。质硬，外果皮可剥离，内果皮灰白色或淡黄色。断面黄白色，粉性，中有小空隙。气芳香，味辛辣。（图 12-1）

白胡椒 表面灰白色或淡黄白色，平滑，顶端与基部间有多数浅色线状条纹。（图 12-2）以粒大、饱满、油性大、气浓香、无杂质者为佳。

性味功效 辛，热。温中散寒，下气，消痰。

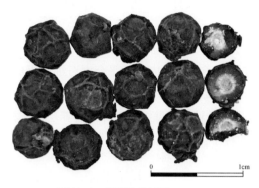

图12-1 黑胡椒药材图

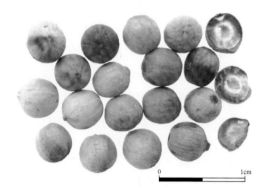

图12-2 白胡椒药材图

荜茇 Bibo

别名 荜拔、蛤蒌、鼠尾

来源 为胡椒科植物荜茇 *Piper longum* L. 的干燥近成熟或成熟果穗。

产地 主产印尼、菲律宾、越南及我国云南、海南、广东等地。

采收加工 果穗由绿变黑时采收，除去杂质，晒干。

性状鉴别 呈圆柱形，稍弯曲，由多数小浆果集合而成，长 1.5～3.5cm，直径 0.3～0.5cm。表面黑褐色或棕色，有斜向排列整齐的小突起，基部有果穗梗残存或脱落。质硬而脆，易折断，断面不整齐，颗粒状。小浆果球形，直径约 0.1cm。有特异香气，味辛辣。（图 12-3）

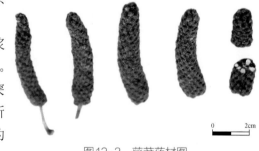

图12-3 荜茇药材图

以果穗肥大、饱满、色黑褐、气味浓者为佳。

性味功效 辛，热。温中散寒，下气止痛。

火麻仁 Huomaren

别名 大麻仁、麻子仁

来源 为桑科植物大麻 *Cannabis sativa* L. 的干燥成熟果实。

产地 全国各地均有栽培，以山东、浙江、河北、东北及江苏为多。

　　采收加工　秋季果实成熟时采收，除去杂质，晒干。

　　性状鉴别　呈卵圆形，长 4～5.5mm，直径 2.5～4mm。表面灰绿色或灰黄色，有微细的白色或棕色网纹，两边有棱，顶端略尖，基部有 1 圆形果梗痕。果皮薄而脆，易破碎。种皮绿色，子叶 2 枚，乳白色，富油性。气微，味淡。（图 12-4）

　　以颗粒饱满、种仁色乳白者为佳。

　　性味功效　甘，平。润肠通便。

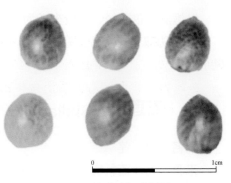

图12-4　火麻仁药材图

马兜铃　Madouling

　　别名　斗铃、臭铃铛

　　来源　为马兜铃科植物北马兜铃 *Aristolochia contorta* Bge. 或马兜铃 *Aristolochia debilis* Sieb. et Zucc. 的干燥成熟果实。前者称为"北马兜铃"，后者称为"南马兜铃"。

　　产地　北马兜铃主产东北、河北、山东等地；马兜铃主产于浙江、江苏、安徽、湖南等地。

　　采收加工　秋季果实由绿变黄时采收，干燥。

　　性状鉴别　呈卵圆形，长 3～7cm，直径 2～4cm。表面黄绿色、灰绿色或棕褐色，有纵棱线 12 条，棱线间有多数横向平行的细脉纹。顶端平钝，基部有细长果梗。果皮轻而脆，易裂为 6 瓣，果梗也分裂为 6 条，线状。果皮内表面平滑而有光泽。果实分 6 室，每室种子多数，平叠整齐排列。种子扁平而薄，钝三角形或扇形，边缘有翅，淡棕色。气特异，味微苦。（图 12-5）

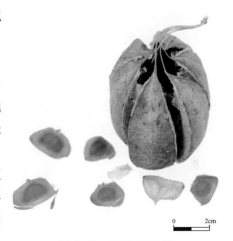

图12-5　马兜铃药材图

　　以个大、黄绿色、不破裂者为佳。

　　性味功效　苦，微寒。清肺降气，止咳平喘，清肠消痔。

地肤子　Difuzi

　　别名　扫帚子

　　来源　为藜科植物地肤 *Kochia scoparia*（L.）Schrad. 的干燥成熟果实。

　　产地　主于山东、江苏等地。

　　采收加工　秋季果实成熟时采收植株，晒干，打下果实，除去杂质。

　　性状鉴别　呈扁球状五角星形，直径 1～3mm。外被宿存花被，表面灰绿色或浅棕色，周围具膜质小翅 5 枚，背面中心有微突起的点状果梗痕及放射状脉纹 5～10 条；剥离花被，可见膜质果皮，半透明。种子扁卵形，黑色。气微，味微苦。（图 12-6）

以饱满、色灰绿、杂质少者为佳。

性味功效 辛、苦，寒。清热利湿，祛风止痒。

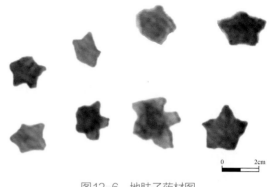

图12-6 地肤子药材图

石莲子 Shilianzi

别名 甜石莲

来源 为睡莲科植物莲 *Nelumbo nucifera* Gaertn. 的干燥老熟的果实。

产地 主产于湖南、福建、湖北、浙江、江苏等地。

采收加工 秋季莲子成熟时，割下莲蓬，取出果实晒干，或于修整池塘时拾取落于淤泥中之莲实，洗净晒干即得。

性状鉴别 呈椭圆形，两端稍尖，长1.5～2cm，直径0.8～1.3cm。表面灰棕色至黑棕色，较光滑，被白色粉霜，一端有圆孔状花柱痕或有残留柱基，基部可见果柄痕。质坚硬，难破开，破开后内有卵形种子1颗，种皮黄棕或红棕色，子叶淡黄白色，2枚，粉性，中心莲子心呈暗绿色。气微，味微甘，胚芽苦。（图12-7）

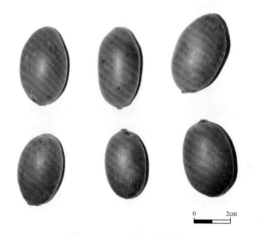

图12-7 石莲子药材图

以色黑、饱满、质重者为佳。

性味功效 甘、涩、微苦，寒。清湿热，开胃进食，清心宁神，涩精止泄。

五味子 Wuweizi

别名 北五味、辽五味

来源 为木兰科植物五味子 *Schisandra chinensis* (Turcz.) Baill. 的干燥成熟果实。习称"北五味子"。

产地 主产于黑龙江、辽宁、吉林、河北等地。

采收加工 秋季果实成熟时采摘，晒干或蒸后晒干，除去果梗和杂质。

性状鉴别 呈不规则的球形或扁球形，直径5～8mm。表面红色、紫红色或暗红色，皱缩，显油润；有的表面呈黑红色或出现"白霜"。果肉柔软，有肾形种子1～2粒，表面棕黄色，有光泽，种皮薄而脆。果肉气微，味酸；种子破碎后，有香气，味辛、微苦。（图12-8）

以粒大、肉厚、色紫红、油润、有光泽、杂质少者为佳。

规格 以辽宁产者油性大、紫红色、肉厚、味浓，为最佳，故有"辽五味"之称。以其粒度、色泽分为一、二等。一等：表面红色、紫红色或红褐色，质油润。干瘪粒不超过2%。二等：表面黑红色或出现"白霜"。干瘪粒不超过20%。

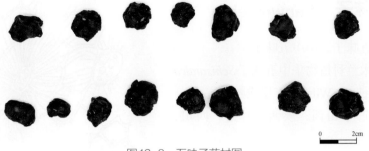

图12-8　五味子药材图

显微鉴别　横切面：①外果皮为 1 列方形或长方形细胞，壁稍厚，外被角质层，散有油细胞；中果皮薄壁细胞 10 余列，含淀粉粒，散有小型外韧型维管束；内果皮为 1 列小方形薄壁细胞。②种皮最外层为 1 列径向延长的石细胞，壁厚，纹孔和孔沟细密；其下为数列类圆形、三角形或多角形石细胞，纹孔较大；石细胞层下为数列薄壁细胞，种脊部位有维管束；油细胞层为 1 列长方形细胞，含棕黄色油滴；再下为 3～5 列小形细胞；种皮内表皮为 1 列小细胞，壁稍厚，胚乳细胞含脂肪油滴及糊粉粒。（图 12-9）

粉末：暗紫色。种皮表皮石细胞表面观呈多角形或长多角形，直径 18～50μm，壁厚，孔沟极细密，胞腔内含深棕色物。种皮内层石细胞呈多角形、类圆形或不规则形，直径约至 83μm，壁稍厚，纹孔较大。果皮表皮细胞表面观类多角形，垂周壁略呈连珠状增厚，表面有角质线纹；表皮中散有油细胞。中果皮细胞皱缩，含暗棕色物，并含淀粉粒。（图 12-10）

性味功效　酸、甘，温。收敛固涩，益气生津，补肾宁心。

附注　五味子的伪品主要有：①翼梗五味子　为木兰科植物翼梗五味子 *Schisandra henryi* Clarke 的干燥成熟果实。直径 0.3～0.5cm，有的两端突起。表面棕紫色或黄褐色，皱缩。果肉薄，内含种子 1～2 粒，棕黄色，圆肾形，种皮表面具明显的多数细小的乳头状或小疣状突起。②山葡萄　为葡萄科植物山葡萄 *Vitis amurensis* Rupr. 的干燥成熟果实。直径 0.4～0.8cm。表面棕褐色，皱缩，无光泽，内表面灰褐色。有卵形种子 2～4 粒，基部略呈喙状，背侧有脐状突起，腹面具 2 沟，棕褐色，略光滑。质柔软，不易碎。味酸、微甜。

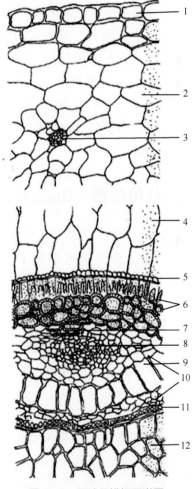

图12-9　五味子横切面详图

1—外果皮；2—中果皮；3—维管束；4—中果皮薄壁细胞；5—内果皮；6—种皮石细胞；7—纤维束；8—种脊维管束；9—油细胞；10—薄壁细胞；11—种皮内表皮细胞；12—胚乳

◁ **南五味子** Nanwuweizi ▷

别名 西五味子、华中五味子

来源 为木兰科植物华中五味子 *Schisandra sphenanthera* Rehd.et Wils. 的干燥成熟果实。

产地 主产于山西、陕西、甘肃、四川、湖南等地。

采收加工 秋季果实成熟时采摘，晒干，除去果梗和杂质。

性状鉴别 呈球形或扁球形，直径4～6mm。表面棕红色至暗棕色，干瘪，皱缩，果肉常紧贴于种子上。种子1～2枚，肾形，表面棕黄色，有光泽，种皮薄而脆。果肉气微，味微酸。（图12-11）

以色红、粒大、肉厚、有油性及光泽者为佳。

性味功效 酸、甘，温。收敛固涩，益气生津，补肾宁心。

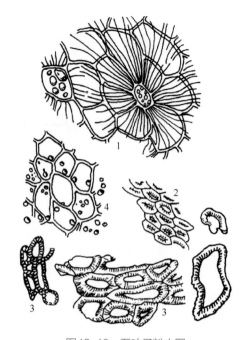

图12-10 五味子粉末图

1—果皮表皮细胞和油细胞；2—种皮外层石细胞；3—种皮内层石细胞；4—胚乳细胞

◁ **八角茴香** Bajiaohuixiang ▷

别名 大料、大茴、八角香

来源 为木兰科植物八角茴香 *Illicium verum* Hook. f. 的干燥成熟果实。

产地 主产于广西、广东、云南。

采收加工 秋、冬二季果实由绿变黄时采摘，置沸水中略烫后干燥或直接干燥。

性状鉴别 为聚合果，多由8个蓇葖果组成，放射状排列于中轴上。蓇葖果长1～2cm，宽0.3～0.5cm，高0.6～1cm；外表面红棕色，有不规则皱纹，顶端呈鸟喙状，上侧多开裂；内表面淡棕色，平滑，有光泽；质硬而脆。果梗长3～4cm，着生于果实基部中央，弯曲，常脱落。每个蓇葖果内有种子1粒，扁卵圆形，长约6mm，红棕色或黄棕色，光亮，尖端有种脐；胚乳白色，富油性。气芳香，味辛、甜。（图12-12）

以个大、色红、油性大、香气浓者为佳。

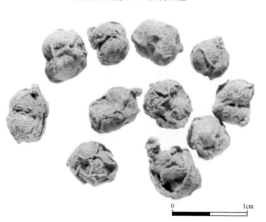

图12-11 南五味子药材图

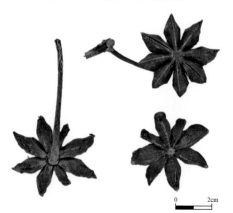

图12-12 八角茴香药材图

性味功效 辛，温。温阳散寒，理气止痛。

‹ **荜澄茄** Bichengqie ›

别名 山苍子、山鸡椒

来源 为樟科植物山鸡椒 *Litsea cubeba*（Lour.）Pers. 的干燥成熟果实。

产地 主产于广西、浙江、四川、福建等地。

采收加工 秋季果实成熟时采收，除去杂质，晒干。

性状鉴别 呈类球形，直径 4～6mm。表面棕褐色至黑褐色，有网状皱纹。基部偶有宿萼和细果梗。除去外皮可见硬脆的果核，种子 1 粒，子叶 2 枚，黄棕色，富油性。气芳香，味稍辣而微苦。（图12-13）

以粒大、油性足、香气浓者为佳。

性味功效 辛，温。温中散寒，行气止痛。

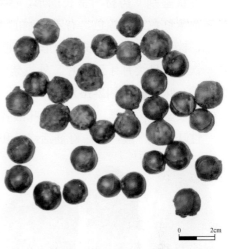

图12-13 荜澄茄药材图

‹ **覆盆子** Fupenzi ›

别名 乌藨子、悬钩子

来源 为蔷薇科植物华东覆盆子 *Rubus chingii* Hu 的干燥果实。

产地 主产浙江、福建、湖北、陕西等地。

采收加工 夏初果实由绿变绿黄时采收，除去梗、叶，置沸水中略烫或略蒸，取出，干燥。

性状鉴别 为聚合果，由多数小核果聚合而成，呈圆锥形或扁圆锥形，高 0.6～1.3cm，直径 0.5～1.2cm。表面黄绿色或淡棕色，顶端钝圆，基部中心凹入。宿萼棕褐色，下有果梗痕。小果易剥落，每个小果呈半月形，背面密被灰白色茸毛，两侧有明显的网纹，腹部有突起的棱线。体轻，质硬。气微，味微酸涩。（图12-14）

以个大、饱满、粒整、色灰绿、结实者为佳。

性味功效 甘、酸，温。益肾固精缩尿，养肝明目。

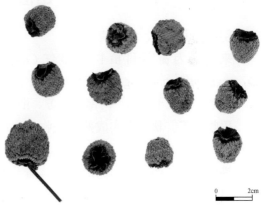

图12-14 覆盆子药材图

‹ **木瓜** Mugua ›

别名 皱皮木瓜、宣木瓜

245

来源　为蔷薇科植物贴梗海棠 *Chaenomeles speciosa*（Sweet）Nakai 的干燥近成熟果实。

产地　主产安徽、四川、浙江、湖北等地。

采收加工　夏、秋二季果实绿黄时采收，置沸水中烫至外皮灰白色，对半纵剖，晒干。

性状鉴别　药材　呈长圆形，多纵剖成两半，长 4～9cm，宽 2～5cm，厚 1～2.5cm。外表面紫红色或红棕色，有不规则的深皱纹；剖面边缘向内卷曲，果肉红棕色，中心部分凹陷，棕黄色；种子扁长三角形，多脱落。质坚硬。气微清香，味酸。（图 12-15）

饮片　呈类月牙形薄片。外表紫红色或棕红色，有不规则的深皱纹。切面棕红色。气微清香，味酸。（图 12-16）

以质坚实、肉厚、色紫红、味酸者为佳。

性味功效　酸，温。舒筋活络，和胃化湿。

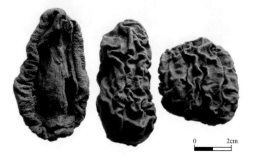

图12-15　木瓜药材图

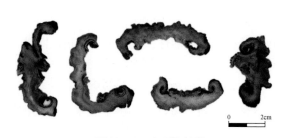

图12-16　木瓜饮片图

山楂　Shanzha

别名　山里红、北山楂

来源　为蔷薇科植物山里红 *Crataegus pinnatifida* Bge. var. *major* N. E. Br. 或山楂 *Crataegus pinnatifida* Bge. 的干燥成熟果实。

产地　主产于山东、河南、江苏、浙江等地。

采收加工　秋季果实成熟时采收，切片，干燥。

性状鉴别　药材　为圆形片，皱缩不平，直径 1～2.5cm，厚 0.2～0.4cm。外皮红色，具皱纹，有灰白色小斑点。果肉深黄色至浅棕色。中部横切片具浅黄色果核，多脱落而中空。有的片上可见短而细的果梗或花萼残迹。气微清香，味酸、微甜。（图 12-17）

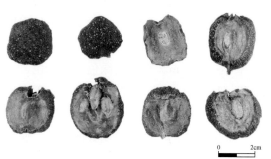

图12-17　山楂药材图

饮片　①炒山楂　果肉黄褐色，偶见焦斑。气清香，味酸、微甜。②焦山楂　表面焦褐色，内部黄褐色。有焦香气。

以片大、皮红、肉厚者为佳。

性味功效　酸、甘，微温。消食健胃，行气散瘀，化浊降脂。

乌梅　Wumei

别名　梅实、熏梅

来源　为蔷薇科植物梅 *Prunus mume*（Sieb.）Sieb. et Zucc. 的干燥近成熟果实。

产地　主产四川、浙江、福建、湖南、广东等地。

采收加工　夏季果实近成熟时采收，低温烘干后闷至色变黑。

性状鉴别　呈类球形或扁球形，直径 1.5～3cm，表面乌黑色或棕黑色，皱缩不平，基部有圆形果梗痕。果核坚硬，椭圆形，棕黄色，表面有凹点；种子扁卵形，淡黄色。气微，味极酸。（图 12-18）

以个大、肉厚、核小、外皮乌黑、不破裂、酸味浓者为佳。

性味功效　酸、涩，平。敛肺，涩肠，生津，安蛔。

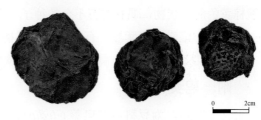

图12-18　乌梅药材图

金樱子　Jinyingzi

别名　糖罐子、山石榴

来源　为蔷薇科植物金樱子 *Rosa laevigata* Michx. 的干燥成熟果实。

产地　主产于广东、湖南、江西等地。

采收加工　10～11 月果实成熟变红时采收，干燥，除去毛刺。

性状鉴别　药材　为花托发育而成的假果，呈倒卵形。长 2～3.5cm，直径 1～2cm。表面红黄色或红棕色，有突起的棕色小点，系毛刺脱落后的残基。顶端有盘状花萼残基，中央有黄色柱基，下部渐尖。质硬。切开后，花托壁厚 1～2mm，内有多数坚硬的小瘦果，内壁及瘦果均有淡黄色绒毛。气微，味甘、微涩。（图 12-19）

饮片　金樱子肉　呈倒卵形纵剖瓣；花托内面淡黄色，残存淡黄色绒毛。

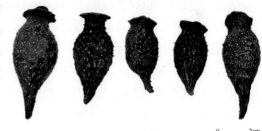

图12-19　金樱子药材图

以个大、色红黄、肉厚、有光泽、去净毛刺者为佳。

性味功效　酸、甘、涩，平。固精缩尿，固崩止带，涩肠止泻。

猪牙皂　Zhuyazao（附：皂荚）

别名　牙皂、小牙皂、眉皂

来源　为豆科植物皂荚 *Gleditsia sinensis* Lam. 的干燥不育果实。

产地　主产四川、贵州、云南、山东等地。

采收加工 秋季采收，除去杂质，干燥

性状鉴别 呈圆柱形，略扁而弯曲，长5～11cm，宽0.7～1.5cm。表面紫棕色或紫褐色，被灰白色蜡质粉霜，擦去后有光泽，并有细小的疣状突起和线状或网状的裂纹。顶端有鸟喙状花柱残基，基部具果梗残痕。质硬而脆，易折断，断面棕黄色，中间疏松，有淡绿色或

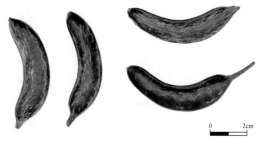

图12-20 猪牙皂药材图

淡棕黄色的丝状物，偶有发育不全的种子。气微，有刺激性，味先甜而后辣。（图12-20）

以个小饱满、色紫黑、有光泽、无果柄、质坚硬、肉多而黏、断面淡绿色者为佳。

性味功效 辛、咸，温；有小毒。祛痰开窍，散结消肿。

附 皂荚

又名皂角，为豆科植物皂荚 *Gleditsia sinensis* Lam. 的干燥成熟果实。呈扁长的剑鞘状，有的略弯曲，长15～40cm，宽2～5cm，厚0.2～1.5cm。表面棕褐色或紫褐色，被灰色粉霜，擦去后有光泽，种子所在处隆起。基部渐窄而弯曲，有短果柄或果柄痕，两侧有明显的纵棱线。质硬，摇之有声，易折断，断面黄色，纤维性。种子多数，扁椭圆形，黄棕色至棕褐色，光滑。气特异，有刺激性，粉末嗅之催嚏；味辛辣。辛、咸，温；有小毒。祛痰开窍，散结消肿。

‹ 补骨脂 Buguzhi ›

别名 破故纸、黑故子、胡故子

来源 为豆科植物补骨脂 *Psoralea corylifolia* L. 的干燥成熟果实。

产地 主产四川、河南、安徽、陕西等地。

采收加工 秋季果实成熟时采收果序，晒干，搓出果实，除去杂质。

性状鉴别 呈肾形，略扁，长3～5mm，宽2～4mm，厚约1.5mm。表面黑色、黑褐色或灰褐色，具细微网状皱纹。顶端圆钝，有一小突起，凹侧有果梗痕。质硬。果皮薄，与种子不易分离；种子1枚，子叶2枚，黄白色，有油性。气香，味辛、微苦。（图12-21）

以身干、粒大、饱满、色黑者为佳。

性味功效 辛、苦，温。温肾助阳，纳气平喘，温脾止泻；外用消风祛斑。

附注 补骨脂伪品主要有：①曼陀罗种子为茄科植物曼陀罗 *Datura stramonium* L. 或毛曼陀罗 *Dutura innoxia* Mill. 的干燥种子。表面黑色、灰黑色或黄棕色，有不规则隆起的网纹及细密的点状小凹坑。②南洋金花种子 为茄科植物白花曼陀罗 *Datura metel* L. 的干燥种子。

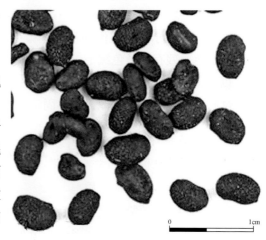

图12-21 补骨脂药材图

呈三角状肾形，扁平，一边较厚。一边较薄，表面褐色至黑色，具明显的网状纹理。③ 猪屎豆种子　为豆科植物猪屎豆 *Crotalaria pallida* Ait. 的干燥成熟种子。种子呈三角状肾形，多数较饱满，表面黄绿色或黄棕色，有较明显的黑色花纹，一侧中央凹陷成三角形。

蒺藜　Jili（附：软蒺藜）

别名　刺蒺藜、白蒺藜、硬蒺藜

来源　为蒺藜科植物蒺藜 *Tribulus terrestris* L. 的干燥成熟果实。

产地　主产于山东、河南、河北、安徽、山西、江苏、陕西等地。

采收加工　秋季果实成熟时采割植株，晒干，打下果实，除去杂质。

性状鉴别　由 5 个分果瓣组成，呈放射状排列，直径 7～12mm。常裂为单一的分果瓣，分果瓣呈斧状，长 3～6mm；背部黄绿色，隆起，有纵棱及多数小刺，并各有 1 对对称的长刺和短刺，两侧面灰白色，有网纹，粗糙。质坚硬。气微，味苦、辛。（图 12-22）

以色灰白、背部淡黄绿色、果粒均匀、质坚实饱满者为佳。

性味功效　辛、苦，微温；有小毒。平肝解郁，活血祛风，明目，止痒。

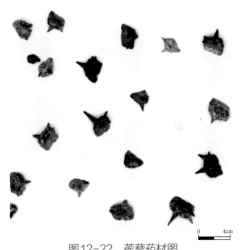

图 12-22　蒺藜药材图

附　软蒺藜

为藜科植物中亚滨藜 *Atriplex centralasiatica* Iljin 和西伯利亚滨藜 *Atriplex sibirica* L. 的果实。①中亚滨藜　胞果外被 2 枚宿存苞片，直径 0.4～1.4cm，土黄色或浅绿色。苞片主脉 3 条呈放射状隆起，细脉网状，无棘状突起，上部扇形，边缘微波状或 5 浅裂，基部渐细成短果柄。除去苞片可见 1 枚扁圆形胞果，棕色。胞果表面光滑，一侧有喙状突起。果皮与种皮均薄，种仁淡黄色，油质。气微，味微酸、咸。②西伯利亚滨藜　苞片基部具棘状、软棘状或疣状突起，但不刺手。功效：清肝明目，祛风止痒，活血消肿，通乳。

花椒　Huajiao

别名　大椒、川椒、蜀椒

来源　芸香科植物青椒 *Zanthoxylum schinifolium* Sieb. et Zucc. 或花椒 *Zanthoxylum bungeanum* Maxim. 的干燥成熟果皮。

产地　青椒主产于东北等地，花椒主产于四川、河北、山东、陕西等地。

采收加工　秋季采收成熟果实，晒干，除去种子和杂质。

性状鉴别　青椒　多为 2～3 个上部离生的小蓇葖果，集生于小果梗上，蓇葖果球形，沿腹缝线开裂，直径3～4mm。外表面灰绿色或暗绿色，散有多数油点和细密的网状隆起皱纹；内表面类白色，光滑。内果皮常由基部与外果皮分离。残存种子呈卵形，长3～4mm，直径2～3mm，表面黑色，有光泽。气香，味微甜而辛。（图12-23）

花椒　蓇葖果多单生，直径4～5mm。外表面紫红色或棕红色，散有多数疣状突起的油点，直径0.5～1mm，对光观察半透明；内表面淡黄色。气香浓，味麻辣而持久。（图12-24）

以颗粒完整、粒大、油点突起明显、不带种子、气香浓烈、味辛辣者为佳。

性味功效　辛，温。温中止痛，杀虫止痒。

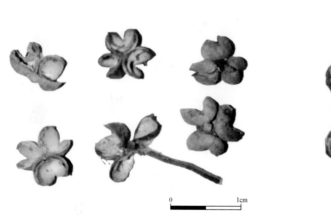

图12-23　青椒药材图

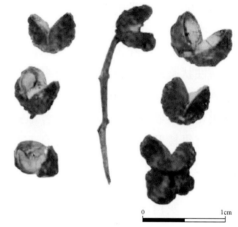

图12-24　花椒药材图

‹ 香橼　Xiangyuan ›

来源　为芸香科植物枸橼 *Citrus medica* L.或香圆 *Citrus wilsonii* Tanaka的干燥成熟果实。

产地　主产于云南、江苏、广东、广西等地。

采收加工　秋季果实成熟时采收，趁鲜切片，晒干或低温干燥。香圆亦可整个或对剖两半后，晒干或低温干燥。

性状鉴别　**药材**　**枸橼**　呈圆形或长圆形片，直径4～10cm，厚0.2～0.5cm。横切片外果皮黄色或黄绿色，边缘呈波状，散有凹入的油点；中果皮黄白色，厚1～3cm，有不规则的网状突起的维管束；瓤囊10～17室。纵切片中心柱较粗壮。质柔韧。气清香，味微甜而苦辛。（图12-25）

香圆　呈类球形、半球形或圆片，直径4～7cm。表面黑绿色或黄棕色，密被凹陷的小油点及网状隆起的粗皱纹；顶端有花柱残痕及隆起的环圈，习称"金钱环"；基部有果梗残基。质坚硬。剖面或横切薄片，边缘油点明显；中果皮厚约0.5cm；瓤囊9～11室，棕色或淡红棕色，间或有黄白色种子。气香，味酸而苦。

饮片　呈不规则块状或丝条状。

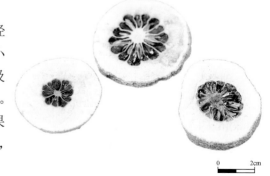

图12-25　香橼（枸橼）药材图

以片色黄白、香气浓者为佳。

性味功效　辛、苦、酸，温。疏肝理气，宽中，化痰。

化橘红　Huajuhong

来源　为芸香科植物化州柚 *Citrus grandis* 'Tomentosa' 或柚 *Citrus grandis*（L.）Osbeck 的未成熟或近成熟的干燥外层果皮。前者习称"毛橘红"；后者习称"光橘红"，按加工不同分为"光七爪"和"光五爪"。

产地　化州柚主产于广东化县、广西玉林地区，柚主产于广西。

采收加工　夏季果实未成熟时采收，置沸水中略烫后，将果皮割成 5 或 7 瓣，除去果瓤和部分中果皮，压制成形，干燥。

性状鉴别　药材　化州柚　呈对折的七角或展平的五角星状，习称"七爪"或"五爪"。单片呈柳叶形。完整者展平后直径 15～28cm，厚 0.2～0.5cm。外表面黄绿色，密布茸毛，有皱纹及小油室；内表面黄白色或淡黄棕色，有脉络纹。质脆，易折断，断面不整齐，外缘有 1 列不整齐的凹下的油室，内侧稍柔而有弹性。气芳香，味苦、微辛。（图 12-26）

柚　外表面黄绿色至黄棕色，无毛。

饮片：切丝或块。

毛橘红以毛绒细密、色青、果皮薄者为佳。光橘红以色青或黄色、果皮厚薄均匀者为佳。

性味功效　辛、苦，温。理气宽中，燥湿化痰。

附注　市场上有以柚的成熟果皮冒充化橘红，外表面黄色，光滑，多皱纹，内表面白色，切断面白色，质地泡软，略有柔润性，气弱，苦味淡。

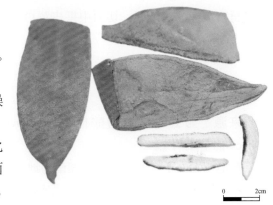

图 12-26　化橘红药材图

枳壳　Zhiqiao

来源　为芸香科植物酸橙 *Citrus aurantium* L. 及其栽培变种的干燥未成熟果实。

产地　主产于四川、江西、湖南、湖北、贵州等地。

采收加工　7 月果皮尚绿时采收，自中部横切为两半，晒干或低温干燥。

性状鉴别　药材　呈半球形，直径 3～5cm。外果皮棕褐色至褐色，有颗粒状突起，突起的顶端有凹点状油室；有明显的花柱残迹或果梗痕。切面中果皮黄白色，光滑而稍隆起，厚 0.4～1.3cm，边缘散有 1～2 列油室，瓤囊 7～12 瓣，少数至 15 瓣，汁囊干缩呈棕色至棕褐色，内藏种子。质坚硬，不易折断。气清香，味苦、微酸。（图 12-27）

饮片　呈不规则弧状条形薄片。切面外果皮棕褐色至褐色，中果皮黄白色至黄棕色，近外缘有 1～2 列点状油室，内侧有的有少量紫褐色瓤囊。

以外果皮色绿褐、果肉厚、质坚硬、香气浓者为佳。

规格　商品按产地分为川枳壳、江枳壳、湘枳壳、建枳壳、苏枳壳，各分为一等、二等。

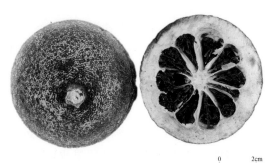

图12-27　枳壳药材图

规格等级标准如下。

一等：干货。横切对开，呈扁圆形，表面绿褐色或棕褐色，有颗粒状突起，切面黄白色或淡黄色，肉厚、瓤小。质坚硬。气清香，味苦、微酸。直径3.5cm以上，肉厚0.6cm以上。

二等：干货。肉薄。直径2.5cm以上，肉厚0.4cm以上。其余同一等。

性味功效　苦、辛、酸，微寒。理气宽中，行滞消胀。

附注　枳壳常见伪品如下：①同科植物香圆 *Citrus wilsonii* Tanaka 的干燥未成熟果实。果实顶部花柱基的周围有一个圆形环纹，习称"金钱环"。②同科植物柚 *Citrus grandis*（L.）Osbeck 的幼果。果肉厚度在1.5cm以上，质地松软，可见明显的粗筋脉。③同科植物常山胡柚 *Citrus changshan-huyou* Y. B. Chang 干燥未成熟的果实。呈半球形，直径4～6cm。外果皮稍粗糙，油室下凹。切面中果皮黄白色至黄棕色，光滑而稍隆起，厚0.4～1cm，边缘散有1列油室，偶有2列。

＜ 枳实 Zhishi ＞

来源　为芸香科植物酸橙 *Citrus aurantium* L. 及其栽培变种或甜橙 *Citrus sinensis* Osbeck 的干燥幼果。

产地　主产于江西、四川、湖南等地。

采收加工　5～6月收集自落的果实，除去杂质，自中部横切为两半，晒干或低温干燥，较小者直接晒干或低温干燥。

性状鉴别　药材　多呈半球形，少数为球形，直径0.5～2.5cm。外果皮黑绿色或棕褐色，有颗粒状突起和皱纹，有明显的花柱残迹或果梗痕。切面中果皮略隆起，厚0.3～1.2cm，黄白色或黄褐色，边缘有1～2列油室，瓤囊棕褐色。质坚硬。气清香，味苦、微酸。（图12-28）

饮片　呈不规则弧状条形或圆形薄片。

以肉厚瓤小、质坚实、香气浓者为佳。

规格　根据不同来源分为酸橙枳实和甜橙枳实两个规格，市场以酸橙枳实为主流品种，甜橙枳实流通量小。酸橙枳实又分为选货和统货两个规格，选货规格分为一等、二等、三等三个等级。

一等：横切成两瓣，0.5cm≤直径＜1.5cm。间有未切的枳实个，但不得超过30%。二等：1.5cm≤直径＜2.0cm。三等：直径2.0～2.5cm。

图12-28　枳实药材图

统货：大小不等，直径 0.5~2.5cm，间有未切的枳实个，但不得超过 30%。

性味功效　苦、辛、酸，微寒。破气消积，化痰散痞。

‹ 陈皮　Chenpi（附：青皮、橘核、橘络）›

别名　橘皮、红皮

来源　为芸香科植物橘 *Citrus reticulata* Blanco 及其栽培变种的干燥成熟果皮。药材分为"陈皮"和"广陈皮"。

产地　主产广东、四川、福建、浙江、江西、湖南等地。

采收加工　采摘成熟果实，剥取果皮，晒干或低温干燥。

性状鉴别　药材　陈皮　常剥成数瓣，基部相连，厚 1~4mm。外表面橙红色或红棕色，

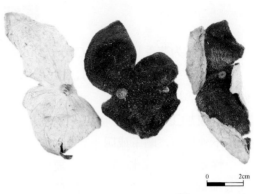

图12-29　陈皮药材图

有细皱纹和凹下的点状油室；内表面浅黄白色，粗糙，附黄白色或黄棕色筋络状维管束。质稍硬而脆。气香，味辛、苦。（图 12-29）

广陈皮　常 3 瓣相连，形状整齐，厚度均匀，约 1mm。点状油室较大，对光照视，透明清晰。质较柔软。

饮片　呈不规则的条状或丝状。

以片大、色鲜艳、油润、质软、香气浓者为佳。

规格　商品分为"陈皮"和"广陈皮"两个规格。①"陈皮"为统货；②"广陈皮"又分为"选货"与"统货"两个规格。选货一等：外表面橙红色或棕紫色，显皱缩。内表面白色、略呈海绵状。选货二等：外表面橙红色或红棕色，内表面类白色、较光洁。

性味功效　苦、辛，温。理气健脾，燥湿化痰。

附　① 青皮　为芸香科植物橘 *Citrus reticulata* Blanco 及其栽培变种的干燥幼果或未成熟果实的果皮。5~6月收集自落的幼果，晒干，习称"个青皮"；7~8月采收未成熟的果实，在果皮上纵剖成四瓣至基部，除尽瓤瓣，晒干，习称"四花青皮"。个青皮　呈类球形，直径0.5~2cm。表面灰绿色或黑绿色，微粗糙，有细密凹下的油室，顶端有稍突起的柱基，基部有圆形果梗痕。质硬，断面果皮黄白色或淡黄棕色，厚0.1~0.2cm，外缘有油室1~2列。瓤囊8~10瓣，淡棕色。气清香，味酸、苦、辛。四花青皮　果皮剖成4裂片，外表面灰绿色或黑绿色，密生多数油室；内表面类白色或黄白色，粗糙，附黄白色或黄棕色小筋络。质稍硬，易折断，断面外缘有油室1~2列。气香，味苦、辛。功效：疏肝破气，消积化滞。

② 橘核　为芸香科植物橘 *Citrus reticulata* Blanco 及其栽培变种的干燥成熟种子。果实成熟后收集，洗净，晒干。略呈卵形，长 0.8~1.2cm，直径 0.4~0.6cm。表面淡黄白色或淡灰白色，光滑，一侧有种脊棱线，一端钝圆，另端渐尖成小柄状。外种皮薄而韧，内种

皮菲薄，淡棕色，子叶2枚，黄绿色。气微，味苦。功效：理气，散结，止痛。

③ 橘络　为芸香科植物橘 *Citrus reticulata* Blanco 及其栽培变种的干燥果皮内层筋络。由果皮内撕下，晒干。呈长条形而松散的网络状、丝状或碎段，多为淡黄白色，陈久则变成棕黄色。质轻而软，干后质脆易断。气香，味微苦。功效：通络，理气，化痰。

◁ 橘红　Juhong ▷

来源　为芸香科植物橘 *Citrus reticulata* Blanco 及其栽培变种的干燥外层果皮。

产地　主产广东、四川、福建、浙江、江西、湖南等地。

采收加工　秋末冬初果实成熟后采收，用刀削下外果皮，晒干或阴干。

性状鉴别　呈长条形或不规则薄片状，边缘皱缩向内卷曲。外表面黄棕色或橙红色，存放后呈棕褐色，密布黄白色突起或凹下的油室。内表面黄白色，密布凹下透光小圆点。质脆易碎。气芳香，味微苦、麻。（图12-30）

以片大、色红、油润者为佳。

性味功效　辛、苦，温。理气宽中，燥湿化痰。

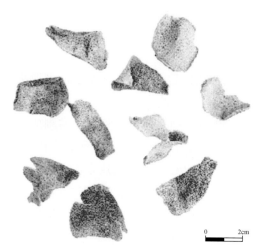

图12-30　橘红药材图

◁ 佛手　Foshou ▷

别名　佛手柑、五指橘、九爪木

来源　为芸香科植物佛手 *Citrus medica* L. var. *sarcodactylis* Swingle 的干燥果实。

产地　主产于广东、四川、浙江等地。

采收加工　秋季果实尚未变黄或变黄时采收，纵切成薄片，晒干或低温干燥。

性状鉴别　药材　类椭圆形或卵圆形的薄片，常皱缩或卷曲，长6～10cm，宽3～7cm，厚0.2～0.4cm。顶端稍宽，常有3～5个手指状的裂瓣，基部略窄，有的可见果梗痕。外皮黄绿色或橙黄色，有皱纹和油点。果肉浅黄白色或浅黄色，散有凹凸不平的线状或点状维管束。质硬而脆，受潮后柔韧。气香，味微甜后苦。（图12-31）

饮片　为类椭圆形、卵圆形的薄片或不规则的丝条，常皱缩或卷曲。以皮黄肉白、香气浓郁者为佳。

性味功效　辛、苦、酸，温。疏肝理气，和胃止痛，燥湿化痰。

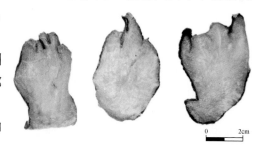

图12-31　佛手药材图

吴茱萸 Wuzhuyu

别名 吴萸、左力

来源 为芸香科植物吴茱萸 *Euodia rutaecarpa*（Juss.）Benth.、石虎 *Euodia rutaecarpa*（Juss.）Benth. var. *officinalis*（Dode）Huang 或疏毛吴茱萸 *Euodia rutaecarpa*（Juss.）Benth. var. *bodinieri*（Dode）Huang 的干燥近成熟果实。

产地 主产浙江、江西、贵州、广西、湖南等地。

采收加工 8～11月果实尚未开裂时，剪下果枝，晒干或低温干燥，除去枝、叶、果梗等杂质。

性状鉴别 呈球形或略呈五角状扁球形，直径2～5mm。表面暗黄绿色至褐色，粗糙，有多数点状突起或凹下的油点。顶端有五角星状的裂隙，基部残留被有黄色茸毛的果梗。质硬而脆，横切面可见子房5室，每室有淡黄色种子1粒。气芳香浓郁，味辛辣而苦。（图12-32）

以颗粒饱满、色绿、香气浓郁、无杂质者为佳。果实开裂且无香气者不可入药。

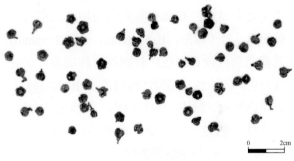

图12-32 吴茱萸药材图

规格 商品分为"中花""小花"两个规格。"中花"分为一等、二等两个等级。一等 直径2.5～4.0mm，枝梗等杂质率≤3%。二等 直径2.5～4.0mm，枝梗等杂质率≤7%。"小花"直径2.0～2.5mm，顶端五角星状裂隙不明显，枝梗等杂质率≤7%。

显微鉴别 粉末：褐色。非腺毛2～6细胞组成，长140～350μm，壁疣明显，有的胞腔内含棕黄色至棕红色物。腺毛头部7～14细胞，椭圆形，常含黄棕色内含物；柄2～5细胞。草酸钙簇晶较多，直径10～25μm；偶有方晶。石细胞类圆形或长方形，直径35～70μm，胞腔大。油室碎片有时可见，淡黄色。（图12-33）

性味功效 辛、苦，热；有小毒。散寒止痛，降逆止呕，助阳止泻。

附注 吴茱萸常见伪品有以下几种。①臭辣子 同科植物臭辣树 *Euodia fargesii* Dode 的未成熟或近成熟果实。直径2～5mm。表面褐绿色至黑褐色，具突起的油点；蓇葖果4～5个；质硬而脆。具不适臭气，味辛而麻。②巴氏吴茱萸 *Evodia baberi* Rehd. et Wils 的果实。呈星状扁球形，直径6～10mm。蓇葖果4～6，具残留花萼及果梗，置放大镜下观察，果梗上被有淡黄棕色茸毛。气芳香浓郁，嚼之味苦，有辛、麻感。

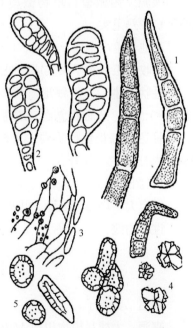

图12-33 吴茱萸粉末图

1—非腺毛；2—腺毛；3—油室碎片；4—草酸钙簇晶；5—石细胞

255

❮ 鸦胆子 ❯ Yadanzi

别名 小苦楝

来源 为苦木科植物鸦胆子 *Brucea javanica*（L.）Merr. 的干燥成熟果实。

产地 主产广东、广西、福建、台湾等地。

采收加工 秋季果实成熟时采收，除去杂质，晒干。

性状鉴别 呈卵形，长 6～10mm，直径 4～7mm。表面黑色或棕色，有隆起的网状皱纹，网眼呈不规则的多角形，两侧有明显的棱线，顶端渐尖，基部有凹陷的果梗痕。果壳质硬而脆，种子卵形，长 5～6mm，直径 3～5mm，表面类白色或黄白色，具网纹；种皮薄，子叶乳白色，富油性。气微，味极苦。（图 12-34）

以粒大、饱满、种仁白色、油性足者为佳。

性味功效 苦，寒；有小毒。清热解毒，截疟，止痢；外用腐蚀赘疣。

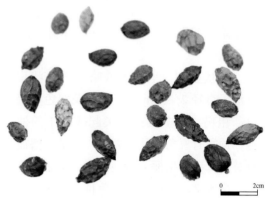

图12-34 鸦胆子药材图

❮ 青果 ❯ Qingguo

别名 橄榄、白榄

来源 为橄榄科植物橄榄 *Canarium album* Raeusch. 的干燥成熟果实。

产地 主产福建、台湾、广东、云南、广西。

采收加工 秋季果实成熟时采收，干燥。

性状鉴别 呈纺锤形，两端钝尖，长 2.5～4cm，直径 1～1.5cm。表面棕黄色或黑褐色，有不规则皱纹。果肉灰棕色或棕褐色，质硬。果核梭形，暗红棕色，具纵棱；内分 3 室，各有种子 1 粒。气微，果肉味涩，久嚼微甜。（图 12-35）

以个大、均匀、肉厚、味先涩后甜者为佳。

性味功效 甘、酸，平。清热解毒，利咽，生津。

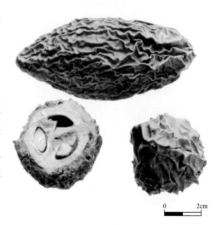

图12-35 青果药材图

❮ 川楝子 ❯ Chuanlianzi

别名 金铃子、楝实

来源 为楝科植物川楝 *Melia toosendan* Sieb. et Zucc. 的干燥成熟果实。

产地 主产四川、甘肃、云南、贵州、河南等地。

采收加工 冬季果实成熟时采收，除去杂质，干燥。

性状鉴别 呈类球形，直径 2～3.2cm。表面金黄色至棕黄色，微有光泽，少数凹陷或皱缩，具深棕色小点。顶端有花柱残痕，基部凹陷，有果梗痕。外果皮革质，与果肉间常成空隙，果肉松软，淡黄色，遇水润湿显黏性。果核球形或卵圆形，质坚硬，两端平截，有6～8条纵棱，内分6～8室，每室含黑棕色长圆形的种子1粒。气特异，味酸、苦。（图12-36）

以个大、饱满、外皮金黄色、果肉黄白色者为佳。

性味功效　苦，寒；有小毒。疏肝泄热，行气止痛，杀虫。

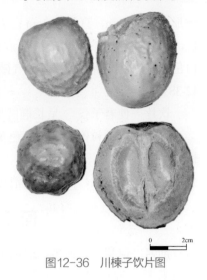

图12-36　川楝子饮片图

巴豆 Badou

别名　毒鱼子、江子、刚子

来源　为大戟科植物巴豆 *Croton tiglium* L. 的干燥成熟果实。

产地　主产四川、浙江、福建、云南、贵州、广西、广东等地。

采收加工　秋季果实成熟时采收，堆置2～3天，摊开，干燥。

性状鉴别　呈卵圆形，一般具三棱，长1.8～2.2cm，直径1.4～2cm。表面灰黄色或稍深，粗糙，有纵线6条，顶端平截，基部有果梗痕。破开果壳，可见3室，每室含种子1粒。种子呈略扁的椭圆形，长1.2～1.5cm，直径0.7～0.9cm，表面棕色或灰棕色，一端有小点状的种脐和种阜的疤痕，另端有微凹的合点，其间有隆起的种脊；外种皮薄而脆，内种皮呈白色薄膜；种仁黄白色，油质。气微，味辛辣。（图12-37）

以粒大、饱满、种仁黄白色者为佳。

性味功效　辛，热；有大毒。外用蚀疮。

附　巴豆霜

为巴豆 *Croton tiglium* L. 的炮制加工品。为粒度均匀、疏松的淡黄色粉末，显油性。辛，热；有大毒。峻下冷积，逐水退肿，豁痰利咽；外用蚀疮。

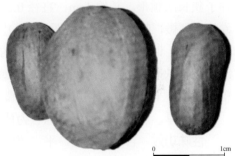

图12-37　巴豆药材图

使君子 Shijunzi

别名　留球子、五棱子、冬均子

来源　为使君子科植物使君子 *Quisqualis indica* L. 的干燥成熟果实。

产地　主产四川、广东、广西、福建等地。

采收加工　秋季果皮变紫黑色时采收，除去杂质，干燥。

性状鉴别　药材　呈椭圆形或卵圆形，具5条纵棱，偶有4～9棱，长2.5～4cm，直径约2cm。表面黑褐色至紫黑色，平滑，微具光泽。顶端狭尖，基部钝圆，有明显圆形的果梗痕。质坚硬，横切面多呈五角星形，棱角处壳较厚，中间呈类圆形空腔。种子长椭圆形或纺锤形，长约 2cm，直径约 1cm；表面棕褐色或黑褐色，有多数纵皱纹；种皮薄，易剥离；子叶 2 枚，黄白色，有油性，断面有裂隙。气微香，味微甜。（图12-38）

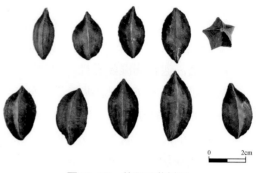

饮片　使君子仁　呈长椭圆形或纺锤形。

以个大、颗粒饱满、种仁色黄、味香甜而带油性者为佳。

性味功效　甘，温。杀虫消积。

图12-38　使君子药材图

◁ **诃子**　Hezi（附：西青果）▷

别名　诃黎勒、诃黎、随风子

来源　为使君子科植物诃子 *Terminalia chebula* Retz. 或绒毛诃子 *Terminalia chebula* Retz. var. *tomentella* Kurt. 的干燥成熟果实。

产地　主产于云南、广东、广西等地。

采收加工　秋、冬二季果实成熟时采收，除去杂质，晒干。

性状鉴别　药材　为长圆形或卵圆形，长 2～4cm，直径 2～2.5cm。表面黄棕色或暗棕色，略具光泽，有 5～6 条纵棱线和不规则的皱纹，基部有圆形果梗痕。质坚实。果肉厚 0.2～0.4cm，黄棕色或黄褐色。果核长 1.5～2.5cm，直径 1～1.5cm，浅黄色，粗糙，坚硬。种子狭长纺锤形，长约 1cm，直径 0.2～0.4cm；种皮黄棕色，子叶 2 枚，白色，相互重叠卷旋。气微，味酸涩后甜。（图 12-39）

饮片　诃子肉　呈全裂或半裂开的扁长梭形、扁长圆形或扁卵圆形、横断裂开的锥形或不规则块状。外表面棕色、黄褐色或暗棕褐色，内表面暗棕色、暗黄褐色或暗棕褐色，粗糙凹凸不平。质坚脆、可碎断。气微，味微酸、涩后甜。

以肉厚、质坚、表面色黄棕者为佳。

性味功效　苦、酸、涩，平。涩肠止泻，敛肺止咳，降火利咽。

附　西青果

为使君子科植物诃子 *Terminalia chebula* Retz. 的干燥幼果。呈长卵形，略扁，长 1.5～3cm，直径 0.5～1.2cm。表面黑褐色，具有明显的纵皱纹，一端较大，另一端略小，钝尖，下部有果梗痕。质坚硬。断面褐色，有胶质样光泽，果核不明显，常有空心，小者黑褐色，无空心。气微，味苦涩，微甘。性味功效：苦、酸、涩，平。清热生津，解毒。（图 12-40）

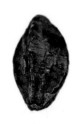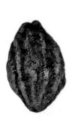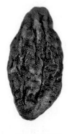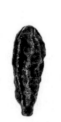

图12-39　诃子药材图 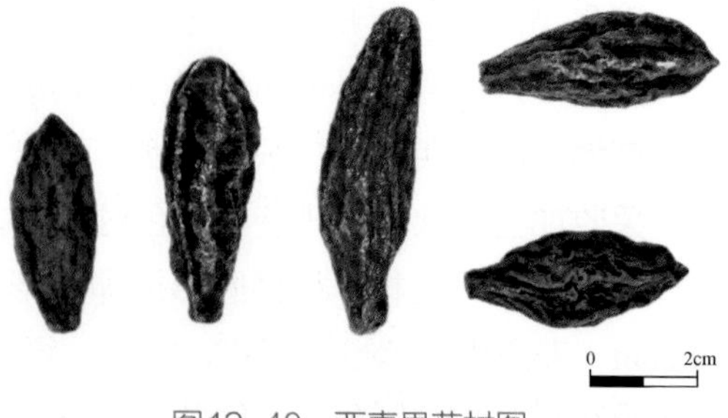　　　　　　　　图12-40　西青果药材图

‹ 小茴香 Xiaohuixiang ›

别名　谷香、怀香

来源　为伞形科植物茴香 *Foeniculum vulgare* Mill. 的干燥成熟果实。

产地　主产山西、内蒙古、甘肃、辽宁等地。

采收加工　秋季果实初熟时采割植株，晒干，打下果实，除去杂质。

性状鉴别　为双悬果，呈圆柱形，有的稍弯曲，长 4～8mm，直径 1.5～2.5mm。表面黄绿色或淡黄色，两端略尖，顶端残留有黄棕色突起的柱基，基部有时有细小的果梗。分果呈长椭圆形，背面有纵棱 5 条，接合面平坦而较宽。横切面略呈五边形，背面的四边约等长。有特异香气，味微甜、辛。（图 12-41）

以颗粒均匀、肥满、色黄绿、气香浓者为佳。

显微鉴别　分果横切面：略呈五边形。外果皮为 1 列扁平细胞，外被角质层。中果皮纵棱处有维管束，其周围有多数木化网纹细胞；背面纵棱间各有大的椭圆形棕色油管 1 个，接合面有油管 2 个，共 6 个。内果皮为 1 列扁平薄壁细胞，细胞长短不一，呈镶嵌状排列。种皮细胞扁长，含棕色物。内胚乳细胞多角形，含多数糊粉粒，每个糊粉粒中含有细小草酸钙簇晶。种脊维管束位于接合面的内果皮与种皮之间，由若干细小导管等组成。（图 12-42）

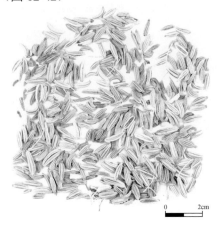

图12-41　小茴香药材图

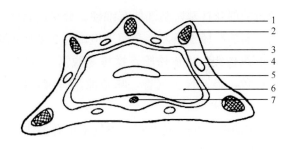

图12-42　小茴香横切面简图

1—外果皮；2—维管束；3—内果皮；4—油管；5—胚；
6—内胚乳；7—种脊维管束

粉末：黄棕色。外果皮表皮细胞表面观多角形或类方形，壁稍厚。气孔不定式。网纹细胞类长方形或类长圆形，壁稍厚；微木化，有卵圆形或矩圆形网状纹孔。油管壁碎片黄棕色或深红棕色，完整者宽至 250μm，可见多角形分泌细胞痕。内果皮镶嵌层细胞表面观狭长，壁菲薄，常数个细胞为一组，以其长轴相互作不规则方向嵌列。此外，有内胚乳细胞、草酸钙簇晶、木薄壁细胞等。（图 12-43）

性味功效　辛，温。散寒止痛，理气和胃。

附注　小茴香的混伪品主要有：①藏茴香　为伞形科植物葛缕子 *Carum carvi* L. 的干燥果实。分果长椭圆形，背面有纵棱线 5 条，棱线色淡，分果横断面略呈五边形或六边形，中心黄白色，具油性。气香特异，味麻辣。②孜然　为伞形科植物孜然芹 *Cuminum cyminum* L. 的干燥果实。分果长圆形，纵直，两端狭窄，长4～6mm。密被白色刚毛，具棱。气微，味微辛。③莳萝子　为伞形科植物莳萝 *Anethum graveolens* L. 的干燥成熟果实。分果扁平卵形，表面棕色，侧棱延展呈翅状，合生面中间有棱线一条。气微香，味辛、麻舌。

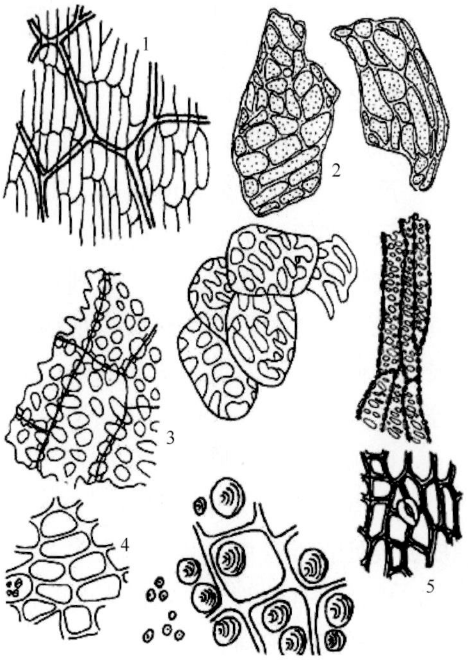

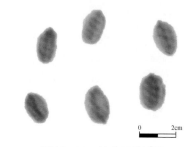

图12-43　小茴香粉末图

1—镶嵌细胞；2—油管碎片；3—网纹细胞；4—内胚乳细胞；5—外果皮表皮细胞

蛇床子　Shechuangzi

别名　野茴香、蛇米

来源　为伞形科植物蛇床 *Cnidium monnieri* (L.) Cuss. 的干燥成熟果实。

产地　主产河北、山东、浙江、江苏等地。

采收加工　夏、秋二季果实成熟时采收，除去杂质，晒干。

性状鉴别　为双悬果，呈椭圆形，长2～4mm，直径约2mm。表面灰黄色或灰褐色，顶端有2枚向外弯曲的花柱基，基部偶有细梗。分果的背面有薄而突起的纵棱5条，接合面平坦，有2条棕色略突起的纵棱线。果皮松脆，揉搓易脱落。种子细小，灰棕色，显油性。气香，味辛凉，有麻舌感。（图12-44）

以颗粒饱满、色灰黄、香气浓郁者为佳。

性味功效　辛、苦，温；有小毒。燥湿祛风，杀虫止痒，温肾壮阳。

图12-44　蛇床子药材图

南鹤虱　Nanheshi

别名　虱子草、野胡萝卜子

来源　为伞形科植物野胡萝卜 *Daucus carota* L. 的干燥成熟果实。

产地　主产江苏、河南、湖北、浙江等地。

采收加工　秋季果实成熟时割取果枝，晒干，打下果实，除去杂质。

性状鉴别　为双悬果，呈椭圆形，多裂为分果，分果长3～4mm，宽1.5～2.5mm。表面淡绿棕色或棕黄色，顶端有花柱残基，基部钝圆，背面隆起，具4条窄翅状次棱，翅上密生1列黄白色钩刺，刺长约1.5mm，次棱间的凹下处有不明显的主棱，其上散生短柔毛，接合面平坦，有3条脉纹，上具柔毛。种仁类白色，有油性。体轻。搓碎时有特异香气，味微辛、苦。（图12-45）

以籽粒充实、种仁类白色、有油性者为佳。

性味功效　苦、辛，平；有小毒。杀虫消积。

‹ 山茱萸　Shanzhuyu ›

别名　山萸肉、枣皮

来源　为山茱萸科植物山茱萸 *Cornus officinalis* Sieb. et Zucc. 的干燥成熟果肉。

产地　主产浙江临安、淳安，河南、安徽。

采收加工　秋末冬初果皮变红时采收果实，用文火烘或置沸水中略烫后，及时除去果核，干燥。

性状鉴别　呈不规则的片状或囊状，长1～1.5cm，宽0.5～1cm。表面紫红色至紫黑色，皱缩，有光泽。顶端有的有圆形宿萼痕，基部有果梗痕。质柔软。气微，味酸、涩、微苦。（图12-46）

以肉厚、色红油润、酸味浓、无核者为佳。

规格　分"选货"和"统货"两个规格。"选货"又分为四等。一等：表面鲜红色，每千克暗红色≤10%，无杂质。二等：表面暗红色，每千克红褐色≤15%，杂质≤1%。三等：表面红褐色，每千克紫黑色≤15%，杂质≤2%。四等：表面紫黑色，每千克杂质<3%。

显微鉴别　粉末：红褐色。果皮表皮细胞橙黄色，表面观多角形或类长方形，直径16～30μm，垂周壁连珠状增厚，外平周壁颗粒状角质增厚，胞腔含淡橙黄色物。中果皮细胞橙棕色，多皱缩。草酸钙簇晶少数，直径12～32μm。石细胞类方形、卵圆形或长方形，纹孔明显，胞腔大。（图12-47）

性味功效　酸、涩，微温。补益肝肾，收涩固脱。

‹ 连翘　Lianqiao ›

别名　一串金、空壳

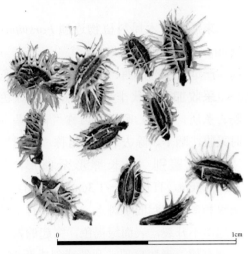

图12-45　南鹤虱药材图

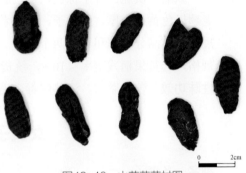

图12-46　山茱萸药材图

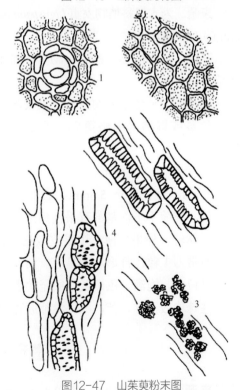

图12-47　山茱萸粉末图

1—果皮表皮细胞；2—中果皮细胞；3—草酸钙簇晶；
4—石细胞

261

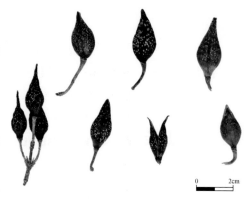

来源 为木犀科植物连翘 *Forsythia suspensa* (Thunb.) Vahl 的干燥果实。

产地 主产山西、河南、陕西、山东等地。

采收加工 秋季果实初熟尚带绿色时采收，除去杂质，蒸熟，晒干，习称"青翘"；果实熟透时采收，晒干，除去杂质，习称"老翘"。

性状鉴别 呈长卵形至卵形，稍扁，长 1.5～2.5cm，直径 0.5～1.3cm。表面有不规则的纵

图12-48 连翘药材图

皱纹和多数突起的小斑点，两面各有 1 条明显的纵沟。顶端锐尖，基部有小果梗或已脱落。青翘多不开裂，表面绿褐色，突起的灰白色小斑点较少；质硬；种子多数，黄绿色，细长，一侧有翅。老翘自顶端开裂或裂成两瓣，表面黄棕色或红棕色，内表面多为浅黄棕色，平滑，具一纵隔；质脆；种子棕色，多已脱落。气微香，味苦。（图 12-48）

老翘以色黄、壳厚、无种子、纯净者为佳；青翘以色黑绿、不裂口者为佳。

规格 商品分老翘和青翘两个规格。老翘为统货；青翘分为"选货 / 去柄货"和"统货"两个规格，选货果柄残留率 <10%，统货不做要求。

性味功效 苦，微寒。清热解毒，消肿散结，疏散风热。

‹ **女贞子** Nüzhenzi ›

别名 冬青子

来源 为木犀科植物女贞 *Ligustrum lucidum* Ait. 的干燥成熟果实。

产地 主产江苏、浙江、湖南、福建、四川等地。

采收加工 冬季果实成熟时采收，除去枝叶，稍蒸或置沸水中略烫后，干燥；或直接干燥。

性状鉴别 呈卵形、椭圆形或肾形，长 6～8.5mm，直径 3.5～5.5mm。表面黑紫色或灰黑色，皱缩不平，基部有果梗痕或具宿萼及

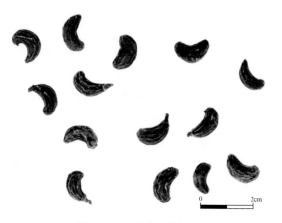

图12-49 女贞子药材图

短梗。体轻。外果皮薄，中果皮较松软，易剥离，内果皮木质，黄棕色，具纵棱，破开后种子通常为 1 粒，肾形，紫黑色，油性。气微，味甘、微苦涩。（图 12-49）

以粒大、饱满、色黑紫、质坚实者为佳。

性味功效 甘，苦，凉。滋补肝肾，明目乌发。

‹ **蔓荆子** Manjingzi ›

来源 为马鞭草科植物单叶蔓荆 *Vitex trifolia* L. var. *simplicifolia* Cham. 或蔓荆 *Vitex*

trifolia L. 的干燥成熟果实。

产地　单叶蔓荆主产辽宁、河北、山东、江西、福建等地；蔓荆主产广东、广西等地。

采收加工　秋季果实成熟时采收，除去杂质，晒干。

性状鉴别　呈球形，直径4～6mm。表面灰黑色或黑褐色，被灰白色粉霜状茸毛，有纵向浅沟4条，顶端微凹，基部有灰白色宿萼及短果梗。萼长为果实的1/3～2/3，5齿裂，其中2裂较深，密被茸毛。体轻，质坚韧，不易破碎。横切面可见4室，每室有种子1枚。气特异而芳香，味淡、微辛。（图12-50）

以粒大、饱满、气芳香、杂质少者为佳。

性味功效　辛、苦，微寒。疏散风热，清利头目。

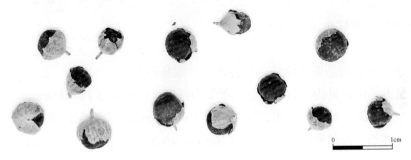

图12-50　蔓荆子药材图

夏枯草　Xiakucao

来源　为唇形科植物夏枯草 *Prunella vulgaris* L. 的干燥果穗。

产地　主产于江苏、浙江、安徽、河南等地。

采收加工　夏季果穗呈棕红色时采收，除去杂质，晒干。

性状鉴别　呈圆柱形，略扁，长1.5～8cm，直径0.8～1.5cm；淡棕色至棕红色。全穗由数轮至10数轮宿萼与苞片组成，每轮有对生苞片2片，呈扇形，先端尖尾状，脉纹明显，外表面有白毛。每一苞片内有花3朵，花冠多已脱落，宿萼二唇形，内有小坚果4枚，卵圆形，棕色，尖端有白色突起。体轻。气微，味淡。（图12-51）

以穗长、红棕色、内含果实摇之作响者为佳。

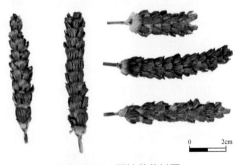

图12-51　夏枯草药材图

性味功效　辛、苦，寒。清肝泻火，明目，散结消肿。

紫苏子　Zisuzi

别名　任子、苏子

来源　唇形科植物紫苏 *Perilla frutescens*（L.）Britt. 的干燥成熟果实。

263

产地 主产于于湖北、河南、四川、江苏、广西、广东、浙江、河北、山西等地。

采收加工 秋季果实成熟时采收，除去杂质，晒干。

性状鉴别 呈卵圆形或类球形，直径约1.5mm。表面灰棕色或灰褐色，有微隆起的暗紫色网纹，基部稍尖，有灰白色点状果梗痕。果皮薄而脆，易压碎。种子黄白色，种皮膜质，子叶2枚，类白色，有油性。压碎有香气，味微辛。（图12-52）

以颗粒饱满、灰棕色或灰褐色、油性足、无杂质者为佳。

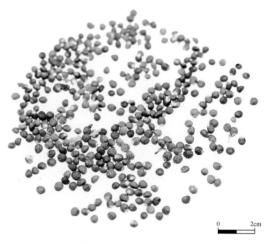

图12-52 紫苏子药材图

性味功效 辛，温。降气化痰，止咳平喘，润肠通便。

附注 紫苏子的常见伪品有：①白苏子 为唇形科植物白苏 *Perilla frutescens*（L.）Britt. var. *typica Makino* 的干燥成熟果实。果实直径 1.8～2.5mm。表面灰色或淡灰色，有微隆起的网纹。②石荠苎 为唇形科植物石荠苎 *Mosla scabra*（Thunb.）C. Y. Wu et H. W. Li 的干燥成熟果实。直径 0.8～1mm。表面黄褐色或棕褐色，具凹坑状细网纹。③小鱼仙草 为唇形科植物小鱼仙草 *Mosla dianthera* Maxim. 的干燥成熟果实。直径 1～1.2mm。表面灰褐色，网纹微隆起。果柄痕扇形。

‹ 枸杞子 Gouqizi ›

别名 地骨子、宁夏枸杞

来源 为茄科植物宁夏枸杞 *Lycium barbarum* L. 的干燥成熟果实。

产地 主产宁夏、甘肃、青海、新疆等地。

采收加工 夏、秋二季果实呈红色时采收，热风烘干，除去果梗，或晾至皮皱后，晒干，除去果梗。

性状鉴别 呈类纺锤形或椭圆形，长 6～20mm，直径 3～10mm。表面红色或暗红色，顶端有小突起状的花柱痕，基部有白色的果梗痕。果皮柔韧，皱缩；果肉肉质，柔润。种子 20～50 粒，类肾形，扁而翘，长 l.5～1.9mm，宽 1～1.7mm，表面浅黄色或棕黄色。气微，味甜。（图12-53）

以粒大、肉厚、种子少、色红、质柔软者为佳。习惯以宁夏、甘肃、青海等地栽培者品质最佳。

规格 商品按大小、均匀度等分为四等，一等每 50 克 280 粒内，不完善粒小于 1.0%；二等每 50 克 370 粒内，不完善粒小于 1.5%；

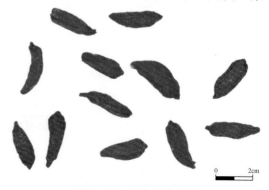

图12-53 枸杞子药材图

三等每 50 克 580 粒内，不完善粒小于 3.0%；四等每 50 克 900 粒内，不完善粒小于 3.0%。

性味功效　甘，平。滋补肝肾，益精明目。

栀子　Zhizi

别名　木丹、山栀子

来源　为茜草科植物栀子 *Gardenia jasminoides* Ellis 的干燥成熟果实。

产地　主产江西、湖南、湖北、浙江、福建、四川等地。

采收加工　9～11 月果实成熟呈红黄色时采收，除去果梗和杂质，蒸至上气或置沸水中略烫，取出，干燥。

性状鉴别　**药材**　呈长卵圆形或椭圆形，长 1.5～3.5cm，直径 1～1.5cm。表面红黄色或棕红色，具 6 条翅状纵棱，棱间常有 1 条明显的纵脉纹，并有分枝。顶端残存萼片，基部稍尖，有残留果梗。果皮薄而脆，略有光泽；内表面色较浅，有光泽，具 2～3 条隆起的假隔膜。种子多数，扁卵圆形，集结成团，深红色或红黄色，表面密具细小疣状突起。气微，味微酸而苦。（图 12-54）

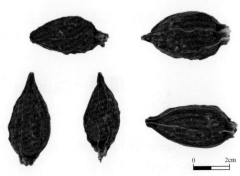

图 12-54　栀子药材图

饮片　呈不规则的碎块。果皮表面红黄色或棕红色，有的可见翅状纵棱。种子多数，扁卵圆形，深红色或红黄色。

以皮薄、个小、饱满、内外色红黄者为佳。

规格　商品分为选货和统货两个规格。选货又分为一等、二等两个等级。①选货一等：呈长卵圆形或椭圆形，长 1.5～3.5cm，直径 1～1.5cm，具有纵棱，顶端有宿存萼片，基部稍尖，有残留果梗。皮薄脆革质，略有光泽。内表面色较浅，有光泽，具隆起的假隔膜。气微，味微酸而苦。颜色均匀，无焦黑色。饱满，表面呈红色、棕红色、橙红色、橙色、红黄色。种子团与果壳空隙较小，种子团紧密充实，呈深红色、紫红色、淡红色、棕黄色。青黄个重量占比≤5%，果梗重量占比≤1%。②选货二等：较瘦小，表面呈深褐色、褐色、棕黄色、棕色、淡棕色、枯黄色。种子团与果壳空隙较大，种子团稀疏，呈棕红色、红黄色、暗棕色、棕褐色。青黄个重量占比≤10%，果梗重量占比≤2%。

性味功效　苦，寒。泻火除烦，清热利湿，凉血解毒；外用消肿止痛。

罗汉果　Luohanguo

别名　拉汉果、假苦果、光果木鳖

来源　葫芦科植物罗汉果 *Siraitia grosvenorii*（Swingle）C. Jeffrey ex A. M. Lu et Z. Y. Zhang 的干燥果实。

产地　主产广西、贵州、湖南、广东、江西等地。

采收加工　秋季果实由嫩绿色变深绿色时采收，晾数天后，低温干燥。

性状鉴别 呈卵形、椭圆形或球形，长 4.5～8.5cm，直径 3.5～6cm。表面褐色、黄褐色或绿褐色，有深色斑块和黄色柔毛，有的具 6～11 条纵纹。顶端有花柱残痕，基部有果梗痕。体轻，质脆，果皮薄，易破。果瓤（中、内果皮）海绵状，浅棕色。种子扁圆形，多数，长约 1.5cm，宽约 1.2cm；浅红色至棕红色，两面中间微凹陷，四周有放射状沟纹，边缘有槽。气微，味甜。（图 12-55）

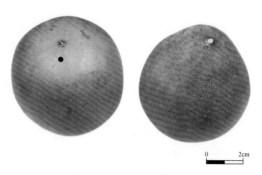

图12-55 罗汉果药材图

以个大、形圆、色泽黄褐、手摇不响、果壳不破不焦、甜味浓者为佳。

性味功效 甘，凉。清热润肺，利咽开音，滑肠通便。

瓜蒌 Gualou（附：瓜蒌子、瓜蒌皮）

来源 为葫芦科植物栝楼 *Trichosanthes kirilowii* Maxim. 或双边栝楼 *Trichosanthes rosthornii* Harms 的干燥成熟果实。

产地 栝楼主产山东、河南、河北、安徽等地。双边栝楼主产四川、江西、湖北等地。

采收加工 秋季果实成熟时，连果梗剪下，置通风处阴干。

性状鉴别 药材 呈类球形或宽椭圆形，长 7～15cm，直径 6～10cm。表面橙红色或橙黄色，皱缩或较光滑，顶端有圆形的花柱残基，基部略尖，具残存的果梗。轻重不一。质脆，易破开，内表面黄白色，有红黄色丝络，果瓤橙黄色，黏稠，与多数种子黏结成团。具焦糖气，味微酸、甜。（图 12-56）

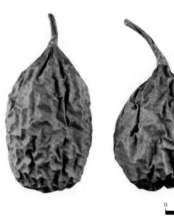

图12-56 瓜蒌药材图

饮片 呈不规则丝或块状。

以完整、果皮厚、表面皱缩、体重、糖分足者为佳。

性味功效 甘、微苦，寒。清热涤痰，宽胸散结，润燥滑肠。

附 ① 瓜蒌子 为葫芦科植物栝楼 *Trichosanthes kirilowii* Maxim. 或双边栝楼 *Trichosanthes rosthornii* Harms 的干燥成熟种子。呈扁平椭圆形，表面浅棕色至棕褐色，平滑，沿边缘有 1 圈沟纹。顶端较尖或平截，有种脐，基部钝圆或较狭。种皮坚硬；内种皮膜质，灰绿色，子叶黄白色，富油性。气微，味淡。润肺化痰，滑肠通便。

② 瓜蒌皮 为葫芦科植物栝楼 *Trichosanthes kirilowii* Maxim. 或双边栝楼 *Trichosanthes rosthornii* Harms 的干燥成熟果皮。常切成 2 至数瓣，边缘向内卷曲，长 6～12cm。外表面橙红色或橙黄色，皱缩，有的有残存果梗；内表面黄白色。质较脆，易折断。具焦糖气，味淡、微酸。清热化痰，利气宽胸。

‹ **鹤虱** Heshi ›

别名 天名精实、北鹤虱

来源 为菊科植物天名精 *Carpesium abrotanoides* L. 的干燥成熟果实。

产地 主产河南、山西、贵州等地。

采收加工 秋季果实成熟时采收，晒干，除去杂质。

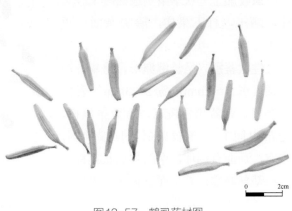

图12-57 鹤虱药材图

性状鉴别 呈圆柱状，细小，长3～4mm，直径小于1mm。表面黄褐色或暗褐色，具多数纵棱。顶端收缩呈细喙状，先端扩展成灰白色圆环；基部稍尖，有着生痕迹。果皮薄，纤维性，种皮菲薄透明，子叶2枚，类白色，稍有油性。气特异，味微苦。（图12-57）

以饱满、油性足、气味浓者为佳。

性味功效 苦、辛，平；有小毒。杀虫消积。

‹ **苍耳子** Cangerzi ›

别名 苍耳、卷耳

来源 为菊科植物苍耳 *Xanthium sibiricum* Patr. 的干燥成熟带总苞的果实。

产地 全国各地均产。

采收加工 秋季果实成熟时采收，干燥，除去梗、叶等杂质。

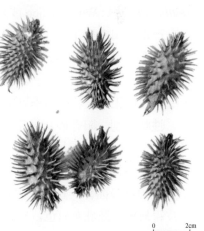

性状鉴别 呈纺锤形或卵圆形，长1～1.5cm，直径0.4～0.7cm。表面黄棕色或黄绿色，全体有钩刺，顶端有2枚较粗的刺，分离或相连，基部有果梗痕。质硬而韧，横切面中央有纵隔膜，2室，各有1枚瘦果。瘦果略呈纺锤形，一面较平坦，顶端具1枚突起的花柱基，果皮薄，灰黑色，具纵纹。种皮膜质，浅灰色，子叶2枚，有油性。气微，味微苦。（图12-58）

以粒大、饱满、黄绿色、无杂质者为佳。

图12-58 苍耳子药材图

性味功效 辛、苦，温；有毒。散风寒，通鼻窍，祛风湿。

‹ **牛蒡子** Niubangzi ›

别名 牛子、大力子、鼠黏子、恶实、牛大力、关大力

来源 为菊科植物牛蒡 *Arctium lappa* L. 的干燥成熟果实。

产地 主产吉林、辽宁、浙江等地。

采收加工 秋季果实成熟时采收果序，晒干，打下果实，除去杂质，再晒干。

性状鉴别 呈长倒卵形，略扁，微弯曲，长5～7mm，宽2～3mm。表面灰褐色，带紫黑色斑点，有数条纵棱，通常中间1～2条较明显。顶端钝圆，稍宽，顶面有圆环，中间具点状花柱残迹；基部略窄，着生面色较淡。果皮较硬，子叶2枚，淡黄白色，富油性。气微，味苦后微辛而稍麻舌。（图12-59）

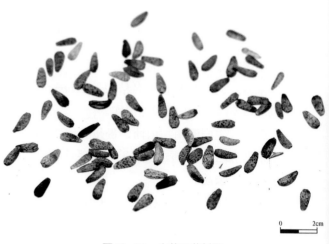

图12-59 牛蒡子药材图

以粒大饱满、无杂质者为佳。

规格 商品分为选货与统货两个规格。选货：颗粒饱满、大小均匀，含杂率≤1.5%，瘪粒率≤3.0%。统货：颗粒不饱满、大小不均匀，含杂率<3.0%，瘪粒率≤5.0%

性味功效 辛、苦，寒。疏散风热，宣肺透疹，解毒利咽。

＜ 砂仁 Sharen ＞

别名 缩砂蜜、缩砂仁、阳春砂、春砂仁

来源 为姜科植物阳春砂 Amomum villosum Lour.、绿壳砂 Amomum villosum Lour. var. xanthioides T. L. Wu et Senjen 或海南砂 Amomum longiligulare T. L. Wu 的干燥成熟果实。

产地 阳春砂主产广东，以阳春、阳江所产最为著名，云南、广西、福建亦产；绿壳砂主产于云南西双版纳、临沧、思茅、红河、文山；海南砂主产于海南省澄迈、广西博白等地。

采收加工 夏、秋二季果实成熟时采收，晒干或低温干燥。

性状鉴别 阳春砂、绿壳砂 呈椭圆形或卵圆形，有不明显的三棱，长1.5～2cm，直径1～1.5cm。表面棕褐色，密生刺状突起，顶端有花被残基，基部常有果梗。果皮薄而软。种子集结成团，具三钝棱，中有白色隔膜，将种子团分成3瓣，每瓣有种子5～26粒。种子为不规则多面体，直径2～3mm；表面棕红色或暗褐色，有细皱纹，外被淡棕色膜质假种皮；质硬，胚乳灰白色。气芳香而浓烈，味辛凉、微苦。（图12-60、图12-61）

海南砂 呈长椭圆形或卵圆形，有明显的三棱，长1.5～2cm，直径0.8～1.2cm。表面被片状、分枝的软刺，基部具果梗痕。果皮厚而硬。种子团较小，每瓣有种子3～24粒；种子直径1.5～2mm。气味稍淡。

以个大、坚实、饱满、种子红棕色、香气浓、搓之果皮不易脱落者为佳。以产于广东阳春市的阳春砂品质最优。

规格 商品分为其他产区阳春砂、阳春砂、绿壳砂、海南砂四个规格。

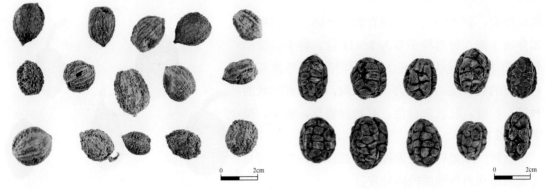

<table>
<tr><td>图12-60 阳春砂药材图</td><td>图12-61 砂仁（净砂）药材图</td></tr>
</table>

　　其他产区阳春砂　分为三个等级，一等：果皮与种子团紧贴无缝隙。种子团大小和颜色较均匀。种子表面棕红色或棕褐色，无瘪瘦果，籽粒饱满。每100g果实数≤170粒。炸裂果数≤5%。二等：果皮与种子团之间多少有缝隙。种子表面棕红色或红棕色，有少量瘪瘦果。每100g果实数170～330粒。炸裂果数≤10%。三等：果皮与种子团之间多少有缝隙。种子表面棕红色至红棕色、橙红色或橙黄色，瘪瘦果较多（占25%以内）。每100g果实数≥330粒。炸裂果数≤15%。

　　阳春砂、绿壳砂、海南砂均为统货，不分等级。

　　阳春砂　干货。果皮薄而软，与种子团紧贴无缝隙。具果柄，一般不超过1cm。种子成团，有细皱纹，籽粒大多饱满均一。气芳香而浓烈，味辛凉，微苦。炸裂果数≤10%。

　　绿壳砂　干货。种子团卵圆形或椭圆形，具三钝棱，中有白色隔膜将种子团分成3瓣；种子表面灰棕色或红棕色。气芳香，味辛凉、微苦。气味较阳春砂淡。炸裂果数≤15%。

　　海南砂　干货。表面棕褐色，被片状、分枝的小柔刺。气味较淡。炸裂果数≤15%。

　　性味功效　辛，温。化湿开胃，温脾止泻，理气安胎。

　　附注　姜科山姜属的多种植物在不同地区作砂仁使用，均应列为伪品，常见的有以下几种。①福建土砂仁　同科植物山姜 *Alpinia japonica* Miq. 的干燥成熟果实。表面黄棕色，被短柔毛。种子团瘦小，卵圆形、长圆形，每瓣种子3～8粒。气微，味辛苦。②贵州土砂仁　同科植物艳山姜 *A. zerumbet*（Pers）Burtt et Smith 的干燥成熟果实。呈卵形或类球形，两端略尖，表面黄棕色，略有光泽，有10数条隆起的纵棱。种子团瓣排列疏松，易散落。种子为多面体。气芳香，味辛辣。③海南土砂仁　同科植物华山姜 *A. chinensis* Rosc. 的干燥成熟果实。果实椭圆形，三棱不明显，表面灰棕色，种子不规则多面体形。气微，味辛微苦。

‹ 草果 Caoguo ›

　　来源　为姜科植物草果 *Amomum tsao-ko* Crevost et Lemaire 的干燥成熟果实。

　　产地　主产于云南、广西、贵州等地。

　　采收加工　秋季果实成熟时采收，除去杂质，晒干或低温干燥。

　　性状鉴别　药材　呈长椭圆形，具三钝棱，长2～4cm，直径1～2.5cm。表面灰棕色至红棕色，具纵沟及棱线，顶端有圆形突起的柱基，基部有果梗或果梗痕。果皮质坚韧，易纵向撕裂。剥去外皮，中间有黄棕色隔膜，将种子团分成 3 瓣，每瓣种子多为 8～11 粒。种子呈圆锥状多面体，直径约 5mm；表面红棕色，外被灰白色膜质的假种皮，种脊为一条纵沟，尖端有凹状的种脐；质硬，胚乳灰白色。有特异香气，味辛、微苦。（图 12-62）

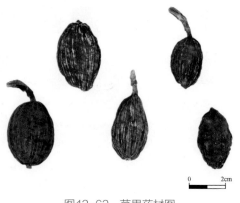

图12-62　草果药材图

饮片　草果仁　表面棕色至红棕色，有的可见外被残留灰白色膜质的假种皮。

以个大、颗粒饱满、色红棕、香气浓者为佳。

性味功效　辛，温。燥湿温中，截疟除痰。

‹ 豆蔻　Doukou ›

别名　白豆蔻、白蔻

来源　为姜科植物白豆蔻 *Amomum kravanh* Pierre ex Gagnep. 或爪哇白豆蔻 *Amomum compactum* Soland ex Maton 的干燥成熟果实。按产地不同分为"原豆蔻"和"印尼白蔻"。

产地　白豆蔻主产于越南、泰国、柬埔寨等地，我国广东、广西、云南等地亦有栽培。爪哇白豆蔻主产印度尼西亚，海南和云南南部有栽培。

采收加工　夏、秋季果实呈黄绿色尚未开裂时采收，除去残留的果柄，晒干。

性状鉴别　原豆蔻　呈类球形，直径 1.2～1.8cm。表面黄白色至淡黄棕色，有 3 条较深的纵向槽纹，顶端有突起的柱基，基部有凹下的果柄痕，两端均具浅棕色绒毛。果皮体轻，质脆，易纵向裂开，内分 3 室，每室含种子约 10 粒；种子呈不规则多面体，背面略隆起，直径 3～4mm，表面暗棕色，有皱纹，并被有残留的假种皮。气芳香，味辛凉略似樟脑。

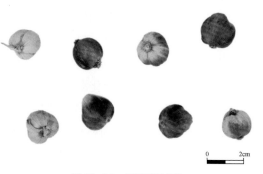

图12-63　豆蔻药材图

印尼白蔻　个略小。表面黄白色，有的微显紫棕色。果皮较薄，种子瘦瘪。气味较弱。（图 12-63）

以个大、完整、果皮薄脆而色洁白、仁饱满、香气浓、无杂质者为佳。

性味功效　辛，温。化湿行气，温中止呕，开胃消食。

‹ 红豆蔻　Hongdoukou ›

别名　良姜子

来源　为姜科植物大高良姜 *Alpinia galanga* Willd. 的干燥成熟果实。

产地　主产广东、广西、云南等地。

采收加工　秋季果实变红时采收，除去杂质，阴干。

性状鉴别　呈长球形，中部略细，长 0.7～1.2cm，直径 0.5～0.7cm。表面红棕色或暗红色，略皱缩，顶端有黄白色管状宿萼，基部有果梗痕。果皮薄，易破碎。种子6粒，扁圆形或三角状多面形，黑棕色或红棕色，外被黄白色膜质假种皮，胚乳灰白色。气香，味辛辣。（图12-64）

以色红棕、粒大饱满、不破碎、气香味辛辣者为佳。

性味功效　辛，温。散寒燥湿，醒脾消食。

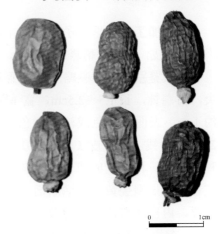

图12-64　红豆蔻药材图

⟨ 益智 Yizhi ⟩

别名　益智仁

来源　为姜科植物益智 *Alpinia oxyphylla* Miq. 的干燥成熟果实。

产地　主产海南、广东等地。

采收加工　夏、秋间果实由绿变红时采收，晒干或低温干燥。

性状鉴别　药材　呈椭圆形，两端略尖，长1.2～2cm，直径1～1.3cm。表面棕色或灰棕色，有纵向凹凸不平的突起棱线13～20条，顶端有花被

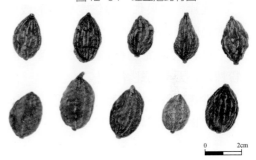

图12-65　益智药材图

残基，基部常残存果梗。果皮薄而稍韧，与种子紧贴，种子集结成团，中有隔膜将种子团分为3瓣，每瓣有种子6～11粒。种子呈不规则的扁圆形，略有钝棱，直径约3mm，表面灰褐色或灰黄色，外被淡棕色膜质的假种皮；质硬，胚乳白色。有特异香气，味辛、微苦。（图12-65）

饮片　益智仁　为不规则扁圆形的种子或种子团残瓣。

以颗粒大而均匀、饱满、色棕红、干燥无杂质者为佳。

规格　商品分为选货和统货两个规格。

选货　干货。表面棕色，饱满均匀，无瘪子，长度1.5～2cm，直径1.2～1.3cm。无杂质、虫蛀、霉变。

统货　干货。表面棕色或灰棕色，饱满不一，含有瘪子，大小不等，长度1.2～2cm，直径1～1.2cm。无杂质、虫蛀、霉变。

性味功效　辛，温。暖肾固精缩尿，温脾止泻摄唾。

项目三　种子类中药的鉴定

⟨ 白果 Baiguo ⟩

别名　银杏

来源　为银杏科植物银杏 *Ginkgo biloba* L. 的干燥成熟种子。

产地　主产广西、四川、河南、山东、湖北等地。

采收加工 秋季种子成熟时采收，除去肉质外种皮，洗净，稍蒸或略煮后，烘干。

性状鉴别 **药材** 略呈椭圆形，一端稍尖，另端钝，长 1.5～2.5cm，宽 1～2cm，厚约 1cm。表面黄白色或淡棕黄色，平滑，具 2～3 条棱线。中种皮（壳）骨质，坚硬。内种皮膜质，种仁宽卵球形或椭圆形，一端淡棕色，另一端金黄色，横断面外层黄色，胶质样，内层淡黄色或淡绿色，粉性，中间有空隙。气微，味甘、微苦。（图 12-66）

饮片 **白果仁** 种仁宽卵球形或椭圆形，质地较硬。（图 12-67）

以粒大、壳色白、种仁饱满、色黄绿、粉性足、无霉无蛀者为佳。

性味功效 甘、苦、涩，平；有毒。敛肺定喘，止带缩尿。生食有毒。

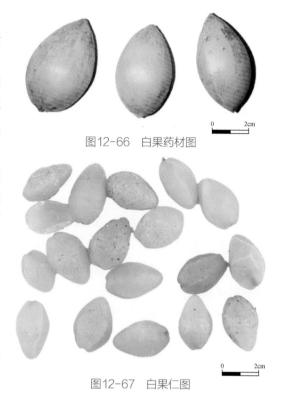

图12-66 白果药材图

图12-67 白果仁图

榧子 Feizi

别名 香榧、玉榧

来源 为红豆杉科植物榧 *Torreya grandis* Fort. 的干燥成熟种子。

产地 主产浙江。湖北、江苏、安徽、湖南、江西、福建等地亦产。

采收加工 秋季种子成熟时采收，除去肉质假种皮，洗净，晒干。

性状鉴别 呈卵圆形或长卵圆形，长 2～3.5cm，直径 1.3～2cm。表面灰黄色或淡黄棕色，有纵皱纹，一端钝圆，可见椭圆形的种脐，另端稍尖。种皮质硬，厚约 1mm。种仁表面皱缩，外胚乳灰褐色，膜质；内胚乳黄白色，肥大，富油性。气微，味微甜而涩。（图 12-68）

以个大、壳薄、种仁黄白色、不泛油，不破碎者为佳。

性味功效 甘，平。杀虫消积，润肺止咳，润燥通便。

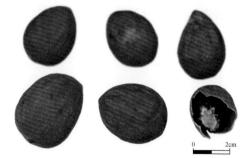

图12-68 榧子药材图

青葙子 Qingxiangzi

来源 为苋科植物青葙 *Celosia argentea* L. 的干燥成熟种子。

产地 全国各地均产。

采收加工 秋季果实成熟时采割植株或摘取果穗，晒干，收集种子，除去杂质。

性状鉴别　呈扁圆形，少数呈圆肾形，直径 1～1.5mm。表面黑色或红黑色，光亮，中间微隆起，侧边微凹处有种脐。种皮薄而脆。气微，味淡。（图 12-69）

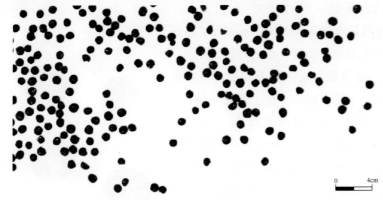

0　　　4cm

图12-69　青葙子药材图

以饱满、色黑、光亮、杂质少者为佳。

性味功效　苦，微寒。清肝泻火，明目退翳。

＜ 王不留行 Wangbuliuxing ＞

别名　奶米、王不留

来源　为石竹科植物麦蓝菜 *Vaccaria segetalis*（Neck.）Garcke 的干燥成熟种子。

产地　主产于河北、山东、辽宁、黑龙江等地。

采收加工　夏季果实成熟、果皮尚未开裂时采割植株，晒干，打下种子，除去杂质，再晒干。

性状鉴别　药材　呈球形，直径约 2mm。表面黑色，少数红棕色，略有光泽，有细密颗粒状突起，一侧有凹陷的纵沟 1 条。质硬。胚乳白色，胚弯曲成环，子叶 2。气微，味微涩、苦。（图 12-70）

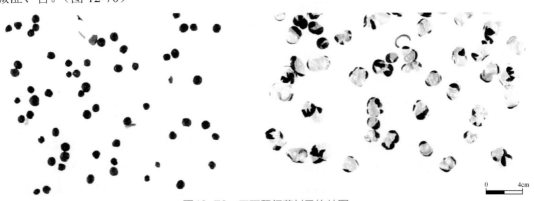

0　　　4cm

图12-70　王不留行药材及饮片图

饮片　炒王不留行　呈类球形爆花状，表面白色，质松脆。

以饱满、干燥、色黑、杂质少者为佳。

性味功效　苦，平。活血通经，下乳消肿，利尿通淋。

◀ 莲子 Lianzi（附：莲子心、莲须、莲房、荷叶、藕节、荷梗）▶

别名 莲肉、藕实

来源 为睡莲科植物莲 *Nelumbo nucifera* Gaertn. 的干燥成熟种子。

产地 主产于湖南、福建、浙江等地。

采收加工 秋季果实成熟时采割莲房，取出果实，除去果皮，干燥。或除去莲子心后干燥。

性状鉴别 略呈椭圆形或类球形，长 1.2～1.8cm，直径 0.8～1.4cm。表面红棕色，有细纵纹和较宽的脉纹。一端中心呈乳头状突起，棕褐色，多有裂口，其周边略下陷。质硬，种皮薄，不易剥离。子叶 2，黄白色，肥厚，中有空隙，具绿色莲子心；或底部具有一个小孔，不具莲子心。气微，味甘、微涩；莲子心味苦。（图 12-71）

以个大、饱满者为佳。

商品按产地不同分为"湘莲""建莲""湖莲"（产浙江、江苏者为"湖莲"）。以湘莲、建莲为优。

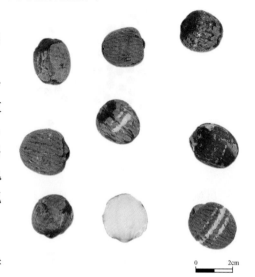

图 12-71 莲子药材图

性味功效 甘、涩，平。补脾止泻，止带，益肾涩精，养心安神。

附 ① 莲子心 为睡莲科植物莲 *Nelumbo nucifera* Gaertn. 的成熟种子中的干燥幼叶及胚根。秋季采收莲子时，从莲子中剥取，晒干。略呈细圆柱形，长 1～1.4cm，直径约 0.2cm，幼叶绿色，一长一短，卷成箭形，先端向下反折。两幼叶间可见细小胚芽。胚根圆柱形，长约 3mm，黄白色。质脆，易折断，断面有数个小孔。气微，味苦。功效：清心安神，交通心肾，涩精止血。

② 莲须 为睡莲科植物莲 *Nelumbo nucifera* Gaertn. 的干燥雄蕊。夏季花开时选晴天采收，盖纸晒干或阴干。呈线形。花药扭转，纵裂，长 1.2～1.5cm，直径约 0.1cm，淡黄色或棕黄色。花丝纤细，稍弯曲，长 1.5～1.8cm，淡紫色。气微香，味涩。功效：固肾涩精。

③ 莲房 为睡莲科植物莲 *Nelumbo nucifera* Gaertn. 的干燥花托。秋季果实成熟时采收，除去果实，晒干。呈倒圆锥状或漏斗状，表面灰棕色至紫棕色，具细纵纹和皱纹，顶面有多数圆形孔穴，基部有花梗残基。质疏松，破碎面海绵样，棕色。气微，味微涩。功效：化瘀止血。

④ 荷叶 为睡莲科植物莲 *Nelumbo nucifera* Gaertn. 的干燥叶。夏、秋二季采收，晒至七八成干时，除去叶柄，折成半圆形或折扇形，干燥。呈半圆形或折扇形，展开后呈类圆形，全缘或稍呈波状。直径 20～50cm，上表面深绿色或黄绿色，较粗糙；下表面淡灰棕色，较光滑，有粗脉 21～22 条，自中心向四周射出；中心有突起的叶柄残基。质脆，易破碎。稍有清香气，味微苦。功效：清暑化湿，升发清阳，凉血止血。

⑤ 藕节 为睡莲科植物莲 *Nelumbo nucifera* Gaertn. 的干燥根茎节部。秋、冬二季采挖根茎（藕），切取节部，洗净，晒干，除去须根。呈短圆柱形，中部稍膨大。长 2～4cm，

直径约 2cm。表面灰黄色至灰棕色，有残存的须根及须根痕，偶见暗红棕色的鳞叶残基。质硬，断面有多数类圆形的孔。气微，味微甘、涩。功效：收敛止血，化瘀。

⑥ 荷梗　为睡莲科植物莲 *Nelumbo nucifera* Gaertn. 的叶柄或花柄。夏、秋季采收，去叶及莲蓬，晒干或鲜用。近圆柱形，表面棕黄或黄褐色，有数条深浅不等的纵沟和细小的刺状突起。体轻质脆，易折断，断面有大小不等的孔道。气微，味淡。功效：清热解暑，理气化湿。

＜ 芡实　Qianshi ＞

别名　鸡头米

来源　为睡莲科植物芡 *Euryale ferox* Salisb. 的干燥成熟种仁。

产地　主产山东、江苏、湖南、湖北、广东等地。

采收加工　秋末冬初采收成熟果实，除去果皮，取出种子，洗净，再除去硬壳（外种皮），晒干。

性状鉴别　呈类球形，多破碎，完整者直径 5～8mm。表面有棕红色或红褐色内种皮，一端黄白色，约占全体 1/3，有凹点状的种脐痕，除去内种皮显白色。质较硬，断面白色，粉性。气微，味淡。（图 12-72）

以颗粒饱满、均匀、断面色白、粉性足、无碎末及皮壳者为佳。

性味功效　甘、涩，平。益肾固精，补脾止泻，除湿止带。

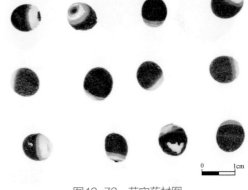

图12-72　芡实药材图

＜ 肉豆蔻　Roudoukou ＞

别名　肉果、玉果

来源　为肉豆蔻科植物肉豆蔻 *Myristica fragrans* Houtt. 的干燥种仁。

产地　主产于马来西亚、印度尼西亚及斯里兰卡等国，我国广东、广西及云南有栽培。

采收加工　4～6 月及 11～12 月摘取成熟果实，剖开果皮，剥去假种皮，再敲去壳状的种皮，取出种仁，用石灰乳浸一天后，低温烘干，或不浸石灰乳直接烘干。

性状鉴别　药材　呈卵圆形或椭圆形，长 2～3cm，直径 1.5～2.5cm。表面灰棕色或灰黄色，有时外被白粉（石灰粉末）。全体有浅色纵行沟纹和不规则网状沟纹。种脐位于宽端，呈浅色圆形突起，合点暗凹陷。种脊纵沟状，连接两端。质坚，断面显棕黄色相杂的大理石花纹，宽端可见干燥皱缩的胚，富油性。气香浓烈，味辛。（图 12-73）

饮片　麸煨肉豆蔻　表面为棕褐色，有裂隙。气香，味辛。

以个大、体重、质坚实、香气浓者为佳。

显微鉴别　横切面：外层外胚乳组织由 10 余列扁平皱缩细胞组成，内含棕色物，偶见小方晶。错入组织有小维管束，暗棕色的外胚乳深入于浅黄色的内胚乳中，形成大理石样花纹，内含多数油细胞。内胚乳细胞壁薄，类圆形，充满淀粉粒、脂肪油及糊粉粒，内有疏散的浅黄色细胞。淀粉粒多为单粒，直径 10～20μm，少数为 2～6 分粒组成的复粒，直径 25～30μm，脐点明显。以碘液染色，甘油装置立即观察，可见在众多蓝黑色淀粉粒中杂有较大的糊粉粒。以水合氯醛装置观察，可见脂肪油常呈块片状、鳞片状，加热即成油滴状。（图 12-74）

性味功效　辛，温。温中行气，涩肠止泻。

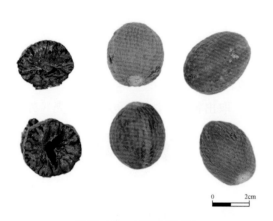

图12-73　肉豆蔻药材图

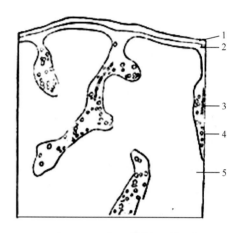

图12-74　肉豆蔻横切面简图

1—外层外胚乳；2—内层外胚乳；3—维管束；
4—油细胞；5—内胚乳

＜　**莱菔子　Laifuzi**　＞

别名　萝卜子

来源　为十字花科植物萝卜 *Raphanus sativus* L. 的干燥成熟种子。

产地　全国各地均产。

采收加工　夏季果实成熟时采割植株，晒干，搓出种子，除去杂质，再晒干。

性状鉴别　呈类卵圆形或椭圆形，稍扁，长 2.5～4mm，宽 2～3mm。表面黄棕色、红棕色或灰棕色。一端有深棕色圆形种脐，一侧有数条纵沟。种皮薄而脆，子叶 2 枚，黄白色，有油性。气微，味淡、微苦辛。（图 12-75）

以颗粒饱满、色红、油性大者为佳。

性味功效　辛、甘，平。消食除胀，降气化痰。

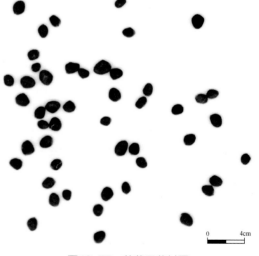

图12-75　莱菔子药材图

葶苈子　Tinglizi

别名　丁历、葶力子

来源　为十字花科植物播娘蒿 *Descurainia sophia*（L.）Webb. ex Prantl. 或独行菜 *Lepidium apetalum* Willd. 的干燥成熟种子。前者习称"南葶苈子"，后者习称"北葶苈子"。

产地　播娘蒿主产华东、中南等地区；独行菜主产东北、华北。

采收加工　夏季果实成熟时采割植株，晒干，搓出种子，除去杂质。

性状鉴别　南葶苈子　呈长圆形略扁，长0.8～1.2mm，宽约0.5mm。表面棕色或红棕色，微有光泽，具纵沟2条，其中1条较明显。一端钝圆，另端微凹或较平截，种脐类白色，位于凹入端或平截处。气微，味微辛、苦，略带黏性。（图12-76）

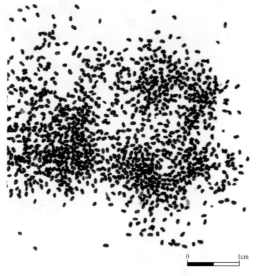

图12-76　葶苈子药材图

北葶苈子　呈扁卵形，长1～1.5mm，宽0.5～1mm。一端钝圆，另端尖而微凹，种脐位于凹入端。味微辛辣，黏性较强。

均以颗粒均匀、饱满、黄棕色、黏性较强者为佳。

性味功效　辛、苦，大寒。泻肺平喘，行水消肿。

芥子　Jiezi

别名　芥菜子、青菜子

来源　为十字花科植物白芥 *Sinapis alba* L. 或芥 *Brassica juncea*（L.）Czern. et Coss. 的干燥成熟种子。前者习称"白芥子"，后者习称"黄芥子"。

产地　白芥主产安徽、河南、四川等地，芥全国各地皆产。

采收加工　夏末秋初果实成熟时采割植株，晒干，打下种子，除去杂质。

性状鉴别　药材　①白芥子　呈球形，直径1.5～2.5mm。表面灰白色至淡黄色，具细微的网纹，有明显的点状种脐。种皮薄而脆，破开后内有白色折叠的子叶，有油性。气微，味辛辣。（图12-77）

②黄芥子　较小，直径1～2mm。表面黄色至棕黄色，少数呈暗红棕色。研碎后加水浸湿，则产生辛烈的特异臭气。（图12-78）

饮片　表面淡黄色至深黄色（炒白芥子）或深黄色至棕褐色（炒黄芥子），偶有焦斑。有香辣气。

以颗粒均匀、饱满、味辣、无杂质者为佳。

性味功效　辛，温。温肺豁痰利气，散结通络止痛。

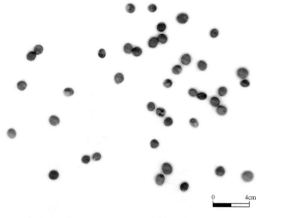

图12-77 芥子（白芥子）药材图

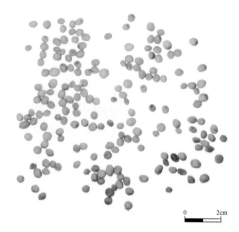

图12-78 芥子（黄芥子）药材图

‹ 苦杏仁 Kuxingren ›

别名 杏仁、北杏

来源 为蔷薇科植物山杏 *Prunus armeniaca* L.var. *ansu* Maxim.、西伯利亚杏 *Prunus sibirica* L.、东北杏 *Prunus mandshurica*（Maxim.）Koehne 或杏 *Prunus armeniaca* L. 的干燥成熟种子。

产地 山杏主产辽宁、河北、内蒙古、山东、江苏等地，多野生，亦有栽培；西伯利亚杏主产于东北、华北地区，野生；东北杏主产于东北各地，野生；杏主产东北、华北及西北等地区，栽培。

采收加工 夏季采收成熟果实，除去果肉和核壳，取出种子，晒干。

性状鉴别 药材 呈扁心形，长 1~1.9cm，宽 0.8~1.5cm，厚 0.5~0.8cm。表面黄棕色至深棕色，一端尖，另端钝圆，肥厚，左右不对称，尖端一侧有短线形种脐，圆端合点处向上具多数深棕色的脉纹。种皮薄，子叶 2 枚，乳白色，富油性。气微，味苦。（图 12-79）

饮片 焯苦杏仁 表面乳白色或黄白色，有特异的香气，味苦。

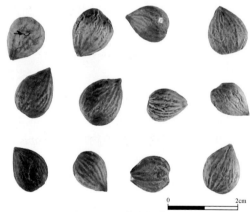

图12-79 苦杏仁药材图

以颗粒均匀、饱满、完整、味苦者为佳。

性味功效 苦，微温；有小毒。降气止咳平喘，润肠通便。

‹ 桃仁 Taoren ›

来源 为蔷薇科植物桃 *Prunus persica*（L.）Batsch 或山桃 *Prunus davidiana*（Carr.）Franch. 的干燥成熟种子。

产地 主产于四川、云南、河北、陕西等地。

采收加工 果实成熟后采收，除去果肉和核壳，取出种子，晒干。

性状鉴别 药材 桃仁 呈扁长卵形，长 1.2~1.8cm，宽 0.8~1.2cm，厚 0.2~0.4cm。

表面黄棕色至红棕色，密布颗粒状突起。一端尖，中部膨大，另端钝圆稍偏斜，边缘较薄。尖端一侧有短线形种脐，圆端有颜色略深不甚明显的合点，自合点处散出多数纵向维管束。种皮薄，子叶 2 枚，类白色，富油性。气微，味微苦。（图 12-80）

山桃仁　呈类卵圆形，较小而肥厚，长约 0.9cm，宽约 0.7cm，厚约 0.5cm。

饮片　焯桃仁　表面浅黄白色。

以颗粒均匀、饱满、整齐、完整者为佳。

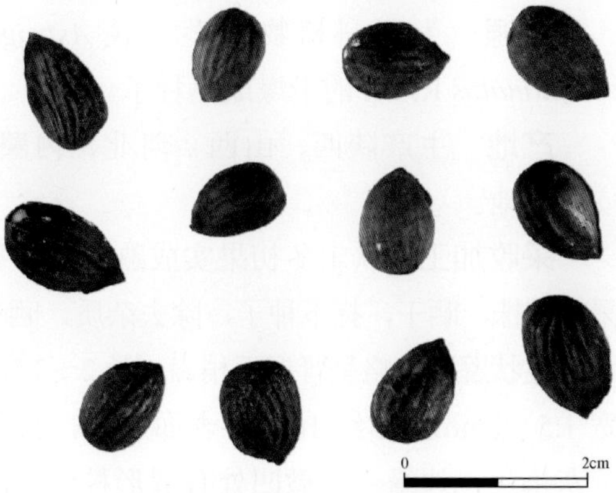

性味功效　苦、甘，平。活血祛瘀，润肠通便，止咳平喘。

附注　① 目前市场桃仁价格高于苦杏仁，常见伪品为在桃仁中掺入苦杏仁。② 扁桃仁为蔷薇科植物扁桃 *Amygdalus communis* L. 的干燥成熟种子。呈长椭圆形，长 1.9～2.4cm，宽 0.9～1.2cm，表面深棕色。

图 12-80　桃仁药材图

＜ **郁李仁**　Yuliren ＞

别名　李仁、山梅子、小李仁、郁子

来源　为蔷薇科植物欧李 *Prunus humilis* Bge.、郁李 *Prunus japonica* Thunb. 或长柄扁桃 *Prunus pedunculata* Maxim. 的干燥成熟种子。前二种习称"小李仁"，后一种习称"大李仁"。

产地　欧李主产黑龙江、辽宁、河北、山东等地；郁李主产华东及河南、河北、山西等地；长柄扁桃主产内蒙古等地。

采收加工　夏、秋二季采收成熟果实，除去果肉和核壳，取出种子，干燥。

性状鉴别　小李仁　呈卵形，长 5～8mm，直径 3～5mm。表面黄白色或浅棕色，一端尖，另端钝圆。尖端一侧有线形种脐，圆端中央有深色合点，自合点处向上具多条纵向维管束脉纹。种皮薄，子叶 2 枚，乳白色，富油性。气微，味微苦。

大李仁　长 6～10 mm，直径 5～7mm。表面黄棕色。（图 12-81）

以颗粒饱满、完整、色黄白者为佳。

性味功效　辛、苦、甘，平。润肠通便，下气利水。

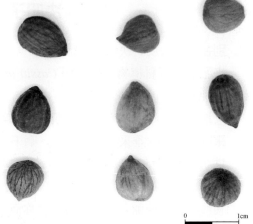

图 12-81　郁李仁药材图

＜ **沙苑子**　Shayuanzi ＞

别名　潼蒺藜、沙苑蒺藜

来源　为豆科植物扁茎黄芪 *Astragalus complanatus* R. Br. 的干燥成熟种子。

产地　主产陕西、山西、河北、内蒙古、安徽等地。

采收加工　秋末冬初果实成熟尚未开裂时采割植株，晒干，打下种子，除去杂质，晒干。

性状鉴别　略呈肾形而稍扁，长2～2.5mm，宽1.5～2mm，厚约1mm。表面光滑，褐绿色或灰褐色，边缘一侧微凹处有圆形种脐。质坚硬，不易破碎。子叶2枚，淡黄色，胚根弯曲。气微，味淡，嚼之有豆腥味。（图12-82）

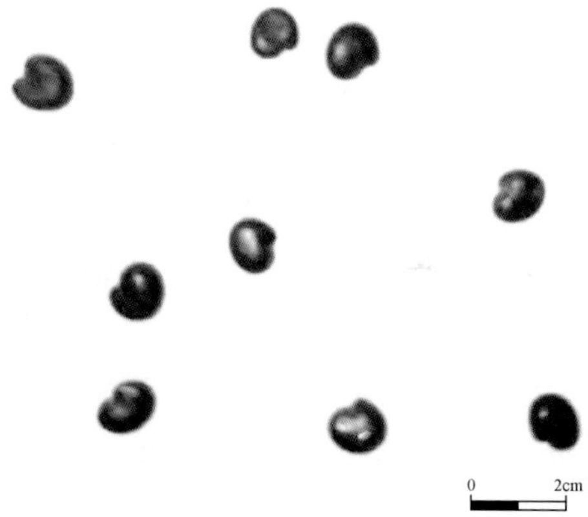

图12-82　沙苑子药材图

以粒大饱满、绿褐色、无杂质者为佳。

性味功效　甘，温。补肾助阳，固精缩尿，养肝明目。

附注　尚有以下三种植物的种子在不同地区作沙苑子使用，均应列为伪品。① 豆科植物猪屎豆 *Crotalaria pallida* Ait. 的干燥种子。三角状肾形，略扁，表面浅褐色或黄棕色，光滑，一侧中央有钩状凹陷。② 锦葵科植物磨盘草 *Abutilon indicum*（L.）Sweet 的干燥种子。称为"假沙苑子"。呈三角状肾形，长3.5～4mm，宽3～3.5mm。表面棕褐或灰棕色，疏被浅灰色尘状细毛，上下两面近中央处有一类圆形浅窝，一侧中央凹陷呈缺刻状。味微涩。③ 豆科植物紫云英 *Astragalus sinicus* L. 的干燥种子。长肾形，略扁，长2.5～3.5mm，宽2～2.5mm。表面红棕或绿黄色，一侧中央凹陷较深，似钩状。

‹ **决明子** Juemingzi ›

别名　草决明、决明、马蹄决明

来源　为豆科植物钝叶决明 *Cassia obtusifolia* L. 或决明（小决明）*Cassia tora* L. 的干燥成熟种子。

产地　钝叶决明主产安徽、四川、江苏等地；决明（小决明）主产于广西、云南等地。

采收加工　秋季采收成熟果实，晒干，打下种子，除去杂质。

性状鉴别　（钝叶）决明　略呈菱方形或短圆柱形，两端平行倾斜，长3～7mm，宽2～4mm。表面绿棕色或暗棕色，平滑有光泽。一端较平坦，另端斜尖，背腹面各有1条突起的棱线，棱线两侧各有1条斜向对称而色较浅的线形凹纹。质坚硬，不易破碎。种皮薄，子叶2枚，黄色，呈"S"形折曲并重叠。气微，味微苦。

小决明　呈短圆柱形，较小，长3～5mm，宽2～3mm。表面棱线两侧各有1条宽广的浅黄棕色带。（图12-83）

以颗粒均匀、饱满、绿棕色者为佳。

性味功效　甘、苦、咸，微寒。清热明目，润肠通便。

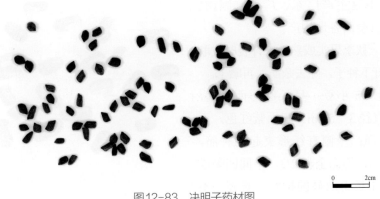

图12-83 决明子药材图

< 胡芦巴 Huluba >

别名 芦巴子、苦豆

来源 为豆科植物胡芦巴 *Trigonella foenum-graecum* L. 的干燥成熟种子。

产地 主产安徽、四川、河南、甘肃等地。

采收加工 夏季果实成熟时采割植株，晒干，打下种子，除去杂质。

性状鉴别 略呈斜方形或矩形，长3～4mm，宽2～3mm，厚约2mm。表面黄绿色或黄棕色，平滑，两侧各具一深斜沟，相交处有点状种脐。质坚硬，不易破碎。种皮薄，胚乳呈半透明状，具黏性；子叶2枚，淡黄色，胚根弯曲，肥大而长。气香，味微苦。（图12-84）

以个大、饱满者为佳。

性味功效 苦，温。温肾助阳，祛寒止痛。

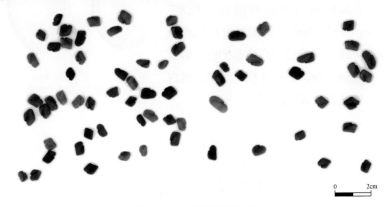

图12-84 胡芦巴药材图

< 赤小豆 Chixiaodou >

别名 赤豆、红豆、红小豆

来源 为豆科植物赤小豆 *Vigna umbellata* Ohwi et Ohashi 或赤豆 *Vigna angularis* Ohwi et Ohashi 的干燥成熟种子。

产地　赤小豆主产广东、广西、湖南、江西等地。赤豆全国各地均产。

采收加工　秋季果实成熟而未开裂时拔取全株，晒干，打下种子，除去杂质，再晒干。

性状鉴别　赤小豆　呈长圆形而稍扁，长 5～8mm，直径 3～5mm。表面紫红色，无光泽或微有光泽；一侧有线形突起的种脐，偏向一端，白色，约为全长 2/3，中间凹陷成纵沟；另侧有 1 条不明显的棱脊。质硬，不易破碎。子叶 2 枚，乳白色。气微，味微甘。

赤豆　呈短圆柱形，两端较平截或钝圆，直径 4～6mm。表面暗棕红色，有光泽，种脐不突起。（图 12-85）

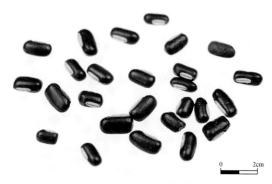

图12-85　赤小豆药材图

以身干、颗粒饱满、质坚实、色紫红者为佳。

性味功效　甘、酸，平。利水消肿，解毒排脓。

白扁豆　Baibiandou

来源　为豆科植物扁豆 *Dolichos lablab* L. 的干燥成熟种子。

产地　全国各地均产。

采收加工　秋、冬二季采收成熟果实，晒干，取出种子，再晒干。

性状鉴别　呈扁椭圆形或扁卵圆形，长 8～13mm，宽 6～9mm，厚约 7mm。表面淡黄白色或淡黄色，平滑，略有光泽，一侧边缘有隆起的白色眉状种阜。质坚硬。种皮薄而脆，子叶 2 枚，肥厚，黄白色。气微，味淡，嚼之有豆腥气。（图 12-86）

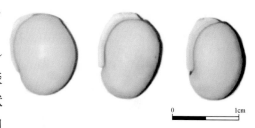

图12-86　白扁豆药材图

以粒大、饱满、色白者为佳。

性味功效　甘，微温。健脾化湿，和中消暑。

千金子　Qianjinzi

别名　打鼓子、一把伞、续随子

来源　为大戟科植物续随子 *Euphorbia lathyris* L. 的干燥成熟种子。

产地　主产浙江、河北、河南等地。

采收加工　夏、秋二季果实成熟时采收，除去杂质，干燥。

性状鉴别　呈椭圆形或倒卵形，长约 5mm，直径约 4mm。表面灰棕色或灰褐色，具不规则网状皱纹，网孔凹陷处灰黑色，形成小斑点。一侧有纵沟状种脊，顶端为突起的合点，下端为线形种脐，基部有类白色突起的种阜或具脱落后的疤痕。种皮薄脆，种仁白色或黄白色，富油质。气微，味辛。（图12-87）

以饱满、种仁白色、油性足者为佳。

性味功效　辛，温；有毒。泻下逐水，破血消癥；外用疗癣蚀疣。

附　千金子霜

为千金子的炮制加工品。呈均匀、疏松的淡黄色粉末，微显油性，味辛辣。

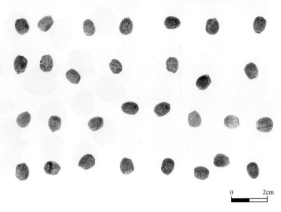

图12-87　千金子药材图

‹ **龙眼肉** Longyanrou ›

别名　桂圆肉、龙目

来源　为无患子科植物龙眼 *Dimocarpus longan* Lour. 的假种皮。

产地　主产广西、福建、广东、四川、台湾等地。

采收加工　夏、秋二季采收成熟果实，干燥，除去壳、核，晒至干爽不黏。

性状鉴别　为纵向破裂的不规则薄片，或呈囊状，长约1.5cm，宽2～4cm，厚约0.1cm。棕黄色至棕褐色，半透明。外表面皱缩不平，内表面光亮而有细纵皱纹。薄片者质柔润，囊状者质稍硬。气微香，味甜。（图12-88）

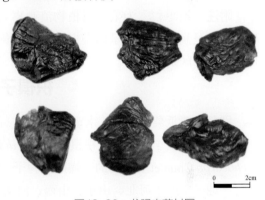

图12-88　龙眼肉药材图

以个大、肉厚、色黄、半透明、味浓甜者为佳。

性味功效　甘，温。补益心脾，养血安神。

‹ **酸枣仁** Suanzaoren ›

别名　枣仁、山枣仁

来源　为鼠李科植物酸枣 *Ziziphus jujuba* Mill. var. *spinosa*（Bunge）Hu ex H. F. Chou 的干燥成熟种子。

产地　主产河北、陕西、河南、辽宁等地。

采收加工　秋末冬初采收成熟果实，除去果肉和核壳，收集种子，晒干。

性状鉴别　呈扁圆形或扁椭圆形，长5～9mm，宽5～7mm，厚约3mm。表面紫红色或紫褐色，平滑有光泽，有的有裂纹。有的两面均呈圆隆状突起；有的一面较平坦，中间有1条隆起的纵线纹；另一面稍突起；一端凹陷，可见线形种脐；另端有细小突起的合点。种皮较脆，胚乳白色，子叶2枚，浅黄色，富油性。气微，味淡。（图12-89）

以粒大饱满、外皮紫红色、光滑油润、种仁黄白色者为佳。

283

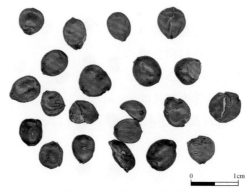

图12-89　酸枣仁药材图

规格　一等：干货。呈扁圆形或扁椭圆形，表面紫红色或紫褐色，平滑有光泽。饱满，核壳不超过2%，碎仁不超过2%，无黑仁。

二等：干货。呈扁圆形或扁椭圆形，表面紫红色或紫褐色。较饱满，核壳不超过5%，碎仁不超过5%。

性味功效　甘、酸，平。养心补肝，宁心安神，敛汗，生津。

附注　滇枣仁　为鼠李科植物滇刺枣 *Ziziphus mauritiana* Lam. 的干燥成熟种子，又称理枣仁。呈扁圆形或略呈扁心形，表面淡黄色至棕黄色，可见色较淡的麻点。常伪充酸枣仁，应注意区别。

‹ 枳椇子　Zhijuzi ›

别名　鸡爪梨、拐枣、木蜜

来源　为鼠李科植物北枳椇 *Hovenia dulcis* Thunb.、枳椇 *H. acerba* Lindl、毛果枳椇 *H. trichocarpa* Chun et Tsiang 的干燥成熟种子。

产地　主产于河北、山东、山西、河南、陕西、甘肃、安徽、江苏等地。

采收加工　10～11月果实成熟时采收，晒干，除去果壳、果柄等杂质，收集种子。

性状鉴别　呈圆形，直径3～5.5mm，厚1.5～2.5mm。表面棕红色、棕黑色或绿棕色，有光泽，平滑或可见散在的小凹点，顶端有微凹的合点，基部凹陷处有点状种脐，背面稍隆起，腹面有一条纵行隆起的种脊。种皮坚硬，不易破碎，胚乳乳白色，子叶淡黄色，肥厚，均富油性。气微，味微涩。（图12-90）

以颗粒饱满、有光泽者为佳。

性味功效　甘，平。止渴除烦，清湿热，解酒毒。

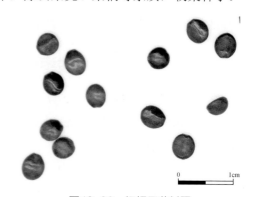

图12-90　枳椇子药材图

‹ 苘麻子　Qingmazi（附：冬葵果） ›

别名　冬葵子、苘实、青麻子

来源　为锦葵科植物苘麻 *Abutilon theophrasti* Medic. 的干燥成熟种子。

产地　主产四川、湖北、河南、江苏等地。

采收加工　秋季采收成熟果实，晒干，打下种子，除去杂质。

性状鉴别　呈三角状肾形，长 3.5～6mm，宽 2.5～4.5mm，厚 1～2mm。表面灰黑色或暗褐色，有白色稀疏绒毛，凹陷处有类椭圆状种脐，淡棕色，四周有放射状细纹。种皮坚硬，子叶 2 枚，重叠折曲，富油性。气微，味淡。（图 12-91）

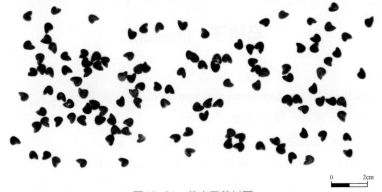

图 12-91　苘麻子药材图

以颗粒饱满、无杂质者为佳。

性味功效　苦，平。清热解毒，利湿，退翳。

附　冬葵果

为锦葵科植物冬葵 *Malva verticillata* L. 的干燥成熟果实。夏、秋二季果实成熟时采收，除去杂质，阴干。呈扁球状盘形，直径 4～7mm。外被膜质宿萼，宿萼钟状，黄绿色或黄棕色，有的微带紫色，先端 5 齿裂，裂片内卷，其外有条状披针形的小苞片 3 片。果梗细短。果实由分果瓣 10～12 枚组成，在圆锥形中轴周围排成 1 轮，分果类扁圆形，直径 1.4～2.5mm。表面黄白色或黄棕色，具隆起的环向细脉纹。种子肾形，棕黄色或黑褐色。气微，味涩。性味功效：甘、涩，凉；清热利尿，消肿。

‹ **胖大海** Pangdahai ›

别名　安南子、大海子、大洞果、通大海

来源　为梧桐科植物胖大海 *Sterculia lychnophora* Hance 的干燥成熟种子。

产地　主产越南、印度、马来西亚、泰国及印度尼西亚等国，多进口。现我国广东湛江、海南、广东东兴、云南西双版纳有引种栽培。

采收加工　4～6 月果实开裂时采取成熟的种子，晒干。

性状鉴别　呈纺锤形或椭圆形，长 2～3cm，直径 1～1.5cm。先端钝圆，基部略尖而歪，具浅

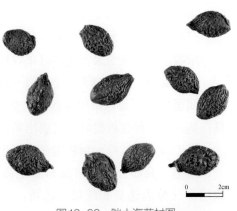

图 12-92　胖大海药材图

色的圆形种脐。表面棕色或暗棕色，微有光泽，具不规则的干缩皱纹。外层种皮极薄，质脆，易脱落。中层种皮较厚，黑褐色，质松易碎，遇水膨胀成海绵状，断面可见散在的树脂状小点。内层种皮可与中层种皮剥离，稍革质，内有2片肥厚胚乳，广卵形；子叶2枚，菲薄，紧贴于胚乳内侧，与胚乳等大。气微，味淡，嚼之有黏性。（图12-92）

以个大、表面皱纹细、有光泽、无破皮者佳。

性味功效 甘，寒。清热润肺，利咽开音，润肠通便。

‹ 马钱子 Maqianzi ›

别名 番木鳖

来源 为马钱科植物马钱 *Strychnos nux-vomica* L. 的干燥成熟种子。

产地 主产印度、越南、缅甸等地。

采收加工 冬季采收成熟果实，取出种子，晒干。

性状鉴别 **药材** 呈纽扣状圆板形，常一面隆起，一面稍凹下，直径1.5～3cm，厚0.3～0.6cm。表面密被灰棕或灰绿色绢状茸毛，自中间向四周呈辐射状排列，有丝样光泽。边缘稍隆起，较厚，有突起的珠孔，底面中心有突起的圆点状种脐。质坚硬，平行剖面可见淡黄白色胚乳，角质状，子叶心形，叶脉5～7条。气微，味极苦。（图12-93）

饮片 马钱子粉 黄褐色粉末。气微香，味极苦。

以个大、肉厚饱满、表面灰棕色微带绿、有细密毛茸、质坚硬无破碎者为佳。

性味功效 苦，温；有大毒。通络止痛，散结消肿。

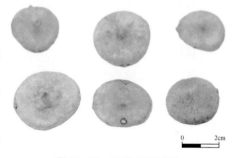

图12-93 马钱子药材图

‹ 菟丝子 Tusizi ›

来源 为旋花科植物南方菟丝子 *Cuscuta australis.* R. Br. 或菟丝子 *Cuscuta chinensis* Lam. 的干燥成熟种子。

产地 主产宁夏、内蒙古、新疆、甘肃、辽宁、吉林等地。

采收加工 秋季果实成熟时采收植株，晒干，打下种子，除去杂质。

性状鉴别 呈类球形，直径1～2mm。表面灰棕色至棕褐色，粗糙，种脐线形或扁圆形。质坚实，不易以指甲压碎。气微，味淡。取本品少量，加沸水适量浸泡后，表面有黏性；加热煮至种皮破裂时，可露出黄白色卷旋状的胚，形如吐丝。（图12-94）

以干燥、色黄棕、颗粒饱满、无尘土及杂质者为佳。

规格 商品分为栽培品与野生品两个规格。野生品直径1～1.8mm，千粒重≥0.60g。栽培品又分为选货和统货。选货：直径1～2mm，千粒重≥0.85g。统货：直径1～2mm，千粒重≥0.80g。

性味功效　辛、甘，平。补益肝肾，固精缩尿，安胎，明目，止泻；外用消风祛斑。

附注　菟丝子的常见伪品有：①大菟丝子　为旋花科植物日本菟丝子（金灯藤）*Cuscuta japonica* Choisy 的干燥成熟种子。略呈三棱状卵形，上端渐窄，向腹面弯曲较大，有明显的喙状突起，直径 2～3mm，种脐下陷，线形；沸水煮之不易破裂。②欧菟丝子　为旋花科植物欧洲菟丝子 *Cuscuta europaea* L. 的干燥成熟种子。种子多两粒黏结在一起，单粒呈卵圆形或不

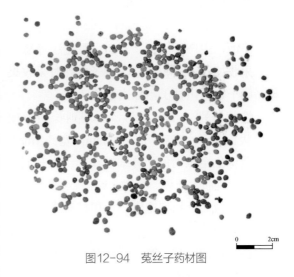

图12-94　菟丝子药材图

规则多面体形，直径约 1mm；表面灰棕色或灰绿色，常有 2～3 个深凹陷，种子一端有黑色小圆点，圆点中央有白色线状种脐；味微苦。③千穗谷　为苋科植物千穗谷 *Amaranthus hypochondriacus* L. 的干燥成熟种子。呈扁球形，直径 1～1.2mm，表面黄绿色或棕黄色，放大镜下观察可见表面光滑，无微凹的线形种脐，有的边缘有一圈加厚的环带；易以指甲压碎；种子水煮后无"吐丝"现象。

‹ 牵牛子 Qianniuzi ›

别名　黑丑、白丑、二丑

来源　为旋花科植物裂叶牵牛 *Pharbitis nil*（L.）Choisy 或圆叶牵牛 *Pharbitis purpurea*（L.）Voigt 的干燥成熟种子。

产地　全国各地均有分布。

采收加工　秋末果实成熟、果壳未开裂时采割植株，晒干，打下种子，除去杂质。

性状鉴别　似橘瓣状，长 4～8mm，宽 3～5mm。表面灰黑色或淡黄白色，背面有一条浅纵沟，腹面棱线的下端有一点状种脐，微凹。

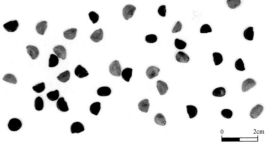

图12-95　牵牛子药材图

质硬，横切面可见淡黄色或黄绿色皱缩折叠的子叶，微显油性。气微，味辛、苦，有麻舌感。取本品，加水浸泡后种皮呈龟裂状，手捻有明显的黏滑感。（图 12-95）

以颗粒饱满、身干、无杂质者为佳。

性味功效　苦、寒；有毒。泻水通便，消痰涤饮，杀虫攻积。

‹ 车前子 Cheqianzi ›

来源　为车前科植物车前 *Plantago asiatica* L. 或平车前 *Plantago depressa* Willd. 的干燥

成熟种子。

产地　主产于江西、四川、黑龙江等地。

采收加工　夏、秋二季种子成熟时采收果穗，晒干，搓出种子，除去杂质。

性状鉴别　呈椭圆形、不规则长圆形或三角状长圆形，略扁，长约2mm，宽约1mm。表面黄棕色至黑褐色，有细皱纹，一面有灰白色凹点状种脐。质硬。气微，味淡。（图12-96）

以颗粒大、均匀饱满、色黑棕有光泽、种脐明显者为佳。

性味功效　甘，寒。清热利尿通淋，渗湿止泻，明目，祛痰。

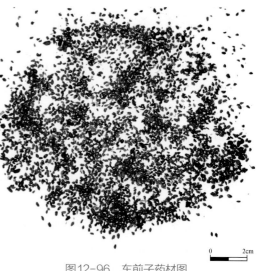

图12-96　车前子药材图

天仙子　Tianxianzi

别名　莨菪子

来源　为茄科植物莨菪 *Hyoscyamus niger* L. 的干燥成熟种子。

产地　主产河南、河北、内蒙古、辽宁等地。

采收加工　夏、秋二季果皮变黄色时，采摘果实，暴晒，打下种子，筛去果皮、枝梗，晒干。

性状鉴别　呈类扁肾形或扁卵形，直径约1mm。表面棕黄色或灰黄色，有细密的网纹，略尖的一端有点状种脐。切面灰白色，油质，有胚乳，胚弯曲。气微，味微辛。（图12-97）

以粒大、饱满者为佳。

性味功效　苦、辛，温；有大毒。解痉止痛，平喘，安神。

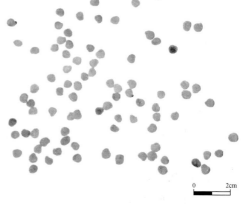

图12-97　天仙子药材图

木蝴蝶　Muhudie

别名　千张纸、故纸、洋故纸

来源　为紫葳科植物木蝴蝶 *Oroxylum indicum* （L.）Vent. 的干燥成熟种子。

产地　主产云南、广西等地。

采收加工　秋、冬二季采收成熟果实，暴晒至果实开裂，取出种子，晒干。

性状鉴别　为蝶形薄片，除基部外三面延长成宽大菲薄的翅，长5～8cm，宽3.5～4.5cm。

表面浅黄白色，翅半透明，有绢丝样光泽，上有放射状纹理，边缘多破裂。体轻，剥去种皮，可见一层薄膜状的胚乳紧裹于子叶之外。子叶 2 枚，蝶形，黄绿色或黄色，长径 1～1.5cm。气微，味微苦。（图 12-98）

以大张、色白、有光泽、翼柔软如绸者为佳。

性味功效　苦、甘，凉。清肺利咽，疏肝和胃。

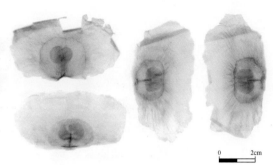

图12-98　木蝴蝶药材图

木鳖子　Mubiezi

来源　为葫芦科植物木鳖 *Momordica cochinchinensis*（Lour.）Spreng. 的干燥成熟种子。

产地　主产广西、四川、湖北等地。

采收加工　冬季采收成熟果实，剖开，晒至半干，除去果肉，取出种子，干燥。

性状鉴别　呈扁平圆板状，中间稍隆起或微凹陷，直径 2～4cm，厚约 0.5cm。表面灰棕色至黑褐色，有网状花纹，在边缘较大的一个齿状突起上有浅黄色种脐。外种皮质硬而脆，内种皮灰绿色，绒毛样。子叶 2 枚，黄白色，富油性。有特殊的油腻气，味苦。（图 12-99）

以饱满、不破裂、体重、种仁黄白色、不泛油者为佳。

性味功效　苦、微甘，凉；有毒。散结消肿，攻毒疗疮。

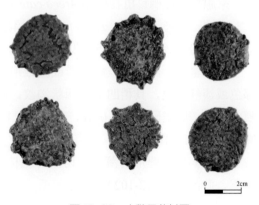

图12-99　木鳖子药材图

薏苡仁　Yiyiren

别名　苡米、苡仁、薏米

来源　为禾本科植物薏米 *Coix lacryma-jobi* L. var. *mayuen*（Roman.）Stapf 的干燥成熟种仁。

产地　主产福建、浙江、河北、辽宁、江苏等地。

采收加工　秋季果实成熟时采割植株，晒干，打下果实，再晒干，除去外壳、黄褐色种皮和杂质，收集种仁。

性状鉴别　呈宽卵形或长椭圆形，长 4～8mm，宽 3～6mm。表面乳白色，光滑，偶有残存的黄褐色种皮。一端钝圆，另端较宽而微凹，有 1 淡棕色点状种脐。背面圆凸，腹面有 1 条较宽而深的纵沟。质坚实，断面白色，粉性。气微，味微甜。（图 12-100）

以粒大饱满、色白、完整者为佳。

性味功效　甘、淡，凉。利水渗湿，健脾止泻，除痹，排脓，解毒散结。

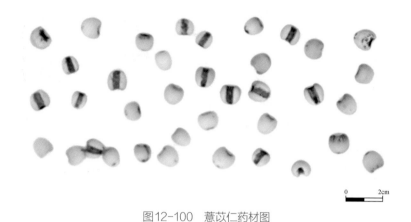

图12-100 薏苡仁药材图

槟榔　Binglang（附：大腹皮）

别名　大白、花片、大腹子

来源　为棕榈科植物槟榔 *Areca catechu* L. 的干燥成熟种子。

产地　主产于海南、云南、广东、福建等地。

采收加工　春末至秋初采收成熟果实，用水煮后，干燥，除去果皮，取出种子，干燥。

性状鉴别　**药材**　呈扁球形或圆锥形，高 1.5～3.5cm，底部直径 1.5～3cm。表面淡黄棕色或淡红棕色，具稍凹下的网状沟纹，底部中心有圆形凹陷的珠孔，其旁有 1 个明显瘢痕状种脐。质坚硬，不易破碎，断面可见棕色种皮与白色胚乳相间的大理石样花纹。气微，味涩、微苦。（图 12-101）

饮片　呈类圆形的薄片。切面可见棕色种皮与白色胚乳相间的大理石样花纹。气微，味涩、微苦。（图 12-102）

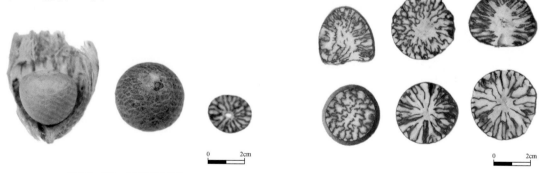

图12-101 槟榔药材图　　　　　　　　　　图12-102 槟榔饮片图

以个大、体重、结实、断面颜色鲜艳、无破碎者为佳。

规格　商品分一、二等。一等：每公斤 160 个以内。二等：每公斤 160 个以外；间有破碎枯心，不超过 5%；轻度虫蛀，不超过 3%。

显微鉴别　横切面：①种皮组织分内、外层，外层为数列切向延长的扁平石细胞，内含红棕色物，石细胞形状、大小不一，常有细胞间隙；内层为数列薄壁细胞，含棕红色物，并散有少数维管束。②外胚乳较狭窄，种皮内层与外胚乳常插入内胚乳中，形成错入组织；

内胚乳细胞白色，多角形，壁厚，纹孔大，含油滴及糊粉粒。（图 12-103）

粉末：红棕色至棕色。①内胚乳细胞极多，多破碎，完整者呈不规则多角形或类方形，直径 56～112μm，纹孔较多，甚大，类圆形或矩圆形。②外胚乳细胞呈类方形、类多角形或作长条状，胞腔内大多数充满红棕色至深棕色物。③种皮石细胞呈纺锤形、多角形或长条形，淡黄棕色，纹孔少数，裂缝状，有的胞腔内充满红棕色物。（图 12-104）

性味功效　苦、辛，温。杀虫，消积，行气，利水，截疟。

附　大腹皮

本品为棕榈科植物槟榔 *Areca catechu* L. 的干燥果皮。冬季至次春采收未成熟的果实，煮后干燥，纵剖两瓣，剥取果皮，习称"大腹皮"；春末至秋初采收成熟果实，煮后干燥，剥取果皮，打松，晒干，习称"大腹毛"。大腹皮略呈椭圆形或长卵形瓢状，长 4～7cm，宽 2～3.5cm，厚 0.2～0.5cm。外果皮深棕色至近黑色，具不规则的纵皱纹及隆起的横纹，顶端有花柱残痕，基部有果梗及残存萼片。内果皮凹陷，褐色或深棕色，光滑呈硬壳状。体轻，质硬，纵向撕裂后可见中果皮纤维。气微，味微涩。大腹毛略呈椭圆形或瓢状。外果皮多已脱落或残存。中果皮棕毛状，黄白色或淡棕色，疏松质柔。内果皮硬壳状，黄棕色或棕色，内表面光滑，有时纵向破裂。气微，味淡。功效：行气宽中，行水消肿。

‹ **韭菜子** Jiucaizi ›

来源　为百合科植物韭菜 *Allium tuberosum* Rottl. ex Spreng. 的干燥成熟种子。

产地　全国各地均产。

采收加工　秋季果实成熟时采收果序，晒干，搓出种子，除去杂质。

性状鉴别　呈半圆形或半卵圆形，略扁，

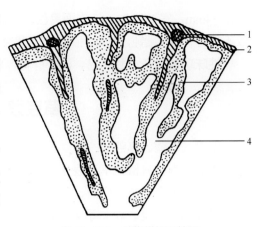

图12-103　槟榔横切面简图
1—种皮维管束；2—种皮；3—外胚乳；4—内胚乳

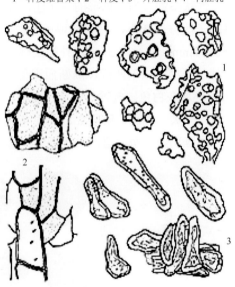

图12-104　槟榔粉末图
1—内胚乳细胞；2—外胚乳细胞；3—种皮石细胞

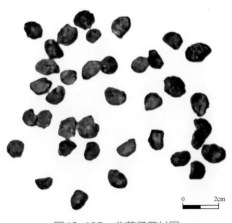

图12-105　韭菜子药材图

长 2～4mm，宽 1.5～3mm。表面黑色，一面突起，粗糙，有细密的网状皱纹，另一面微凹，皱纹不甚明显。顶端钝，基部稍尖，有点状突起的种脐。质硬。气特异，味微辛。（图 12-105）

性味功效　辛、甘，温。温补肝肾，壮阳固精。

＜ 草豆蔻　Caodoukou ＞

别名　草蔻、草蔻仁

来源　为姜科植物草豆蔻 *Alpinia katsumadai* Hayata 的干燥近成熟种子。

产地　主产广东、广西、海南等地。

采收加工　夏、秋二季采收，晒至九成干，或用水略烫，晒至半干，除去果皮，取出种子团，晒干。

性状鉴别　为类球形的种子团，直径 1.5～2.7cm。表面灰褐色，中间有黄白色的隔膜，将种子团分成 3 瓣，每瓣有种子多数，粘连紧密，种子团略光滑。种子为卵圆状多面体，长 3～5mm，直径约 3mm，外被淡棕色膜质假种皮，种脊为一条纵沟，一端有种脐；质硬，将种子沿种脊纵剖两瓣，纵断面观呈斜心形，种皮沿种脊向内伸入部分约占整个表面积的 1/2；胚乳灰白色。气香，味辛、微苦。（图 12-106）

以个大、饱满、质坚实、香气浓者为佳。

性味功效　辛，温。燥湿行气，温中止呕。

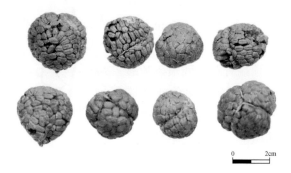

图 12-106　草豆蔻药材图

全草类中药

目标及任务要求

1. 能熟练运用性状鉴别方法鉴别全草类中药的真、伪、优、劣。
2. 能较熟练运用显微鉴别方法鉴别常用全草类中药的真、伪。
3. 能熟练说出全草类中药的来源、性状鉴别特征、规格。
4. 能熟练说出全草中药的道地产地，较熟练说出其主产地。
5. 知道全草类中药的采收加工。

项目一　全草类中药的鉴定方法

全草类中药，大多以草本植物的干燥地上部分入药，如茵陈、木贼、仙鹤草、广金钱草等；有全草入药的，如卷柏、伸筋草、紫花地丁；有的以草质茎、肉质茎或茎入药，如麻黄、肉苁蓉、锁阳、石斛等；也有极少数以茎叶入药，如淡竹叶。

全草类中药鉴定，会涉及根、茎、叶、花、果实和种子等的综合鉴定。本类中药常因采收加工、包装或运输而皱缩、破碎，如有完整的叶、花，可在水中浸泡展开后进行观察。

全草类中药的品质，一般以无杂草或其他非入药部分、无泥沙、无霉变者为合格。多以苗壮、叶茂、成熟而不枯老、整齐、少碎断、色泽和气味正常者为佳。

项目二　全草类中药的鉴定

‹ 伸筋草　Shenjincao ›

别名　狮子草、金腰带、金毛狮子草
来源　为石松科植物石松 *Lycopodium japonicum* Thunb. 的干燥全草。
产地　主产于湖北、浙江等地。此外，江苏、安徽、湖南、贵州等地亦产。

采收加工　夏、秋二季茎叶茂盛时采收，除去杂质，晒干。

性状鉴别　药材　本品匍匐茎呈细圆柱形，略弯曲，长可达 2m，直径 1～3mm，其下有黄白色细根；直立茎呈二叉状分枝。叶密生茎上，螺旋状排列，皱缩弯曲，线形或针形，长 3～5mm，黄绿色至浅黄棕色，无毛，先端芒状，全缘，易碎断。质柔软，断面皮部浅黄色，木部类白色。气微，味淡。（图 13-1）

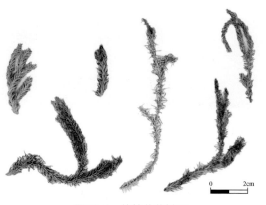

图13-1　伸筋草药材图

饮片　呈不规则的段。

以茎长，黄绿色，无泥土杂质者为佳。

性味功效　微苦、辛，温。祛风除湿，舒筋活络。

卷柏　Juanbai

别名　长生草、万年青、还魂草

来源　为卷柏科植物卷柏 Selaginella tamariscina（Beauv.）Spring 或垫状卷柏 Selaginella pulvinata（Hook. et Grev.）Maxim. 的干燥全草。

产地　卷柏全国大部分地区均产，主产山东、辽宁、河北等省。

垫状卷柏分布于四川、云南、西藏、广西、广东、江西、湖北、河南、河北等地。

采收加工　全年均可采收，除去须根及泥沙，晒干。

性状鉴别　药材　（1）卷柏　本品卷缩似拳状，长 3～10cm。枝丛生，扁而有分枝，绿色或棕黄色，向内卷曲，枝上密生鳞片状小叶，叶先端具长芒。中叶（腹叶）两行，卵状矩圆形，斜向上排列，叶缘膜质，有不整齐的细锯齿；侧叶（背叶）背面的膜质边缘常呈棕黑色。基部残留棕色至棕褐色须根，散生或聚生成短干状。质脆，易折断。气微，味淡。（图 13-2）

（2）垫状卷柏　须根多散生。中叶（腹叶）两行，卵状披针形，直向上排列。叶片左右两侧不等，内缘较平直，外缘常因内折而加厚，呈全缘状。

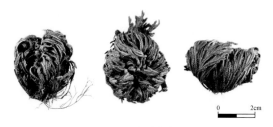

图13-2　卷柏药材图

饮片　呈卷缩的段状。

以色绿、叶多、完整不碎者为佳。

性味功效　辛，平。活血通经。

木贼　Muzei

别名　木贼草、锉草

来源　为木贼科植物木贼 Equisetum hyemale L. 的干燥地上部分。

产地　主产东北及陕西、湖北等地。

采收加工　夏、秋二季采割，除去杂质，晒干或阴干。

性状鉴别　药材　呈长管状，不分枝，长40～60cm，直径0.2～0.7cm。表面灰绿色或黄绿色，有18～30条纵棱，棱上有多数细小光亮的疣状突起；节明显，节间长2.5～9cm，节

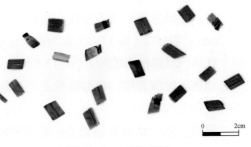

图13-3　木贼饮片图

上着生筒状鳞叶，叶鞘基部和鞘齿黑棕色，中部淡棕黄色。体轻，质脆，易折断，断面中空，周边有多数圆形的小空腔。气微，味甘淡、微涩，嚼之有沙粒感。

饮片　呈管状的段。（图13-3）

以粗长、色绿、不脱节者为佳。

性味功效　甘、苦，平。疏散风热，明目退翳。

麻黄　Mahuang（附：麻黄根）

别名　麻黄草

来源　为麻黄科植物草麻黄 *Ephedra sinica* Stapf、中麻黄 *Ephedra intermedia* Schrenk et C. A. Mey. 或木贼麻黄 *Ephedra equisetina* Bge. 的干燥草质茎。

产地　草麻黄主产于山西、陕西、宁夏等地。中麻黄主产于甘肃、青海、内蒙古、新疆等地。木贼麻黄主产于河北、山西、甘肃等地。

采收加工　秋季采割绿色的草质茎，晒干。

性状鉴别　药材　（1）草麻黄　呈细长圆柱形，少分枝，直径1～2mm。有的带少量棕色木质茎。表面淡绿色至黄绿色，有细纵脊线，触之微有粗糙感。节明显，节间长2～6cm。节上有膜质鳞叶，长3～4mm；裂片2（稀3），锐三角形，先端灰白色，反曲，基部联合成筒状，红棕色。体轻，质脆，易折断，断面略呈纤维性，周边绿黄色，髓部红棕色（习称"玫瑰心"），近圆形。气微香，味涩、微苦。（图13-4）

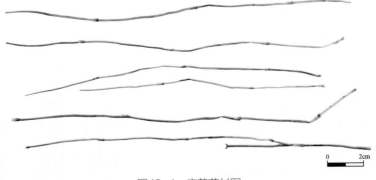

图13-4　麻黄药材图

（2）中麻黄　多分枝，直径1.5～3mm，有粗糙感。节上膜质鳞叶长2～3mm，裂片3（稀2），先端锐尖。断面髓部呈三角状圆形。

（3）木贼麻黄　较多分枝，直径 1～1.5mm，无粗糙感。节间长 1.5～3cm。膜质鳞叶长 1～2mm；裂片 2（稀 3），上部为短三角形，灰白色，先端多不反曲，基部棕红色至棕黑色。

饮片　呈圆柱形的段。（图 13-5）

以色淡绿或黄绿，内心红棕色，手拉不脱节，味苦涩者为佳。色变枯黄、手拉脱节者不可供药用。

显微鉴别　草麻黄横切面：表皮细胞外被厚的角质层；脊线较密，有蜡质疣状突起，两脊线间有下陷气孔。下皮纤维束位于脊线处，壁厚，非木化。皮层较宽，纤维成束散在。中柱鞘纤维束新月形。维管束外韧型，8～10 个。形成层环类圆形。木质部呈三角状。髓部薄壁细胞含棕色块；偶有环髓纤维。表皮细胞外壁、皮层薄壁细胞及纤维均有多数微小草酸钙砂晶或方晶。（图 13-6）

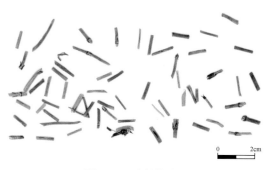

图13-5　麻黄饮片图

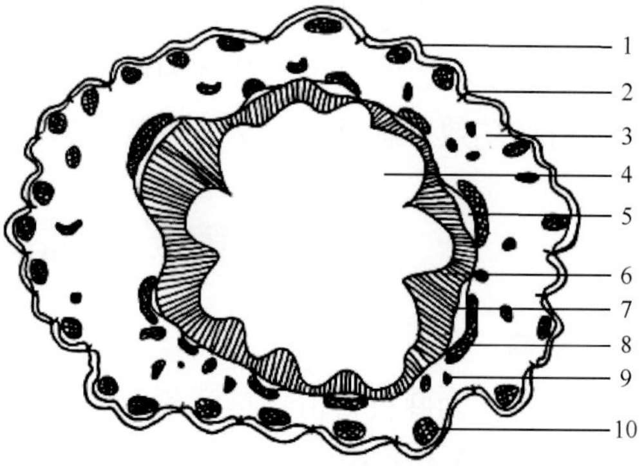

图13-6　草麻黄茎横切面简图

1—表皮；2—气孔；3—皮层；4—髓；5—韧皮部；
6—木质部；7—形成层；8—中柱鞘纤维；
9—皮层纤维；10—下皮纤维

中麻黄横切面：维管束 12～15 个。形成层环类三角形。环髓纤维成束或单个散在。

木贼麻黄横切面：维管束 8～10 个。形成层环类圆形。无环髓纤维。

草麻黄粉末：棕色或绿色。表皮组织碎片甚多，细胞呈长方形，含颗粒状晶体，气孔特异，内陷，保卫细胞侧面观呈哑铃形或电话听筒状。角质层极厚，呈脊状突起，常破碎呈不规则条块状。纤维多而壁厚，胞腔狭小或不明显，附众多砂晶和方晶。髓部薄壁细胞含红棕色或棕色块状物；有的木化。棕色块状物较多。（图 13-7）

性味功效　辛、微苦，温。发汗散寒，宣肺平喘，利水消肿。

附注　丽江麻黄，为麻黄科植物丽江麻黄 *E. likiangensis* Florin 的肉质茎。茎枝长圆柱形，

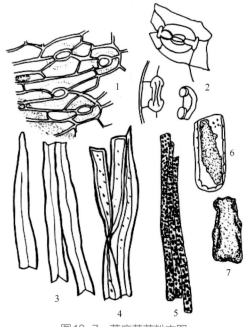

图13-7　草麻黄茎粉末图

1—表皮细胞；2—气孔；3—韧皮纤维；4—木纤维；5—纤维上附小晶体（嵌晶纤维）；6—髓部薄壁细胞；7—色素块

较粗壮，直径 1.5～4mm。表面绿色或黄绿色，有较粗的明显纵沟纹，节上具膜质鞘状叶，棕色或棕褐色，基部 1/2 合生，上部 2 裂（稀 3 裂），裂片三角形。

附 麻黄根

来源 为麻黄科植物草麻黄 *Ephedra sinica* Stapf 或中麻黄 *Ephedra intermedia* Schrenk et C. A. Mey. 的干燥根和根茎。

产地 主产于山西、内蒙古、河北、甘肃、陕西等地。

采收加工 秋末采挖，除去残茎、须根和泥沙，干燥。

性状鉴别 药材 呈圆柱形，略弯曲，长 8～25cm，直径 0.5～1.5cm。表面红棕色或灰棕色，有纵皱纹和支根痕。外皮粗糙，易成片状脱落。根茎具节，节间长 0.7～2cm，表面有横长突起的皮孔。体轻，质硬而脆，断面皮部黄白色，木部淡黄色或黄色，射线放射状，中心有髓。气微，味微苦。

饮片 呈类圆形的厚片。

以外皮红棕色，断面黄白色者为佳。

性味功效 甘、涩，平。固表止汗。

鱼腥草 Yuxingcao

别名 蕺菜、臭菜

来源 为三白草科植物蕺菜 *Houttuynia cordata* Thunb. 的新鲜全草或干燥地上部分。

产地 主产浙江、江苏、湖北。

采收加工 鲜品全年均可采割；干品夏季茎叶茂盛花穗多时采割，除去杂质，晒干。

性状鉴别 药材 （1）鲜鱼腥草 茎呈圆柱形，长 20～45cm，直径 0.25～0.45cm；上部绿色或紫红色，下部白色，节明显，下部节上生有须根，无毛或被疏毛。叶互生，叶片心形，长 3～10cm，宽 3～11cm；先端渐尖，全缘；上表面绿色，密生腺点，下表面常紫红色；叶柄细长，基部与托叶合生成鞘状。穗状花序顶生。具鱼腥气，味涩。

（2）干鱼腥草 茎呈扁圆柱形，扭曲，表面黄棕色，具纵棱数条；质脆，易折断。叶片卷折皱缩，展平后呈心形，上表面暗黄绿色至暗棕色，下表面灰绿色或灰棕色。穗状花序黄棕色。（图 13-8）

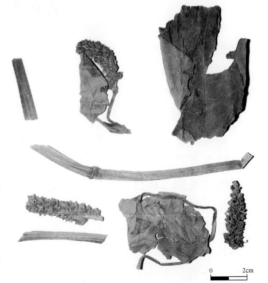

图13-8 鱼腥草药材图

饮片 干鱼腥草饮片 为不规则的段。

以叶多，灰绿色，有花穗，鱼腥气浓者为佳。

性味功效 辛，微寒。清热解毒，消痈排脓，利尿通淋。

‹ **萹蓄** Bianxu ›

别名 猪牙草、扁竹草、扁竹、竹节草

来源 为蓼科植物萹蓄 *Polygonum aviculare* L. 的干燥地上部分。

产地 全国大部分地区均有生产。

采收加工 夏季叶茂盛时采收，除去根和杂质，晒干。

性状鉴别 药材 茎呈圆柱形而略扁，有分枝，长 15～40cm，直径 0.2～0.3cm。表面灰绿色或棕红色，有细密微突起的纵纹；节部稍膨大，有浅棕色膜质的托叶鞘，节间长约 3cm；质硬，易折断，断面髓部白色。叶互生，近无柄或具短柄，叶片多脱落或皱缩、破碎，完整者展平后呈披针形，全缘，两面均呈棕绿色或灰绿色。气微，味微苦。

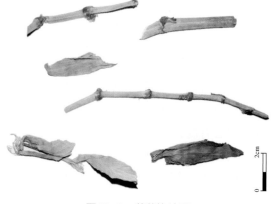

图13-9 萹蓄饮片图

饮片 呈不规则的段。（图 13-9）

以身干，色绿，叶多，粗壮，质嫩，无杂质者为佳。

性味功效 苦，微寒。利尿通淋，杀虫，止痒。

‹ **马齿苋** Machixian ›

别名 长寿菜、瓜子菜

来源 为马齿苋科植物马齿苋 *Portulaca oleracea* L. 的干燥地上部分。

产地 全国各地均产。

采收加工 夏、秋二季采收，除去残根和杂质，洗净，略蒸或烫后晒干。

性状鉴别 药材 本品多皱缩卷曲，常结成团。茎圆柱形，长可达 30cm，直径 0.1～0.2cm，表面黄褐色，有明显纵沟纹。叶对生或互生，易破碎，完整叶片倒卵形，长 1～2.5cm，宽 0.5～1.5cm；绿褐色，先端钝平或微缺，全缘。花小，3～5 朵生于枝端，花瓣 5，黄色。蒴果圆锥形，长约 5mm，内含多数细小种子。气微，味微酸。（图 13-10）

饮片 呈不规则的段。

以棵小，质嫩，叶多，青绿色者为佳。

性味功效 酸，寒。清热解毒，凉血止血，止痢。

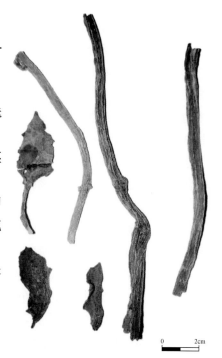

图13-10 马齿苋药材图

‹ **瞿麦** Qumai ›

别名 石竹花、豆麦、十样景花

来源 为石竹科植物瞿麦 *Dianthus superbus* L. 或石竹 *Dianthus chinensis* L. 的干燥地上部分。

产地 主产于河北、河南、辽宁、湖北、江苏等省。

采收加工 夏、秋二季花果期采割，除去杂质，干燥。

性状鉴别 药材 （1）瞿麦 茎圆柱形，上部有分枝，长 30～60cm；表面浅绿色或黄绿色，光滑无毛，节明显，略膨大，断面中空。叶对生，多皱缩，展平后叶片呈条形至条状披针形。枝端具花及果实，花萼筒状，长 2.7～3.7cm；苞片 4～6，宽卵形，长约为萼筒的 1/4；花瓣棕紫色或棕黄色，卷曲，先端深裂成丝状。蒴果长筒形，与宿萼等长。种子细小，多数。气微，味淡。

（2）石竹 萼筒长 1.4～1.8cm，苞片长约为萼筒的 1/2；花瓣先端浅齿裂。

饮片 呈不规则段。（图 13-11）

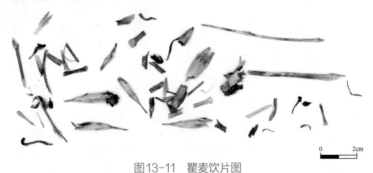

图13-11 瞿麦饮片图

以茎嫩，色绿，叶密者为佳。

性味功效 苦，寒。利尿通淋，活血通经。

‹ **仙鹤草** Xianhecao ›

别名 龙芽草

来源 为蔷薇科植物龙芽草 *Agrimonia pilosa* Ledeb. 的干燥地上部分。

产地 全国各地均产。

采收加工 夏、秋二季茎叶茂盛时采割，除去杂质，干燥。

性状鉴别 药材 长 50～100cm，全体被白色柔毛。茎下部圆柱形，直径 4～6mm，红棕色，上部方柱形，四面略凹陷，绿褐色，有纵沟及棱线，有节；体轻，质硬，易折断，断面中空。单数羽状复叶互生，暗绿色，皱缩卷

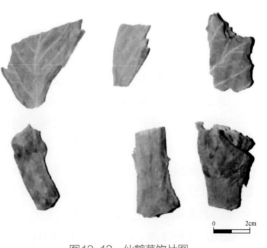

图13-12 仙鹤草饮片图

曲；质脆，易碎；叶片有大小2种，相间生于叶轴上，顶端小叶较大，完整小叶片展平后呈卵形或长椭圆形，先端尖，基部楔形，边缘有锯齿；托叶2，抱茎，斜卵形。总状花序细长，花萼下部呈筒状，萼筒上部有钩刺，先端5裂，花瓣黄色。气微，味微苦。

饮片 为不规则的段。（图13-12）

以茎棕色或淡黄棕色，叶多、色灰绿者为佳。

性味功效 苦、涩，平。收敛止血，截疟，止痢，解毒，补虚。

委陵菜 Weilingcai

别名 翻白菜、根头菜

来源 为蔷薇科植物委陵菜 *Potentilla chinensis* Ser. 的干燥全草。

产地 主产于华北、东北、中南、西南等地。

采收加工 春季未抽茎时采挖，除去泥沙，晒干。

性状鉴别 **药材** 根呈圆柱形或类圆锥形，略扭曲，有的有分枝，长5～17cm，直径0.5～1.5cm；表面暗棕色或暗紫红色，有纵纹，粗皮易成片状剥落；根茎部稍膨大；质硬，易折断，断面皮部薄，暗棕色，常与木部分离，射线呈放射状排列。叶基生，单数羽状复叶，有柄；小叶12～31对，狭长椭圆形，边缘羽状深裂，下表面及叶柄均灰白色，密被灰白色绒毛。气微，味涩、微苦。

饮片 为不规则的段。（图13-13）

以带根，叶被白色绒毛，无杂质者为佳。

性味功效 苦，寒。清热解毒，凉血止痢。

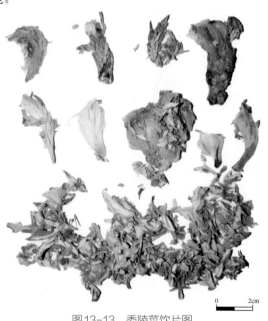

图13-13 委陵菜饮片图

广金钱草 Guangjinqiancao

别名 落地金钱、假花生

来源 为豆科植物广金钱草 *Desmodium styracifolium*（Osb.）Merr. 的干燥地上部分。

产地 主产于广东。广西、福建、湖南等地亦产。

采收加工 夏、秋二季采割，除去杂质，晒干。

性状鉴别 茎呈圆柱形，长可达1m；密被黄色伸展的短柔毛；质稍脆，断面中部有髓。叶互生，小叶1或3，圆形或矩圆形，直径2～4cm；先端微凹，基部心形或钝圆，全缘；上表面黄绿色或灰绿色，无毛，下表面具灰白色紧贴的绒毛，侧脉羽状；叶柄长1～2cm，托叶1对，披针形，长约0.8cm。气微香，味微甘。（图13-14）

以叶多、色绿者为佳。

性味功效　甘、淡，凉。利湿退黄，利尿通淋。

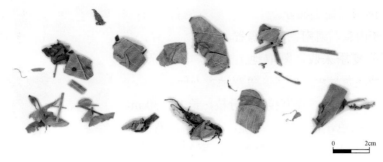

图13-14　广金钱草饮片图

老鹳草　Laoguancao

别名　牛儿苗、老鹳嘴、鹭嘴草

来源　为牻牛儿苗科植物牻牛儿苗 *Erodium stephanianum* Willd.、老鹳草 *Geranium wilfordii* Maxim. 或野老鹳草 *Geranium carolinianum* L. 的干燥地上部分。前者习称"长嘴老鹳草"，后两者习称"短嘴老鹳草"。

产地　长嘴老鹳草主产河北、山东、山西，短嘴老鹳草主产云南、四川、湖北等省。

采收加工　夏、秋二季果实近成熟时采割，捆成把，晒干。

性状鉴别　药材　（1）长嘴老鹳草　茎长 30～50cm，直径 0.3～0.7cm，多分枝，节膨大。表面灰绿色或带紫色，有纵沟纹及稀疏茸毛。质脆，断面黄白色，有的中空。叶对生，具细长叶柄；叶片卷曲皱缩，质脆易碎，完整者为二回羽状深裂，裂片披针线形。果实长圆形，长 0.5～1cm。宿存花柱长 2.5～4cm，形似鹳喙（习称"长嘴"），有的裂成 5 瓣，呈螺旋形卷曲。气微，味淡。

（2）短嘴老鹳草　茎较细，略短。叶片圆形，3 或 5 深裂，裂片较宽，边缘具缺刻。果实球形，长 0.3～0.5cm。花柱长 1～1.5cm，有的 5 裂向上卷曲呈伞形。野老鹳草叶片掌状 5～7 深裂，裂片条形，每裂片又 3～5 深裂。

饮片　呈不规则的段。（图 13-15）

以果实多、灰绿色、无杂质者为佳。习惯认为长嘴者质量较好。

性味功效　辛、苦，平。祛风湿，通经络，止泻痢。

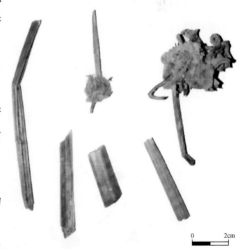

图13-15　老鹳草饮片图

透骨草　Tougucao

别名　珍珠透骨草、地构叶

来源 为大戟科植物地构叶 *Speranskia tuberculata*（Bunge）Baill. 的干燥地上部分。

产地 主产山东、河南、江苏等省。

采收加工 夏季采收，割取地上部分，除去杂质，晒干或切段晒干。

性状鉴别 茎圆柱形，微有棱，多分枝，长15～30cm，表面淡绿色至灰绿色，被柔毛；质脆，易折断，断面外圈有一紫色的环。叶互生，多破碎脱落，完整叶长椭圆形至披针形，近于无柄，边缘具缺刻状钝锯齿，灰绿色，两面被毛。总状花序或果序，花小；蒴果三棱状扁圆形。气微，味淡。（图13-16）

以色绿，枝嫩，带有珍珠状果实者为佳。

性味功效 辛，温。散风去湿，活血止痛。

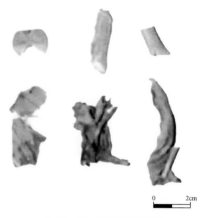

图13-16 透骨草饮片图

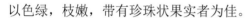

紫花地丁 Zihuadiding

别名 箭头尖、紫地丁、如意草

来源 为堇菜科植物紫花地丁 *Viola yedoensis* Makino 的干燥全草。

产地 主产江苏、浙江及东北地区。

采收加工 春、秋二季采收，除去杂质，晒干。

性状鉴别 多皱缩成团。主根长圆锥形，直径1～3mm；淡黄棕色，有细纵皱纹。叶基生，灰绿色，展平后叶片呈披针形或卵状披针形，长1.5～6cm，宽1～2cm；先端钝，基部截形或稍心形，边缘具钝锯齿，两面有毛；叶柄细，长2～6cm，上部具明显狭翅。花茎纤细；花瓣5，紫堇色或淡棕色；花距细管状。蒴果椭圆形或3裂，种子多数，淡棕色。气微，味微苦而稍黏。（图13-17）

以茎叶整齐，色绿者为佳。

性味功效 苦、辛，寒。清热解毒，凉血消肿。

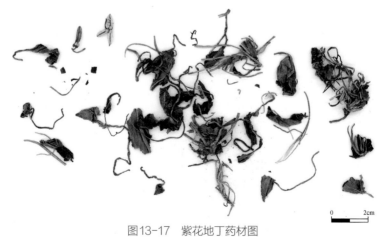

图13-17 紫花地丁药材图

金钱草　Jinqiancao

别名　对坐草、路边黄、神仙对坐草、大金钱草

来源　为报春花科植物过路黄 *Lysimachia christinae* Hance 的干燥全草。

产地　主产于四川省，长江流域及山西、陕西、云南、贵州等省亦产。

采收加工　夏、秋二季采收，除去杂质，晒干。

性状鉴别　药材　本品常缠绕成团，无毛或被疏柔毛。茎扭曲，表面棕色或暗棕红色，有纵纹，下部茎节上有时具须根，断面实心。叶对生，多皱缩，展平后呈宽卵形或心形，长 1～4cm，宽 1～5cm，基部微凹，全缘；上表面灰绿色或棕褐色，下表面色较浅，主脉明显突起，用水浸后，对光透视可见黑色或褐色条纹；叶柄长 1～4cm。有的带花，花黄色，单生叶腋，具长梗。蒴果球形。气微，味淡。（图 13-18）

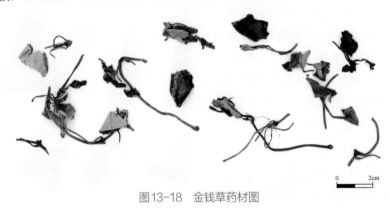

图13-18　金钱草药材图

饮片　为不规则的段。

以茎叶完整、黄棕色、无杂质者为佳。

性味功效　甘、咸，微寒。利湿退黄，利尿通淋，解毒消肿。

附注　金钱草伪品主要有以下几种。

① 点腺过路黄　为报春花科植物点腺过路黄 *Lysimehchia hemsleyana* Malim. 的全草。点腺过路黄全株被短毛，枝端延伸成细长鞭状，叶柄长为叶片的 1/2 以下，萼裂片具圆形或短长圆形腺条，较过路黄呈条形者为宽。

② 巴东过路黄　为报春花科植物巴东过路黄 *Lysimachia patumgensis* H-M. 的全草。全株密被锈色的柔毛。叶片宽卵形至近圆形，先端圆钝或有时微缺，基部宽楔形。花 2～4 朵生于茎和枝端顶。

③ 聚花过路黄　为报春花科植物聚花过路黄 *Lysimachia congestiflora* Hemsl. 的全草。茎匍匐或上部斜升，初被黄褐色柔毛，后渐平滑。叶卵形至宽卵形，两面疏生紧贴的短柔毛。花梗极短。

④ 积雪草　为伞形科植物积雪草 *Centella asiatica*（L.）的全草。茎细长，匍匐、绿色或带紫红色。叶 3～4 片聚生于节上，肾形或卵状肾形，先端钝圆，基部心形，边缘有钝锯齿或波状，通常无毛，叶脉于背面明显、网状，叶柄长。气微香而辛。

⑤ 天胡荽　为伞形科植物天胡荽 *Hydrocotyle rotundifolia* Roxb 的全草。茎细长，节上着生

纤细不定根。叶互生，圆形或肾状圆形，基部心形，边缘具钝齿。鞘状托叶，膜质、抱茎。

⑥ 连钱草　为唇形科植物连钱草 Glechoma hedercea L. 的全草。茎方形而细长，全体疏生细毛，节落地生根。叶交互对生，上表面绿色，背面常带紫色，疏生茸毛，老时脱落；边缘具粗钝齿。气无，味辛。

‹ 马鞭草 Mabiancao ›

别名　铁马鞭、马鞭梢

来源　为马鞭草科植物马鞭草 Verbena officinalis L. 的干燥地上部分。

产地　主产于湖北、江苏、贵州、四川、广西等省区。

采收加工　6～8 月花开时采割，除去杂质，晒干。

性状鉴别　药材　茎呈方柱形，多分枝，四面有纵沟，长 0.5～1m；表面绿褐色，粗糙；质硬而脆，断面有髓或中空。叶对生，皱缩，多破碎，绿褐色，完整者展平后叶片 3 深裂，边缘有锯齿。穗状花序细长（形似马鞭之梢），有小花多数。气微，味苦。

饮片　呈不规则的段。（图 13-19）

以色青绿，带有花穗者为佳。

性味功效　苦，凉。活血散瘀，解毒，利水，退黄，截疟。

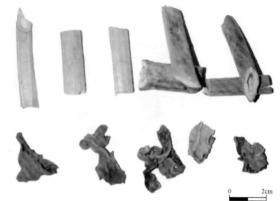

图 13-19　马鞭草饮片图

‹ 广藿香 Guanghuoxiang ›

别名　石牌香、高要香、海南香、枝香

来源　为唇形科植物广藿香 Pogostemon cablin（Blanco）Benth. 的干燥地上部分。

产地　主产于广东。产于广州市的石牌者，称石牌广藿香；产于肇庆地区高要、禄步者称高要广藿香。产于海南省者称海南广藿香。

采收加工　枝叶茂盛时采割，日晒夜闷，反复至干。

性状鉴别　药材　茎略呈方柱形，多分枝，枝条稍曲折，长 30～60cm，直径 0.2～0.7cm；表面被柔毛；质脆，易折断，断面中部有髓；老茎类圆柱形，直径 1～1.2cm，被灰褐色栓皮。叶对生，皱缩成团，展平后叶片呈卵形或椭圆形，长 4～9cm，宽 3～7cm；两面均被灰白色绒毛；先端短尖或钝圆，基部楔形或钝圆，边缘具大小不规则的钝齿；叶柄细，长 2～5cm，被柔毛。气香特异，味微苦。

饮片　呈不规则的段。（图 13-20）

以叶多，香气浓者为佳。

规格　商品分为石牌广藿香、高要广藿香、海南广藿香。习惯认为石牌广藿香质量最优，高要广藿香较逊，海南广藿香气味淡质次。

（1）石牌广藿香 统货。干货。除净根，枝叶相连。老茎多呈圆形，茎节较密；嫩茎略呈方形密被毛茸。断面白色，髓心较小。叶面灰黄色，叶背灰绿色。气纯香、味微苦而凉。散叶不超过10%。无死香、杂质、虫蛀、霉变。

（2）高要广藿香 货。干货。全草除净根。枝叶相连。枝干较细，茎节较密；嫩茎方形，密被毛茸。断面白色，髓心较大。叶片灰绿色。气清香，味微苦而凉。散叶不超过15%。无枯死、杂质、虫蛀、霉变。

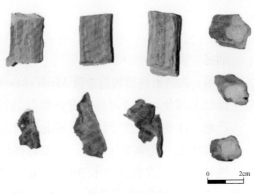

图13-20 广藿香饮片图

（3）海南广藿香 统货。干货。全草除净根。枝叶相连。枝干粗大，近方形，茎节密；嫩茎方形，具稀疏毛茸。断面白色髓心大。叶片灰绿色，较厚。气香浓，味微苦而凉。散叶不超过20%。无枯死、杂质、虫蛀、霉变。

性味功效 辛，微温。芳香化浊，和中止呕，发表解暑。

附注 土藿香 为唇形科植物藿香 *Agastache rugosa*（Fisch. et Mey.）O. Ktze. 的全草。主产浙江、江苏、四川、湖南等省。民间用作解暑药，有的地方鲜用藿香，即为本品。其与广藿香主要区别点为：茎断面髓部中空。叶片卵形或三角状卵形，先端尖锐，叶两面毛茸较少。花淡紫色，轮伞花序聚成顶生的总状花序。

‹ 藿香 Huoxiang ›

别名 土藿香、杜藿香、川藿香

来源 为唇形科植物藿香 *Agastache rugosa*（Fisch. et Mey.）O. Ktze 的干燥地上部分。

产地 主产浙江、四川、江西、江苏、湖南等省。

采收加工 6～8月花开时割取地上部分，阴干。

性状鉴别 茎呈方柱形，常有对生的分枝，四面平坦或凹入成宽沟，长30～90cm，直径0.2～1cm；表面绿色或黄绿色；质脆，易折断，断面白色，髓部中空。叶对生，叶片较薄，多皱缩破碎，完整者展平后呈卵形或长卵形，长2～8cm，宽1～5cm；上表面深绿色，下表面浅绿色；先端尖或渐尖，基部圆形或心形，边缘有钝锯齿；叶柄长1～4cm。穗状轮伞花序顶生。切段者长1～2cm。气香而特异，味淡、微凉。（图13-21）

以茎枝色绿，叶多，香气浓者为佳。

性味功效 辛，微温。化湿，解暑，止呕。

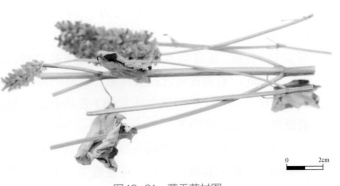

图13-21 藿香药材图

香薷 Xiangru

别名 香茹

来源 为唇形科植物石香薷 *Mosla chinensis* Maxim. 或江香薷 *Mosla chinensis* 'Jiangxiangru' 的干燥地上部分。前者习称"青香薷"，后者习称"江香薷"。

产地 江香薷主产于江西、河北、河南，青香薷产于广西、湖南、湖北等地。

采收加工 夏季茎叶茂盛、花盛时择晴天采割，除去杂质，阴干。

性状鉴别 青香薷 长30～50cm，基部紫红色，上部黄绿色或淡黄色，全体密被白色茸毛。茎方柱形，基部类圆形，直径1～2mm，节明显，节间长4～7cm；质脆，易折断。叶对生，多皱缩或脱落，叶片展平后呈长卵形或披针形，暗绿色或黄绿色，边缘有3～5疏浅锯齿。穗状花序顶生及腋生，苞片圆卵形或圆倒卵形，脱落或残存；花萼宿存，钟状，淡紫红色或灰绿色，先端5裂，密被茸毛。小坚果4，直径0.7～1.1mm，近圆球形，具网纹。气清香而浓，味微辛而凉。（图13-22）

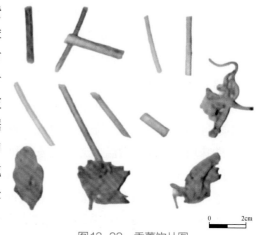

图13-22 香薷饮片图

江香薷 长55～66cm。表面黄绿色，质较柔软。边缘有5～9疏浅锯齿。果实直径0.9～1.4mm，表面具疏网纹。

以色青绿，叶、穗多，枝嫩，香气浓者为佳。

性味功效 辛，微温。发汗解表，化湿和中。

益母草 Yimucao（附：茺蔚子）

别名 益母蒿、坤草、茺蔚草

来源 为唇形科植物益母草 *Leonurus japonicus* Houtt. 的新鲜或干燥地上部分。

产地 分布全国各地。

采收加工 鲜品春季幼苗期至初夏花前期采割；干品夏季茎叶茂盛、花未开或初开时采割，晒干，或切段晒干。

性状鉴别 药材 （1）鲜益母草 幼苗期无茎，基生叶圆心形，5～9浅裂，每裂片有2～3钝齿。花前期茎呈方柱形，上部多分枝，四面凹下成纵沟，长30～60cm，直径0.2～0.5cm；表面青绿色；质鲜嫩，断面中部有髓。叶交互对生，有柄；叶片青绿色，质鲜嫩，揉之有汁；下部茎生叶掌状3裂，上部叶羽状深裂或浅裂成3片，裂片全缘或具少数锯齿。气微，味微苦。

（2）干益母草 茎表面灰绿色或黄绿色；体轻，质韧，断面中部有髓。叶片灰绿色，多皱缩、破碎，易脱落。轮伞花序腋生，小花淡紫色，花萼筒状，花冠二唇形。切段者长约2cm。（图13-23）

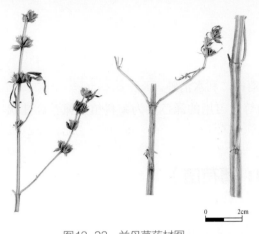

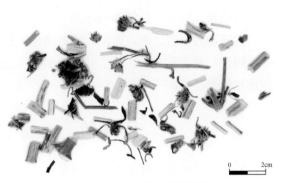

图13-23　益母草药材图

图13-24　益母草饮片图

饮片　干益母草　呈不规则的段。（图13-24）

以干燥、色黄绿、无杂质、叶多、带花者为佳。质老、枯黄、无叶者不可药用。

性味功效　苦、辛，微寒。活血调经，利尿消肿，清热解毒。

附　茺蔚子

别名　益母草子、坤草子、小胡麻、三角胡麻

来源　为唇形科植物益母草 *Leonurus japonicus* Houtt. 的干燥成熟果实。

采收加工　秋季果实成熟时采割地上部分，晒干，打下果实，除去杂质。

性状鉴别　呈三棱形，长 2～3mm，宽约 1.5mm。表面灰棕色至灰褐色，有深色斑点。一端稍宽，平截状，另一端渐窄而钝尖。果皮薄，子叶类白色，富油性。气微，味苦。

以颗粒饱满、洁净者为佳。

性味功效　辛、苦，微寒。活血调经，清肝明目。

‹ 泽兰　Zelan ›

别名　地瓜儿苗

来源　为唇形科植物毛叶地瓜儿苗 *Lycopus lucidus* Turcz. var. *hirtus* Regel 的干燥地上部分。

产地　全国大部分地区均产。

采收加工　夏、秋二季茎叶茂盛时采割，晒干。

性状鉴别　药材　茎呈方柱形，少分枝，四面均有浅纵沟，长 50～100cm，直径 0.2～0.6cm；表面黄绿色或带紫色，节处紫色明显，有白色茸毛；质脆，断面黄白色，髓部中空。叶对生，有短柄或近无柄；叶片多皱缩，展平后呈披针形或长圆形，长 5～10cm；上表面黑绿色或暗绿色，下表面灰绿色，密具腺点，两面均有短毛；先端尖，基部渐狭，边缘有锯齿。轮伞花序腋生，花冠多脱落，苞片及花萼宿存，小苞片披针形，有缘毛，花萼钟形，5 齿。气微，味淡。

饮片　呈不规则的段。（图13-25）

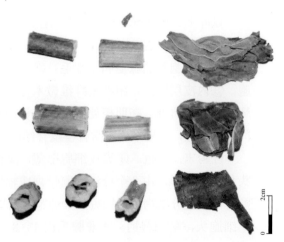

图13-25　泽兰饮片图

以质嫩、叶多、色绿者为佳。

性味功效 苦、辛，微温。活血调经，祛瘀消痈，利水消肿。

附注 过去湖南、广东、广西、四川、云南等省习用的泽兰实为菊科植物佩兰。性状描述见佩兰。

薄荷 Bohe（附：薄荷脑）

别名 野薄荷、夜息香、银丹草

来源 为唇形科植物薄荷 *Mentha haplocalyx* Briq. 的干燥地上部分。

产地 主产于江苏的太仓、浙江、湖南等地。以江苏苏州量大而质优，习称"苏薄荷"。

采收加工 夏、秋二季茎叶茂盛或花开至三轮时，选晴天，分次采割，晒干或阴干。

性状鉴别 药材 茎呈方柱形，有对生分枝，长15～40cm，直径0.2～0.4cm；表面紫棕色或淡绿色，棱角处具茸毛，节间长2～5cm；质脆，断面白色，髓部中空。叶对生，有短柄；叶片皱缩卷曲，完整者展平后呈宽披针形、长椭圆形或卵形，长2～7cm，宽1～3cm；上表面深绿色，下表面灰绿色，稀被茸毛，有凹点状腺鳞。轮伞花序腋生，花萼钟状，先端5齿裂，花冠淡紫色。揉搓后有特殊清凉香气，味辛凉。（图13-26）

饮片 呈不规则的段。（图13-27）

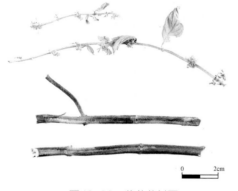
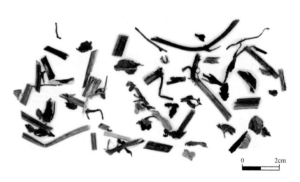

图13-26 薄荷药材图　　　　　　　　　　图13-27 薄荷饮片图

以叶多、色深绿、气味浓者为佳。一般认为太仓栽培的头刀薄荷质量最好。

显微鉴别 茎横切面：呈四方形。①表皮 为1列长方形细胞，外被角质层，有扁球形腺鳞，单细胞头的腺毛和非腺毛。②皮层 为数列薄壁细胞，排列疏松，四角处有厚角细胞。③内皮层明显，中柱鞘纤维微木化。④韧皮部 细胞较小，呈狭环状。⑤形成层 呈环状。⑥木质部 在四棱处发达，导管圆形，木纤维多角形。⑦髓部 薄壁细胞大型，中间常有空隙，薄壁细胞中常含橙皮苷结晶。（图13-28）

叶粉末：绿色。①表皮细胞壁薄，呈微波状，下表皮有众多直轴式气孔。②腺鳞的腺头呈扁圆球形，由8个分泌细胞排列成辐射状，腺头外围有角质层，与分泌细胞的间隙处贮有浅黄色分泌物，柄极短，单细胞，四周约有12个表皮细胞，放射状排列。③小腺毛为单细胞头，单细胞柄。④非腺毛由1～8个细胞组成，常弯曲，胞壁厚，外壁呈现疣状突起。（图13-29）

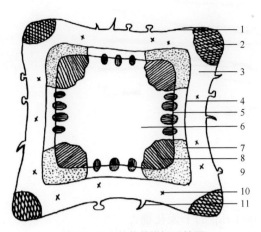

图13-28 薄荷茎横切面简图

1—表皮；2—厚角组织；3—皮层；4—内皮层；5—形成层；
6—髓；7—韧皮部；8—木质部；9—腺鳞；
10—橙皮苷结晶；11—非腺毛

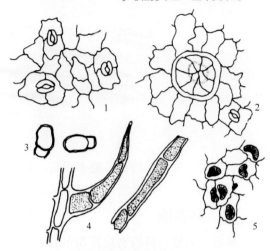

图13-29 薄荷叶粉末图

1—气孔；2—腺鳞；3—小腺毛；
4—非腺毛；5—橙皮苷结晶

叶表面观：腺鳞头部8细胞，直径约至90μm，柄单细胞；小腺毛头部及柄部均为单细胞。非腺毛1～8个细胞，常弯曲，壁厚，微具疣突。下表皮气孔多见，直轴式气孔。

性味功效 辛，凉。疏散风热，清利头目，利咽，透疹，疏肝行气。

附 薄荷脑

来源 为唇形科植物薄荷 *Mentha haplocalyx* Briq. 的新鲜茎和叶经水蒸气蒸馏、冷冻、重结晶得到的一种饱和的环状醇。

性状鉴别 本品为无色针状或棱柱状结晶或白色结晶性粉末，有薄荷的特殊香气，味初灼热后清凉。乙醇溶液中显中性反应。本品在乙醇、三氯甲烷、乙醚中极易溶解，在水中极微溶解。

主要成分 含薄荷脑（$C_{10}H_{20}O$）应为95.0%～105.0%。

性味功效 芳香药、调味药及驱风药。

〈 荆芥 Jingjie（附：荆芥穗） 〉

来源 为唇形科植物荆芥 *Schizonepeta tenuifolia* Briq. 的干燥地上部分。

产地 主产江苏、浙江、河南、河北、山东等省。

采收加工 夏、秋二季花开到顶，穗绿时采割，除去杂质，晒干。

性状鉴别 药材 茎呈方柱形，上部有分枝，长50～80cm，直径0.2～0.4cm，表面淡黄绿色或淡紫红色，被短柔毛；体轻，质脆，断面类白色。叶对生，多已脱落，叶片3～5羽状分裂，裂片细长。穗状轮伞花序顶生，长2～9cm，直径约0.7cm，花冠多脱落，宿萼钟状，先端5齿裂，淡棕色或黄绿色，被短柔毛；小坚果棕黑色。气芳香，味微涩而辛凉。（图13-30）

饮片 呈不规则的段。（图13-31）

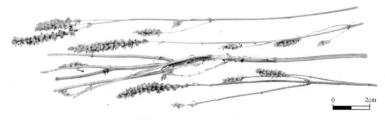

图13-30　荆芥药材图

以茎淡黄绿色，细长；穗多而长，花密；香气浓者为佳。

性味功效　辛，微温。解表散风，透疹，消疮。

附　荆芥穗

来源　为唇形科植物荆芥 *Schizonepeta tenuifolia* Briq. 的干燥花穗。

采收加工　夏、秋二季花开到顶，穗绿时采摘，除去杂质，晒干。

性状鉴别　穗状轮伞花序呈圆柱形，长 3～15cm，直径约 7mm。花冠多脱落，宿萼黄绿色，钟形，质脆易碎，内有棕黑色小坚果。气芳香，味微涩而辛凉。（图 13-32）

性味功效　辛，微温。解表散风，透疹，消疮。

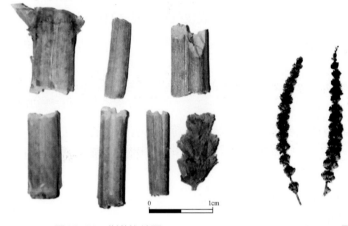

图13-31　荆芥饮片图

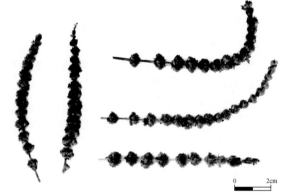

图13-32　荆芥穗药材图

‹ 半枝莲　Banzhilian ›

来源　为唇形科植物半枝莲 *Scutellaria barbata* D. Don 的干燥全草。

产地　主产于江苏、浙江、安徽、江西、福建、台湾、湖南、湖北、广东、广西、四川等省区。

采收加工　夏、秋二季茎叶茂盛时采挖，洗净，晒干。

性状鉴别　药材　长 15～35cm，无毛或花轴上疏被毛。根纤细。茎丛生，较细，方柱形；表面暗紫色或棕绿色。叶对生，有短柄；叶片多皱缩，展平后三角状卵形或披针形，长 1.5～3cm，宽 0.5～1cm；先端钝，基部宽楔形，全缘或有少数不明显的锯齿；上表面暗绿色，下表面灰绿色。花单生于茎枝上部叶腋，花萼裂片钝或较圆；花冠二唇形，棕黄色或浅蓝紫色，长约 1.2cm，被毛。果实扁球形，浅棕色。气微，味微苦。

饮片　呈不规则的段。（图 13-33）

以茎枝细匀、深绿色者为佳。

性味功效 辛、苦，寒。清热解毒，化瘀利尿。

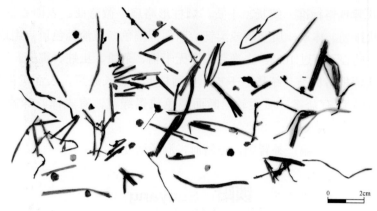

图13-33 半枝莲饮片图

＜ 肉苁蓉 Roucongrong ＞

别名 大芸、淡大芸、甜大芸、寸芸

来源 为列当科植物肉苁蓉 *Cistanche deserticola* Y. C. Ma 或管花肉苁蓉 *Cistanche tubulosa* （Schenk）Wight 的干燥带鳞叶的肉质茎。

产地 主产内蒙古、新疆、陕西、青海、甘肃等省区。

采收加工 春季苗刚出土时或秋季冻土之前采挖，除去茎尖。切段，晒干。通常将鲜品置沙土中半埋半露，较全部曝晒干得快，干后即为甜大芸（淡大芸），质量好。秋季采收者因水分大，不易干燥，故将肥大者投入盐湖中腌1～3年（盐大芸），质量较次，药用时须洗去盐分。

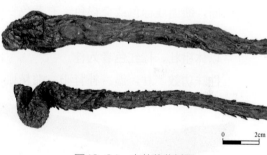

图13-34 肉苁蓉药材图

性状鉴别 药材 （1）肉苁蓉 呈扁圆柱形，稍弯曲，长3～15cm，直径2～8cm。表面棕褐或灰棕色，密被复瓦状排列的肉质鳞叶，通常鳞叶先端已断。体重，质硬，微有柔性，不易折断，断面棕褐色，有淡棕色点状维管束，排列成波状环纹。气微，味甜、微苦。（图13-34）

（2）管花肉苁蓉 呈类纺锤形、扁纺锤形或扁柱形，稍弯曲，长5～25cm，直径2.5～9cm。表面棕褐至黑褐色。断面颗粒状，灰棕色至灰褐色，散生点状维管束。

饮片 呈不规则形的厚片。（图13-35）

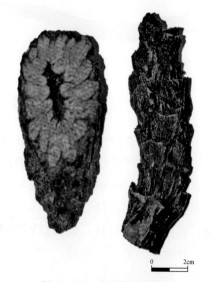

图13-35 肉苁蓉饮片图

311

以条粗壮、密被鳞片、色棕褐、质柔润的甜肉苁蓉为佳。

规格 商品有甜肉苁蓉（淡肉苁蓉）和咸肉苁蓉两种规格。

（1）甜肉苁蓉规格标准 统货。干货。圆柱形略扁，微弯曲。表面赤褐或暗褐色，有多数鳞片覆瓦状排列。体重，质坚硬或柔韧，断面棕褐色，有淡棕色斑点组成的波状环纹，气微，味微甜。枯心不超过10%。去净芦头，无干梢、杂质、虫蛀、霉变。

（2）咸肉苁蓉规格标准 统货。干货。呈圆柱形或扁长条形，表面黑褐色，有多数鳞片呈覆瓦状排列，附有盐霜。质柔软，断面黑色或黑绿色，有光泽。味咸。枯心不超过10%。无干梢、杂质、霉变。

性味功效 甘、咸，温。补肾阳，益精血，润肠通便。

‹ 锁阳 Suoyang ›

来源 为锁阳科植物锁阳 *Cynomorium songaricum* Rupr. 的干燥肉质茎。

产地 主产内蒙古、甘肃、新疆等地。

采收加工 春季采挖，除去花序，切段，晒干。

性状鉴别 药材 呈扁圆柱形，微弯曲，长5～15cm，直径1.5～5cm。表面棕色或棕褐色，粗糙，具明显纵沟及不规则凹陷，有的残存有三角形的黑棕色鳞片。体重，质硬，难折断，断面浅棕色或棕褐色，有黄色三角状维管束。气微，味甘而涩。（图13-36）

饮片 为不规则形或类圆形的片。（图13-37）

以体粗壮、棕红色者为佳。

性味功效 甘，温。补肾阳，益精血，润肠通便。

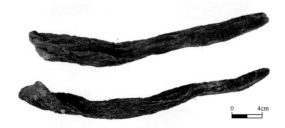
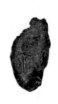

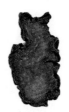
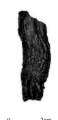

图13-36 锁阳药材图　　　　　　　　　图13-37 锁阳饮片图

‹ 北刘寄奴 Beiliujinu ›

来源 为玄参科植物阴行草 *Siphonostegia chinensis* Benth 的干燥全草。

产地 主产于华北、东北、西北地区及山东、安徽、江苏北部地区。

采收加工 秋季采收，除去杂质，晒干。

性状鉴别 药材 长30～80cm，全体被短毛。根短而弯曲，稍有分枝。茎圆柱形，有棱，有的上部有分枝，表面棕褐色或黑棕色；质脆，易折断，断面黄白色，中空或有白色髓。叶对生，多脱落破碎，完整者羽状深裂，黑绿色。总状花序顶生，花有短梗，花萼长筒状，黄棕色至黑棕色，有明显10条纵棱，先端5裂，花冠棕黄色，多脱落。蒴果狭卵状

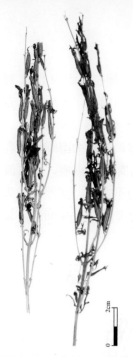
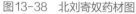

图13-38　北刘寄奴药材图

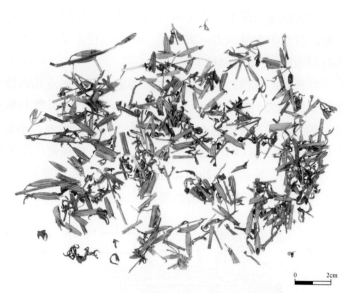

图13-39　北刘寄奴饮片图

椭圆形，较萼稍短，棕黑色。种子细小。气微，味淡。（图13-38）

饮片　呈不规则的段。（图 13-39）

以棕色，不带根，果多者为佳。

性味功效　苦，寒。活血祛瘀，通经止痛，凉血，止血，清热利湿。

＜ 穿心莲 Chuanxinlian ＞

别名　一见喜、榄核莲

来源　为爵床科植物穿心莲 *Andrographis paniculata*（Burm. f.）Nees 的干燥地上部分。其中，叶不得少于30%。

产地　主要栽培于广东、广西、福建等省区。

采收加工　秋初茎叶茂盛时采割，晒干。

性状鉴别　药材　茎呈方柱形，多分枝，长50～70cm，节稍膨大；质脆，易折断。单叶对生，叶柄短或近无柄；叶片皱缩、易碎，完整者展平后呈披针形或卵状披针形，长 3～12cm，宽2～5cm，先端渐尖，基部楔形下延，全缘或波状；上表面绿色，下表面灰绿色，两面光滑。气微，味极苦。

饮片　呈不规则的段。（图 13-40）

以色绿、叶多、味极苦者为佳。

显微鉴别　叶横切面：上表皮细胞类方形或长方形，下表皮细胞较小，上、下表皮均有含有

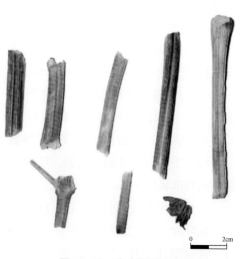

图13-40　穿心莲饮片图

313

圆形、长椭圆形或棒状钟乳体的晶细胞；并有腺鳞，有的可见非腺毛。栅栏组织为1～2列细胞，贯穿于主脉上方；海绵组织排列疏松。主脉维管束外韧型，呈凹槽状，木质部上方亦有晶细胞。（图13-41）

叶粉末：绿色。①含钟乳体晶细胞　上下表皮均有增大的晶细胞，内含大型螺状钟乳体，老叶较多，嫩叶较少。直径约至36μm，长约至180μm，较大端有脐样点痕，层纹波状。②气孔　下表皮密布气孔，直轴式，副卫细胞大小悬殊，少数为不定式。③腺鳞　头部扁球形，4、6（8）细胞，直径至40μm，柄极短。④非腺毛　呈圆锥形，1～4细胞，长约至160μm，基部直径约至40μm，表面有角质纹理。（图13-42）

性味功效　苦，寒。清热解毒，凉血，消肿

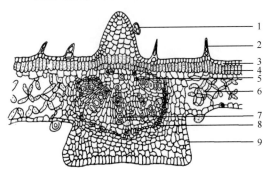

图13-41　穿心莲叶横切面详图

1—腺毛；2—非腺毛；3—上表皮细胞；4—栅栏组织；5—钟乳体；
6—海绵组织；7—木质部导管；8—韧皮部；9—下表皮细胞

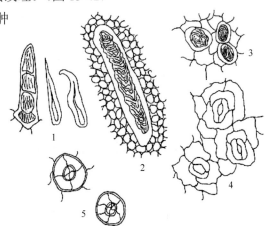

图13-42　穿心莲叶粉末图

1—非腺毛；2—上表皮碳酸钙钟乳体；
3—下表皮碳酸钙钟乳体；4—气孔；5—腺鳞

车前草　Cheqiancao

别名　猪耳朵菜、车轮菜

来源　为车前科植物车前 *Plantago asiatica* L. 或平车前 *Plantago depressa* Willd. 的干燥全草。

产地　车前广泛的分布于全国各地；平车前主产于东北、华北及西北等地。

采收加工　夏季采挖，除去泥沙，晒干。

性状鉴别　药材　（1）车前　根丛生，须状。叶基生，具长柄；叶片皱缩，展平后呈卵状椭圆形或宽卵形，长6～13cm，宽2.5～8cm；表面灰绿色或污绿色，具明显的弧形脉5～7条；先端钝或短尖，基部宽楔形，全缘或者有不规律的波状浅齿。穗状花序数条，花茎长。蒴果盖裂，萼宿存。气微香，味微苦。

（2）平车前　主根直而长。叶片较狭，长椭圆形或椭圆状披针形，长5～14cm，宽2～3cm。

饮片　为不规则的段。（图13-43）

以叶片完整，色灰绿，干爽，无杂质者为佳。

性味功效　甘，寒。清热利尿通淋，祛痰，凉血，解毒。

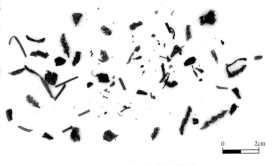

图13-43　车前草饮片图

白花蛇舌草 Baihuasheshecao

别名 蛇舌草

来源 为茜草科植物白花蛇舌草 *Hedyotis diffusa* Willd.［*Oldenlandia diffusa*（Willd.）Roxb.］的干燥全草。

产地 我国长江以南各省均产。

采收加工 夏、秋二季采收，洗净，晒干。

性状鉴别 全草长 15～60cm，常扭缠成团状，灰绿色至灰棕色。主根一条，粗 2～4mm。茎纤弱，圆柱形，粗约 1mm，有分枝，秃净无毛，有纵棱。叶对生，无柄或具短柄，多皱缩、破碎，易脱落，展平后呈条形或线状披针形，长 1～3.5cm，宽 1～5mm，全缘，上面青绿色，背面灰绿色；托叶膜质，基部合生成鞘状，长 1mm 左右。花白色，单一或成对生于叶腋。蒴果扁球形，石榴状，直径 2～2.5mm，灰褐色，果皮膜质，两侧各有一条纵沟，花萼宿存。种子细小。气微，味微苦。（图 13-44）

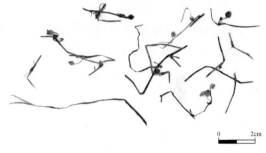

图13-44 白花蛇舌草药材图

以干燥无杂质、色灰绿者为佳。

性味功效 甘、淡，凉。清热解毒，利尿消肿，活血止痛。

败酱草 Baijiangcao

来源 为败酱科植物黄花败酱 *Patrinia scabiosaefolia* Fisch. ex Trev. 或白花败酱 *Patrinia villosa* Juss. 的干燥全草。

产地 黄花败酱全国大部分地区均有分布；白花败酱分布于我国北部、东北部及中南等地。

采收加工 夏季花开前采挖，晒至半干，扎成束，阴干。

性状鉴别 黄花败酱 长 50～100cm。根茎圆柱形，多向一侧弯曲，有节，节间长不超过 2cm，节上有须根。茎圆柱形，直径 0.2～0.8cm，黄绿色至黄棕色，节明显，常有倒生粗毛；质脆，断面中心有髓，或呈小空洞。叶对生，叶片薄，多卷缩或破碎，完整者展平后呈羽状深裂至全裂，裂片边缘有粗锯齿，黄绿色，叶柄极短，茎上部叶较小，常 3 裂，裂片狭长。有的枝端带有伞房状聚伞圆锥花序。全株有陈腐豆酱的特异臭气，味微苦。（图 13-45）

白花败酱 根茎节间长 3～6cm，着生数条粗壮根。茎不分枝，表面有倒生白色长毛及纵沟纹，断面中空。茎生叶多不分裂，叶柄长 1～4cm，有翼。

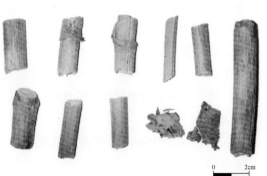

图13-45 败酱草饮片图

均以根长、叶多而色绿、气浓者为佳。

性味功效 辛、苦，凉。清热解毒，祛瘀排脓。

‹ 半边莲 Banbianlian ›

来源 为桔梗科植物半边莲 *Lobelia chinensis* Lour. 的干燥全草。

产地 我国南方地区多有生产，如安徽、江苏、浙江、江西、湖北、湖南及广东等省。

采收加工 夏季采收，除去泥沙，洗净，晒干。

性状鉴别 药材 常缠结成团。根茎极短，直径 1～2mm；表面淡棕黄色，平滑或有细纵纹。根细小，黄色，侧生纤细须根。茎细长，有分枝，灰绿色，节明显，有的可见附生的细根。叶互生，无柄，叶片多皱缩，绿褐色，展平后叶片呈狭披针形，长 1～2.5cm，宽 0.2～0.5cm，边缘具疏而浅的齿或全缘。花梗细长，花小，单生于叶腋，花冠基部筒状，上部 5 裂，偏向一边，浅紫红色，花冠筒内有白色茸毛。气微特异，味微甘而辛。

饮片 呈不规则的段。（图 13-46）

以身干，叶绿，根黄，无泥沙、杂质者为佳。

性味功效 辛、平。清热解毒，利尿消肿。

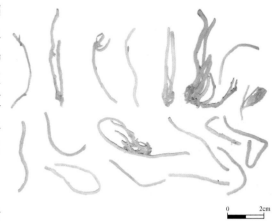

图13-46 半边莲饮片图

‹ 青蒿 Qinghao ›

别名 臭蒿

来源 为菊科植物黄花蒿 *Artemisia annua* L. 的干燥地上部分。

产地 全国各地均产。主产湖北、浙江、江苏等省区。

采收加工 秋季花盛开时采割，除去老茎，阴干。

性状鉴别 药材 茎呈圆柱形，上部多分枝，长 30～80cm，直径 0.2～0.6cm；表面黄绿色或棕黄色，具纵棱线；质略硬，易折断，断面中部有髓。叶互生，暗绿色或棕绿色，卷缩易碎，完整者展平后为三回羽状深裂，裂片及小裂片矩圆形或长椭圆形，两面被短毛。气香特异，味微苦。

饮片 呈不规则的段，长 0.5～1.5cm。（图 13-47）

以色绿、叶多、无老茎及杂质、香气浓者为佳。

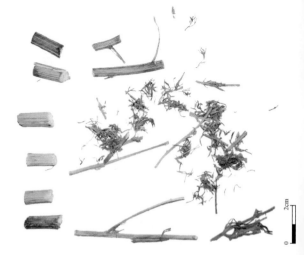

图13-47 青蒿饮片图

性味功效 苦、辛，寒。清虚热，除骨蒸，解暑热，截疟，退黄。

＜ **茵陈** Yinchen ＞

来源　为菊科植物滨蒿 *Artemisia scoparia* Waldst. et Kit. 或茵陈蒿 *Artemisia capillaris* Thunb. 的干燥地上部分。

产地　茵陈蒿主产于陕西、山西、安徽等省区，滨蒿主产于东北地区及河北、山东等省区。

采收加工　春季幼苗高 6～10cm 时采收或秋季花蕾长成至花初开时采割，除去杂质及老茎，晒干。春季采收的习称"绵茵陈"，秋季采割的称"花茵陈"。

性状鉴别　绵茵陈　多卷曲成团状，灰白色或灰绿色，全体密被白色茸毛，绵软如绒。茎细小，长 1.5～2.5cm，直径 0.1～0.2cm，除去表面白色茸毛后可见明显纵纹；质脆，易折断。叶具柄；展平后叶片呈一至三回羽状分裂，叶片长 1～3cm，宽约 1cm；小裂片卵形或稍呈倒披针形、条形，先端锐尖。气清香，味微苦。（图 13-48）

花茵陈　茎呈圆柱形，多分枝，长 30～100cm，直径 2～8mm；表面淡紫色或紫色，有纵条纹，被短柔毛；体轻，质脆，断面类白色。叶密集，或多脱落；下部叶二至三回羽状

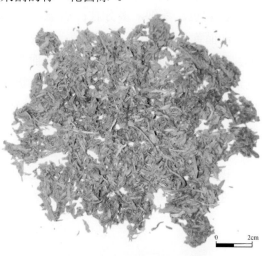

图13-48　茵陈（绵茵陈）图

深裂，裂片条形或细条形，两面密被白色柔毛；茎生叶一至二回羽状全裂，基部抱茎，裂片细丝状。头状花序卵形，多数集成圆锥状，长 1.2～1.5mm，直径 1～1.2mm，有短梗；总苞片 3～4 层，卵形，苞片 3 裂；外层雌花 6～10 个，可多达 15 个，内层两性花 2～10 个。瘦果长圆形，黄棕色。气芳香，味微苦。

绵茵陈以质嫩，绵软，灰白色，无老茎，香气浓者为佳。茵陈蒿以茎枝淡紫色，带有叶片、花蕾，气芳香者为佳。以陕西产者质量为佳，习称"西茵陈"或"陕茵陈"。

性味功效　苦、辛，微寒。清利湿热，利胆退黄。

＜ **刘寄奴** Liujinu ＞

来源　为菊科植物奇蒿 *Artemisia anomala* S. Moore 的全草。

产地　主产于江苏、浙江、安徽等地。

采收加工　秋季采收，除去杂质，晒干。

性状鉴别　茎高 60～120cm，直立，圆柱形具肋，棕色，被细毛。叶互生，卵状披针形，先端渐尖，基部狭窄成短柄，边缘具锯齿。质硬脆，断面中心有髓。白色管状花，头状花序钟状，密集成圆锥花丛。瘦果长圆形，有棱。气芳香，味淡。

性味功效　苦、温。破血通经，敛疮消肿。

<   **鹅不食草** **Ebushicao**   >

别名　鸡肠草

来源　为菊科植物鹅不食草 *Centipeda minima*（L.）A. Br. et Aschers. 的干燥全草。

产地　主产浙江、湖北、江苏、广东等地。

采收加工　夏、秋二季花开时采收，洗去泥沙，晒干。

性状鉴别　药材　缠结成团。须根纤细，淡黄色。茎细，多分枝；质脆，易折断，断面黄白色。叶小，近无柄；叶片多皱缩、破碎，完整者展平后呈匙形，表面灰绿色或棕褐色，边缘有 3～5 个锯齿。头状花序黄色或黄褐色。气微香，久嗅有刺激感，味苦、微辛。（图 13-49）

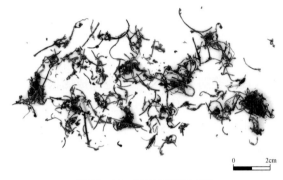

图13-49　鹅不食草药材图

饮片　为不规则的小段。

以灰绿色、有花序、无杂质、嗅之打喷嚏者为佳。

性味功效　辛，温。发散风寒，通鼻窍，止咳。

<   **小蓟** **Xiaoji**   >

别名　青刺菜、刺蓟菜、刺儿菜

来源　为菊科植物刺儿菜 *Cirsium setosum*（Willd.）MB. 的干燥地上部分。

产地　全国各地均有生产。

采收加工　夏、秋二季花开时采割，除去杂质，晒干。

性状鉴别　药材　茎呈圆柱形，有的上部分枝，长 5～30cm，直径 0.2～0.5cm；表面灰绿色或带紫色，具纵棱及白色柔毛；质脆，易折断，断面中空。叶互生，无柄或有短柄；叶片皱缩或破碎，完整者展平后呈长椭圆形或长圆状披针形，长 3～12cm，宽 0.5～3cm；全缘或微齿裂至羽状深裂，齿尖具针刺；上表面绿褐色，下表面灰绿色，两面均具白色柔毛。头状花序单个或数个顶生；总苞钟形，苞片 5～8 层，黄绿色；花紫红色。气微，味微苦。

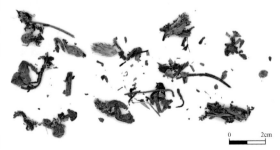

图13-50　小蓟饮片图

饮片　呈不规则的段。（图 13-50）

以叶多、色绿者为佳。

性味功效　甘、苦，凉。凉血止血，散瘀解毒消痈。

<   **大蓟** **Daji**   >

别名　虎蓟、马刺刺、刺蓟

来源　为菊科植物蓟 *Cirsium japonicum* Fisch. ex DC. 的干燥地上部分。

产地　主产于安徽、山东、江苏等省。

采收加工　夏、秋二季花开时采割地上部分，除去杂质，晒干。

性状鉴别　药材　茎呈圆柱形，基部直径可达 1.2cm；表面绿褐色或棕褐色，有数条纵棱，被丝状毛；断面灰白色，髓部疏松或中空。叶皱缩，多破碎，完整叶片展平后呈倒披针形或倒卵状椭圆形，羽状深裂，边缘具不等长的针刺；上表面灰绿色或黄棕色，下表面色较浅，两面均具灰白色丝状毛。头状花序顶生，球形或椭圆形，总苞黄褐色，羽状冠毛灰白色。气微，味淡。

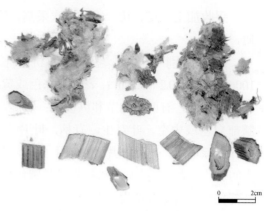

图13-51　大蓟饮片图

饮片　呈不规则的段。（图 13-51）

以干燥、色灰绿、叶多、无杂质者为佳。

性味功效　甘、苦，凉。凉血止血，散瘀解毒消痈。

＜ 墨旱莲　Mohanlian ＞

别名　旱莲草、鳢肠、黑墨草

来源　为菊科植物鳢肠 *Eclipta prostrata* L. 的干燥地上部分。

产地　主产辽宁、河北及华东、中南等地。

采收加工　花开时采割，晒干。

性状鉴别　药材　全体被白色茸毛。茎呈圆柱形，有纵棱，直径 2～5mm；表面绿褐色或墨绿色。叶对生，近无柄，叶片皱缩卷曲或破碎，完整者展平后呈长披针形，全缘或具浅齿，墨绿色。头状花序直径 2～6mm。瘦果椭圆形而扁，长 2～3mm，棕色或浅褐色。气微，味微咸。浸水后搓其茎叶，显墨绿色。

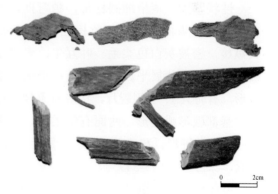

图13-52　墨旱莲饮片图

饮片　呈不规则的段。（图 13-52）

以茎长，墨绿色，带叶者为佳。

性味功效　甘、酸，寒。滋补肝肾，凉血止血。

＜ 佩兰　Peilan ＞

别名　兰草

来源　为菊科植物佩兰 *Eupatorium fortunei* Turcz. 的干燥地上部分。

产地　主产于河北、山东、江苏、浙江、广东、广西、四川、湖南、湖北等省区。

采收加工 夏、秋二季分两次采割，除去杂质，晒干。

性状鉴别 药材 茎呈圆柱形，长30~100cm，直径0.2~0.5cm；表面黄棕色或黄绿色，有的带紫色，有明显的节和纵棱线；质脆，断面髓部白色或中空。叶对生，有柄，叶片多皱缩、破碎，绿褐色；完整叶片3裂或不分裂，分裂者中间裂片较大，展平后呈披针形或长圆状披针形，基部狭窄，边缘有锯齿；不分裂者展平后呈卵圆形、卵状披针形或椭圆形。气芳香，味微苦。

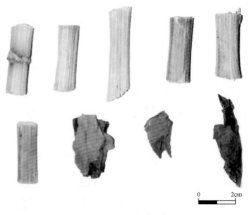

图13-53 佩兰饮片图

饮片 呈不规则的段。（图13-53）

以质嫩，叶多、色绿，香气浓者为佳。

性味功效 辛，平。芳香化湿，醒脾开胃，发表解暑。

‹ **千里光** Qianliguang ›

别名 九里光、千里急、黄花草、一扫光

来源 为菊科植物千里光 *Senecio scandens* Buch.-Ham. 的干燥地上部分。

产地 我国西北部及长江以南各省均产。

采收加工 全年均可采收，除去杂质，阴干。

性状鉴别 茎呈细圆柱形，稍弯曲，上部有分枝；表面灰绿色、黄棕色或紫褐色，具纵棱，密被灰白色柔毛。叶互生，多皱缩破碎，完整叶片展平后呈卵状披针形或长三角形，有时具1~6侧裂片，边缘有不规则锯齿，基部戟形或楔形，两面有细柔毛。头状花序；总苞钟形；花黄色至棕色，冠毛白色。气微，味苦。（图13-54）

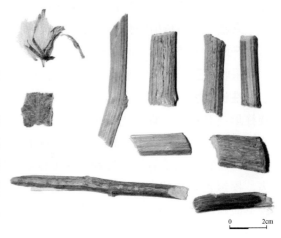

图13-54 千里光饮片图

以身干，叶多、色绿，无泥沙、杂质者为佳。

性味功效 苦，寒。清热解毒，明目，利湿。

‹ **豨莶草** Xixiancao ›

别名 黏糊菜、绿莶草

来源 为菊科草本植物豨莶 *Siegesbeckia orientalis* L.、腺梗豨莶 *Siegesbeckia pubescens* Makino 或毛梗豨莶 *Siegesbeckia glabrescens* Makino 的干燥地上部分。

产地 主产于湖南、福建、湖北、江苏等省。

　　采收加工　夏、秋二季花开前和花期均可采割，除去杂质，晒干。

　　性状鉴别　药材　茎略呈方柱形，多分枝，长 30～110cm，直径 0.3～1cm；表面灰绿色、黄棕色或紫棕色，有纵沟及细纵纹，被灰色柔毛；节明显，略膨大；质脆，易折断，断面黄白色或带绿色，髓部宽广，类白色，中空。叶对生，叶片多皱缩、卷曲，展平后呈卵圆形，灰绿色，边缘有钝锯齿，两面皆有白色柔毛，主脉 3 出。有的可见黄色头状花序，总苞片匙形。气微，味微苦。

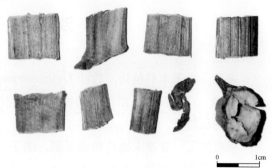

图13-55　豨莶草饮片图

　　饮片　呈不规则的段。（图 13-55）

　　以枝嫩，叶多、色深绿，无根者为佳。

　　性味功效　辛、苦，寒。祛风湿，利关节，解毒。

＜　蒲公英　Pugongying　＞

　　别名　黄花地丁、婆婆丁、蒲公丁

　　来源　为菊科植物蒲公英 *Taraxacum mongolicum* Hand.–Mazz.、碱地蒲公英 *Taraxacum borealisinense* Kitam. 或同属数种植物的干燥全草。

　　产地　主产于山西、河北、山东及东北各省。

　　采收加工　春至秋季花初开时采挖，除去杂质，洗净，晒干。

　　性状鉴别　药材　呈皱缩卷曲的团块。根呈圆锥状，多弯曲，长 3～7cm；表面棕褐色，抽皱；根头部有棕褐色或黄白色的茸毛，有的已脱落。叶基生，多皱缩破碎，完整叶片呈倒披针形，绿褐色或暗灰绿色，先端尖或钝，边缘浅裂或羽状分裂，基部渐狭，下延呈柄状，下表面主脉明显。花茎 1 至数条，每条顶生头状花序，总苞片多层，内面一层较长，花冠黄褐色或淡黄白色。有的可见多数具白色冠毛的长椭圆形瘦果。气微，味微苦。

　　饮片　为不规则的段。（图 13-56）

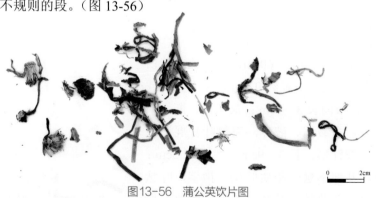

图13-56　蒲公英饮片图

　　以叶多，色绿，有花序者为佳。

　　性味功效　苦、甘，寒。清热解毒，消肿散结，利尿通淋。

‹ 淡竹叶 Danzhuye ›

别名 竹叶

来源 为禾本科植物淡竹叶 *Lophatherum gracile* Brongn. 的干燥茎叶。

产地 产于江苏、浙江、湖南、湖北、广东、广西、安徽、福建等省区。以浙江产者最佳，称杭竹叶。

采收加工 夏季未抽花穗前采割，晒干。

性状鉴别 药材 本品长 25～75cm。茎呈圆柱形，有节，表面淡黄绿色，断面中空。叶鞘开裂。叶片披针形，有的皱缩卷曲，长 5～20cm，宽 1～3.5cm；表面淡绿色或黄绿色。叶脉平行，具横行小脉，形成长方形的网格状，下表面尤为明显。体轻，质柔韧。气微，味淡。

饮片 呈不规则的段、片，可见茎碎片、节和开裂的叶鞘。（图 13-57）

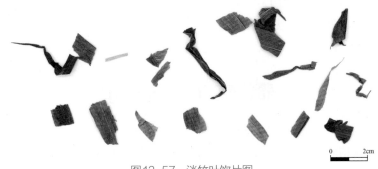

图 13-57 淡竹叶饮片图

以叶多而长，不带根和花穗，色绿者为佳。

性味功效 甘、淡，寒。清热泻火，除烦止渴，利尿通淋。

‹ 鸭跖草 Yazhicao ›

来源 为鸭跖草科植物鸭跖草 *Commelina communis* L. 的干燥地上部分。

产地 主产我国东南部部分地区，华北地区亦有生产。

采收加工 夏、秋二季采收，晒干。

性状鉴别 药材 长可达 60cm，黄绿色或黄白色，较光滑。茎有纵棱，直径约 0.2cm，多有分枝或须根，节稍膨大，节间长 3～9cm；质柔软，断面中部有髓。叶互生，多皱缩、破碎，完整叶片展平后呈卵状披针形或披针形，长 3～9cm，宽 1～2.5cm；先端尖，全缘，基部下延成膜质叶鞘，抱茎，叶脉平行。花多脱落，总苞佛焰苞状，心形，两边不相连；花瓣皱缩，蓝色。气微，味淡。

饮片 呈不规则的段。（图 13-58）

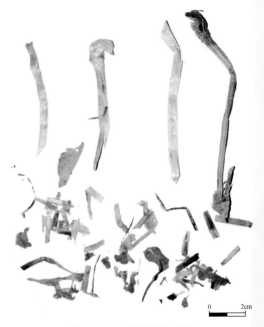

图 13-58 鸭跖草饮片图

以身干，色黄绿、无杂质者为佳。

性味功效　甘、淡，寒。清热泻火，解毒，利水消肿。

‹ **石斛** Shihu ›

来源　为兰科植物金钗石斛 *Dendrobium nobile* Lindl.、霍山石斛 *Dendrobium huoshanense* C. Z. Tang et S. J. Cheng、鼓槌石斛 *Dendrobium chrysotoxum* Lindl. 或流苏石斛 *Dendrobium fimbriatum* Hook. 的栽培品及其同属植物近似种的新鲜或干燥茎。

产地　以上各种石斛主产于广西、贵州、广东、云南、四川等省区。

采收加工　全年均可采收，鲜用者除去根和泥沙；干用者采收后，除去杂质，用开水略烫或烘软，再边搓边烘晒，至叶鞘搓净，干燥。霍山石斛11月至翌年3月采收，除去叶、根须及泥沙等杂质，洗净，鲜用，或加热除去叶鞘制成干条；或边加热边扭成螺旋状或弹簧状，干燥，称霍山石斛枫斗。

性状鉴别　药材　（1）鲜石斛　呈圆柱形或扁圆柱形，长约30cm，直径0.4～1.2cm。表面黄绿色，光滑或有纵纹，节明显，色较深，节上有膜质叶鞘。肉质多汁，易折断。气微，味微苦而回甜，嚼之有黏性。

（2）金钗石斛　呈扁圆柱形，长20～40cm，直径0.4～0.6cm，节间长2.5～3cm。表面金黄色或黄中带绿色，有深纵沟。质硬而脆，断面较平坦而疏松。气微，味苦。

（3）霍山石斛　干条呈直条状或不规则弯曲形，长2～8cm，直径1～4mm。表面淡黄绿色至黄绿色，偶有黄褐色斑块，有细纵纹，节明显，节上有的可见残留的灰白色膜质叶鞘；一端可见茎基部残留的短须根或须根痕，另一端为茎尖，较细。质硬而脆，易折断，断面平坦，灰黄色至灰绿色，略角质状。气微，味淡，嚼之有黏性。鲜品稍肥大。肉质，易折断，断面淡黄绿色至深绿色。气微，味淡，嚼之有黏性且少有渣。枫斗呈螺旋形或弹簧状，通常为2～5个旋纹，茎拉直后性状同干条。（图13-59）

（4）鼓槌石斛　呈粗纺锤形，中部直径1～3cm，具3～7节。表面光滑，金黄色，有明显凸起的棱。质轻而松脆，断面海绵状。气微，味淡，嚼之有黏性。

（5）流苏石斛　呈长圆柱形，长20～150cm，直径0.4～1.2cm，节明显，节间长2～6cm。表面黄色至暗黄色，有深纵槽。质疏松，断面平坦或呈纤维性。味淡或微苦，嚼之有黏性。

干石斛饮片　呈扁圆柱形或圆柱形的段。切面有多数散在的筋脉点。（图13-60）

鲜石斛饮片　呈圆柱形或扁圆柱形的段。

干品以色金黄、有光泽、质柔韧者为佳；鲜石斛以青绿色、肥满多汁、嚼之发黏者为佳。石斛规格现一般分为：鲜石斛（南方多见）、细黄草、中黄草、木石斛等。

性味功效　甘，微寒。益胃生津，滋阴清热。

附注　石斛的伪品主要有以下2种。

① 云南石仙桃　为兰科植物云南石仙桃 *Pholidota yunnanensis* Rolfe. 的新鲜或干燥根状茎和假鳞茎。根茎粗壮，节明显，下侧生须根。节上有干枯的膜质鳞叶，每隔0.5～1.5cm

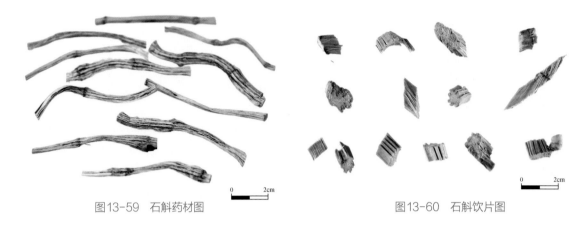

图13-59　石斛药材图　　　　　　　　　　　图13-60　石斛饮片图

生1枚细长肉质肥厚的假鳞茎，呈瓶状、卵状长圆形。花序顶生。味甘、淡；嚼之无黏性。

②金黄泽　湖南叫鸭舌石斛。为兰科植物聚石斛 *D. jenkinsii* Wall. 的茎。呈纺锤状四棱形，长3～8cm，直径1～2cm。通常由四节组成，节间长1～2cm。表面呈金黄色或黄绿色，有光泽及皱纹。体轻、质松。味淡。

＜　铁皮石斛　Tiepishihu　＞

来源　为兰科植物铁皮石斛 *Dendrobium officinale* Kimura et Migo 的干燥茎。

产地　主产我国东南部部分地区，华北地区亦有生产。

采收加工　11月至翌年3月采收，除去杂质，剪去部分须根，边加热边扭成螺旋形或弹簧状，烘干；或切成段，干燥或低温烘干。前者习称"铁皮枫斗"（耳环石斛）；后者习称"铁皮石斛"。

性状鉴别　铁皮枫斗　成螺旋形或弹簧状，通常为2～6个旋纹，茎拉直后长3.5～8cm，直径0.2～0.4cm。表面黄绿色或略带金黄色，有细纵皱纹，节明显，节上有时可见残留的灰白色叶鞘；一端可见茎基部留下的短须根。质坚实，易折断，断面平坦，灰白色至灰绿色，略角质状。气微，味淡。嚼之有黏性。（图13-61）

铁皮石斛　呈圆柱形的段，长短不等。

性味功效　甘，微寒。益胃生津，滋阴清热。

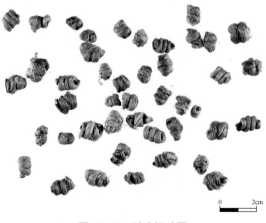

图13-61　铁皮枫斗图

学习任务十四

藻、菌、地衣类中药

目标及任务要求

1. 能熟练运用性状鉴别方法鉴别藻、菌、地衣类中药的真、伪、优、劣。
2. 能较熟练运用显微鉴别方法鉴别常用藻、菌、地衣类中药的真、伪。
3. 能熟练说出藻、菌、地衣类中药的来源、性状鉴别特征、规格。
4. 能熟练说出藻、菌、地衣类中药的道地产地，较熟练说出其主产地。
5. 知道藻、菌、地衣类中药的采收加工。

项目一 藻、菌、地衣类中药的鉴定方法

一、藻、菌、地衣类植物的特性

藻类植物、菌类植物、地衣类植物同是低等植物，它们都没有根、茎、叶等器官的分化，也没有维管束和胚胎。

藻类药材多属于褐藻类及红藻类，主要分布于山东、浙江、福建、广东等省沿海地区。这类植物由多细胞构成，虽无根、茎、叶的分化，但有类似根茎叶的不同体态，其基部有固着器，借杆状的柄和叶片状部分相连。藻类含叶绿素，能营自养生活。藻类药材多具有在海水中选择吸收碘质的能力，故含碘较多，如昆布、海藻。

药用菌类多为真菌，其菌体由分枝或不分枝的、有隔或无隔的菌丝组成。这类植物体不含叶绿素，只营寄生或腐生生活。药用部分多为子囊菌纲和担子菌纲的子实体，如马勃、灵芝等；或菌核体，如茯苓、雷丸等；有些则连同它们的寄生昆虫的干燥尸体同作药用，如冬虫夏草等。

地衣类是藻类与真菌共生的复合体。共生体以藻类行光合作用，制造营养物质供给全体，而菌类主要行吸收水分和无机盐并起支撑和固着的作用。其植物体主要由菌丝组成，大多数为子囊菌，少数为担子菌；藻类多分布在表面以下的一至数层，以蓝藻和绿藻为多。

地衣类按形态可分为三种类型：壳状地衣、叶状地衣和枝状地衣。地衣类含特有的地衣酸、地衣色素、地衣多糖、地衣淀粉等。地衣类药用的如松萝。

二、藻、菌、地衣类中药的性状鉴定

一般按形状、大小、表面、颜色、质地、断面和气味等顺序进行。但药用藻类多为叶状体或枝状体，常含有不同的色素和不同的副色素，因此，性状鉴别要特别注意其形状和颜色。菌类中药药用部位主要有菌丝体、子实体或菌核体，其形态各异，应重点观察药材的形状和表面特征。地衣类中药应重点观察形态，颜色和表面特征。

三、藻、菌、地衣类中药的显微鉴定

除按一般显微鉴别方法观察外，藻类中药应特别注意细胞和孢子的形状、藻淀粉及色素颗粒等特征。菌类中药要注意孢子、子囊壳、菌丝、有无草酸钙晶体等特征。地衣类中药应特别注意观察孢子、色素、菌丝等特征。

四、藻、菌、地衣类中药的品质

藻类中药（药材、饮片）一般以质干、味淡、肉厚、无泥沙、无掺杂着为佳；菌类中药（药材、饮片）一般以个肥大、体干、有光泽、无杂质、无虫蛀霉变者为佳。

项目二　藻、菌、地衣类中药的鉴定

< 昆布　Kunbu >

来源　为海带科植物海带 *Laminaria japonica* Aresch. 或翅藻科植物昆布 *Ecklonia kurome* Okam. 的干燥叶状体。

产地　自然生长的海带分布于辽宁和山东沿海，人工种植的主产浙江、江苏、福建、广东等省沿海地区；昆布主产福建沿海。

采收加工　夏、秋二季采捞，晒干。

性状鉴别　海带　卷曲折叠成团状，或缠结成把。全体呈黑褐色或绿褐色，表面附有白霜。用水浸软则膨胀成扁平长带状，长 50～150cm，宽 10～40cm，中部较厚，边缘较薄而呈波状。类革质，残存柄部扁圆柱状。气腥，味咸。

昆布　卷曲皱缩成不规则团状。全体呈黑色，较薄。用水浸软则膨胀呈扁平的叶状，长宽为 16～26cm，厚约 1.6mm；两侧呈羽状深裂，裂片呈长舌状，边缘有小齿或全缘。质柔滑。（图14-1）

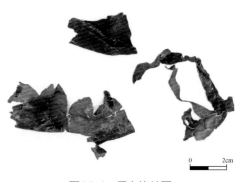

图14-1　昆布饮片图

均以色黑褐、质厚、无砂石、盐霜少者为佳。

性味功效　咸，寒。消痰软坚散结，利水消肿。

‹ 海藻　Haizao ›

来源　为马尾藻科植物海蒿子 *Sargassum pallidum*（Turn.）C. Ag. 或羊栖菜 *Sargassum fusiforme*（Harv.）Setch. 的干燥藻体。前者习称"大叶海藻"，后者习称"小叶海藻"。

产地　海蒿子主产于辽宁、山东沿海，为产量较大的海藻。羊栖菜产于我国各地沿海。

采收加工　夏、秋二季采捞，除去杂质，洗净，晒干。

性状鉴别　药材　（1）大叶海藻　皱缩卷曲，黑褐色，有的被白霜，长 30～60cm。主干呈圆柱形，具圆锥形突起，主枝自主干两侧生出，侧枝自主枝叶腋生出，具短小的刺状突起。初生叶披针形或倒卵形，长 5～7cm，宽约 1cm，全缘或具粗锯齿；次生叶条形或披针形，叶腋间有着生条状叶的小枝。气囊黑褐色，球形或卵圆形，有的有柄，顶端钝圆，有的具细短尖。质脆，潮润时柔软；水浸后膨胀，肉质，黏滑。气腥，味微咸。

（2）小叶海藻　较小，长 15～40cm。分枝互生，无刺状突起。叶条形或细匙形，先端稍膨大，中空。气囊腋生，纺锤形或球形，囊柄较长。质较硬。（图 14-2）

饮片　为不规则的段，卷曲状。

均以黑褐色、条长、白霜少、无杂质者为佳。

性味功效　苦、咸，寒。消痰软坚散结，利水消肿。

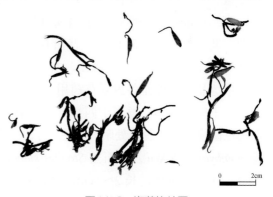

图14-2　海藻饮片图

‹ 冬虫夏草　Dongchongxiacao ›

别名　冬虫草、虫草

来源　为麦角菌科真菌冬虫夏草菌 *Cordyceps sinensis*（Berk.）Sacc. 寄生在蝙蝠蛾科昆虫幼虫上的子座和幼虫尸体的干燥复合体。

产地　主产于四川、青海、云南、贵州、西藏等地，以四川产量最大。

采收加工　夏初子座出土、孢子未发散时挖取，晒至六七成干，除去似纤维状的附着物及杂质，晒干或低温干燥。

性状鉴别　本品由虫体与从虫头部长出的真菌子座相连而成。虫体似蚕，长 3～5cm，直径 0.3～0.8cm；表面深黄色至黄棕色，有环纹 20～30 个，近头部的环纹较细；头部红棕色；足 8 对，中部 4 对较明显；质脆，易折断，断面略平坦，淡黄白色。子座细长圆柱形，长 4～7cm，直径约 0.3cm；表面深棕色至棕褐色，有细纵皱纹，上部稍膨大；质柔韧，断面类白色。气微腥，味微苦。（图 14-3）

以虫体饱满肥大；色黄；断面充实，白色；菌座短壮；气香者为佳。

性味功效 甘，平。补肾益肺，止血化痰。

附注 冬虫夏草的伪品主要有以下几种。

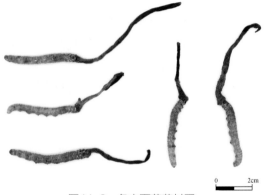

图14-3 冬虫夏草药材图

①吉林土门岭产一种蛹草（北虫草）*Cordyceps militaris*（L.）link.，为冬虫夏草属真菌寄生于夜蛾科昆虫蛹上的子座和蛹的干燥复合体。其与正品虫草的主要区别为：子座头部较柄部短很多，橙黄色或橙红色，蛹体呈椭圆形。②江西产一种冬虫夏草类似品，名曰"草木王"。其幼虫体形粗大，形似蜈蚣。表面灰褐色，常一节深黑，一节紫红色相间，有大毒。当地用于解蛇毒。应注意区别。③安徽、湖南、江西等省，发现一种"分枝虫草"，系麦角菌科虫草属真菌"亚香棒虫草"*C.hawkesii* Gray.的子座寄生于鳞翅目昆虫幼虫上的复合体。但它不是冬虫夏草菌而是子囊菌。其虫体似蚕，暗棕色，背面有皱纹，子座（子囊菌）也由虫体头部长出，单生或有2~3个，细圆柱形，多弯曲，灰白色至灰黑色，有纵皱纹，头部圆柱形较膨大，顶端圆。系伪品，不能作冬虫夏草药用。④凉山虫草*Cordyceps liangshanensis* Zang，Liu et Hu的干燥子座及虫体。发现于四川。虫体似蚕，较粗，长3~6cm，直径0.6~1cm；表面被棕褐色菌膜，菌膜脱落处暗红棕色。子座呈线形，柄部极长。⑤以唇形科植物地蚕*Stachys geobombycis* C.Y.Wu及草石蚕*Stachys sieboldii* Miq.的块茎伪充。块茎呈梭形，略弯曲，有环节；外表淡黄色，长2~5cm，直径0.3~1cm；质脆；断面类白色；用水浸泡易膨胀，呈明显结节状。⑥人工制作的假虫草，是用面粉、玉米粉、石膏为原料，经加工模压而成。虫体的颜色是人工描绘的，头部没有一对红色突起的斑点，断面淡白色。子座顶端略尖，不膨大。体重，久嚼粘牙。加碘液显蓝色。

‹ 银耳 Yiner ›

别名 白木耳、耳子、雪耳

来源 为银耳科真菌银耳*Tremella fuciformis* Berk.的干燥子实体。

产地 野生，现多人工培植。主产于四川、云南、贵州、湖北。此外，福建、广东、江苏、浙江、江西、陕西等省亦产。

采收加工 夏、秋二季为盛产期，分批采收，选发育适度、生长停顿的白木耳，用竹刀从耳杆上的银耳根部割下，用水洗净，散开晒干或用文火烘干。

性状鉴别 干燥的子实体呈不规则的皱缩片状或绣球花朵状，大小不等，朵状者通常3~5cm，片状

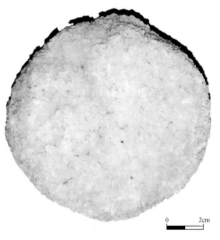

图14-4 银耳药材图

者1～2cm。有的将不足2cm的小片用棉线穿起（四川通江）。黄白色至黄棕色，微有光泽。体轻，质硬而脆，半透明。易吸潮，水湿后，柔软润滑，体积膨胀，可达1∶15，俗称"发头好"。气微，味淡。（图14-4）

以朵片大，体轻，黄白色，肉厚，有光泽，水浸后发头大者为佳。

性味功效　甘、淡，平。滋阴，润肺，养胃，生津。

〈 灵芝 Lingzhi 〉

别名　灵芝草

来源　为多孔菌科植物真菌赤芝 *Ganoderma lucidum*（Leyss. ex Fr.）Karst. 或紫芝 *Ganoderma sinense* Zhao，Xu et Zhang 的干燥子实体。

产地　栽培或野生。灵芝（赤芝）产于华东、西南及河北、山西、广东、广西、海南等地；紫芝产于浙江、江西、湖南、广西、福建等地。

采收加工　全年采收，除去杂质，剪除附有朽木、泥沙或培养基质的下端菌柄，阴干或在40～50℃烘干。

性状鉴别　赤芝　外形呈伞状，菌盖肾形、半圆形或近圆形，直径10～18cm，厚1～2cm。皮壳坚硬，黄褐色至红褐色，有光泽，具环状棱纹和辐射状皱纹，边缘薄而平截，常稍内卷。菌肉白色至淡棕色。菌柄圆柱形，侧生，少偏生，长7～15cm，直径1～3.5cm，红褐色至紫褐色，光亮。孢子细小，黄褐色。气微香，味苦涩。

紫芝　皮壳紫黑色，有漆样光泽。菌肉锈褐色。菌柄长17～23cm。

栽培品　子实体较粗壮、肥厚，直径12～22cm，厚1.5～4cm。皮壳外常被有大量粉尘样的黄褐色孢子。（图14-5）

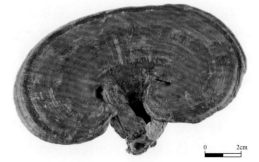

图14-5　灵芝药材图

以体大、完整、肥厚、有光泽者为佳。野生品优于栽培品。紫芝表面紫黑色，有漆样光泽，传统认为质好；赤芝表面红褐色，漆样光泽不明显，质稍逊于紫芝。

性味功效　甘，平。补气安神，止咳平喘。

〈 茯苓 Fuling 〉

别名　茯灵、云苓

来源　为多孔菌科真菌茯苓 *Poria cocos*（Schw.）Wolf 的干燥菌核。

产地　野生或栽培。主产云南、湖北、安徽、贵州、四川、江西、河南、广东等省。

采收加工　多于7～9月采挖，挖出后除去泥沙，堆置"发汗"后，摊开晾至表面干燥，再"发汗"，反复数次至出现皱纹、内部水分大部分散失后，阴干，称为"茯苓个"；或将鲜茯苓按不同部位切制，阴干，分别称为"茯苓块"和"茯苓片"。

性状鉴别 （1）茯苓个　呈类球形、椭圆形、扁圆形或不规则团块，大小不一。外皮薄而粗糙，棕褐色至黑褐色，有明显的皱缩纹理。体重，质坚实，断面颗粒性，有的具裂隙，外层淡棕色，内部白色，少数淡红色，有的中间抱有松根。气微，味淡，嚼之粘牙。（图 14-6）

（2）茯苓块　为去皮后切制的茯苓，呈立方块状或方块状厚片，大小不一。白色、淡红色或淡棕色。（图 14-7）

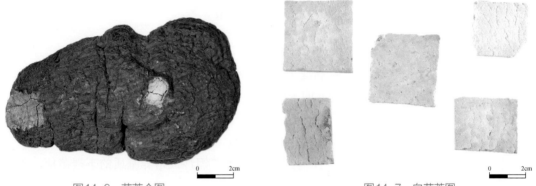

图 14-6　茯苓个图　　　　　　　　　　　　　　　图 14-7　白茯苓图

（3）茯苓片　为去皮后切制的茯苓，呈不规则厚片，厚薄不一。白色、淡红色或淡棕色。

茯苓以质坚实，色白（赤苓则以色绯红），无砂粒嵌入，嚼之黏性强者为佳。各种规格的加工品，除具备以上要求外，应以片块均匀为好。以云南产品质量最佳，习称"云苓"，奉为道地药材；以安徽产量大，习称"安苓"。茯神野生品以云南所产质量好，但货较少；加工品茯神块应以天然抱心的茯神为好，人为插入松根是一种混充茯神品，实质与茯苓块相同。

规格　规格有茯苓个、茯苓皮、茯苓片、赤茯苓、白茯苓、茯苓块、茯神及茯神木等。

（1）个苓　一等：干货。呈不规则圆球形或块状，表面黑褐色或棕褐色，体坚实，皮细，断面白色。味淡。大小圆扁不分。无杂质、霉变。二等：干货。体轻泡，皮粗，质松，断面白色至黄赤色。间有皮沙、水锈、破伤。其余同一等。

（2）白苓片　一等：干货。为茯苓去净外皮，切成薄片，白色或灰白色，质细，毛边（不修边），厚度 7 片 /cm，片面长宽不得小于 3cm。无杂质、霉变。二等：干货。厚度 5 片 /cm。其余同一等。

（3）白苓块　统货。干货。为茯苓去净外皮切成扁平方块，白色或灰白色，厚度 0.4～0.6cm，长度 4～5cm，边缘苓块，可不成方形，间有长宽 1.5cm 以上的碎块。无杂质、霉变。

（4）赤苓块　统货。干货。为茯苓去净外皮切成扁平方块，赤黄色，厚度 0.4～0.6cm，长度 4～5cm，边缘苓块，可不成方形，间有长宽 1.5cm 以上的碎块。无杂质、霉变。

（5）茯神块　统货。干货。为茯苓去净外皮切成扁平方块，色泽不分，每块含有松木心，厚度 0.4～0.6cm，长宽 4～5cm，木心直径不超过 1.5cm，边缘苓块，可不成方形，间有长宽 1.5cm 以上的碎块。

（6）骰方　统货。干货。为茯苓去净外皮切成扁立方形块，白色，质坚实，长、宽、厚均在 1cm 以内，均匀整齐。间有不规则的碎块，但不超过 10%。无粉末、杂质、霉变。

（7）白碎苓　统货。干货。为加工茯苓时的白色或灰白色的大小碎块或碎屑，均属此等。无粉末、杂质、霉变。

（8）赤碎苓　统货。为加工茯苓时的赤黄色大小碎块或碎屑，均属此等。无粉末。

（9）茯神木　统货。干货。为茯苓中间生长的松木，多为弯曲不直的松根，似朽木状，色泽不分，质松体轻，每根周围必须带有2/3的茯苓肉，木杆直径最大不超过2.5cm。无杂质、霉变。

显微鉴别　粉末：灰白色。用水或稀甘油装片：可见无色不规则颗粒状团块和分枝状团块，遇水合氯醛液渐溶化。

用5%氢氧化钾液装片：团块溶化露出菌丝，菌丝细长，稍弯曲，有分枝，无色或淡棕色（外层菌丝），直径3~8μm，少数至16μm，横壁偶可见。（图14-8）

不含草酸钙结晶及淀粉粒。

粉末加α-萘酚及浓硫酸，团块即溶解，可显橙红色至深红色。

性味功效　甘、淡，平。利水渗湿，健脾，宁心。

附注　有用茯苓粉末加黏合剂包埋松木块而充"茯神"出售。在调查中尚发现用淀粉加工伪制的茯苓片，其切面白色、细腻、无颗粒感，遇稀碘液变蓝色。

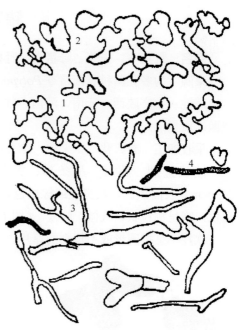

图14-8　茯苓粉末图

1—分枝状团块；2—颗粒状团块；3—无色菌丝；
4—棕色菌丝

＜ **茯苓皮** Fulingpi ＞

来源　本品为多孔菌科真菌茯苓 *Poria cocos*（Schw.）Wolf 菌核的干燥外皮。

产地　野生或栽培。主产云南、湖北、安徽、贵州、四川、江西、河南、广东等省。

采收加工　多于7~9月采挖，加工"茯苓片""茯苓块"时，收集削下的外皮，阴干。

性状鉴别　呈长条形或不规则块片，大小不一。外表面棕褐色至黑褐色，有疣状突起，内面淡棕色并常带有白色或淡红色的皮下部分。质较松软，略具弹性。气微、味淡，嚼之粘牙。（图14-9）

以外皮黑褐色，内面灰白色，体轻、质松、略具弹性者为佳。

性味功效　甘、淡，平。利水消肿。

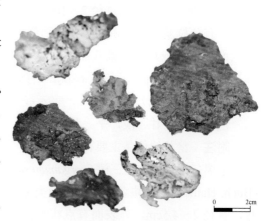

图14-9　茯苓皮药材图

猪苓 Zhuling

别名 野猪苓、朱苓、野猪粪、野猪屎

来源 为多孔菌科真菌猪苓 *Polyporus umbellatus*（Pers.）Fries 的干燥菌核。

产地 主产陕西、云南、河南、甘肃、吉林、四川、山西、河北等地。以云南产量大，陕西产质量佳。

采收加工 春、秋二季采挖，除去泥沙，干燥。

性状鉴别 药材 呈条形、类圆形或扁块状，有的有分枝，长 5～25cm，直径 2～6cm。表面黑色、灰黑色或棕黑色，皱缩或有瘤状突起。体轻，质硬，断面类白色或黄白色，略呈颗粒状。气微，味淡。（图 14-10）

饮片 呈类圆形或不规则的厚片。（图 14-11）

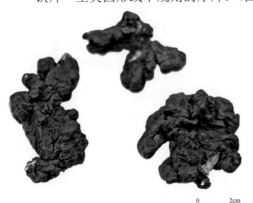

图 14-10 猪苓药材图

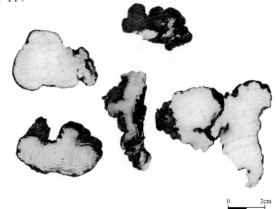

图 14-11 猪苓饮片图

以体结，质较重，皮黑、肉白（俗称"铁皮白肉"），个大均匀，不带砂石，不糠心者为佳。

显微鉴别 粉末：灰黄白色。①菌丝团：大多无色（内层菌丝），少数棕色（外层菌丝）。散在的菌丝细长、弯曲，直径 2～10μm，有的可见横隔，有分枝及结节状膨大部分。②草酸钙结晶：正八面体形、规则的双锥八面体形或不规则多面体形，直径 3～60μm，长至 68μm，有时数个结晶聚合。（图 14-12）

性味功效 甘、淡，平。利水渗湿。

附注 猪苓的伪品主要有以下 2 种。

①黑三棱科植物黑三棱 *Sparganium stoloniferum* Buch. Ham. 的干燥块茎的饮片。为类圆形横切薄片，直径 2～4.5cm，外表面有点状须根痕或疣状突起，棕色至黑棕色，切面平坦，显粉性，可见散生的筋脉小点，质坚硬，味苦而微麻舌。②食用

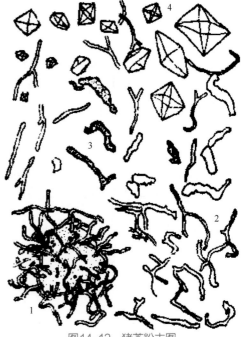

图 14-12 猪苓粉末图

1—菌丝团；2—无色菌丝；3—棕色菌丝；4—草酸钙结晶

菌的切片仿制，为不规则切片，有菌香气。

雷丸　Leiwan

别名　白雷丸、竹苓、雷矢、雷实

来源　为白蘑科真菌雷丸 *Omphalia lapidescens* Schroet. 的干燥菌核。

产地　主产于四川、云南、湖北、广西、贵州、陕西等地。

采收加工　秋季采挖，洗净，晒干。

性状鉴别　为类球形或不规则团块，直径 1～3cm。表面黑褐色或棕褐色，有略隆起的不规则网状细纹。质坚实，不易破裂，断面不平坦，白色或浅灰黄色，常有黄白色大理石样纹理。气微，味微苦，嚼之有颗粒感，微带黏性，久嚼无渣。（图 14-13）

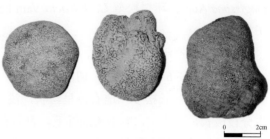

图14-13　雷丸药材图

以个大，坚实沉重，外皮黑褐色，断面色白、粉状者为佳。断面褐色呈角质样者，不可供药用。

性味功效　微苦，寒。杀虫消积。

附注　曾发现用吕宋果作雷丸用，应注意鉴别。吕宋果为马钱科植物吕宋豆的干燥成熟种子。呈不规则卵圆形，或一面有棱，长 1.8～3cm，宽 1.3～2cm，厚 0.5～1cm，外表黄棕色，有细皱纹，偶有残留银灰色带光泽的毛茸，基部有明显圆形的种脐。质坚实，纵切面可见角质状、半透明、棕色的胚乳，中央子叶 2 片。味极苦。有毒。

马勃　Mabo

别名　马屁勃、马屁包、马粪包、灰包、灰包菌

来源　为灰包科真菌脱皮马勃 *Lasiosphaera fenzlii* Reich.、大马勃 *Calvatia gigantea* (Batsch ex Pers.) Lloyd 或紫色马勃 *Calvatia lilacina* (Mont. et Berk.) Lloyd 的干燥子实体。

产地　主产于内蒙古、辽宁、安徽。

采收加工　夏、秋二季子实体成熟时及时采收，除去泥沙，干燥。

性状鉴别　药材　（1）脱皮马勃　呈扁球形或类球形，无不孕基部，直径 15～20cm。包被灰棕色至黄褐色，纸质，常破碎呈块片状，或已全部脱落。孢体灰褐色或浅褐色，紧密，有弹性，用手撕之，内有灰褐色棉絮状的丝状物。触之则孢子呈尘土样飞扬，手捻有细腻感。臭似尘土，无味。

（2）大马勃　不孕基部小或无。残留的包被由黄棕色的膜状外包被和较厚的灰黄色的内包被所组成，光滑，质硬而脆，成块脱落。孢体浅青褐色，手捻有滑润感。

（3）紫色马勃　呈陀螺形，或已压扁呈扁圆形，直径 5～12cm，不孕基部发达。包被薄，两层，紫褐色，粗皱，有圆形凹陷，外翻，上部常裂成小块或已部分脱落。孢体紫色。（图 14-14）

饮片　呈不规则的小块。

均以个大，皮薄，饱满，松泡有弹性者为佳。

性味功效　辛，平。清肺利咽，止血。

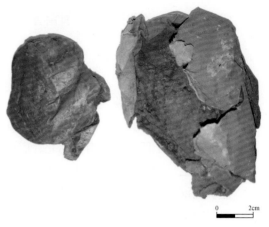

图14-14　马勃药材图

❮ 松萝 Songluo ❯

别名　松上寄生、松落

来源　为松萝科植物长松萝 *Usnea longissima* Ach.、环裂松萝 *U. diffracta* Vain 的干燥地衣体。

产地　主产于湖北、湖南、贵州、四川、广西、云南等省区。

采收加工　6～9月采收，切段，晒干。

性状鉴别　长松萝　地衣体呈丝状，浅黄绿色，质柔软。主枝短，有皮层，环裂；次生分枝极长，无皮层，有稠密的纤毛，表面有颗粒状小疣。

环裂松萝　地衣体呈丝状，浅灰绿色或淡黄棕色，较粗壮，枝体表面有多数环状裂沟。断面中央可见线形强韧性的中轴，具弹性，由菌丝组成；其外为藻环，由环状沟纹分离成短筒状。（图14-15）

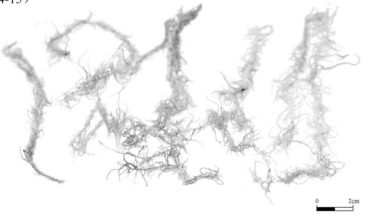

图14-15　松萝药材图

均以身干、色灰绿、拉之有弹性、无杂质者为佳。

性味功效　苦、甘，平。祛痰，清肝，解毒，止血。

目标及任务要求

1. 掌握性状鉴别方法，能熟练运用性状鉴别方法鉴别树脂类中药的真、伪、优、劣。
2. 熟悉理化鉴别方法，能运用理化鉴别方法鉴别树脂类药材的真、伪。
3. 掌握树脂类药材的来源、性状鉴别特征、规格。
4. 掌握树脂类药材的道地产地，熟悉其主产地。
5. 了解树脂类药材的采收加工。

树脂类中药，是指从植物体内得到的正常代谢产物或割伤后的分泌产物，大多数为固体或半固体，少数为液体。

1. 树脂的来源

树脂广泛存在于植物界，特别是种子植物中，药用树脂大多取自松科（松油脂、松香、加拿大油树脂）、豆科（秘鲁香、吐鲁香）、金缕梅科（苏合香）、枫香科、橄榄科（乳香、没药）、漆树科（洋乳香）、伞形科（阿魏）、安息香科（安息香）、藤黄科（藤黄）、棕榈科（血竭）等科的植物。树脂通常存在于植物的树脂道中，有时也存在于某些分泌细胞及乳管内，在一些木本植物心材部分的导管中也有树脂聚积（如愈创木）。树脂通常与挥发油并存。当植物受伤时，挥发油和树脂等便从伤口中流出，并在空气中逐渐凝固，以保护伤口。这些原来存在于树脂道中的树脂称为"初生流脂"。有些植物平常只有少数树脂道（如松树），或根本没有树脂道（如安息香树），但当植物受伤后，新形成的维管组织中，就有很多树脂道，此时流出的树脂，称为"次生流脂"。药用树脂主要是次生流脂。

2. 树脂的采收

树脂的采制，一般是采用切割方法，用刀将树皮割破，树脂便从伤口中流出，可能持续很久；有些植物则需要经常切割，才能持续流出树脂。存在于分泌细胞（如牵牛子脂）或心材中的树脂（如愈创木），则需将植物粉碎，用有机溶剂（如乙醇、丙酮）提取，提取液浓缩后，加水，树脂即沉淀出来。对于某些存在于心材导管中的树脂（如愈创木），也可采取加热的方法，使树脂熔融液化流出。

项目一　树脂类中药的鉴定方法

一、树脂的化学组成及其分类

1. 树脂的化学组成

树脂是由多种化学成分混合而成。多数是二萜烯和三萜烯的衍生物。根据其主要组成，分为：树脂酸类、树脂醇类、树脂酯类和树脂烃类。

树脂中常混有挥发油、树胶及游离芳香酸等成分。

2. 树脂类中药的分类

树脂类中药的分类通常根据其中所含的主要化学成分而分为以下几类。

（1）单树脂类　一般不含或很少含挥发油及树胶的树脂。通常又可分为：

① 酸树脂　主要成分为树脂酸，如松香。

② 酯树脂　主要成分为树脂酯，如枫香脂、血竭等。

③ 混合树脂　无明显主成分，如洋乳香。

（2）胶树脂类　主要组成为树脂和树胶，如藤黄。

（3）油胶树脂类　为胶树脂中含有较多挥发油者，如乳香、没药、阿魏等。

（4）油树脂类　主要组成为树脂与挥发油，如松油脂、加拿大油树脂等。

（5）香树脂类　油树脂中含有多量的游离芳香酸，如苏合香、安息香等。

二、树脂类中药的鉴别

1. 树脂类中药的性状

树脂多为无定形固体，少数为半固体或流体。固体树脂表面微有光泽，质硬而脆；不溶于水，也不吸水膨胀，易溶于乙醇、乙醚、三氯甲烷等有机溶剂，能部分或完全溶解于碱性溶液，而不溶于酸性溶液；加热至一定的温度时，则软化熔融，并具黏性，冷却后又变硬；燃烧时有浓烟及明亮的火焰，并具有特殊的香气或臭气；将树脂的乙醇溶液蒸干，则形成薄膜状物质。

2. 树脂类中药的鉴别

树脂类中药的鉴定，主要采用性状和理化鉴定法。

首先应注意观察其形状、大小、颜色、表面特征、质地、破碎面、光泽、透明度、气味等特征；其次可采用化学分析或仪器分析的方法对其主要成分或特征性成分进行定性或定量分析。

由于商品树脂中常混有树皮、木片、泥沙等杂质，应特别注意其纯度检查，如溶解度、水分、灰分、浸出物、酸值、皂化值、碘值、醇不溶物、黏稠度、比旋度、折光率等。

确定树脂的类别，一般可对其进行提取分离，将分离所得的各组分干燥后称量，即可计算其百分含量，并可进一步确定树脂的化学组成。对树脂类中药的质量控制，通常测定浸出物、醇不溶物和总香脂酸等成分的含量。

项目二　树脂类中药的鉴定

〈 苏合香　Suhexiang 〉

别名　苏合油、流动苏合香

来源　本品为金缕梅科植物苏合香树 *Liquidambar orientalis* Mill. 的树干渗出的香树脂经加工精制而成。

产地　原产小亚细亚南部。主产土耳其西南部。中国广西有栽培。

采收加工　采收 3~4 年生树。每年 5~8 月在树干的相对两侧削下树皮和边材的外层，将收集的刨花放于水中煎煮，并用粗布袋压榨过滤，滤出树脂的乳液再分离除去水分即得天然品。若将天然品溶解于 95% 乙醇中过滤，除去不溶物，将醇滤液蒸发浓缩即得精制苏合香。

性状鉴别　药材　为半流动性的浓稠液体。棕黄色或暗棕色，半透明。质黏稠。气芳香。（图 15-1）

饮片　同药材。

以质黏稠、含油足、半透明、气香浓者为佳。

性味功效　辛，温。开窍，辟秽，止痛。

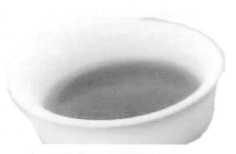

图15-1　苏合香药材图

〈 乳香　Ruxiang 〉

别名　滴乳香

来源　为橄榄科植物乳香树 *Boswellia carterii* Birdw. 及同属植物鲍达乳香树 *Boswellia bhaw-dajiana* Birdw. 树皮渗出的树脂。

产地　主产于非洲的索马里、埃塞俄比亚及阿拉伯半岛南部。此外，土耳其、利比亚、苏丹、埃及亦产。我国广西地区有少量引种。以索马里所产最为著名。

采收加工　春、夏二季，将树干皮部以自下而上顺序切伤，开一狭沟，使树脂从伤口处渗出，流入沟中，数天后凝成硬块，将其采取，干燥即为"乳香珠"；落于地面者，可捡起供药用，但常黏附泥沙杂质，品质较次，这类称为"原乳香"。

性状鉴别　药材　呈长卵形滴乳状、类圆形颗粒或黏合成大小不等的不规则块状物。大者长达 2cm（乳香珠）或 5cm（原乳香）。表面黄白色，半透明，被有黄白色粉末，久存则颜色加深。质脆，遇热软化。破碎面有玻璃样或蜡样光泽。具

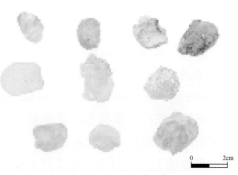

图15-2　乳香药材图

特异香气，味微苦。（图 15-2）

饮片 醋乳香 表面光亮。

以滴珠状、黄白色、半透明、无杂质、气芳香者为佳。索马里产品优于埃塞俄比亚产品，乳香珠优于原乳香。

规格 国内商品分乳香珠和原乳香两种。进口商品分为索马里乳香和埃塞俄比亚乳香，每种乳香又分为乳香珠和原乳香。

成分 含树脂、树胶及挥发油。树脂含量为 60%～70%，主要为 α- 乳香酸、β- 乳香酸及其衍生物等，中性部分主要为 α- 香树脂素、β- 香树脂素及其衍生物等；树胶含量为 27%～35%，主要为多聚糖类、西黄芪胶黏素等。挥发油含量为 3%～8%，主要为蒎烯、α- 水芹烯、二戊烯等。

理化鉴别 （1）本品遇热变软，燃烧时显油性，冒黑烟，有香气（不应有松香气），并遗留黑色残渣；加水研磨成白色或黄白色乳状液。

（2）取粗粉 0.05g，置小蒸发皿中，加入苯酚 - 四氯化碳（1∶5）液 1 滴，即显褐色或紫色。

（3）取本品 1g，研碎，加甲醇 10mL，振摇，放置 24 小时，滤过。滤液 5mL，蒸干，残渣加稀硫酸 10mL 转移到分液漏斗中，用三氯甲烷 20mL 振摇提取 2 次，每次 10mL，合并三氯甲烷液并浓缩至除尽三氯甲烷，残渣加醋酸 1mL 溶解，再加醋酸酐 - 浓硫酸（19∶1）试剂 1mL，溶液很快变成紫色。（检查乳香酸）

（4）索马里乳香 取本品 20g，精密称定，照挥发油测定法提取挥发油适量，加无水乙醇制成每 1mL 含 2.5mg 的溶液，作为供试品溶液。另取 α- 蒎烯对照品，加无水乙醇制成每 1mL 含 0.8mg 的溶液，作为对照品溶液。照气相色谱法试验，以聚乙二醇（PEG-20M）毛细管柱，程序升温；初始温度 50℃，保持 3 分钟，以每分钟 25℃ 的速率升温至 200℃，保持 1 分钟；进样口温度为 200℃，检测器温度为 220℃，分流比为 20∶1。理论板数按 α- 蒎烯峰计算应不低于 7000，分别取对照品溶液与供试品溶液各 1μL，注入气相色谱仪。供试品溶液色谱中应呈现与对照品溶液色谱峰保留时间相一致的色谱峰。

埃塞俄比亚乳香 取乙酸辛酯对照品，加无水乙醇制成每 1mL 含 0.8mg 的溶液，作为对照品溶液。同索马里乳香鉴别方法试验，供试品溶液色谱中应呈现与对照品溶液色谱峰保留时间相一致的色谱峰。

性味功效 辛、苦，温。活血定痛，消肿生肌。

〈 没药 Moyao 〉

别名 末药、明没药

来源 本品为橄榄科植物地丁树 *Commiphora myrrha* Engl. 或哈地丁树 *Commiphora molmol* Engl. 的干燥树脂。前者习称"天然没药"，后者习称"胶质没药"。

产地 主产于非洲东北部的索马里、埃塞俄比亚、阿拉伯半岛南部及印度等地。以索马里所产没药最佳，销世界各地。

采收加工 11 月至次年 2 月采收，树脂可由树皮裂缝自然渗出，或自切口处流出（没药树干的韧皮部有许多离生性的树脂道，受伤后，其周围细胞被破坏，形成大型溶生性的树脂腔，内含树脂），流出液初为淡黄白色黏稠溶液，在空气中渐变成红棕色硬块。

性状鉴别　药材　天然没药　呈不规则颗粒性团块，大小不等，大者直径长达 6cm 以上。表面黄棕色或红棕色，近半透明部分呈棕黑色，被有黄色粉尘。质坚脆，破碎面不整齐，无光泽。有特异香气，味苦而微辛。

胶质没药　呈不规则块状和颗粒，多黏结成大小不等的团块，大者直径长达 6cm

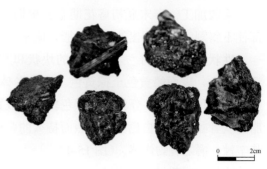

图15-3　没药药材图

以上，表面棕黄色至棕褐色，不透明，质坚实或疏松，有特异香气，味苦而有黏性。（图15-3）

饮片　醋没药　呈不规则小块状或类圆形颗粒状，表面棕褐色或黑褐色，有光泽。具特异香气，略有醋香气，味苦而微辛。

以块大、黄棕色、半透明、显油润、香气浓而持久、味苦、杂质少者为佳；习惯认为天然没药优于胶质没药。

规格　商品分为天然没药和胶质没药，均为统货，不分等级。

成分　主含树脂 25%～35%、树胶 57%～61%、挥发油 7%～17%。尚含苦味素、蛋白质、甾体、没药酸、甲酸等。

理化鉴别　（1）取本品与水共研形成黄棕色乳状液。粉末遇硝酸成紫色。

（2）取本品粉末 0.1g，加乙醚 3mL，振摇，滤过，滤液置蒸发皿中，挥尽乙醚，残留的黄色液体滴加硝酸，显褐紫色。

（3）取本品粉末少量，加香草醛试液数滴，天然没药立即显红色，继而变为红紫色，胶质没药立即显紫红色，继而变为蓝紫色。

（4）取本品 20g（除去杂质），照挥发油测定法提取挥发油适量，加环己烷制成每 1mL 含天然没药 10mg 或胶质没药 50mg 的溶液，作为供试品溶液。另取天然没药对照药材或胶质没药对照药材各 2g，照挥发油测定法加环己烷 2mL，缓缓加热至沸，并保持微沸约 2.5 小时，放置后，取环己烷溶液作为对照药材溶液。照薄层色谱法试验，吸取上述两种溶液各 4μL，分别点于同一硅胶 G 薄层板上，以环己烷 - 乙醚（4∶1）为展开剂，展开，取出，晾干，立即喷以 10% 硫酸乙醇溶液，在 105℃加热至斑点显色清晰。供试品色谱中，在与对照药材色谱相应的位置上，显相同颜色的斑点。

性味功效　辛、苦，平。散瘀定痛，消肿生肌。

＜　阿魏　Awei　＞

别名　魏去疾、臭阿魏

来源　为伞形科植物新疆阿魏 *Ferula sinkiangensis* K. M. Shen 或阜康阿魏 *Ferula fukanensis* K. M. Shen 的树脂。

产地　新疆阿魏主产于新疆伊犁，销往全国各地。阜康阿魏主产于新疆阜康等地。

采收加工　春末夏初盛花期至初果期，分次由茎上部往下斜割，收集渗出的乳状树脂，阴干。

性状鉴别　药材　呈不规则的块状和脂膏状。颜色深浅不一，表面蜡黄色至棕黄色。块状者体轻，质地似蜡，断面稍有孔隙；新鲜切面颜色较浅，放置后色渐深。脂膏状者黏稠，灰白色。具强烈而持久的蒜样特异臭气，味辛辣，嚼之有灼烧感。（图15-4）

饮片　同药材。

以块状、蒜气强烈、断面乳白色或稍带微红色、无杂质者为佳。

性味功效　苦、辛，温。消积，化癥，散痞，杀虫。

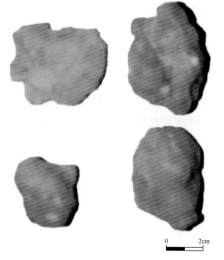

图15-4　阿魏药材图

安息香　Anxixiang

别名　白花榔、拙贝罗香

来源　本品为安息香科植物白花树 *Styrax tonkinensis*（Pierre）Craib ex Hart. 的干燥树脂。

产地　野生或栽培。我国主产于云南、贵州、广东、广西及湖南等地，销往全国各地。进口安息香主产于印度尼西亚、泰国、越南、老挝等地。

采收加工　树干经自然损伤或于夏、秋二季割裂树干，收集流出的树脂，阴干。

性状鉴别　药材　为不规则的小块，稍扁平，常黏结成团块。表面橙黄色，具蜡样光泽（自然出脂）；或为不规则的圆柱状、扁平块状。表面灰白色至淡黄白色（人工割脂）。质脆，易碎，断面平坦，白色，放置后逐渐变为淡黄棕色至红棕色。加热则软化熔融。气芳香，味微辛，嚼之有沙粒感。（图15-5）

饮片　同药材。

国产品以油性大、外色红棕、断面夹有黄白色颗粒、香气浓，无杂质者为佳。进口品以扁平凝脂状的片或块、表面黄色、断面乳白色、显油润、香气浓、无杂质者为佳。其中苏门答腊安息香质量最好，泰国安息香质稍逊，国产安息香质量次之。

规格　商品分为国产品和进口品两种，均为统货。

性味功效　辛、苦，平。开窍醒神，行气活血，止痛。

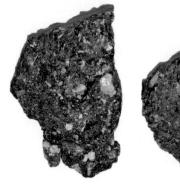

图15-5　安息香药材图

血竭　Xuejie

别名　麒麟竭、血竭花

来源　棕榈科植物麒麟竭 *Daemonorops draco* Bl. 果实渗出的树脂经加工制成。

产地　主产于印度尼西亚、印度、马来西亚等国。销世界各地。

采收加工　采集成熟果实，晒干，加贝壳同入笼中强力振摇，松脆的红色树脂即脱落，筛出果实鳞片等杂质，用布包起树脂，入热水中使软化成团，取出放冷即得，称为"原装血竭"。取原装血竭，掺入辅料并加工后，为"加工血竭"。

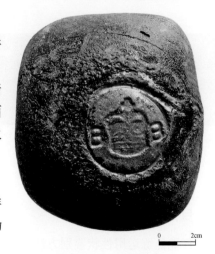

图15-6　血竭药材图

性状鉴别 药材　略呈类圆四方形或方砖形，表面暗红，有光泽，附有因摩擦而成的红粉。质硬而脆，破碎面红色，研粉为砖红色。气微，味淡。在水中不溶，在热水中软化。（图15-6）

饮片　呈碎粒或细末状。

以外色黑似铁，研粉红似血，火燃呛鼻、有苯甲酸样香气，无松香气，无杂质者为佳。进口加工血竭一般认为手牌优于皇冠牌。

规格 血竭商品分进口血竭和国产血竭。进口血竭又分加工血竭和原装血竭，分1~2等及块装。

成分 含红色树脂约57%，从中分离出结晶形红色素、血竭素、血竭红素、去甲血竭素、去甲基血竭素等，尚含黄烷醇、松脂酸等成分。

理化鉴别 （1）取本品粉末，置白纸上，用火隔纸烘烤即熔化，但无扩散的油迹，对光照视呈鲜艳的红色。以火燃烧则产生呛鼻的烟气。

（2）取本品粉末0.1g，加乙醚10mL，密塞，振摇10分钟，滤过，取滤液作为供试品溶液。另取血竭对照药材0.1g，同法制成对照药材溶液。照薄层色谱法试验，吸取供试品溶液、对照药材溶液及血竭素高氯酸盐对照品溶液各10~20μL，分别点于同一硅胶G薄层板上，以三氯甲烷-甲醇（19∶1）为展开剂，展开，取出，晾干。供试品色谱中，在与对照药材色谱和对照品色谱相应的位置上，显相同的橙色斑点。

（3）取本品粉末0.5g，加乙醇10mL，密塞，振摇10分钟，滤过，滤液加稀盐酸5mL，混匀，析出棕黄色沉淀，放置后逐渐凝成棕黑色树脂状物。取树脂状物，用稀盐酸10mL分次充分洗涤，弃去洗液，加20%氢氧化钾溶液10mL，研磨，加三氯甲烷5mL振摇提取，三氯甲烷层显红色，取三氯甲烷液作为供试品溶液。另取血竭对照药材0.5g，同法制成对照药材溶液。照薄层色谱法试验，吸取上述两种溶液各10~20μL，分别点于同一硅胶G薄层板上，以三氯甲烷-甲醇（19∶1）为展开剂，展开，取出，晾干。供试品色谱中，在与对照药材色谱相应的位置上，显相同的橙色斑点。

性味功效 甘、咸，平。活血定痛，化瘀止血，生肌敛疮。

附注 ①我国云南、广西等地产百合科植物剑叶龙血树 *Dracaena cochinchinensis* (Lour.) S. C. Chen（别名柬埔寨龙血树）的树脂，加工品称"广西血竭"，其化学成分与进口血竭不同，能缩短小鼠凝血时间。在云南、广西均开始生产供药用。②百合科植物海南龙血树 *Dracaena cambodiana* Pierre ex Gagnep. 的含脂木质部提取而得的树脂，亦作血竭药用，称"国产血竭"。本品呈不规则块状，大小不一；精制品呈片状。表面紫色。③血竭的伪品有用松香和红色颜料伪造，也有用松香、黄泥、红铁粉等混合仿制，灼烧时均产生黑烟及松节油气。取本品粉末少量，加石油醚100mL振摇，滤过，取滤液5mL，置另一试管中，加新制的0.5%醋酸溶液5mL，振摇后可分层，石油醚层显绿色（证明含松香）。

其他植物类中药

目标及任务要求

1. 能熟练运用性状鉴别方法鉴别其他植物类中药的真、伪、优、劣。
2. 能较熟练运用显微鉴别方法鉴别其他植物类中药的真、伪。
3. 学会其他植物类中药的典型理化鉴别方法。
4. 能熟练说出其他植物类中药的来源、性状鉴别特征、规格。
5. 能熟练说出其他植物类中药的道地产地，较熟练说出其主产地。
6. 知道其他植物类中药的采收加工。

本类中药是指本教材中直接或间接来源于植物，且其他各学习任务中所未能收载的药物。主要包括：直接由植物体的某一或某些部分或间接用植物的某些制品为原料，经过不同的加工处理（如浸泡、加热或蒸馏提炼等）所得到的产品，如樟脑、冰片、芦荟和青黛等；蕨类植物的成熟孢子，如海金沙等；植物体分泌或渗出的非树脂类混合物，如天竺黄；昆虫寄生于某些植物体上所形成的虫瘿，如五倍子等。

项目一　其他植物类中药的鉴定方法

一、其他植物类中药的性状鉴别

本类中药的性状鉴别应注意其形状、大小、颜色、表面特征、质地、断面、气味、水试和火试现象等特征。

二、其他植物类中药的显微鉴别

本类中药的显微鉴别可根据中药的性质而定，如为蕨类植物的孢子，应注意形状、大小、颜色、裂隙和外壁特征等；如为虫瘿，可观察其横切面结构的组织特点；如为蒸馏提炼物，可注意观察其升华物的形状、颜色等；若为水浸出物，可将其粉末制成乙醇片观察等。

三、其他植物类中药的理化鉴别

本类中药理化鉴别也较为常用，尤其对一些加工品，如青黛、芦荟、冰片等，可根据其有效成分或主要成分的性质进行定性鉴别和质量评价。

本类中药范围比较广，除一般性状鉴别外，理化鉴别比较常用，应根据具体情况采用不同的鉴别方法。

项目二　其他植物类中药的鉴定

‹ 海金沙　Haijinsha ›

来源　为海金沙科植物海金沙 *Lygodium japonicum*（Thunb.）Sw. 的干燥成熟孢子。

产地　主产于湖北、湖南、广东、浙江、江苏等省。

采收加工　秋季孢子未脱落时采割藤叶，晒干，搓揉或打下孢子，除去藤叶。

性状鉴别　呈粉末状，棕黄色或浅棕黄色。体轻，手捻有光滑感，置手中易由指缝滑落。气微，味淡。取本品少量，撒于火上，即发出轻微爆鸣及明亮的火焰，不留灰渣，如有残渣示有掺杂。（图 16-1）

以身干、粒细、质轻、无叶片等杂物、有光滑感者为佳。

显微鉴别　粉末：棕黄色或浅棕黄色。孢子为四面体、三角状圆锥形，顶面观三面锥形，可见三叉状裂隙，侧面观类三角形，底面观类圆形，直径 60～85μm，孢子边缘波状弯曲，外壁有颗粒状雕纹，有时可见非腺毛混入。（图 16-2）

图16-1　海金沙药材图

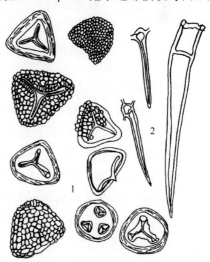

图16-2　海金沙粉末图
1—孢子；2—非腺毛

性味功效　甘、咸，寒。清利湿热，通淋止痛。

附注　海金沙伪品常掺有黄色泥沙，只有少部分为孢子。伪品手捻无光滑感，有一定的阻涩感，且有黄色物质沾染手上无法除去。

五倍子 Wubeizi

别名 文蛤倍子、木附子、百虫仓

来源 为漆树科植物盐肤木 *Rhus chinensis* Mill.、青麸杨 *Rhus potaninii* Maxim. 或红麸杨 *Rhus punjabensis* Stew. var. *sinica*（Diels）Rehd. et Wils. 叶上的虫瘿，主要由五倍子蚜 *Melaphis chinensis*（Bell）Baker 寄生而形成。

产地 主产于四川、贵州、云南、陕西、湖北、广西等地。

采收加工 秋季采摘，置沸水中略煮或蒸至表面呈灰色，杀死蚜虫，取出，干燥。按外形不同，分为"肚倍"和"角倍"。

性状鉴别 药材 （1）肚倍 呈长圆形或纺锤形囊状，长 2.5～9cm，直径 1.5～4cm。表面灰褐色或灰棕色，微有柔毛。质硬而脆，易破碎，断面角质样，有光泽，壁厚 0.2～0.3cm，内壁平滑，有黑褐色死蚜虫及灰色粉状排泄物。气特异，味涩。（图 16-3）

（2）角倍 呈菱形，具不规则的钝角状分枝，柔毛较明显，壁较薄。

饮片 呈不规则碎片状。

均以个大、完整、壁厚、灰褐色者为佳。习惯认为肚倍优于角倍。

性味功效 酸、涩，寒。敛肺降火，涩肠止泻，敛汗，止血，收湿敛疮。

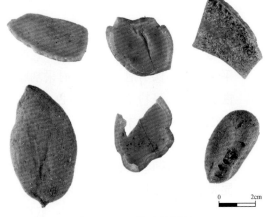

图 16-3 五倍子药材图

冰片 Bingpian（附：龙脑冰片）

别名 机制冰片、人工合成冰片、合成龙脑

来源 以松节油、樟脑等为原料经加工合成的结晶。

产地 主产于广东、广西、云南等地。

性状鉴别 为无色透明或白色半透明的片状松脆结晶；气清香，味辛、凉；具挥发性，点燃发生浓烟，并有带光的火焰。在乙醇、三氯甲烷或乙醚中易溶，在水中几乎不溶。（图16-4）

以片大、色白、质薄、松脆、气浓香清凉者为佳。

性味功效 辛、苦，微寒。开窍醒神，清热止痛。

附 龙脑冰片

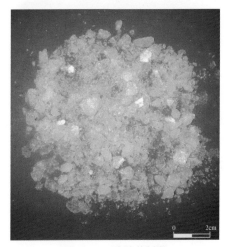

图 16-4 冰片药材图

别名 进口天然冰片、梅片、梅花冰片

来源 为龙脑香科植物龙脑香 *Dryobalanops aromatica* Gaertn. f. 的树脂加工品。

产地 龙脑冰片主产于印度尼西亚苏门答腊等地。

采收加工 收集树皮创口流出的树脂或砍下树干及枝条切成小片后，蒸馏冷却后即成结晶。

性状鉴别 呈半透明块状、片状或颗粒状结晶，直径 1～7mm，厚约 1mm，类白色至淡灰棕色，状如梅花。质松脆。气清香，味清凉，嚼之则慢慢溶化。燃烧时无黑烟或微有黑烟。

以片大、色白、质薄、松脆、气浓香清凉者为佳。

‹ **天然冰片** Tianranbingpian ›

别名 右旋龙脑

来源 为樟科植物樟 *Cinnamomum camphora*（L.）Presl 的新鲜枝、叶经提取加工制成。

产地 产于南方及西南各省区。

性状鉴别 本品为白色结晶性粉末或片状结晶。气清香，味辛、凉。具挥发性，点燃时有浓烟，火焰呈黄色。

本品在乙醇、三氯甲烷或乙醚中易溶，在水中几乎不溶。

熔点应为 204～209℃。

以色白、清香气浓者为佳。

性味功效 辛、苦，凉。开窍醒神，清热止痛。

‹ **儿茶** Ercha（附：方儿茶）›

别名 孩儿茶

来源 为豆科植物儿茶 *Acacia catechu*（L.f.）Willd. 的去皮枝、干的干燥煎膏。商品常称"儿茶膏"（黑儿茶）。

产地 主产于云南西双版纳傣族自治州。

采收加工 冬季采收枝、干，除去外皮，砍成大块，加水煎煮，浓缩，干燥。

性状鉴别 呈方形或不规则块状，大小不一。表面棕褐色或黑褐色，光滑而稍有光泽。质硬，易碎，断面不整齐，具光泽，有细孔，遇潮有黏性。气微，味涩、苦，略回甜。（图 16-5）

以块状、表面乌黑色或棕褐色、有光泽、味苦涩、稍黏、无碎末及杂质者为佳。

性味功效 苦、涩，微寒。活血止痛，止血生肌，收湿敛疮，清肺化痰。

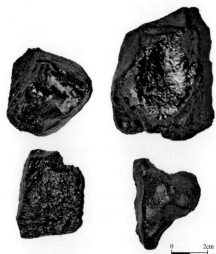

图16-5 儿茶药材图

附　方儿茶

别名　棕儿茶

来源　茜草科植物儿茶钩藤 *Uncaria gambier* Roxb. 的带叶嫩枝的干燥煎膏。

产地　方儿茶主产于缅甸及印度。

采收加工　割取带叶小枝，放入铜锅中，加水煮沸 6～8 小时，并经常搅拌，使叶破碎，待叶变黄时，取出枝叶，将药液滤过，浓缩成糖浆状，倒入木盘中，冷却后凝固，切成方块状，干燥。

性状鉴别　呈方块状，每边长约 2cm，各边均凹陷，棱角多偏斜或破碎。表面暗棕色至黑褐色，多平坦、无光泽，偶见裂纹。质坚实或较松脆，断面浅棕色至浅棕红色。无臭，味苦、涩。

方儿茶以皱缩的方块，质硬而整洁，表面黑棕色，断面红棕色、细腻，味苦涩、稍黏，无碎末及杂质者为佳。

‹ 淡豆豉　Dandouchi ›

别名　豉、大豆豉

来源　为豆科植物大豆 *Glycine max*（L.）Merr. 的干燥成熟种子（黑豆）的发酵加工品。

产地　全国大部分地区有产，主产于东北。

采收加工　取桑叶、青蒿各 70～100g，加水煎煮，滤过，煎液拌入净大豆 1000g 中，待吸尽后，蒸透，取出，稍晾，再置容器内，用煎过的桑叶、青蒿渣覆盖，闷使发酵至黄衣上遍时，取出，除去药渣，洗净，置容器内再闷 15～20 天，至充分发酵、香气溢出时，取出，略蒸，干燥，即得。

性状鉴别　本品呈椭圆形，略扁，长 0.6～1cm，直径 0.5～0.7cm。表面黑色，皱缩不平，一侧有长椭圆形种脐。质稍柔软或脆，断面棕黑色。气香，味微甘。（图 16-6）

性味功效　苦、辛，凉。解表，除烦，宣发郁热。

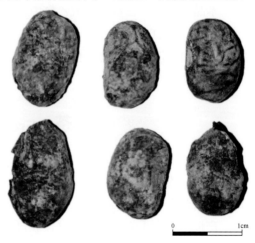

图 16-6　淡豆豉药材图

‹ 青黛　Qingdai ›

别名　蓝靛花、靛沫花

来源　为爵床科植物马蓝 *Baphicacanthus cusia*（Nees）Bremek.、蓼科植物蓼蓝 *Polygonum tinctorium* Ait. 或十字花科植物菘蓝 *Isatis indigotica* Fort. 的叶或茎叶经加工制得的干燥粉末、团块或颗粒。

产地　主产于福建、云南、江苏、安徽等省。福建所产的品质最佳，称"建青黛"。

采收加工　6～10 月间采收新鲜的茎叶，放置较大的容器（木桶或大缸）中，加清水高出茎叶，浸泡二三昼夜，至叶片腐烂自茎枝上脱落时，将茎枝捞出，在浸液内加入预先用浸液淘洗去净沙质的石灰（每千克加石灰 8～9kg，石灰量不宜太多或太少，多则减少泡沫，青黛产量亦小，靛蓝质量粗；太少则不易沉淀，泡沫也跟着减少，青黛产量亦少），充分搅拌至浸液由乌绿色转变为深紫红色为度（若呈青绿色，表示石灰少，须增加石灰；如呈灰白色，表示石灰过多，须加清水）。捞出液面泡沫，晒干后即为青黛。

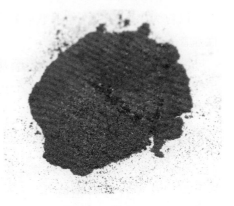

图16-7　青黛药材图

性状鉴别　本品为深蓝色的粉末，体轻，易飞扬；或呈不规则多孔性的团块、颗粒，用手捻搓即成粉末，手被染成蓝色。微有草腥气，味淡。（图16-7）

经验鉴别　①取本品投入水杯中，浮于水面，一般不下沉，难溶于水，水不变色。②取本品少量，用微火灼烧，有紫红色烟雾发生并放出特异的靛臭气。

以蓝色均匀、体轻能浮于水面、火烧时产生紫红色烟雾的时间较长者为佳。

性味功效　咸，寒。清热解毒，凉血消斑，泻火定惊。

‹ **艾片** Aipian ›

别名　左旋龙脑

来源　为菊科植物艾纳香 *Blumea balsamifera*（L.）DC. 的新鲜叶经提取加工制成的结晶。

产地　主产于海南、广西、贵州等地。

采收加工　霜降前几天，采摘艾纳香的叶进行水蒸气蒸馏，冷却得灰白色粉状物，即为艾粉。将艾粉用"压榨法"榨去艾油，再用特制锅炉炼成结晶状冰块，经劈削即成艾片。

性状鉴别　为白色半透明片状、块状或颗粒状结晶，质稍硬而脆，手捻不易碎。具清香气，味辛、凉，具挥发性，点燃时有黑烟，火焰呈黄色，无残迹遗留。

以片大、色白、薄脆、气浓香清凉者为佳。

性味功效　辛、苦，微寒。开窍醒神，清热止痛。

‹ **天竺黄** Tianzhuhuang ›

别名　竹黄、天竹黄

来源　为禾本科植物青皮竹 *Bambusa textilis* McClure 或华思劳竹 *Schizostachyum chinense* Rendle 等秆内的分泌液干燥后的块状物。

产地　主产于云南省，广东、广西等省区亦产。

采收加工　秋、冬二季采收。

性状鉴别　为不规则的片块或颗粒，大小不一。表面灰蓝色、灰黄色或灰白色，有的洁白色，半透明，略带光泽。体轻，质硬而脆，易破碎，吸湿性强。气微，味淡。（图 16-8）

以粒大、乳白色、结晶状颗粒多、吸湿性强者为佳。

性味功效 甘，寒。清热豁痰，凉心定惊。

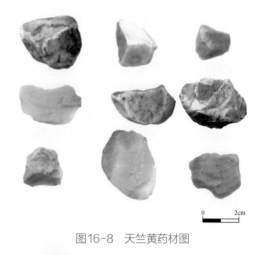

图16-8 天竺黄药材图

芦荟 Luhui

别名 老芦荟、库拉索芦荟、肝色芦荟。

来源 为百合科植物库拉索芦荟 *Aloe barbadensis* Miller、好望角芦荟 *Aloe ferox* Miller 或其他同属近缘植物叶的汁液浓缩干燥物。前者习称"老芦荟"，后者习称"新芦荟"。

产地 老芦荟主产于南美洲北岸附近库拉索、阿津巴、博尔内等小岛，新芦荟主产于南非。

采收加工 全年可采。从叶的基部割断，使断面向下，排列在木槽两侧，使叶中的汁液流入木槽或容器中，收集汁液，倒入锅中，加热浓缩至稠膏状，冷却后凝固即成。

性状鉴别 库拉索芦荟 呈不规则块状，常破裂为多角形，大小不一。表面呈暗红褐色或深褐色，无光泽。体轻，质硬，不易破碎，断面粗糙或显麻纹。富吸湿性。有特殊臭气，味极苦。

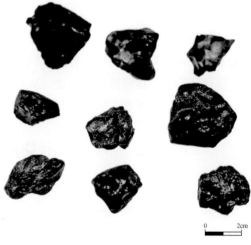

图16-9 芦荟药材图

好望角芦荟 表面呈暗褐色，略显绿色，有光泽。体轻，质松，易碎，断面玻璃样而有层纹。（图16-9）

以气浓，味极苦，溶于水后无杂质及泥沙者为佳。

性味功效 苦、寒。泻下通便，清肝泻火，杀虫疗疳。

琥珀 Hupo

别名 血珀、云珀

来源 为古代松科松属植物的树脂埋藏地下经年久而转化成的化石样物质。从地下挖出者称"琥珀"，从煤中选出者称"煤珀"。

产地 琥珀主产于云南、广西等地，煤珀主产于辽宁等地。

采收加工 从地下或煤层挖出后，除去砂石、泥土等杂质。

性状鉴别 琥珀 呈不规则块状、颗粒状或多角形，大小不一。表面黄棕色、血红色或黑褐色，有的具光泽。质硬而脆，断面光亮，有的颜色不一。手捻有粘手感。味淡，嚼之脆碎，无砂粒感。

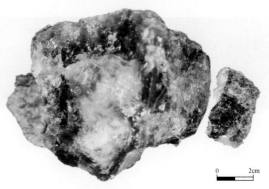

图16-10　琥珀药材图

煤珀　呈多角形不规则的块状，少数呈滴乳状，大小不一。表面棕黄色至棕色，略具光泽，将表面黑色部分除去，则呈透明或半透明玻璃样体。质坚硬，不易碎。有煤油气，味淡，嚼之坚硬无砂粒感。（图16-10）

琥珀以色红，质硬而脆，断面光亮，大块者为佳。煤珀以色黄棕，断面有玻璃样光泽者为好。以云南产者最好，煤珀质较次。

成分　含树脂、挥发油及琥珀氧松香酸、琥珀松香酸、琥珀银松酸、琥珀脂醇、琥珀酸等。

理化鉴别　①琥珀燃之易熔，稍冒黑烟，刚熄灭时冒白烟，微有松香气；煤珀燃之冒黑烟，刚熄灭时冒白烟，有似煤油的臭气。②琥珀加水煮沸不得溶化变软（区别其他树脂）。③取煤珀或琥珀粉末1g，用石油醚10mL振摇过滤，取滤液5mL，加醋酸酮试液10mL振摇，石油醚层不得显蓝绿色（检查松香）。④紫外光谱测定：分别取样品各1g，以石油醚（60～90℃）10mL浸渍4小时，滤过，滤液以石油醚稀释至每毫升含药材0.1～1mg，以岛津UV200紫外分光光度计进行测定，琥珀的吸收峰是228nm，松香的吸收峰是242nm、251nm。

性味功效　甘，平。镇惊安神，散瘀止血，利尿通淋，去翳明目。

动物类中药

目标及任务要求

1. 掌握性状鉴别方法，能熟练运用性状鉴别方法鉴别动物类药材的真、伪、优、劣。
2. 熟悉显微鉴别方法，能运用显微鉴别方法鉴别动物类药材的真、伪。
3. 熟悉理化鉴别方法，能运用理化鉴别方法鉴别动物类药材的真、伪。
4. 掌握动物类药材的来源、性状鉴别特征、规格。
5. 掌握动物类药材的道地产地，熟悉其主产地。
6. 了解动物类药材的采收加工、功效。

　　动物类中药在我国应用有着悠久的历史，蜂蜜、鹿茸、阿胶、蛇等动物中药应用已有二、三千年之久，从本草的记载来看，《神农本草经》载有动物中药 65 种，《新修本草》载有动物中药 128 种，《本草纲目》载有动物中药 461 种，《本草纲目拾遗》载有动物中药 160 种，动物中药的总数为 600 余种。据近年报道，我国动物中药有 969 种，药用动物有 1564 种。

　　动物中药因动物的生长年龄，生活环境和采收时间、加工方法的不同，药材性状有很大的差异；动物中药采集较难，资源不足，但医药效能显著，导致其价格昂贵，造假掺伪现象十分普遍；近代在扩大新药源，寻找代用品方面取得了一定成绩，如人工养麝，活体取香，人工养熊，胆汁引流；牛黄的人工培殖等；现已人工养殖的动物中药有 30 种左右；人工养殖缓解了药用资源的不足，但也给实际应用带来了新的问题，即人工养殖品与野生品区别。因此，动物中药相似品种的鉴别，野生品与人工养殖品的鉴别，混杂品和掺伪品的鉴别，显得十分的重要。

项目一　动物类中药的鉴定方法

一、动物类中药的含义和分类

（一）含义

　　动物类中药是指以动物的全体或动物的某部分、动物的分泌物、动物的排泄物、动物的生理产物、动物的病理产物作为药用的一类中药。动物的全体，如全蝎、蜈蚣；动物的分泌物，如麝香、蟾酥；动物的排泄物，如蚕沙、五灵脂；动物的生理产物，如蛇蜕、蝉蜕；动物的病理产物，如牛黄、珍珠等。

（二）分类

世界上的动物，据目前统计已达 150 万种以上，动物界的分类也和植物界一样，划分为若干个等级，如门、纲、目、科、属、种，而以种为分类的基本单位。可供药用的动物，基本上属于以下七门。

（1）多孔动物门　又称海绵动物门，是最原始的、最低等的多细胞动物，体表多孔，没有严格的组织分化。如紫梢花。

（2）腔肠动物门　体形呈辐射对称，具两层胚，有原始的消化腔，有组织分化，为低等后生动物。如海蜇、珊瑚。

（3）环节动物门　是一种身体圆柱形或背腹扁平，分若干同型体节，具有体腔和比较完善的循环系统的动物。如地龙、水蛭等。

（4）软体动物门　身体柔软，不分节，由头、足及内脏团三部分组成。具有外套膜和贝壳。如乌贼、牡蛎、珍珠贝等。

（5）节肢动物门　通常分为头部、胸部、腹部三部分，附肢常分节，有几丁质覆在身体表面形成外骨骼。其中与药用关系密切的有四个纲：即甲壳纲、蛛形纲、多足纲和昆虫纲。如全蝎、蜈蚣等。

（6）棘皮动物门　成体呈辐射对称，幼体呈两侧对称，体表有保护性棘状突起的动物。如海胆、海参等。

（7）脊索动物门　胚胎发生时或终生有脊索，由内胚层分化而来，有支持体形的功能，位于消化管背面，胚胎期或终生在消化管前两侧具有鳃裂，有呼吸的功能；脊索背面有管状神经索。

其中与药用关系密切的是脊椎动物亚门，有药用价值的分为五个纲：即鱼纲，如线纹海马、刁海龙；两栖纲，如中国林蛙、中华大蟾蜍；爬行纲，如银环蛇、乌梢蛇；鸟纲，如家鸡、麻雀；哺乳纲，如梅花鹿、林麝。

二、动物类中药的采收加工

动物类中药材，一般根据动物生长和活动季节不同情况，适时采收，合理加工。了解动物药在什么季节，有效成分含量最高，又便于捕捉，选择最佳的时期进行捕猎，以求优良品质。捕捉后，要及时除去非药用部分，按品质要求，采取适宜方法加工干燥、分类和整形。如哈蟆油，应在 10 月份冰冻前进行捕捉，阴干后闷润，取出输卵管，再阴干，置通风干燥处贮存。桑螵蛸，应在 3 月中旬前采收，采收后进行蒸制，以防其孵化。有翅昆虫类，大多在早晨露水未干时，栖息于植物上，此时不易起飞，容易捕捉，如斑蝥、红娘子等；鹿茸二杠的采收应在清明后 45～55 天进行锯取，过时则拧嘴，向三叉茸发展，锯取后要及时烫煮加工，否则，贮存不当就易变臭。动物的生理产物，可根据生理变化，在动物经常活动区域中进行收集，如蝉蜕、蛇蜕等。动物的病理产物可在捕捉后或宰杀时，注意收集，如珍珠、牛黄等。

三、动物类中药的鉴定方法

动物类中药性状差别较大，各有其特性。鉴别时需具有动物分类学和解剖学的基础知识，对于完整的动物体，可根据其形态特征进行动物分类学鉴定，确定其品种；对于动物体的某一部分，鉴定时要结合解剖学的有关知识；动物的分泌物、排泄物、生理产物、病理产物要认真观察其特征、颜色，衡量质地、嗅气尝味进行鉴别。

目前，动物类中药还主要通过性状进行鉴定，但动物类中药相似品种的鉴别，野生品与人工养殖品的鉴别，混杂品和掺伪品的鉴别必须利用显微鉴定、理化鉴定和生物鉴定，运用现代科学技术鉴定品质、纯度，同标准品进行对照，辨别真伪优劣，确保中药质量。

四、动物类中药的品质

一般以身干、无虫蛀、无霉变、无杂质为合格，以个大、完整、有特异的色、香、味者为佳。以体破碎、有虫蛀、有霉变、杂质多为质量差。

项目二　动物类中药的鉴定

〈 紫梢花　zishaohua 〉

来源　为淡水海绵科动物脆弱骨针淡水海绵 *Spongilla fragilis* Lecidy 或刻盘淡水海绵 *Ephydatia muelleri* var. *japonica*（Hilgendorf）的干燥群体。

产地　主产于江苏、河南等地。

采收加工　秋、冬于河床或湖边拾取，切去两端树枝，除去杂草，晒干。

性状鉴别　呈不规则的块状或棒状，形似蒲棒，大小不一，长3~10cm，直径1~2.5cm，中央常附有水草或树枝。表面灰绿色、灰白色或灰黄色。体轻，质松泡，有多数小孔，呈海绵状；断面呈放射网状，网眼内有灰黄色类圆形小颗粒（芽球），振摇易脱落。气无，味淡。（图17-1）

以个大、身干、轻松、柔软、无杂质者为佳。

性味功效　甘、温。补肾，益精，助阳。

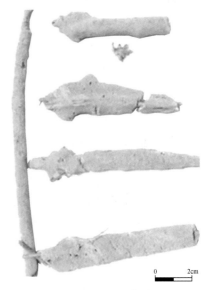

图17-1　紫梢花药材图

〈 地龙　Dilong 〉

别名　蚯蚓

来源 为钜蚓科动物参环毛蚓 *Pheretima aspergillum*（E. Perrier）、通俗环毛蚓 *Pheretima vulgaris* Chen、威廉环毛蚓 *Pheretima guillelmi*（Michaelsen）或栉盲环毛蚓 *Pheretima pectinifera* Michaelsen 的干燥体。前一种习称"广地龙"，后三种称"沪地龙"。

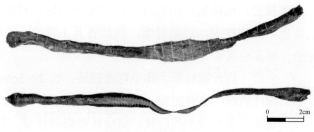

图17-2 地龙药材图

产地 广地龙主产广东、广西、福建；沪地龙主产上海、江苏、浙江。

采收加工 广地龙春季至秋季捕捉，沪地龙夏季捕捉，及时剖开腹部，除去内脏及泥沙，洗净，晒干或低温干燥。

性状鉴别 广地龙 呈长条状薄片，弯曲，边缘略卷，长 15～20cm，宽 1～2cm。全体具环节，背部棕褐色至紫灰色，腹部浅黄棕色；第 14～16 环节为生殖带，习称"白颈"，较光亮。体前端稍尖，尾端钝圆，刚毛圈粗糙而硬，色稍浅。雄生殖孔在第 18 环节腹侧刚毛圈一小孔突上，外缘有数个环绕的浅皮褶，内侧刚毛圈隆起，前面两边有横排（一排或二排）小乳突，每边 10～20 个不等。受精囊孔 2 对，位于 7/8 至 8/9 环节间一椭圆形突起上，约占节周 5/11。体轻，略呈革质，不易折断。气腥，味微咸。（图 17-2）

沪地龙 长 8～15cm，宽 0.5～1.5 cm。全体具环节，背部棕褐色至黄褐色，腹部浅黄棕色；第 14～16 环节为生殖带，较光亮。第 18 环节有一对雄生殖孔。通俗环毛蚓的雄交配腔能全部翻出，呈花菜状或阴茎状；威廉环毛蚓的雄交配腔孔呈纵向裂缝状；栉盲环毛蚓的雄生殖孔内侧有 1 或多个小乳突。受精囊孔 3 对，在 6/7 至 8/9 环节间。

饮片 呈条状薄片，边缘略卷，表面有环节，体轻，略呈革质，不易折断。

以条大、肉厚、洁净者为佳。习惯以广地龙为佳。

性味功效 咸，寒。清热定惊，通络，平喘，利尿。

‹ 水蛭 Shuizhi ›

别名 肉钻子、蚂蟥

来源 为水蛭科动物蚂蟥 *Whitmania pigra* Whitman、水蛭 *Hirudo nipponica* Whitman 或柳叶蚂蟥 *Whitmania acranulata* Whitmam 的干燥全体。

产地 主产于山东、江苏、浙江等省区。全国大部分地区的湖泊、池塘中有分布。

采收加工 夏、秋二季捕捉，洗净，用沸水烫死，晒干或低温干燥。

性状鉴别 蚂蟥 呈扁平纺锤形，有多数环节，长 4～10cm，宽 0.5～2cm。背部黑褐色

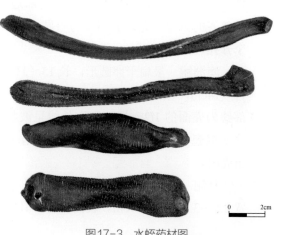

图17-3 水蛭药材图

或黑棕色，稍隆起，用水浸后，可见黑色斑点排成 5 条纵纹；腹面平坦，棕黄色。两侧棕黄色，前端略尖，后端钝圆，两端各具 1 吸盘，前吸盘不显著，后吸盘较大。质脆，易折断，断面胶质状。气微腥。

水蛭　扁长圆柱形，体多弯曲扭转，长 2～5cm，宽 0.2～0.3cm。

柳叶蚂蟥　狭长而扁，长 5～12cm，宽 0.1～0.5cm。（图 17-3）

饮片　呈不规则的段状、扁块状或扁圆柱状。切面灰白色至棕黄色，胶质状。

以体小、条整齐、黑褐色、无杂质者为佳。

性味功效　咸、苦，平；有小毒。破血，逐瘀，通经。

＜ **石决明** Shijueming ＞

来源　为鲍科动物杂色鲍 *Haliotis diversicolor* Reeve、皱纹盘鲍 *Haliotis discus hannai* Ino、羊鲍 *Haliotis ovina* Gmelin、澳洲鲍 *Haliotis ruber*（Leach）、耳鲍 *Haliotis asinina* Linnaeus 或白鲍 *Haliotis laevigata*（Donovan）的贝壳。

产地　杂色鲍主要分布于我国东海南部和南海。皱纹盘鲍主要分布于辽宁、山东沿海。羊鲍等主要分布于我国南海东沙群岛和西沙群岛的海域。耳鲍分布于南海。澳洲鲍和白鲍分布于澳洲等沿海。

采收加工　夏、秋二季捕捉，去肉，洗净，干燥。

性状鉴别　杂色鲍　呈长卵圆形，内面观略呈耳形，长 7～9cm，宽 5～6cm，高约 2cm。表面暗红色，有多数不规则螺肋和细密生长线，螺旋部小，体螺部大，从螺旋部顶处开始向右排列有 20 余个疣状突起，末端 6～9 个开孔，孔口与壳面平。内面光滑，具珍珠样彩色光泽。壳较厚，质坚硬，不易破碎。气微，味微咸。

皱纹盘鲍　呈长椭圆形，长 8～12cm，宽 6～8cm，高 2～3cm。表面灰棕色，有多数粗糙而不规则的皱纹，生长线明显，常有苔藓类或石灰虫等附着物，末端 4～5 个开孔，孔口突出壳面，壳较薄。（图 17-4）

羊鲍　近圆形，长 4～8cm，宽 2.5～6cm，高 0.8～2cm。壳顶位于近中部而高于壳面，螺旋部与体螺部各占 1/2，从螺旋部边缘有 2 行整齐的突起，尤以上部较为明显，末端 4～5 个开孔，呈管状。

澳洲鲍　呈扁平卵圆形，长 13～17cm，宽 11～14cm，高 3.5～6cm。表面砖红色，螺旋部约为壳面的 1/2，螺肋和生长线呈波状隆起，疣状突起 30 余个，末端 7～9 个开孔，孔口突出壳面。

耳鲍　狭长，略扭曲，呈耳状，长 5～8cm，宽 2.5～3.5cm，高 1cm。表面光滑，具翠绿色、

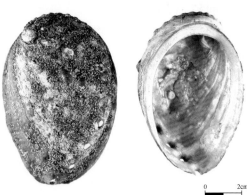

图17-4　石决明药材图

紫色及褐色等多种颜色形成的斑纹，螺旋部小，体螺部大，末端5～7个开孔，孔口与壳平，多为椭圆形，壳薄，质较脆。

白鲍　呈卵圆形，长11～14cm，宽8.5～11cm，高3～6.5cm。表面砖红色，光滑，壳顶高于壳面，生长线颇为明显，螺旋部为壳面的1/3，疣状突起30余个，末端9个开孔，孔口与壳面平。

饮片　为不规则的碎块。灰白色，有珍珠样彩色光泽。质坚硬。

以壳厚、内面光彩鲜艳为佳。

性味功效　咸，寒。平肝潜阳，清肝明目。

附注　混淆品为同科动物美德鲍 *Haliotis midae* Linnaeus、褶鲍 *Haliotis corugata* Gray 的贝壳伪充。近年，出现新的混伪品，为鲍科动物半纹盘鲍 *Haliotis semistriiata* Reeve. 的贝壳。呈长卵圆形。内面观呈耳形，长2.5～4cm（极个别长5cm），宽1.8～3cm，高约0.3cm。表面灰棕色，具紫色、翠绿色或灰白色斑纹。螺旋部小，体螺部大，螺肋及生长线均颇为明显，末端4～5个开孔，以凸起者居多，极个别有6个开孔，孔口与壳面平。贝壳内面具珍珠样彩色光泽，壳较薄，壳内唇边缘两而锐利呈刀刃状。

‹ **瓦楞子**　Walengzi ›

别名　蚶子壳

来源　为蚶科动物毛蚶 *Arca subcrenata* Lischke、泥蚶 *Arca granosa* Linnaeus 或魁蚶 *Arca inflata* Reeve 的贝壳。

产地　全国大部分地区均产。

采收加工　秋、冬至次年春捕捞，洗净，置沸水中略煮，去肉，干燥。

性状鉴别　毛蚶　略呈三角形或扇形，长4～5cm，高3～4cm。壳外面隆起，有棕褐色茸毛或已脱落；壳顶突出，向内卷曲；自壳顶至腹面有延伸的放射肋30～34条。壳内面平滑，白色，壳缘有与壳外面直楞相对应的凹陷，铰合部具小齿1列。质坚。气微，味淡。

泥蚶　长2.5～4cm，高2～3cm。壳外面无棕褐色茸毛，放射肋18～21条，肋上有颗粒突起。（图17-5）

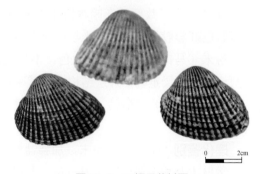

图17-5　瓦楞子药材图

魁蚶　长7～9cm，高6～8cm。壳外面放射肋42～48条。

饮片　为不规则碎块或粉末。类白色、灰白色至灰黄色。较大碎块外表可见放射状肋线，有的可见棕褐色茸毛。

以个均匀、洁净、无残肉、无沙土者为佳。

性味功效　咸，平。消痰化瘀，软坚散结，制酸止痛。

珍珠　Zhenzhu（附：珍珠母）

别名　真珠

来源　为珍珠贝科动物马氏珍珠贝 *Pterfia martensii*（Dunker）、蚌科动物三角帆蚌 *Hyriopsis cumingii*（Lea）或褶纹冠蚌 *Cristaria plicata*（Leach）等双壳类动物受刺激形成的病理分泌物。

产地　马氏珍珠贝分布于广东、福建沿海，主产于广东、海南、福建和台湾，称为"海珍珠"；三角帆蚌、褶纹冠蚌分布于江、泽、湖、泊中，主产于江苏、浙江、黑龙江等省，称为"淡水珠"或"湖珍珠"。

采收加工　天然珍珠全年均可采收，以冬季采收为好。人工养殖珍珠在接种后养殖2～3年，12月至次年2月采收。自动物体内取出，洗净，干燥。

性状鉴别　呈类球形、长圆形、卵圆形或棒形，直径1.5～8mm。表面类白色、浅粉红色、浅黄绿色或浅蓝色、半透明，光滑或微有凹凸，具特有的彩色光泽，习称"宝气"。质坚硬，破碎面显层纹。气微，味淡。（图17-6）。

以粒大、形圆、色白光亮，破开有层纹无硬核者为佳。

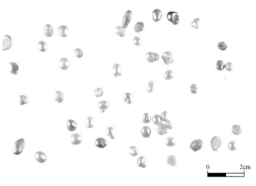

图17-6　珍珠药材图

显微鉴别　磨片：具同心层纹，称"珍珠结构环"。粗层纹较明显，连续成环或呈断续环形，层纹间距不等，在60～500μm间；细层纹在有些部位较明显，多数不甚明显，少数不明显，间距小于32μm。中心部大多实心，无特异结构。多数磨片在暗视野中可见珍珠特有的彩光，一圈圈的具有红、橙、黄、绿、青、紫色虹彩般的光泽，从光学反应上将其定名为"珍珠虹光环"。

粉末（马氏珍珠贝）：类白色。不规则碎块，半透明，具彩虹样光泽。表面显颗粒性，由数至十数薄层重叠，片层结构排列紧密，可见致密的成层线条或极细密的微波状纹理。

成分　主要含碳酸钙。并含有多种氨基酸，尚含有少量铅、铜、铁、镁、锰、钠、锌、硅、锶等元素。

理化鉴别　①取本品粉末，加稀盐酸，即发生大量气泡，滤过，滤液显钙盐的鉴别反应。②取本品置紫外光灯（365nm）下观察，显浅蓝色或亮黄绿色荧光，通常环周部分较明亮。③火烧之有爆裂声，裂片仍有七彩光泽，半透明。④丙酮浸洗，色泽不退。

性味功效　甘、咸，寒。安神定惊，明目消翳，解毒生肌。

附　珍珠母　为蚌科动物三角帆蚌 *Hyriopsis cumingii*（Lea）、褶纹冠蚌 *Cristaria plicata*（Leach）或珍珠贝科动物马氏珍珠贝 *Pteria martensii*（Dunker）的贝壳。①三角帆蚌性状：略呈不等边四角形。壳面生长轮呈同心环状排列。后背缘向上突起，形成大的三角形帆状后翼。壳内面外套痕明显；前闭壳肌痕呈卵圆形，后闭壳肌痕略呈三角形。左右壳均具两枚拟主齿，左壳具两枚长条形侧齿，右壳具一枚长条形侧齿；具光泽。质坚硬。

气微腥，味淡。②褶纹冠蚌性状：呈不等边三角形。后背缘向上伸展成大形的冠。壳内面外套痕略明显；前闭壳肌痕大呈楔形，后闭壳肌痕呈不规则卵圆形，在后侧齿下方有与壳面相应的纵肋和凹沟。左、右壳均具一枚短而略粗后侧齿及一枚细弱的前侧齿，均无拟主齿。③马氏珍珠贝性状：呈斜四方形，后耳大，前耳小，背缘平直，腹缘圆，生长线极细密，成片状。闭壳肌痕大，长圆形。具一凸起的长形主齿。均以色白、整齐、无碎末、珍珠层厚、表面无黑皮、质松脆者为佳。咸，寒。具有平肝潜阳、定惊、明目的作用。

‹ 牡蛎 Muli ›

别名　牡蛎壳、左壳

来源　为牡蛎科动物长牡蛎 *Ostrea gigas* Thunberg、大连湾牡蛎 *Ostrea talienwhanensis* Crosse 或近江牡蛎 *Ostrea rivularis* Gould 的贝壳。

产地　我国沿海各省均产。

采收加工　全年均可捕捞，去肉，洗净，晒干。

性状鉴别　长牡蛎　呈长片状，背腹缘几平行，长 10～50cm，高 4～15cm。右壳较小，鳞片坚厚，层状或层纹状排列。壳外面平坦或具数个凹陷，淡紫色、灰白色或黄褐色；内面瓷白色，壳顶两侧无小齿。左壳凹陷深，鳞片较右壳粗大，壳顶附着面小。质硬，断面层状，洁白。气微，味微咸。（图17-7）

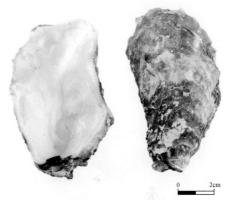

图17-7　牡蛎药材图

大连湾牡蛎　呈类三角形，背腹缘呈八字形。右壳外面淡黄色，具疏松的同心鳞片，鳞片起伏成波浪状，内面白色。左壳同心鳞片坚厚，自壳顶部放射肋数个，明显，内面凹下呈盒状，铰合面小。

近江牡蛎　呈圆形、卵圆形或三角形等。右壳外面稍不平，有灰、紫、棕、黄等色，环生同心鳞片，幼体者鳞片薄而脆，多年生长的鳞片层层相叠，内面白色，边缘有的淡紫色。

饮片　为不规则的碎块。白色，质硬，断面层状。

以个大、整齐、质坚、内面光洁、色白者为佳。

性味功效　咸，微寒。重镇安神，潜阳补阴，软坚散结。

‹ 蛤壳 Geqiao ›

来源　为帘蛤科动物文蛤 *Meretrix meretrix* Linnaeus 或青蛤 *Cyclina sinensis* Gmelin 的贝壳。

产地　文蛤主产于广东、海南、山东等省。青蛤主产于江苏、浙江、山东、福建等省区。

采收加工　夏、秋两季捕捞，去肉，洗净，晒干。

性状鉴别　文蛤　呈扇形或类圆形，背缘略呈三角形，腹缘呈圆弧形，长 3～10cm，高 2～8cm。壳顶突出，位于背面，稍靠前方。壳外面光滑，黄褐色，同心生长纹清晰，通常在背部有锯齿状或波纹状褐色花纹。壳内面白色，边缘无齿纹，前后壳缘有时略带紫色，铰合部较宽，右壳有主齿 3 个及前侧齿 2 个；左壳有主齿 3 个及前侧齿 1 个。质坚硬，断面有层纹。气微，味淡。（图 17-8）

青蛤　呈类圆形，长高近相等，3～5cm。壳顶突出，位于背侧近中部。壳外面淡黄色或棕红色，同心生长纹凸出壳面略呈环肋状。壳内面白色或淡红色，边缘常带紫色并有整齐的小齿纹，铰合部左右两壳均具主齿 3 个，无侧齿。（图 17-9）

饮片　为不规则碎片。碎片外面黄褐色或棕红色，可见同心生长纹。内面白色。质坚硬。断面有层纹。

以个大、整齐、质坚、洁净、内面色白者为佳。

性味功效　苦、咸，寒。清热化痰，软坚散结，制酸止痛；外用收湿敛疮。

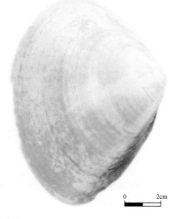

图17-8　蛤壳（文蛤）药材图

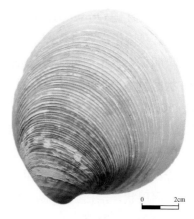

图17-9　蛤壳（青蛤）药材图

海螵蛸　Haipiaoxiao

别名　乌贼骨

来源　为乌贼科动物无针乌贼 *Sepiella maindroni* de Rochebrune 或金乌贼 *Sepia esculenta* Hoyle 的干燥内壳。

产地　无针乌贼分布于浙江、山东、福建沿海。金乌贼分布于辽宁、山东及江苏沿海。

采收加工　收集乌贼鱼的骨状内壳，洗净，干燥。

性状鉴别　无针乌贼　呈扁长椭圆形，中间厚，边缘薄，长 9～14cm，宽 2.5～3.5cm，厚约 1.3cm。背面有瓷白色脊状隆起，两侧略显微红色，有不甚明显的细小疣点；腹面白色，自尾端到中部有细密波状横层纹；角质缘半透明，尾部较宽平，无骨针。体轻，质松，易折断，断面粉质，显疏松层纹。气微腥，味微咸。（图 17-10）

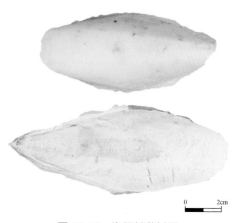

图17-10　海螵蛸药材图

　　金乌贼　长13～23cm，宽约至6.5cm。背面疣点明显，略呈层状排列；腹面的细密波状横层纹占全体大部分，中间有纵向浅槽；尾部角质缘渐宽，向腹面翘起；末端有1骨针，但多已断落。

　　饮片　为不规则形或类方形小块。类白色或微黄色。

　　以身干、体大、色白、洁净、完整者为佳。

　　性味功效　咸、涩，温。收敛止血，涩精止带，制酸，敛疮。

全蝎 Quanxie

　　别名　全虫、蝎子

　　来源　为钳蝎科动物东亚钳蝎 *Buthus martensii* Karsch 的干燥体。

　　产地　主产于河南、山东；河北、辽宁、安徽、湖北等地亦产。以河南产者质量最好，称"南全蝎"，山东产者次之，称"东全蝎"。

　　采收加工　在春末至秋初捕捉。春季捕捉的称"春蝎"，质量较好，因此时全蝎未食泥土，腹内空瘪。夏季产量较大，称为"伏蝎"，品质较次，腹内有大量泥土。捕得后，先浸入清水中，加入少量的盐，待吐出泥土，死亡后捞出。若放到清水中煮沸后，用水漂洗，称"清水蝎"或"淡水蝎"；若放到盐水中煮沸，每斤蝎子用食盐60～90g或100～150g，称"盐水蝎"。一般煮到全蝎身能挺直竖立，背面抽沟，腹瘪时捞出，置通风处阴干或晾干。

　　性状鉴定　头胸部与前腹部呈扁平长椭圆形，后腹部呈尾状，皱缩弯曲，完整者体长约6cm。头胸部呈绿褐色，前面有1对短小的螯肢及1对较长大的钳状脚须，形似蟹螯，背面覆有梯形背甲，腹面有足4对，均为7节，末端各具2爪钩；前腹部由7节组成，第7节色深，背甲上有5条隆脊线。背面绿褐色，后腹部棕黄色，6节，节上均有纵沟，末节有锐钩状毒刺，毒刺下方无距。气微腥，味咸。（图17-11）。

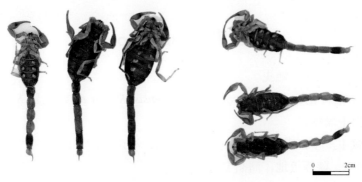

0　　　2cm

图17-11　全蝎药材图

　　以完整、色青褐或黄褐、干净、身挺、腹硬脊背抽沟、无盐霜者为佳。以河南禹县、鹿邑产品最优，尤以禹县狼岗所产最著名，有"狼岗伏全虫"之称。

　　性味功效　辛，平；有毒。息风镇痉，攻毒散结，通络止痛。

< **蜈蚣** Wugong >

别名　百足虫、百脚、金头蜈蚣

来源　为蜈蚣科动物少棘巨蜈蚣 *Scolopendra subspinipes mutilans* L. Koch 的干燥体。

产地　主产于江苏、浙江、安徽、湖北、湖南、陕西等省区。

采收加工　春、夏二季捕捉，先用沸水烫死，再用竹片插入头尾，绷直，干燥。

性状鉴定　呈扁平长条形，长 9～15cm，宽 0.5～1cm。由头部和躯干部组成，全体共 22 个环节。头部暗红色或红褐色，略有光泽，有头板覆盖，头板近圆形，前端稍突出，两侧贴有颚肢一对，前端两侧有触角一对。躯干部第一背板与头板同色，其余 20 个背板为棕绿色或墨绿色，具光泽，自第四背板至第二十背板上常有两条纵沟线；腹部淡黄色或棕黄色，皱缩；自第二节起，每节两侧有步足一对；步足黄色或红褐色，偶有黄白色，呈弯钩形，最末一对步足尾状，故又称尾足，易脱落。质脆，断面有裂隙。气微腥，有特殊刺鼻的臭气，味辛、微咸。（图 17-12）

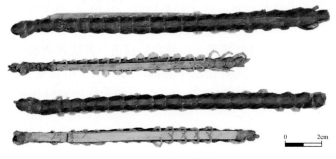

图17-12　蜈蚣药材图

饮片　形如药材，呈段状，棕褐色或灰褐色，具焦香气。

以条长、头红、身黑绿色、头足全者为佳。

性味功效　辛，温；有毒。息风镇痉，攻毒散结，通络止痛。

< **土鳖虫** Tubiechong >

别名　地鳖虫、土元、蟅虫

来源　为鳖蠊科昆虫地鳖 *Eupolyphaga sinensis* Walker 或冀地鳖 *Steleophaga plancyi*（Boleny）的雌虫干燥体。

产地　地鳖主产于江苏、浙江、安徽、湖北、湖南等地，商品名"苏土鳖"；冀地鳖主产于河北、河南、陕西等地，商品名"汉土鳖"。

采收加工　夏、秋二季捕捉，置沸水中烫死，晒干或炕干。

性状鉴别　地鳖　呈扁平卵形，长 1.3～3cm，宽 1.2～2.4cm。前端较窄，后端较宽，背部紫褐色，具光泽，无翅。前胸背板较发达，盖住头部；腹背板 9 节，呈覆瓦状排列。腹面红棕色，头部较小，有丝状触角 1 对，常脱落，胸部有足 3 对，具细毛和刺。腹部有横环节。质松脆，易碎。气腥臭，味微咸。（图 17-13）

冀地鳖 体呈长椭圆形，长 2.2～3.7cm，宽 1.4～2.5cm。背部黑棕色，通常在边缘带有淡黄褐色斑块及黑色小点。

以完整、油润光泽、色紫褐者为佳。

性味功效 咸，寒；有小毒。破瘀血，续筋骨。

附注 ①金边土鳖 姬蠊科昆虫赤边水䗪 *Opisthoplatia orientalis* Burm. 的干燥虫体。主产于福建、广东、台湾等地。与正品的主要区别是：前胸背板前缘有一黄色镶边，习称"金边"。在广东、广西地区使用。②东方潜龙虱 龙虱科昆虫东方潜龙虱 *Cybister tripunctatus orientalis* Gschwendtn. 的虫体。呈长卵形，长 2～3cm，宽 1～1.5cm，背部有 1

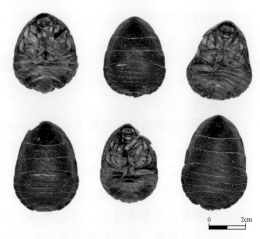

图17-13 土鳖虫药材图

小对较厚的鞘翅，黑绿色，边缘有棕黄色狭边。除去鞘翅可见浅色膜质翅 2 对，胶面棕褐色或黑褐色，有横纹。胸部有足 3 对。质松脆。气腥，味微咸。应注意与正品区别。

◁ 桑螵蛸 Sangpiaoxiao ▷

别名 螳螂蛋、刀螂蛋

来源 为螳螂科昆虫大刀螂 *Tenodera sinensis* Saussure、小刀螂 *Statilia maculata* （Thunberg）或巨斧螳螂 *Hierodula patellifera*（Serville）的干燥卵鞘。以上三种分别习称"团螵蛸""长螵蛸"及"黑螵蛸"。

产地 团螵蛸主产于广西、云南、湖北、湖南、河北、甘肃、辽宁等地。长螵蛸主产于浙江、江苏、安徽、山东、湖北等地。黑螵蛸主产于河北、山东、河南、山西等地。

采收加工 深秋至次春收集，除去杂质，蒸至虫卵死后，干燥。

性状鉴别 团螵蛸 略呈圆柱形或半圆形，由多层膜状薄片叠成，长 2.4～4cm，宽 2～3cm。表面浅黄褐色，上面带状隆起不明显，底面平坦或有凹沟。体轻，质松而韧，横断面可见外层为海绵状，内层为许多放射状排列的小室，室内各有一细小椭圆形卵，深棕色，有光泽。气微腥，味淡或微咸。

长螵蛸 略呈长条形，一端较细，长2.5～5cm，宽 1～1.5cm。表面灰黄色，上面带状隆起明显，带的两侧各有一条暗棕色浅沟及斜向纹理。质硬而脆。

黑螵蛸 略呈平行四边形，长 2～4cm，宽 1.5～2cm。表面灰褐色，上面带状隆起明显，两侧有斜向纹理，近尾端微向上翘。质硬而韧。（图 17-14）

以个体完整、色黄、体轻而带韧性，卵未孵出，无树枝草梗等杂质者为佳。

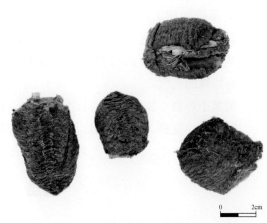

图17-14 桑螵蛸药材图

性味功效　甘、咸，平。益肾固精，缩尿，止浊。

蝉蜕　Chantui

别名　知了皮

来源　为蝉科昆虫黑蚱 *Cryptotympana pustulata* Fabricius 的若虫羽化时脱落的皮壳。

产地　主产于山东、河南、河北、湖北、江苏、四川、浙江等地。

采收加工　夏、秋二季收集，除去泥沙，晒干。

性状鉴别　略呈椭圆形而弯曲，长约 3.5cm，宽约 2cm。表面黄棕色，半透明，有光泽。头部有丝状触角 1 对，多已断落，复眼突出。额部先端突出，口吻发达，上唇宽短，下唇伸长成管状。胸部背面呈十字形裂开，裂口向内卷曲，脊背两旁具小翅 2 对；腹面有足 3 对，被黄棕色细毛。腹部钝圆，共 9 节。体轻、中空，易碎。气微，味淡。（图 17-15）

以体轻、完整、色黄亮者为佳。

性味功效　甘，寒。散风除热，利咽，透疹，退翳，解痉。

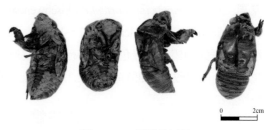

图 17-15　蝉蜕药材图

斑蝥　Banmao

来源　为芫青科昆虫南方大斑蝥 *Mylabris phalerata* Pallas 或黄黑小斑蝥 *Mylabris cichorii* Linnaeus 的干燥体。

产地　主产于河南、安徽、广西、云南。

采收加工　夏、秋两季清晨露水未干时捕捉，放入沸水中烫死或闷死，取出晒干。

性状鉴别　南方大斑蝥　呈长圆形，长 1.5～2.5cm，宽 0.5～1cm。头及口器向下垂，有较大的复眼及触角各一对，触角多已脱落。背部具革质鞘翅 1 对，黑色，有 3 条黄色或棕黄色的横纹；鞘翅下面有棕褐色薄膜状透明的内翅 2 片。胸腹部乌黑色，胸部有足 3 对。有特殊的臭气。

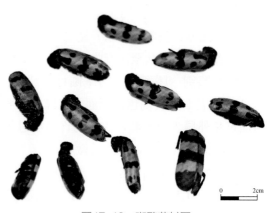

图 17-16　斑蝥药材图

黄黑小斑蝥　体型较小，长 1～1.5cm。（图 17-16）

以个大、完整、颜色鲜明、无败油气味者为佳。

性味功效　辛，热；有大毒。破血消癥，攻毒蚀疮，引赤发疱。

僵蚕　Jiangcan

别名　白僵蚕、白僵虫

来源　为蚕蛾科昆虫家蚕 *Bombyx mori* Linnaeus 4~5 龄的幼虫感染（或人工接种）白僵菌 *Beauveria bassiana*（Bals.）Vuillant 而致死的干燥体。

产地　主产于浙江、四川、江苏、广东、陕西等地。

采收加工　多于春、秋季生产，将感染白僵菌病死的蚕干燥。

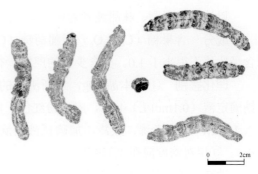

图17-17　僵蚕药材图

性状鉴别　略呈类圆柱形，多弯曲皱缩，长 2~5cm，直径 0.5~0.7cm。表面灰黄色，被有白色粉霜状的气生菌丝和分生孢子。头部较圆，足 8 对，体节明显，尾部略呈二分歧状。质硬而脆，易折断，断面平坦，外层白色，中间有亮棕色或亮黑色的丝腺环 4 个，习称"胶口镜面"。气微腥，味微咸。（图 17-17）

以条粗、质硬、色白、断面光亮者为佳。

规格　分为选货和统货两个规格。选货根据单体重量（或头数）、长度、直径及断面丝腺环分为两个等级。

一等：干货。略呈圆柱形，头部较圆，尾部略呈二分歧状，体腹面有足 8 对呈突出状，体节明显。表面呈灰黄色或黄白色，体表覆盖由分生孢子和气生菌丝体所形成白色粉霜。形体饱满，质硬而脆，易折断，断面平坦，有玻璃光泽。气微腥，味微咸。无杂质。无形体不饱满、干瘪、无丝腺环者。每 50g≤70 头（或单体重量≥0.7g，长度 ≥3.8cm，直径 ≥0.6cm），抽样检测断面亮黑色丝腺环比例数≥85%。

二等：干货。每 70≥50g≤110 头（或单体重量 0.5~0.7g，长度 3.3~3.8cm，直径 0.5~0.6cm），抽样检测断面亮黑或棕黑色丝腺环比例数 ≥80%。其余同一等。

统货：干货。不分大小。腹部断面丝腺环多呈浅棕色或棕色。形体不饱满、干瘪、无丝腺环者≤5%。

性味功效　咸、辛，平。祛风定惊，化痰散结。

＜　蜂蜜　Fengmi（附：蜂蜡）　＞

来源　为蜜蜂科昆虫中华蜜蜂 *Apis cerana* Fabricius 或意大利蜂 *Apis mellifera* Linnaeus 所酿的蜜。

产地　全国大部分地区均产。

采收加工　春至秋季采收。将蜂巢割下，置于布袋内，将蜜挤出，或置于离心机内，将蜜分离出来，滤去蜂蜡碎片和杂质。

性状鉴别　呈半透明、带光泽、浓稠的液体，白色至淡黄色或橘黄色至黄褐色，放久或遇冷渐有白色颗粒状结晶析出。气芳香，味极甜。（图 17-18）

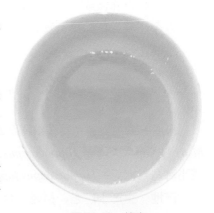

图17-18　蜂蜜

以浓稠似凝脂、味甜纯者为佳。

成分　含果糖（$C_6H_{12}O_6$）和葡萄糖（$C_6H_{12}O_6$）的总量不得少于 60.0%，果糖与葡萄糖含量比值不得小于 1.0。另含少量的蔗糖、有机酸、挥发油、蜡、花粉粒。

理化鉴别　①取本品 10g，加新沸过的冷水 50ml，混匀，加酚酞指示液 2 滴与氢氧化钠滴定液（0.1mol/L）4mL，应显粉红色，10 秒钟内不消失（检查酸度）。②取本品 2g，加水 10mL，加热煮沸，放冷，加碘试液 1 滴，不得显蓝色、绿色或红褐色（检查淀粉和糊精）。③相对密度应在 1.349 以上。

性味功效　甘，平。补中，润燥，止痛，解毒。

附　蜂蜡　为蜜蜂科昆虫中华蜜蜂 *Apis cerana* Fabricius 或意大利蜂 *Apis mellifera* Linnaeus 分泌的蜡。将蜂巢置水中加热，滤过，冷凝取蜡或再精制而成。为不规则团块，大小不一。呈黄色、淡黄棕色或黄白色，不透明或微透明，表面光滑。体较轻，蜡质，断面砂粒状，用手搓捏能软化。有蜂蜜样香气。甘，微温。收涩、敛疮、生肌、止痛。

＜ 九香虫 Jiuxiangchong ＞

来源　为蝽科昆虫九香虫 *Aspongopus chinensis* Dallas 的干燥体。

产地　主产于贵州、四川、云南、广西等地。

采收加工　每年 11 月至次年 3 月前捕捉，置适宜容器内，用酒少许将其闷死，取出阴干；或置沸水中烫死，取出，干燥。

性状鉴别　略呈六角状扁椭圆形，长 1.6～2cm，宽约 1cm。表面棕褐色或棕黑色，略有光泽。头部小，与胸部略呈三角形，复眼突出，卵圆状，单眼 1 对，触角 1 对各 5 节，多已脱落。背部有翅 2 对，外面的 1 对基部较硬，内部 1 对为膜质，透明；胸部有足 3 对，多已脱落。腹部棕红色至棕黑色，每节近边缘处有突起的小点。质脆，折断后腹内有浅棕色的内含物。气特异，味微咸。（图 17-19）

以个完整、色棕褐、发亮者为佳。

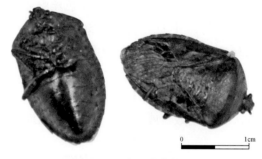

图17-19　九香虫药材图

性味功效　咸，温。理气止痛，温中助阳。

＜ 海马 Haima ＞

来源　为海龙科动物线纹海马 *Hippocampus kelloggi* Jordan et Snyder、刺海马 *Hippocampus histrix* Kaup、大海马 *Hippocampus kuda* Bleeker、三斑海马 *Hippocampus trimaculatus* Leach 或小海马（海蛆）*Hippocampus japonicus* Kaup 的干燥体。

产地　主产于广东、福建、台湾等沿海省区。马来西亚、新加坡、日本等国也产。

采收加工　夏、秋二季捕捞，洗净，晒干；或除去皮膜及内脏，晒干。

性状鉴别　线纹海马　呈扁长形而弯曲，体长约 30cm。表面黄白色。头略似马头，有冠状突起，具管状长吻，口小，无牙，两眼深陷。躯干部七棱形，尾部四棱形，渐细卷曲，体上有瓦楞形的节纹并具短棘。体轻，骨质，坚硬。气微腥，味微咸。常以"马头、蛇尾、瓦楞身"概述其形状。

刺海马　体长 15～20cm。头部及体上环节间的棘细而尖。

大海马　体长 20～30cm。黑褐色。

三斑海马　体侧背部第 1、4、7 节的短棘基部各有 1 黑斑。

小海马（海蛆）　体型小，长 7～10cm。黑褐色。节纹及短棘均较细小。（图 17-20）

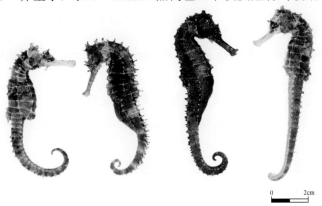

图17-20　海马药材图

均以体大、坚实、头尾齐全者为佳。

性味功效　甘、咸，温。温肾壮阳，散结消肿。

＜　**海龙**　hailong　＞

来源　为海龙科动物刁海龙 *Solenognathus hardwickii*（Gray）、拟海龙 *Syngnathoides biaculeatus*（Bloch）或尖海龙 *Syngnathus acus* Linnaeus 的干燥体。

产地　海龙、拟海龙主产于广东、福建沿海，尖海龙产于我国各沿海省区。

采收加工　多于夏、秋二季捕捞，刁海龙、拟海龙除去皮膜及内脏，洗净，晒干；尖海龙直接洗净，晒干。

性状鉴别　刁海龙　体狭长侧扁，全长 30～50cm。表面黄白色或灰褐色。头部具管状长吻，吻长为眼后头长的 2 倍，口小，无牙，两眼圆而深陷，头部与体轴略呈钝角。躯干部宽 3cm，五棱形，尾部前方六棱形，后方渐细，四棱形，尾端卷曲。背棱两侧各有 1 列灰黑色斑点状色带。全体被以具花纹的骨环及细横纹，各骨环内有突起粒状棘。胸鳍短宽，背鳍较长，有的不明显，无尾鳍。骨质，坚硬。气微腥，味微咸。（图 17-21）

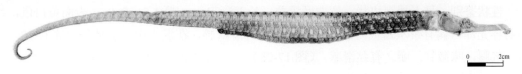

图17-21　海龙药材图

拟海龙　体长平扁，躯干部略呈四棱形，全长 20～22cm。表面灰黄色。头部常与体轴成一直线。

尖海龙　体细长，呈鞭状，全长 10～30cm，未去皮膜。表面黄褐色。有的腹面可见育儿囊，有尾鳍。质较脆弱，易撕裂。

均以体长、头尾齐全、色黄白者为佳。

性味功效　甘、咸，温。温肾壮阳，散结消肿。

‹ 蟾酥　Chansu ›

别名　癞蛤蟆浆

来源　为蟾蜍科动物中华大蟾蜍 *Bufo bufo gargarizans* Cantor 或黑眶蟾蜍 *Bufo melanostictus* Schneider 的干燥分泌物。

产地　主产于辽宁、山东、河北、江苏、浙江、安徽等地。

采收加工　多于夏、秋二季捕捉蟾蜍，洗净，挤取耳后腺及皮肤腺的白色浆液，加工，干燥。

性状鉴别　呈扁圆形团块状或片状。棕褐色或红棕色。团块状者质坚，不易折断，断面棕褐色，角质状，微有光泽；片状者质脆，易碎，断面红棕色，半透明。气微腥，味初甜而后有持久的麻辣感，粉末嗅之作嚏。（图 17-22）

本品断面沾水，即呈乳白色隆起，习称"沾水泛白"。

以色红棕、断面角质样、半透明、有光泽者为佳。

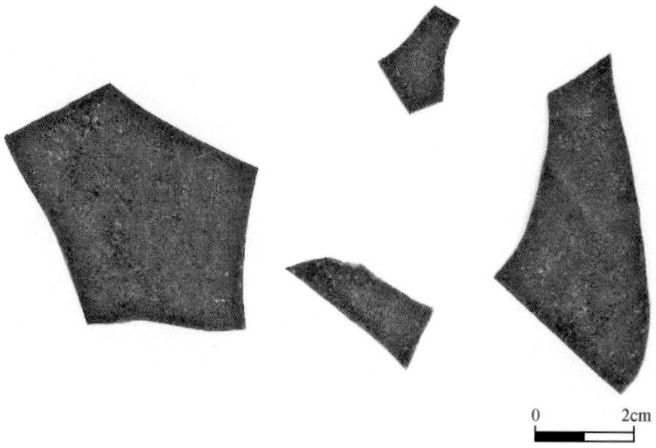

图 17-22　蟾酥药材图

性味功效　辛，温；有毒。解毒，止痛，开窍醒神。

‹ 哈蟆油　Hamayou ›

别名　田鸡油、林蛙油、哈什蚂油

来源　为蛙科动物中国林蛙 *Rana temporaria chensinensis* David 雌蛙的干燥输卵管。

产地　主产于吉林、辽宁，黑龙江、内蒙古亦产。

采收加工　在 10 月间捕捉雌蛙，用线绳将头部穿过吊起，或用 70℃热水烫 1～2 分钟，待腿伸直后，吊起来风干。剥油前用热水浸一下，立即捞出，用湿毛巾覆盖，闷润一段时间后，剖开腹部，取出输卵管，去尽卵子及其他内脏，放到通风干燥处阴干。

性状鉴别　呈不规则块状，弯曲而重叠，长 1.5～2cm，厚 1.5～5mm。表面黄白色，呈脂肪样光泽，偶有带灰白色薄膜状干皮。摸之有滑腻感，在温水中浸泡体积可膨胀 10～15 倍。气腥，味微甘，嚼之有黏滑感。（图 17-23）

以块大整齐、黄白色、有脂肪样光泽、无黑色的卵粒者为佳。

性味功效　甘、咸，平。补肾益精，养阴润肺。

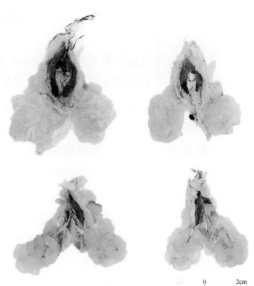

图17-23　哈蟆油药材图

龟甲　Guijia

来源　为龟科动物乌龟*Chinemys reevesii*（Gray）的腹甲及背甲。

产地　主产于江苏、浙江、安徽、湖北、湖南等地。

采收加工　全年均可捕捉，以秋、冬二季为多，捕捉后杀死，或用沸水烫死，剥取背甲及腹甲，除去残肉，晒干。杀死者称为"血板"，烫死者称为"烫板"。

性状鉴别　背甲及腹甲由甲桥相连，背甲稍长于腹甲，与腹甲常分离。背甲呈长椭圆形拱状，长7.5～22cm，宽6～18cm；外表面棕褐色或黑褐色，脊棱3条；颈盾1块，前窄后宽；椎盾5块，第1椎盾长大于宽或近相等，第2～4椎盾宽大于长；肋盾两侧对称，各4块；缘盾每侧11块；臀盾2块。腹甲呈板片状，近长方椭圆形，长6.4～21cm，宽5.5～17cm；外表面淡黄棕色至棕黑色，盾片12块，每块常具紫褐色放射状纹理，腹盾、胸盾和股盾中缝均较长，喉盾、肛盾次之，肱盾中缝最短；内表面黄白色至灰白色，有的略带血迹或残肉，除净后可见骨板9块，呈锯齿状嵌接。前端钝圆或平截，后端具三角形缺刻，两侧残存呈翼状向斜上方弯曲的甲桥。质坚硬。气微腥，味微咸。（图17-24、图17-25）

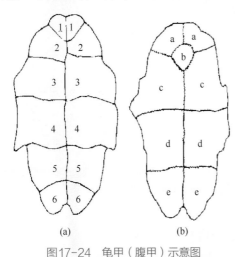

图17-24　龟甲（腹甲）示意图
（a）外表面；（b）内表面

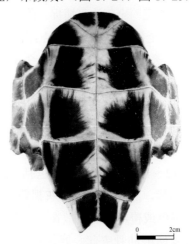

图17-25　龟甲（腹甲）药材图

以块大、无残肉、有油性者为佳。以血板质优。

性味功效　咸、甘，微寒。滋阴潜阳，益肾强骨，养血补心。

鳖甲　Biejia

来源　为鳖科动物鳖 *Trionyx sinensis* Wiegmann 的背甲。

产地　主产于湖北、安徽、河南、湖南、浙江、江苏等省。

采收加工　全年均可捕捉，以秋、冬二季为多，捕捉后杀死，置沸水中烫至背甲上的硬皮能剥落时，取出，剥取背甲，除去残肉，晒干。

性状鉴别　呈椭圆形或卵圆形，背面隆起，长10～15cm，宽9～14cm。外表面黑褐色或墨绿色，略有光泽，具细网状皱纹及灰黄色或灰白色斑点，中间有一条纵棱，两侧各有左右对称的横凹纹8条，外皮脱落后，可见锯齿状嵌接缝。内表面类白色，中部有突起的脊椎骨，颈骨向内卷曲，两侧各有肋骨8条，伸出边缘。质坚硬。气微腥。味淡。（图17-26）

以个大、无残肉、有油性者为佳。

性味功效　咸，微寒。滋阴潜阳，软坚散结，退热除蒸。

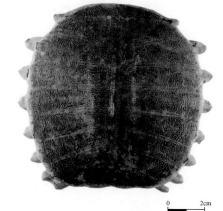

图17-26　鳖甲药材图

蛤蚧　Gejie

别名　大壁虎、对蛤蚧、守宫

来源　为壁虎科动物蛤蚧 *Gekko gecko* Linnaeus 的干燥体。

产地　主产于广西、广东、云南。泰国、马来西亚亦产。

采收加工　全年均可捕捉。除去内脏，拭净，以竹片撑开，使全体扁平顺直，低温干燥。两只合成一对。

性状鉴别　呈扁片状，头颈部及躯干部长9～18cm，头颈部约占三分之一，腹背部宽6～11cm，尾长6～12cm。头略呈扁三角状，两眼多凹陷成窟窿，口内有细齿，生于颚的边缘，无异型大齿。吻部半圆形，吻鳞不切鼻孔，与鼻鳞相连，上鼻鳞左右各1片，上唇鳞12～14对，下唇鳞（包括颏鳞）21片。腹背部呈椭圆形，腹薄。背部呈灰黑色或银灰色，有黄白色、灰绿色或橙红色斑点散在或密集成不显著的斑纹，脊椎骨及两侧肋骨突起。四足均具5趾，趾间仅具蹼迹，足趾底有吸盘。尾细而坚实，微现骨节，与背部颜色相同，有6～7个明显的银灰色环带。全身被圆形或多角形微有光泽的细鳞。气腥，味微咸。（图17-27）

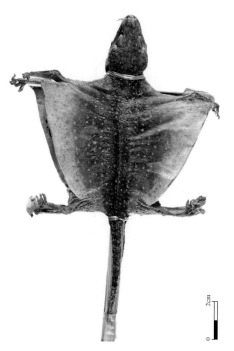

图17-27　蛤蚧药材图

以体大、尾全、再生尾不低于 6cm、不破碎者为佳。

性味功效　咸，平。补肺益肾，纳气定喘，助阳益精。

附注　① 喜山鬣蜥　又称西藏蛤蚧，为鬣蜥科动物喜山鬣蜥 *Agama himalayana* 除去内脏的干燥全体。主产于西藏、新疆等地。本品呈扁片状，全身灰绿色，头较小略扁，躯干部长 6～8cm，两眼微显窟窿。头顶躯干背面及四肢鳞较大，尾背鳞具棱，呈覆瓦状排列，向两侧的鳞渐细，颌鳞锥状，肋骨 14～16 对，腹鳞呈斜方形。四足似鸟足，爪较长，无蹼及吸盘。尾较粗扁且较长，常盘卷于背部，节明显。气微腥，味微咸。② 市场还有以蝾螈科动物贵州疣螈 *Tylototriton Klleichowensis*、红瘰疣螈 *T. verrucosus* 等除去或者未除去内脏的干燥全体代蛤蚧药用，应注意鉴别。

＜ 金钱白花蛇 Jinqianbaihuashe ＞

别名　小白花蛇、金钱蛇

来源　为眼镜蛇科动物银环蛇 *Bungarus multicinctus* Blyth 的幼蛇干燥体。

产地　主产于广东、广西。浙江、江西、福建等地亦产。

采收加工　夏、秋季捕捉，剖开腹部，除去内脏，擦净血迹，用乙醇浸泡处理后，以头为中心盘成圆盘状，用竹签固定，干燥。

性状鉴别　呈圆盘状，盘径 3～6cm，蛇体直径 0.2～0.4cm。头盘在中间，尾细，常纳入口内。口腔内上颌骨前端有毒沟牙 1 对，鼻间鳞 2 片，无颊鳞，上下唇鳞通常各为 7 片。背部黑色或灰黑色，有白色环纹 45～58 个，黑白相间，白环纹在背部宽 1～2 行鳞片，向腹面渐增宽，黑环纹宽 3～5 行鳞片，背正中明显突起一条脊棱，脊鳞扩大呈六角形，背鳞细密，通身 15 行，尾下鳞单行。气微腥，味微咸。（图 17-28）

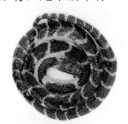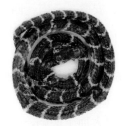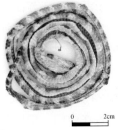

图17-28　金钱白花蛇药材图

以头尾齐全、内色黄白、盘径小者为佳。

性味功效　甘、咸，微寒；有毒。祛风，通络，止痉。

附注　金环蛇　为眼镜蛇科动物金环蛇 *Bungarus fasciatus*（Schneider）除去内脏的干燥体。其特征是有黑黄相间的环纹，两者宽度大致相等，为 3～5 枚鳞片，共有 23～33 个黄色环纹，尾末端圆而略扁，气腥，味咸。应注意与金钱白花蛇正品区别。

＜ 蕲蛇 Qishe ＞

别名　大白花蛇、棋盘蛇、五步蛇

来源　蝰科动物五步蛇 *Agkistrodon acutus*（Güenther）除去内脏的干燥体。

产地　主产于浙江、江西、福建等省区。

采收加工　多于夏、秋二季捕捉，剖开腹部，除去内脏，洗净，用竹片撑开腹部，盘成圆盘状，干燥后拆除竹片。

性状鉴别　呈圆盘状，盘径 17～34cm，体长可达 2m。头在中间稍向上，呈三角形而扁平，口大，习称"龙头、虎口"，吻端向上，习

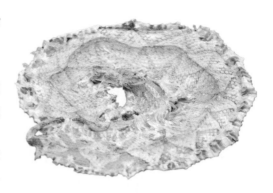

图17-29　蕲蛇药材图

称"翘鼻头"。上腭有管状毒牙，中空尖锐。背部两侧各有黑褐色与浅棕色组成的"V"形斑纹 17～25 个，其"V"形的两上端在背中线上相接，习称"方胜纹"，有的左右不相接，呈交错排列。腹部撑开或不撑开，灰白色，鳞片较大，有黑色类圆形的斑点，习称"连珠斑"或"念珠斑"；腹内壁黄白色，脊椎骨的棘突较高，呈刀片状上突，前后椎体下突基本同形，多为弯刀状，向后倾斜，尖端明显超过椎体后隆面。尾部骤细，末端有三角形深灰色的角质鳞片一枚，习称"佛指甲"。气腥，味微咸。（图 17-29）

以条大、头尾齐全、花纹斑块明显者为佳。

性味功效　甘、咸，温；有毒。祛风，通络，止痛。

乌梢蛇　Wushaoshe

别名　乌蛇、乌风蛇、剑脊蛇

来源　为游蛇科动物乌梢蛇 *Zaocys dhumnades*（Cantor）的干燥体。

产地　主产于浙江、江苏；贵州、安徽、云南、四川亦产。

采收加工　多于夏、秋二季捕捉，剖开腹部或先剥皮留头尾，除去内脏，盘成圆盘状，干燥。

性状鉴别　呈圆盘状，盘径约 16cm。表面黑褐色或绿黑色，密被菱形鳞片；背鳞行数成双，背中央 2～4 行鳞片强烈起棱，形成两条纵贯全体的黑线。头盘在中间，扁圆形，眼大而下凹陷，有光泽。上唇鳞 8 枚，第 4、5 枚入眶，颊鳞 1 枚，眼前下鳞 1 枚，较小，眼后鳞 2 枚。脊部高耸成屋脊状，习称"剑脊"。腹部剖开边缘向内卷曲，脊肌肉厚，黄白色或淡棕色，可见排列整齐的肋骨。尾部渐细而长，尾下鳞双行。剥皮者仅留头尾之皮鳞，中段较光滑。气腥，味淡。（图 17-30）

以头尾齐全、皮色黑褐、肉色黄白、脊部有棱、体坚实者为佳。

性味功效　甘，平。祛风、通络、止痉。

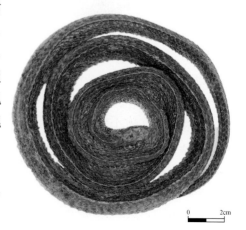

图17-30　乌梢蛇药材图

‹ **蛇蜕** Shetui ›

别名 蛇皮、长虫皮

来源 为游蛇科动物黑眉锦蛇 *Elaphe taeniura* Cope、锦蛇 *Elaphe carinata*（Guenther）或乌梢蛇 *Zaocys dhumnades*（Cantor）等蜕下的干燥表皮膜。

产地 主产于广西、四川、浙江、江苏、安徽、福建、陕西等省区。

采收加工 春末夏初或初冬收集，除去泥沙，干燥。

性状鉴别 呈圆筒形，多压扁而皱缩，完整者形似蛇，长可达 1m 以上。背部银灰色或淡灰棕色，有光泽，鳞迹菱形或椭圆形，衔接处呈白色，略抽皱或凹下；腹部乳白色或略显黄色，鳞迹长方形，呈覆瓦状排列。体轻，质微韧，手捏有润滑感和弹性，轻轻搓揉，沙沙作响。气微腥，味淡或微咸。（图 17-31）

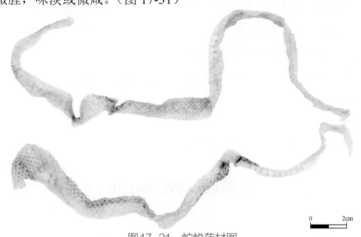

图17-31 蛇蜕药材图

以皮膜完整、银灰色而富光泽、无杂质者为佳。

性味功效 咸、甘，平。祛风，定惊，解毒，退翳。

‹ **鸡内金** Jineijin ›

别名 鸡胗皮

来源 为雉科动物家鸡 *Gallus gallus domesticus* Brisson 的干燥砂囊内壁。

产地 全国各地均产。

采收加工 杀鸡后，取出鸡肫，立即剥下内壁，洗净，干燥。

性状鉴别 为不规则卷片，厚约 2mm。表面黄色、黄绿色或黄褐色，薄而半透明，具明显的条状皱纹。质脆，易碎，断面角质样，有光泽。气微腥，味微苦。（图 17-32）

以个大、色黄、完整不破碎者为佳。

性味功效 甘，平。健胃消食，涩精止遗。

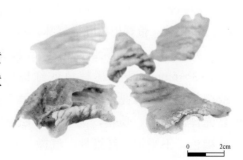

图17-32 鸡内金药材图

‹ **燕窝** Yanwo ›

来源 为雨燕科金丝燕 *Collocalia esculenta* Linnaeus 用唾液与绒羽等混合凝结所筑成的巢窝。

产地 产于福建、广东、海南等沿海地区。

采收加工 每年 2、4、8 月采收，拣去杂质，阴干即可。

性状鉴别 完整者呈不整齐的半月形或船形，常凹陷成兜状，长 6～10cm，宽 3～5cm；表面黄白色或灰白色，附着于岩石一面较平，另一面微隆起，窝的内部粗糙，似丝瓜络样，放大镜下可见细小羽毛。质硬而脆，断面细腻，呈现角质样光泽。浸水后柔软膨胀，晶亮透明，轻压有弹性。气微腥，味微咸，嚼之有黏滑感。（图 17-33）

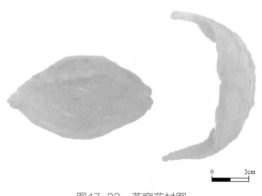

图 17-33 燕窝药材图

以身干、完整、洁净，无杂质者为佳。

性味功效 甘，平。养阴润燥，益气补中，化痰止咳，养颜。

‹ **五灵脂** Wulingzhi ›

别名 灵脂

来源 为鼯鼠科动物复齿鼯鼠 *Trogopterus xanthipes* Milne-Edwards 的干燥粪便。

产地 主产于河北、山西及北京市郊。此外，四川、云南、甘肃、陕西、青海等地亦产。

采收加工 全年均可采收，以春、秋二季为好。可在岩洞或石缝周围寻找收集，除去杂质，晒干。根据形状不同分为灵脂块和灵脂米。

性状鉴别 灵脂块 不规则的块状，大小不一。表面黑棕色、红棕色或灰棕色。凹凸不平，有油润性光泽。黏附的粪粒呈长椭圆形，表面常裂碎，显纤维性。质硬，断面黄棕色或棕褐色，不平坦，有的可见粪粒，间或有黄棕色树脂状物质。气腥臭，带有柏树叶样气味，味苦辛。

灵脂米 为长椭圆形颗粒，长 5～15mm，直径 3～6mm。表面黑棕色或红棕色，较平滑或微粗糙，常可见淡黄色的纤维残痕，有的略显光泽。体轻、质松，易折断，断面黄绿色或黄褐色，不平坦，纤维性。气微，味微苦。（图 17-34）

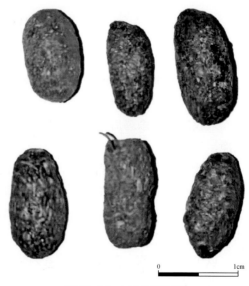

图 17-34 五灵脂药材图

灵脂块以色黑棕、有油润性光泽、光亮、其中夹有豆粒状粪粒，无杂质者为佳。灵脂米以色黑、断面色黄绿、体轻、有光泽、无杂质者为佳。

性味功效　咸、甘，温。活血，化瘀，止痛。

＜ 熊胆粉　Xiongdanfen ＞

来源　为熊科动物黑熊 *Selenarctos thibetanus* G. Cuvier 经胆囊手术引流胆汁而得的干燥品。

产地　主产于吉林、辽宁、黑龙江、云南、四川、陕西等省区。

采收加工　采用活熊引流方法定期抽取胆汁，烘干。

性状鉴别　为不规则碎片、颗粒或粉末。黄色至深棕色，有的呈深绿色或淡红色，半透明，有玻璃样光泽。质脆，易吸潮。气清香微腥，味极苦微回甜，有清凉感。（图 17-35、图 17-36）

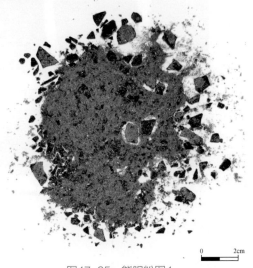

图 17-35　熊胆粉图 1

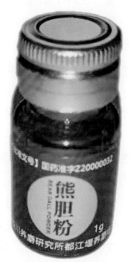

图 17-36　熊胆粉图 2

以色金黄、半透明、腥气弱、苦味浓者为佳。

性味功效　苦，寒。清热，平肝，明目。

＜ 马宝　Mabao ＞

别名　马结石

来源　为马科动物马 *Equus caballus* L. 胃肠道的结石。

产地　主产于河北、内蒙古。

采收加工　全年均可采收。宰杀病马时，如发现其胃肠道的硬块，即取出，用清水洗净、晾干。

性状鉴别　呈圆球形、卵圆形或扁圆形，大小不等，一般直径为 6～20cm，重 250～2500g，但也有小如豆粒者。表面粉白色、灰白色或蛋青色，有光泽，光滑或凹凸不平。质坚重如石，锯开面灰白色，有同心层纹（习称"涡纹"），微具玻璃样光泽，有的还可见灰黑色细密纹理，中心常见有金属或树枝等异物。剖开后气臭，味淡而微咸，嚼之可成

细末。（图17-37）

以色灰白、外表有光泽、润滑如玉、个大、质坚实，断面"涡纹"细者为佳。

性味功效 甘、咸，凉；有小毒。镇惊化痰，清热解毒。

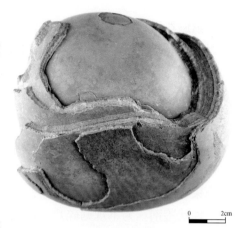

图17-37 马宝药材图

＜ 阿胶 Ejiao ＞

别名 驴皮胶

来源 为马科动物驴 *Equus asinus* L. 的皮去毛后熬制而成的胶块。

产地 主产于山东、浙江。此外，北京、上海、天津、辽宁等地亦有加工。以山东省东阿县的产品最为著名。

采收加工 将驴皮浸泡去毛，切块洗净，分次水煎，滤过，合并滤液，浓缩（可分别加入适量黄酒、冰糖和豆油）至稠膏状，冷凝，切块，晾干，即得。

性状鉴定 为长方形或方形块，黑褐色，有光泽。质硬而脆，断面光亮，碎片对光照视呈棕色半透明。气微，味微甘。（图17-38）

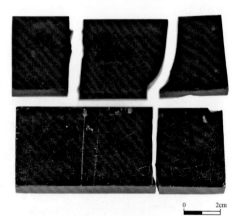

图17-38 阿胶药材图

以色乌黑、光亮、稍透明、无腥臭气，经夏不软化者为佳。

性味功效 甘，平。补血滋阴，润燥，止血。

＜ 麝香 Shexiang ＞

别名 寸香、香脐子、原寸、麝脐香、当门子

来源 为鹿科动物林麝 *Moschus berezovskii* Flerov、马麝 *Moschus sifanicus* Przewalski 或原麝 *Moschus moschiferus* Linnaeus 成熟雄体香囊中的干燥分泌物。

产地 主产于西藏、四川、云南等省区；陕西、甘肃、青海、新疆、内蒙古及东北等省区亦产。现四川省马尔康、灌县、南川；陕西省镇坪县；安徽省佛子岭等养麝场均能进行麝的家养繁殖及活体取香。

采收加工 野麝多在冬季至次春猎取，猎获后，割取香囊或再修边剪毛，阴干，习称"毛壳麝香"；剖开香囊，除去囊壳，习称"麝香仁"。家麝直接从其香囊中取出麝香仁，阴干或用干燥器密闭干燥。

性状鉴别 毛壳麝香 为扁圆形或类椭圆形的囊状体，直径3～7cm，厚2～4cm。开口面的皮革质，棕褐色，略平，密生白色或灰棕色短毛，从两侧围绕中心排列，中间有1小囊孔。另一面为棕褐色略带紫色的皮膜，微皱缩，偶显肌肉纤维，略有弹性，剖开后可

见中层皮膜呈棕褐色或灰褐色，半透明，内层皮膜呈棕色，内含颗粒状、粉末状的麝香仁和少量的细毛及脱落的内层皮膜（习称"银皮"）。（图17-39、图17-40）

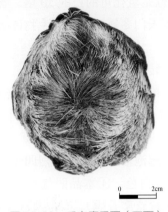

图17-39　毛壳麝香图（正面）

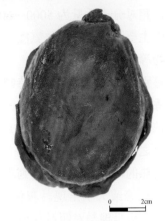

图17-40　毛壳麝香图（反面）

麝香仁　野生者质软，油润，疏松；其中不规则圆球形或颗粒状者习称"当门子"，表面多呈紫黑色，油润光亮，微有麻纹，断面深棕色或黄棕色；粉末状者多呈棕褐色或黄棕色，并有少量脱落的内层皮膜和细毛。饲养者呈颗粒状、短条形或不规则的团块；表面不平，紫黑色或深棕色，显油性，微有光泽，并有少量毛和脱落的内层皮膜。气香浓烈而特异，味微辣、微苦带咸。

毛壳麝香以饱满、皮薄、捏之有弹性、香气浓烈者为佳。麝香仁以当门子多、质柔润、香气浓烈者为佳。

规格　按性状、采制方法和部位主要分为：毛壳麝香与麝香仁。

毛壳麝香　统货。干货。呈球形或扁圆形，囊壳完整，剪净革质盖皮，周围的边皮和面皮为灰褐色，囊口周围有灰白色及棕褐色的短毛。内囊皮膜质，无毛、棕褐色。内有饱满柔软的麝香仁和粉末。质油润。囊内间有少许细柔毛及彩色膜皮，香气特异、浓厚，味微苦辛。无杂质、霉变。

麝香仁　统货。干货。为去净外壳的净麝香。呈颗粒状香仁和粉末状。香仁表面光滑、油润。黑褐色。断面黑红色。粉末呈棕黄色、紫红或棕褐色，间有薄膜皮。香气浓厚，味微苦辛。无杂质、霉变。

显微鉴别　麝香仁粉末：棕褐色或黄棕色。为无数无定形颗粒状物集成的半透明或透明团块，淡黄色或淡棕色；团块中包埋或散在有方形、柱状、八面体或不规则的晶体；并可见圆形油滴，偶见毛及内皮层膜组织。（图17-41）

成分　含大环酮类化合物：主要为麝香酮，含

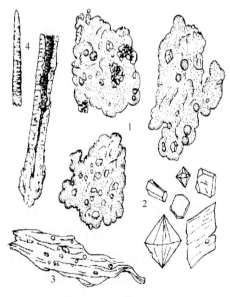

图17-41　麝香仁粉末图

1—分泌物团块；2—晶体；3—表皮组织碎片；
4—麝毛

量 0.93%～4.12%，具特异强烈香气，为主要活性成分。另含少量降麝香酮、3-甲基环十三酮、环十四酮等。蛋白质和多肽：总氮量为 9.15%，相对分子质量为 1000 左右的肽类有强抗炎活性，相对分子质量为 5000～6000 的多肽抗炎活性是氢化可的松的 20 倍。含 15 种氨基酸，其中主要为甘氨酸、丝氨酸、谷氨酸、缬氨酸和天门冬氨酸。尚含生物碱类化合物、甾体化合物等。

理化鉴别 ①取毛壳麝香用特制槽针从囊孔插入，转动槽针，撮取麝香仁，立即检视，槽内的麝香仁应有逐渐膨胀高出槽面的现象，习称"冒槽"。麝香仁油润，颗粒疏松，无锐角，香气浓烈。不应有纤维等异物或异常气味。②取麝香仁粉末少量，置手掌中，加水润湿，用手搓之能成团，再用手指轻揉即散，不应粘手、染手、顶指或结块。③取麝香仁少量，撒于炽热的坩埚中灼烧，初则迸裂，随即融化膨胀起泡似珠，香气浓烈四溢，应无毛、肉焦臭，无火焰或火星出现。灰化后，残渣呈白色或灰白色。④本品照气相色谱法试验，供试品色谱中应呈现与对照品保留时间相同的色谱峰（检查麝香酮）。⑤取麝香少许，加五氯化锑研磨，香气消失，再加氨水少许研磨，香气恢复。

性味功效 辛，温。开窍醒神，活血通经，消肿止痛。

＜ 鹿茸 Lurong（附：鹿角、鹿角胶、鹿角霜）＞

来源 为鹿科动物梅花鹿 *Cervus nippon* Temminck 或马鹿 *Cervus elaphus* Linnaeus 的雄鹿未骨化密生茸毛的幼角。前者习称"花鹿茸"或"黄毛茸"，后者习称"马鹿茸"或"青毛茸"。

产地 梅花鹿多为人工饲养，主产于吉林、辽宁、黑龙江等省。马鹿野生或人工饲养，主产于黑龙江、内蒙古、吉林和辽宁，习称"东马鹿茸"；主产于新疆、青海、甘肃等省，习称"西马鹿茸"。

采收加工 采收分锯茸和砍茸两种方法，多数为锯茸，少数为砍茸。

锯茸 一般从第三年的鹿开始锯茸，梅花二杠鹿茸每年可采收两次，清明后 45～55 天锯取（头茬茸），采后 50～60 天锯取第二次（二茬茸）；梅花三叉鹿茸每年则采收一次，约在 7 月下旬。马鹿茸根据情况可在 5～8 月间锯取。锯取时应迅速将茸锯下，锯时要稳，锯口要平，锯口敷上止血药要快，将锯下的茸立即进行烫炸等加工，分为排血鹿茸和含血鹿茸。马鹿茸不进行排血，全部加工成含血鹿茸。阴干或烘干。

砍茸 已生长多年的老鹿、病鹿，先将鹿头砍下，再将茸连脑盖砍下，刮净残肉，将脑皮绷紧，进行烫、炸等加工，阴干。

性状鉴定 花鹿茸药材 呈圆柱状分枝，具一个分枝者习称"二杠"，主枝习称"大挺"，长 17～20cm，锯口直径 4～5cm，离锯口约 1cm 处分出侧枝，习称"门庄"，长 9～15cm，直径较大挺略细。外皮红棕色或棕色，多光润，表面密生红黄色或棕黄色细茸毛，上端较密，下端较疏；分岔间具 1 条灰黑色筋脉，皮茸紧贴。锯口黄白色，外围无骨质，中部密布细孔。具两个分枝者，习称"三岔"，大挺长 23～33cm，直径较二杠细，略呈弓形，微扁，枝端略尖，下部多有纵棱筋及突起疙瘩（习称"骨豆"或"骨钉"）；皮红

黄色，茸毛较稀而粗。体轻。气微腥，味微咸。（图17-42）

二茬茸与头茬茸相似，但挺长而不圆或下粗上细，下部有纵棱筋。皮灰黄色，茸毛较粗糙，锯口外围多已骨化。体较重。无腥气。

马鹿茸药材　较花鹿茸粗大，分枝较多，侧枝一个者习称"单门"，两个者习称"莲花"，三个者习称"三岔"，四个者习称"四岔"或更多。按产地分为"东马鹿茸"和"西马鹿茸"。

① 东马鹿茸　"单门"大挺长25~27cm，直径约3cm。外皮灰黑色，茸毛灰褐色或灰黄色，锯口面外皮较厚，灰黑色，中部密布细孔，质嫩；"莲花"大挺长可达33cm，下部有棱筋，锯口面蜂窝状小孔稍大；"三岔"皮色深，质较老；"四岔"茸毛粗而稀，大挺下部具棱筋及疙瘩，分枝顶端多无毛，习称"捻头"。

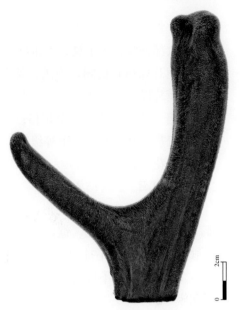

图17-42　花鹿茸二杠图

② 西马鹿茸　大挺多不圆，顶端圆扁不一，长30~100cm。表面有棱，多抽缩干瘪，分枝较长且弯曲，茸毛粗长，灰色或黑灰色。锯口色较深，常见骨质。气腥臭，味咸。

饮片　（1）蜡片（嘴片）　全蜡片与半蜡片，干货。蜡片是选择鹿茸的顶尖部位（尖端是全蜡片，其下是半蜡片）切片而成。为圆形薄片，切面平滑，全部或部分胶质状。表面黄棕色或浅黄色，半透明，显蜡样光泽，外皮无骨质，多可见茸毛，边缘暗棕色，半蜡片近边缘处有一较深色环。不臭、不虫蛀。气微腥，味微咸。

（2）粉片　干货。粉片是选择鹿茸的中上段（从上至下依次为白粉片、黄粉片、红粉片）切片而成。为横切圆形或类圆形薄片，切面白色、黄色渐变至淡棕色，中间密布均匀的海绵样空隙，周围无骨质，边缘具黄褐色环，半透明，角质，可见有残留的毛茸。质坚脆。不臭、不虫蛀。气微腥，味微咸。（图17-43）

① 白粉片　断面颜色较白、海绵状孔隙，蜡圈比较宽。

② 黄粉片　断面颜色微黄，海绵状孔隙。

③ 红粉片　切面有鹿茸血的鹿茸片，外皮平滑，呈红棕色或棕色，横切面淡棕色，有海绵状孔隙，气微腥，味微咸。

（3）砂片　干货。砂片是选择鹿茸的中下段切片而成。片面圆而整齐，不臭、不虫蛀。气微腥，味微咸。

① 红砂片　片色较深，手触摸有砂质感，质硬，周围已显骨化。

② 白砂片　色浅灰黄白，孔眼较粗，外侧质地致密，中心稀或部分脱落。

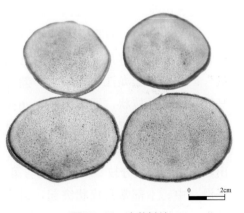

图17-43　鹿茸粉片

（4）骨片　干货。骨片是用最近骨端的鹿茸段切成。为圆形或类圆形厚片。片面粗糙，色萎，大部分骨化。不臭、不虫蛀。气微腥，味微咸。

花鹿茸以粗壮挺圆、饱满、茸毛柔软，棕黄色，皮色红棕或黑棕褐，有油润光泽者为优。马鹿茸以饱满、体轻、茸毛灰白、柔顺而不乱，下部无棱线和骨豆者为佳。

规格　花鹿锯茸分三个规格：二杠、三岔、再生茸。二杠茸分三个等级，三岔茸、再生茸为统货。马鹿茸分三个等级。

（1）花鹿茸

①二杠茸

一等：干货。体呈圆柱形，具有八字分岔一个，大挺、门桩相称，短粗嫩壮，顶头钝圆。皮毛红棕或棕黄色。锯口黄白色，有蜂窝状细孔，无骨化圈。不臭、无虫蛀。气微腥，味微咸。不拧嘴，不抽沟，不破皮、悬皮、乌皮，不存折。

二等：干货。不拧嘴，有抽沟、破皮、悬皮、乌皮、存折等现象。虎口以下稍显棱纹。其余同一等。

三等：干货。体呈圆柱形，具有八字分岔一个。不臭、无虫蛀。兼有独挺和怪角。气微腥，味微咸。不符合一二等者，均属此等。

②三岔茸统货：干货。体呈圆柱形，具两个分支。

③再生茸（二茬茸）统货：干货。形状与二杠相似，但大挺长而圆，或下粗上细。下部有纵棱筋，皮质黄色，茸毛粗糙，间有细长的针毛，锯口外围多已骨质化，体较重，其他同二杠茸。不臭、无虫蛀。气微腥，味微咸。

（2）马鹿茸

一等：干货。体呈支岔，类圆柱形。皮毛灰黑色或灰黄色。不臭、不虫蛀。气微腥，味微咸。枝干粗壮，嘴头饱满。质嫩的三岔、莲花、人字等茸，无骨豆，不拧嘴，不偏头，不破皮，不发头，不骨折。

二等：干货。质嫩的四岔茸，有骨豆、破皮、拧嘴、偏头等现象的三岔茸、人字茸等。其余同一等。

三等：干货。体呈支岔，圆柱形或畸形，皮毛灰黑色或灰黄色。不臭、不虫蛀。老五岔、老毛杠和嫩再生茸。有破皮、窜尖等现象。气微腥，味微咸。不符合一二等者，均属此等。

性味功效　甘、咸，温。壮肾阳，益精血，强筋骨，调冲任，托疮毒。

附　①鹿角　为鹿科动物马鹿*Cervus elaphus* Linnaeus或梅花鹿*Cervus nippon* Temminck已骨化的角或锯茸后翌年春季脱落的角基，分别习称"马鹿角""梅花鹿角""鹿角脱盘"。主产于黑龙江、内蒙古、新疆、吉林等省区。多于春季拾取，除去泥沙，风干。马鹿角　呈分枝状，通常分成4～6枝，全长50～120cm。主枝弯曲，直径3～6cm。基部盘状，上具不规则瘤状突起，习称"珍珠盘"，周边常有稀疏细小的孔洞。侧枝多向一面伸展，第一枝与珍珠盘相距较近，与主干几成直角或钝角伸出，第二枝靠近第一枝伸出，习称"坐地分枝"；第二枝与第三枝相距较远。表面灰褐色或灰黄色，有光泽，角尖平滑，中、下部常具疣状突起，习称"骨钉"，并具长短不等的断续纵棱，习称"苦瓜棱"。质坚硬，断面外圈骨质，灰白色或微带淡褐色，中部多呈灰褐色或青灰色，具蜂窝状孔。气微，味微咸。梅花鹿角　通常分成3～4枝，全长30～60cm，直径2.5～5cm。侧枝多向两旁伸展，第一枝与珍珠盘相距较近，第二枝与第一枝相距较远，主枝末端分成两小枝。表面黄棕色或灰棕色，枝端灰白色。枝端以下具明显骨钉，纵向排成"苦瓜棱"，顶部灰白色或灰黄色，有光泽。鹿角脱盘　呈盔状或扁盔状，直径3～6cm（珍珠盘直径4.5～6.5cm），高1.5～4cm。表面灰褐色或灰黄色，有光泽。底面平，蜂窝状，多呈黄白色或黄棕色。珍珠盘周边常有稀疏细小的孔洞。上面略平或呈不规则的半球形。质坚硬，断面外圈骨质，灰白色或白色。味咸，性温。温肾阳，强筋骨，行血消肿。②鹿角胶　本品为鹿角经水煎煮、浓缩制成的固体胶。将鹿角锯段，漂泡洗净，分次水煎，滤过，合并滤液（或加入白矾细末少量），静置，滤取胶液，浓缩（可加适量黄酒、冰糖和豆油）至稠膏状，冷凝，切块，晾干，即得。本品为扁方形块，长3～4cm，厚约0.6cm，黄棕色或红棕色，半透明，有的上部有黄白色泡沫层。质脆，断面光亮。气微，味微甘。甘、咸，温。温补肝肾、益精养血。③鹿角霜　为鹿角去胶质的角块。春、秋二季生产，将骨化鹿角熬去胶质，取出角块，干燥。呈长圆柱形或不规则的块状，大小不一。表面灰白色，显粉性，常具纵棱，偶见灰色或灰棕色斑点。体轻，质酥，断面外层较致密，白色或灰白色，内层有蜂窝状小孔，灰褐色或灰黄色，有吸湿性。气微，味淡，嚼之有粘牙感。咸，温。温肾助阳，收敛止血。

附注　除上述品种外，尚有下列鹿种的幼角，各地以不同的名称，也作鹿茸药用，应注意鉴别。如鹿科动物白臀鹿 *Cervus macneilli* Lydekker 密生茸毛的幼角，称草茸；鹿科动物白唇鹿 *C. albirostris* Przewalski 密生茸毛的幼角，称岩茸；鹿科动物水鹿 *C. unicolor* Kerr 的密生茸毛的幼角，称春茸；鹿科动物驼鹿（堪达罕）*Alces alces* Linne 的幼角，称犴茸；鹿科动物驯鹿 *Rangifer tarandus* Linne. 的幼角，称驯鹿茸；鹿科动物海南坡鹿 *C. eldi hainanus* Thomas 的幼角，称坡鹿茸。

牛黄　Niuhuang

来源　为牛科动物牛 *Bos taurus domesticus* Gmelin 干燥的胆囊或胆管结石。前者商品称"胆黄"（蛋黄），后者称"管黄"。

产地　主产于北京、天津、内蒙古、辽宁及甘肃等省。

采收加工　宰牛时检查胆囊、胆管及肝管，如发现有硬块，即滤去胆汁，将牛黄取出，除净附着的薄膜，用棉花或纱布等包好，放到阴凉干燥处，至半干时用线扎好，以防破裂，阴干。若宰杀牛后，牛黄在胆囊内时间过长，胆汁渗入牛黄内，称吃胆牛黄。

性状鉴别　胆黄　多呈卵形、类球形、三角形或四方形，大小不一，直径0.6～3(4.5)cm。表面黄红色至棕黄色，有的表面挂一层黑色光亮的薄膜，习称"乌金衣"；有的粗糙，具疣状突起；有的具龟裂纹。体轻，质酥脆，易分层剥离，断面金黄色，可见细密的同心层纹，有的夹有白心。气清香，味苦而后甘，有清凉感，嚼之易碎，不粘牙。（图17-44）

管黄　呈管状，或为破碎小片块，长约3cm，直径1～1.5cm。表面红棕色或棕褐色，不光滑，或有横曲纹、裂纹及小突起，断面有较少的层纹，有的中空。色较深。质松脆，手捻易碎。有胆汁渗入的色黑，质坚实，断面呈胶状，可见层纹。

以完整、色棕黄、质松脆、断面层纹清晰而细腻者为佳。以胆黄质量为佳。

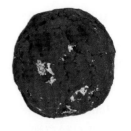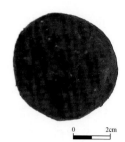

图17-44　牛黄药材图

规格　按产地不同分：京牛黄（北京、内蒙古一带产）、东牛黄（东北地区产）、西牛黄（西北及河南一带产）、金山牛黄（加拿大、阿根廷等国产）、印度牛黄（印度产）。按其出处和形状的不同又分胆黄和管黄两等。

一等：干货。牛的胆结石呈卵形，类球形或三角形。表面金黄色或黄褐色，有光泽。质松脆。断面棕黄色或金黄色，有自然形成层。气清香，味微苦后甜。大小块不分，间有碎块。无管黄、杂质、霉变。

二等：干货。牛的胆结石呈管状（管黄）或胆汁渗入的各种块黄。表面黄褐色或棕褐色。断面棕褐色，有自然形成层。气清香，味微苦。无杂质、霉变。

显微鉴别　取本品少许，用水合氯醛试液装片，不加热，置显微镜下观察：不规则团块由多数黄棕色或棕红色小颗粒集成，稍放置，色素迅速溶解，并显鲜明金黄色，久置后变绿色。（图17-45）

经验鉴别　①取本品少量，加清水调和，涂于指甲上，能将指甲染成黄色，久不褪色，习称"挂甲"。②取牛黄少许咀嚼，不粘牙而显酥脆，味先苦后回甜，有清凉感觉直入舌根和喉部，黄色挂舌，闭口呼气感觉清香。③取一小针烧红刺入牛黄中，正品则分裂，裂片显明显的层纹，质细密而酥脆，内心有白点和清香气。

性味功效　甘，凉。清心，豁痰，开窍，凉肝，息风，解毒。

附注　①牛科动物水牛 *Bubalus bubalis* L. 或牦牛 *Poephagus grunniens* L. 或犏牛（牦牛和黄牛的杂交种）的胆囊结石，也可作牛黄入药。②近年来我国试验成功活体培育牛黄的技术，即用手术的方法在牛胆囊内放进异物（牛黄核），注入细菌（牛黄菌），人为地造成"胆结石"，经过一年或更长时间，再用手术方法取出，成品称"培植牛黄"。其性状为小块或碎片、粉状，棕黄或黄褐色，层纹不明显，质较硬，气味同天然牛黄。具有传统经验鉴别的"挂甲"特征。质优者胆酸含量近于天然牛黄。③人工牛黄本品系用牛、猪胆汁酸、胆固醇、胆红素及无机盐为原料加工制造而成。胆红素0.7%、牛羊胆酸12.5%、猪胆酸15%、胆甾醇2%、无机盐（包括硫酸镁、硫酸亚铁、磷酸三

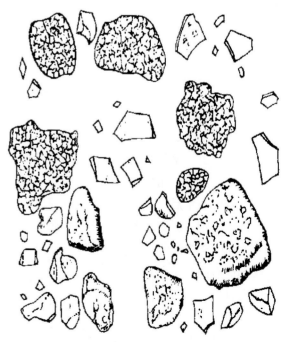

图17-45　牛黄粉末图

钙）5%、淀粉加至 100%。多呈粉状，浅棕色或金黄色，质轻松，亦能挂甲。气微腥，味微甜而苦，入口后无清凉感。

‹ 水牛角　Shuiniujiao ›

来源　为牛科动物水牛 *Bubalus bubalis* Linnaeus 的角。

产地　南方大部分地区均产。

采收加工　杀牛时取下角后，水煮，除去角塞，干燥。

性状鉴别　**药材**　呈稍扁平而弯曲的锥形，长短不一。表面棕黑色或灰黑色，一侧有数条横向的沟槽，另一侧有密集的横向凹陷条纹。上部渐尖，有纵纹，基部略呈三角形，中空。角质，坚硬。气微腥，味淡。（图 17-46）

饮片　呈不规则丝或片，有韧性，不易折断。（图 17-47）

以洁净、无角塞者为佳。

性味功效　苦，寒。清热解毒，凉血，定惊。

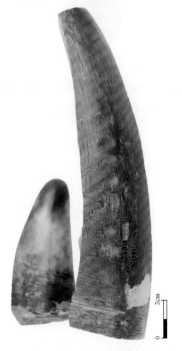

图17-46　水牛角药材图

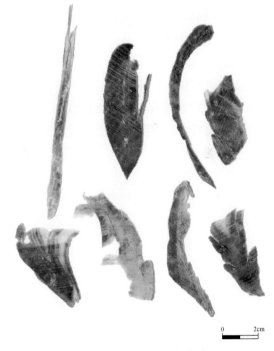

图17-47　水牛角饮片图

‹ 羚羊角　Lingyangjiao ›

来源　为牛科动物赛加羚羊 *Saiga tatarica* Linnaeus. 的角。

产地　主产于西伯利亚及小亚细亚一带。新疆北部边境地区亦产。

采收加工　全年可猎获。猎取后锯取其角，晒干。

性状鉴别　呈长圆锥形，略呈弓形弯曲，长 15～33cm；类白色或黄白色，基部稍呈青灰色。嫩枝对光透视有"血丝"或紫黑色斑纹，光润如玉，无裂纹，老枝则有细纵裂纹。

除尖端部分外，有 10～16 个隆起环脊，间距约 2cm，用手握之，四指正好嵌入凹处，习称"握之合把"。角的基部横截面圆形，直径 3～4cm，内有坚硬质重的角柱，习称"骨塞"，骨塞长约占全角的 1/2 或 1/3，表面有突起的纵棱与其外面角鞘内的凹沟紧密嵌合，从横断面观，其结合部呈锯齿状。除去"骨塞"后，角的下半段成空洞。全角呈半透明，对光透视，上半段中央有一条隐约可辨的细孔道直通角尖，习称"通天眼"。质坚硬。气无，味淡。（图 17-48）

以质嫩、色白、光润、内含红色斑纹、无裂纹者为佳。

性味功效 咸，寒。平肝息风，清肝明目，散血解毒。

附注 羚羊角市售品中曾发现以鹅喉羚羊 *Gazella subgutturosa* Guldenstaedt、藏羚羊 *Pantholops hodgsoni* Abel、黄羊 *Procapra gutturosa* Pallas 和山羊 *Naemorhedus goral* Hardwicke 等的角混充，应注意鉴别。①鹅喉羚羊角 本品呈长圆锥形而稍侧扁，角尖显著向内弯转。表面黑色，粗糙，多纵裂纹，中下部有斜向环脊约 8 个，其间距约 1.5cm。②藏羚羊角 长而侧扁、较直，长 50～70cm。表面黑色，较光滑，有环脊约 16 个，其间距几相等，约 2cm。③黄羊角 呈长圆锥形而侧扁，略呈 S 形弯曲，长约 20cm。表面淡灰棕色或灰黑色，不透明，有多数纵纹理，微波状环脊 17～20 个，其下部间距较小，约 0.5cm。④山羊角 尖端略向后弯，表面脊环纹或前面呈瘤状，中空。

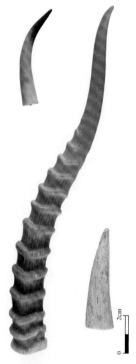

图 17-48 羚羊角药材图

学习任务十八

矿物类中药

目标及任务要求

1. 能熟练运用性状鉴别方法鉴别矿物类中药的真、伪、优、劣。
2. 能较熟练运用理化鉴别方法鉴别矿物类药材的真、伪，学会矿物类中药的典型理化鉴别方法。
3. 能熟练说出矿物类中药的来源、性状鉴别特征、规格。
4. 能熟练说出矿物类中药的道地产地，较熟练说出其主产地。
5. 知道矿物类药材的采收加工。

项目一　矿物类中药的鉴定方法

一、矿物类中药的分类概况

矿物是由地质作用而形成的天然单体或化合物，多数为固体，少数为液体或气体。矿物药按来源不同分为天然矿物药、矿物加工品、动物化石三类。天然矿物药指从自然界采集的后经简单加工直接药用者，如朱砂、炉甘石、自然铜、寒水石等；矿物加工品是以一种或多种矿物为原料加工而成，如秋石、轻粉、芒硝等；动物化石为动物或其骨骼的化石，如石燕、龙骨等。

矿物类中药的鉴定在我国有着悠久的历史，早在《神农本草经》中就载有"玉石"类药材41种；《本草经集注》《新修本草》等书中均有"玉石"类矿物药记载；宋代《证类本草》等书中的矿物药已达139种；《本草纲目》把矿物药分别记述在土部、金石部，共161种。

矿物类中药种类虽少，但在医疗上同样具有不可替代的重要价值。如石膏清热泻火、除烦止渴，是治疗气分实热、肺热咳喘的主要用药；自然铜可散瘀、接骨、止痛；赭石能平肝潜阳、降逆、止血；磁石能平肝潜阳、聪耳明目、镇惊安神、纳气平喘；龙骨能镇惊安神、收敛涩精等，均是中医临床上重要的常用中药。

矿物类中药的分类是以矿物中所含主要的或含量最多的某种化合物为根据的，矿物在矿物学上的分类，通常是根据其阴离子或阳离子的种类进行分类。《中华人民共和国药典》2020年版对矿物类中药的分类，采用阴离子分类。例：

① 硫化物类　　如朱砂、雄黄、自然铜。

② 氧化物类　　如磁石、赭石、铅丹、信石。

③ 硫酸盐类　　如石膏、白矾、芒硝。

④ 卤化物类　　如轻粉。

⑤ 碳酸盐类　　如炉甘石。

⑥ 硅酸盐类　　如滑石。

二、矿物的一般性质

每种矿物都具有一定的理化性质，这些性质取决于它们的结晶构造和化学成分。利用这些性质的不同，可鉴别不同种类的矿物。

1. 结晶性质

自然界的矿物大多由晶体组成。组成矿物的质点呈规律排列者为晶体，反之为非晶体。含水矿物，水在矿物中存在的形式，直接影响到矿物的性质。按其存在形式不同，矿物中的水可分为两大类：吸附水不加入晶格组成，又称为自由水，如芒硝；结晶水以水分子（H_2O）或离子（H^+、OH^-）的形式加入晶格组成，如滑石。

2. 透明度

是指矿物磨至 0.03mm 标准厚度时其透光能力的大小，常分为三类。① 透明矿物，能通过绝大部分光线，隔着它可以清晰地透视另一物体，如无色水晶、云母等。② 半透明矿物，能通过一部分光线，隔着它不能看清另一物体，如朱砂、雄黄等。③ 不透明矿物，光线几乎完全不能通过，即使是边缘部分或薄片，也不透光，如赭石、滑石等。在显微镜下鉴定时，通常透明矿物用透射偏光显微镜鉴定；不透明矿物用反射偏光显微镜鉴定。

3. 颜色

矿物的颜色是指矿物对光线中不同波长的光波均匀吸收或选择吸收所表现的性质，有本色、外色、假色、条痕色之别。本色是矿物的成分和内部构造所决定的颜色（矿物中含有色素离子），如朱砂。外色是由外来的带色杂质、气泡等原因形成的颜色，与矿物本身的成分和构造无关，如紫石英、大青盐等。假色是指某些矿物可见变彩现象，是由于投射光受晶体内部裂缝面、解理面及表面氧化膜的反射所引起光波的干涉作用而产生的颜色，如云母。矿物在白色毛瓷板上划过后所留下的粉末痕迹称为条痕，粉末的颜色称为条痕色。条痕色比矿物表面的颜色更为固定，因而具有鉴定意义。有的粉末颜色与矿物本身颜色相同，如朱砂；也有不同的，如自然铜本身为铜黄色而其粉末为黑色。大多数透明或浅色半透明矿物，条痕色都很浅，甚至为白色；而不透明或深色半透明矿物的条痕色则具有各种深色或彩色，故对后者来说，条痕尤其具有鉴定意义。如磁石和赭石，有时表面均为灰黑色，不易区分，但磁石条痕色是黑色，赭石条痕色是樱桃红色，故可区分。

用二色法描述矿物的颜色时，要把主要的、基本的颜色放在后面，次要的颜色作为形容词放在前面。有时也可以这样形容，如红中微黄、绿色略带蓝色等。

4. 光泽

矿物表面对于投射光线的反射能力称为光泽。反射能力的强弱，也就是光泽的强度。

矿物单体的光滑平面的光泽由强至弱分为：金属光泽（如自然铜等）、半金属光泽（如磁石等）、金刚光泽（如朱砂等）、玻璃光泽（如硼砂等）。如果矿物的断口或集合体表面不平滑，并有细微的裂缝、小孔等，使一部分反射光发生散射或相互干扰，则可形成一些特殊的光泽。主要有油脂光泽（如硫黄等）、绢丝光泽（如石膏等）、珍珠光泽（如云母等）、土样光泽（如软滑石）等。

5. 比重

比重是指矿物与4℃时同体积水的重量比。各种矿物的比重在一定条件下为一常数，如石膏为2.3，朱砂为8.09~8.20。

6. 硬度

矿物抵抗外来机械作用（如刻划、压力、研磨）的能力称为硬度。一般采用摩氏硬度计确定矿物的相对硬度。它是以一种矿物与另一种矿物相互刻划，比较矿物硬度相对高低的方法，摩氏硬度计由10种不同的矿物组成，按其硬度由小到大分为十级，前面的矿物可以被后面的矿物刻划。这十种矿物的硬度级数是：滑石1级、石膏2级、方解石3级、萤石4级、磷灰石5级、正长石6级、石英7级、黄玉8级、刚玉9级、金刚石10级。鉴定硬度时，可取样品矿石和上述标准矿石相互刻划，例如样品与滑石相互刻划时，滑石受损而样品不受损，与石膏相互刻划时，双方均受损，与方解石相互刻划时，方解石不受损而样品受损，即可确定其样品硬度为2级。

在实际工作中经常是用四级法来代替摩氏硬度计的十级。指甲（相当于2.5）、铜钥匙（3左右）、小刀（5.5左右）、石英或钢锉（7），用它们与矿物相互刻划，粗略求得矿物的硬度。硬度6~7的矿物药材可以在玻璃上留下划痕，如磁石、自然铜等。一般矿物药材中最大的硬度不超过7。

7. 解理、断口

矿物受力后沿一定结晶方向裂开成光滑平面的性能称为解理，所裂成的平面称为解理面。解理是结晶物质特有的性质，其形成和晶体构造的类型有关，所以是矿物的主要鉴定特征。如云母可极完全解理；方解石可完全解理；而石英实际上没有解理。矿物受力后不是沿一定结晶方向断裂，断裂面是不规则和不平整的，这种断裂面称为断口。非晶质矿物可产生断口。断口面的形态有下列几种：平坦状断口（断口粗糙但还平坦，如软滑石）、贝壳状断口（呈椭圆形曲面的形态，曲面常现有不规则的同心条纹，颇似贝壳，如胆矾）、参差状断口（粗糙不平，如青礞石等）、锯齿状断口（断口状似锯齿，如铜等）。

解理的发育程度与断口的发育程度互为消长关系，具完全解理的矿物在解理方向常不出现断口，具不完全解理或无解理的矿物碎块上常见到断口。利用断口的发育程度可以帮助划分解理等级。

8. 矿物的力学性质

① 脆性　指矿物容易被击破或压碎的性质。如自然铜、方解石等。

② 延展性　指矿物能被压成薄片或抽成细丝的性质。如金、铜等。

③ 挠性　指矿物在外力作用下趋于弯曲而不发生折断，除去外力后不能恢复原状的性质。如滑石等。

④ 弹性　指矿物在外力作用下而变形，外力取消后，在弹性限度内，能恢复原状的性质。如云母等。

⑤ 柔性　指矿物易受外力切割并不发生碎裂的性质。如石膏等。

9. 磁性

磁性指矿物可以被磁铁或电磁铁吸引或其本身能够吸引物体的性质。有极少数矿物具有显著的磁性，如磁铁矿等。矿物的磁性与其化学成分中含有磁性元素 Fe、Co、Ni、Mn、Cr 等有关。

10. 气味

有些矿物具有特殊的气味，尤其是矿物受锤击、加热或湿润时较为明显。如雄黄灼烧有砷的蒜臭；胆矾具涩味。

少数矿物药材具有吸水分的能力，可以吸粘舌头或润湿双唇，有助于鉴别。如龙骨、龙齿、软滑石等。

三、矿物类中药的鉴定方法

目前，矿物药的鉴定，一般采用以下方法。

（1）性状鉴别　外形明显的中药，首先应根据矿物的一般性质进行鉴定，除了形状、颜色、质地、气味等检查外，还应注意其硬度、解理、断口、有无磁性及比重等的检查。

（2）显微鉴别　对外形特征不明显、细小颗粒或粉末状的矿物药可利用显微镜帮助鉴定，观察其形状、透明度和颜色等。

（3）物理、化学方法鉴别　利用物理和化学分析方法，对矿物药所含的主要成分进行定性和定量分析。对于剧毒、外形及粉末无明显特征的中药，如信石、玄明粉等尤为必要。

随着现代科学技术的迅速发展，现对矿物药的鉴定已采用了许多新技术。主要有热分析法、X 射线衍射法、原子发射光谱分析法、固体荧光法等。

项目二　矿物类中药的鉴定

‹ 朱砂　Zhusha（附：辰砂） ›

别名　辰砂、丹砂

来源　为硫化物类矿物辰砂族辰砂。

产地　主产贵州、湖南等地。

采收加工　采挖后，选取纯净者，用磁铁吸净含铁的杂质，再用水淘去杂石和泥沙。其片状者称为"镜面砂"，块状者称"豆瓣砂"，粉末状者称"朱宝砂"。

性状鉴别　为颗粒状或块状集合体，呈颗粒状或块片状。鲜红色或暗红色，条痕红色至褐红色，具光泽。体重，质脆，片状者易破碎，粉末状者有闪烁的光泽。气微，味淡。（图18-1、图18-2）

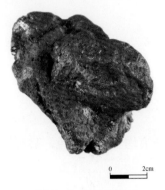

图18-1　朱砂药材图

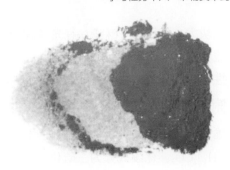

图18-2　朱砂粉图

以色红鲜艳、有光泽、微透明、无杂质者为佳。

规格　商品分三种。①镜面砂：呈斜方形或长条形的片状，厚薄不一，边缘不齐，色红而鲜艳，光亮如镜面微透明，质较松脆，易破碎。②朱宝砂：呈细小片块状或颗粒状，色红明亮，触之不染手。③豆瓣砂：呈块状，较大，方圆形或多角形，颜色发暗或现灰黑，体重质坚而不易碎。

成分　主含硫化汞（HgS）。

性味功效　甘，微寒；有毒。清心镇惊，安神，明目，解毒。用量 0.1～0.5g，多入丸散服，不宜入煎剂。本品有毒，不宜大量服用，也不宜少量久服；孕妇及肝肾功能不全者禁用。

附　辰砂

① 药用朱砂多为天然朱砂，矿物学称为辰砂，昔日以湖南辰州（今沅陵）产的较好，故有"辰砂"之称。现在朱砂主产于贵州铜仁及湖南新晃、凤凰等县，沅陵、株洲仍是朱砂的集散地。现商品"辰砂"，多指人工合成品。

② 人工朱砂，又称"灵砂""平口砂"。是以水银、硫黄为原料，经加热升炼而成。含硫化汞在 99% 以上。完整者呈盆状，商品多为大小不等的碎块，全体暗红色，断面呈纤维柱状，习称"马牙柱"，具有宝石样或金属光泽，质松脆，易破碎。

⟨ 雄黄　Xionghuang（附：雌黄）⟩

别名　石黄、黄金石、明雄黄
来源　为硫化物类矿物雄黄族雄黄。
产地　主产于湖南、湖北、贵州、四川等地。
采收加工　采挖后，除去杂质。
性状鉴别　为块状或粒状集合体，呈不规则块状。深红色或橙红色，条痕淡橘红色，晶面有金刚石样光泽。质脆，易碎，断面具树脂样光泽。微有特异的臭气，味淡。精矿粉为粉末状或粉末集合体，质松脆，手捏即成粉，橙黄色，无光泽。燃之易熔融成红紫色液体，并生黄白色烟，有强烈蒜臭气。（图18-3）

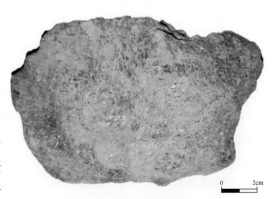

图18-3　雄黄药材图

以块大、色红、质酥脆、有光泽者为佳。

成分　主含二硫化二砷（As$_2$S$_2$）。

性味功效　辛，温；有毒。解毒杀虫，燥湿祛痰，截疟。

附　雌黄

雌黄常与雄黄共生。性状与雄黄相似，区别是全体及条痕均呈柠檬黄色，显酸性，溶于（NH$_4$）$_2$CO$_3$。化学成分为三硫化二砷（As$_2$S$_3$）。

< **自然铜** Zirantong >

来源　为硫化物类矿物黄铁矿族黄铁矿。

产地　主产于四川、广东、江苏、云南等地。

采收加工　采挖后去净杂石，敲成小块。

性状鉴别　多为立方块状集合体。表面亮淡黄色，有金属光泽；有的黄棕色或棕褐色，无金属光泽。具条纹，条痕绿黑色或棕红色。体重，质坚硬或稍脆，易砸碎，断面黄白色，有金属光泽；或断面棕褐色，可见银白色亮星。（图18-4）

以块整齐、色黄而光亮、断面有金属光泽者为佳。

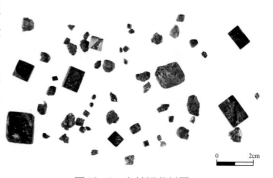

图18-4　自然铜药材图

成分　主含二硫化铁（FeS$_2$）。

性味功效　辛，平。散瘀止痛，续筋接骨。

< **磁石** Cishi >

别名　灵磁石、吸铁石

来源　为氧化物类矿物尖晶石族磁铁矿。

产地　主产于河北、山东、辽宁等地。

采收加工　采挖后，除去杂石。

性状鉴别　为块状集合体，呈不规则块状，或略带方形，多具棱角。灰黑色或棕褐色，条痕黑色，具金属光泽。体重，质坚硬，断面不整齐。具磁性。有土腥气，味淡。（图18-5）

以色灰黑、断面致密有光泽、吸铁能力强者为佳。

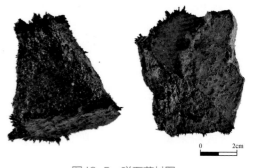

图18-5　磁石药材图

成分　主含四氧化三铁（Fe$_3$O$_4$）。

性味功效　咸，寒。镇惊安神，平肝潜阳，聪耳明目，纳气平喘。

‹ 赭石 Zheshi ›

别名 红石头、代赭石

来源 为氧化物类矿物刚玉族赤铁矿。

产地 主产河北、山西等地。

采收加工 采挖后，选取表面有钉头状突起部分的，称"钉头赭石"，除去杂石。

性状鉴别 为鲕状、豆状、肾状集合体，多呈不规则的扁平块状。暗棕红色或灰黑色，条痕樱红色或红棕色，有的有金属光泽。一面多有圆形的突起，习称"钉头"；另一面与突起相对应处有同样大小的凹窝。体重，质硬，砸碎后断面显层叠状。气微，味淡。（图 18-6）

以色棕红、断面层次明显、有"钉头"、无杂石者为佳。

成分 主含三氧化二铁（Fe_2O_3）。

性味功效 苦，寒。平肝潜阳，重镇降逆，凉血止血。

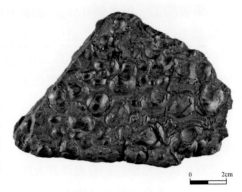

图18-6 赭石药材图

‹ 铅丹 Qiandan ›

别名 黄丹

来源 用铅加工制成的四氧化三铅。

产地 主产于河南、广东、福建、湖南等地。

采收加工 将纯铅放在铁锅中加热，炒动，利用空气使之氧化；然后放在石臼中研成粉末。用水漂洗，将粗细粉末分开，漂出之细粉，再经氧化 24 小时，研成细粉过筛即得。

性状鉴别 为橙红色或橙黄色的粉末，光泽暗淡，不透明，质重，用手指搓揉，先有沙性触及，后觉细腻，能使手指染成橙黄色。有金属性辛味。（图 18-7）

以色橙红、细腻光滑、见水不成疙瘩者为佳。

成分 主含四氧化三铅（Pb_3O_4）。

性味功效 辛，微寒；有毒。外用解毒生肌，内服截疟。有毒，不可过量或持续服用，以防蓄积中毒。

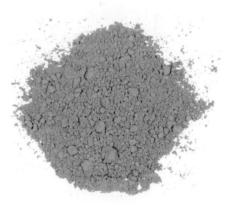

图18-7 铅丹药材图

‹ 红粉 Hongfen ›

别名 红升

来源　为红氧化汞。

产地　主产于天津、湖北、湖南、江苏等地。

采收加工　用水银 0.5kg，硝酸 0.6～0.7kg 为原料生产。将硝酸置于耐酸容器内，加入水银，静置使其反应至不冒棕红色烟后，倒入不锈钢盘内。沙浴加热（温度控制在 120℃以内），使其分解，1～2 小时即得。

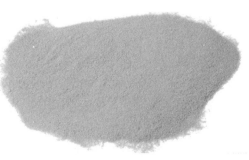

图18-8　红粉药材图

性状鉴别　为橙红色片状或粉状结晶，片状的一面光滑略具光泽，另一面较粗糙。粉末橙色。质硬脆；遇光颜色逐渐变深。气微。（图 18-8）

以片状、色橙红、有光泽者为佳。

成分　主含氧化汞（HgO）。

性味功效　辛，热；有大毒。拔毒，除脓，去腐，生肌。本品有大毒，只可外用，不可内服，外用亦不宜久用；孕妇禁用。

＜ 信石　Xinshi（附：砒霜）＞

别名　砒石、人言

来源　为氧化物类矿物砷华矿石或由毒砂（硫砷铁矿，FeAsS）、雄黄为原料加工而成。分为红信石和白信石两种。

产地　主产于湖南、江西等地。

采收加工　少数选取天然的砷华矿石，多数为加工制成。加工方法为：选取纯净雄黄，砸成小块，入容器内使雄黄燃烧，分解成三氧化二砷及二氧化硫，通过冷凝管道，使三氧化二砷得到充分冷凝，即为信石，二氧化硫另从烟道排出。

性状鉴别　红信石　呈不规则块状，粉红色，具黄色与红色彩晕，略透明或不透明，具玻璃样或绢丝样光泽，质脆，易砸碎，断面凹凸不平或呈层状纤维样，气微。烧之有蒜臭气。（图 18-9）

白信石　无色或白色。

以块状、淡红色或白色、有晶莹直纹、无渣滓者为佳。

成分　主含三氧化二砷（As_2O_3）。

理化鉴别　①取该品少许，置闭口管中缓缓加热，有白色升华物生成，镜检可见大量四面体或八面体结晶。②取少许上述升华物加水 2mL，加氢氧化钠试液 4 滴，煮沸使溶，冷后加硝酸银试液 2 滴，产生黄色沉淀。

性味功效　辛、酸，大热；有大毒！蚀疮去腐，祛痰定喘，截疟。

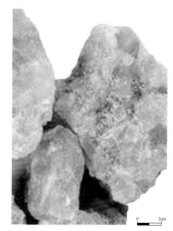

图18-9　信石药材图

附　砒霜

为砒石经升华而得的精制品。为白色粉末，无臭，无味。效同信石，毒性更大。

密陀僧 Mituoseng

来源 为铅或方铅矿加工而成的粗制氧化铅。

产地 主产广东、湖南、湖北、福建等地。

采收加工 将铅熔融后，用长铁棍在熔铅中旋转几次，部分熔铅附于铁棍上，然后取出浸入冷水中，如此反复多次，层层叠加，熔铅冷却而成。

性状鉴别 为不规则块状，大小不一，金黄色或黄色，偶见黄绿色，具蜡样光泽或镶嵌着具金属光泽样物，对光照之闪闪发光。表面粗糙，有时一面呈橙黄色而略平滑。层层堆叠，厚薄不一。体重质硬，断面层纹明显。气无。（图18-10）

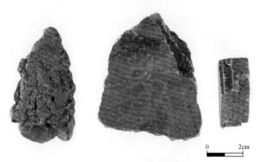

图18-10 密陀僧药材图

以色黄、有光泽、内外一致、体坚质重者为佳。

成分 主含氧化铅（PbO）。

性味功效 咸、辛，平；有毒。消肿杀虫，收敛防腐，坠痰镇惊。

白石英 Baishiying

来源 为氧化物类矿物石英。

产地 主产湖北、江苏、广东、福建、陕西等地。

采收加工 采挖后，除去杂石及泥沙。

性状鉴别 六方柱状或粗粒状集合体。呈不规则块状，多具棱角而锋利，大小不一。白色或淡灰白色，条痕白色。表面不平坦而光滑，半透明至不透明，具脂肪样光泽。体重，质坚硬，砸碎后，断面不平坦，边缘较锋利，可刻划玻璃。气微，味淡。（图18-11）

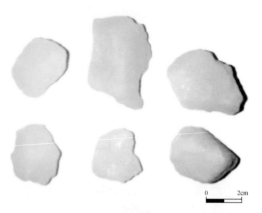

图18-11 白石英药材图

以色白、明洁、无杂色、无杂质者为佳。

成分 主含二氧化硅（SiO_2）。

性味功效 甘、辛，温。温肺肾，安心神，利小便。

浮石 Fushi（附：浮海石）

别名 水花、白浮石、海浮石、海石、水泡石、浮水石、大海浮石

来源　为火山喷出的岩浆凝固形成的多孔状石块。

产地　主产辽宁、山东、浙江、广东、广西、海南等地。

采收加工　夏、秋季自海岸边刨下，用清水漂洗，除去盐质及泥沙，晒干。

性状鉴别　呈海绵状的卵形不规则块体。大小不等。表面灰白色或灰黄色，少数呈浅红色。具多数细孔，形似蛀窠，有时呈管状。体轻，质硬而脆，易碎，断面疏松，具小孔，常有玻璃或绢丝样光泽。放大镜下可见玻璃质构成多孔骨架，晶质矿物呈斑晶或隐晶质微晶分布在骨架中。投入水中浮而不沉。气微弱，味微咸。（图 18-12）

以体轻、色灰白者为佳。

成分　主含二氧化硅（SiO_2）。

性味功效　咸，寒。清肺火，化老痰，利水通淋，软坚散结。

附　浮海石

为胞孔科动物脊突苔虫及瘤分胞苔虫等的骨骼。主含碳酸钙（$CaCO_3$）。呈不规则的块状，大小不一，直径 2～7cm。表面粗糙，有多数大小不等的细孔，灰白色或灰黄色。质硬而松脆，易砸碎，断面粗糙，有小孔，有的具绢丝样光泽。体轻，投入水中，浮而不沉。气微弱，味淡。（图 18-13）

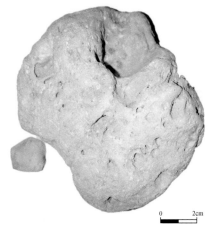 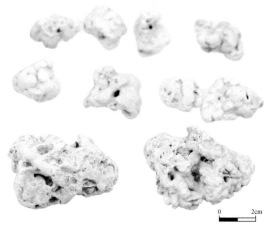

图18-12　浮石药材图　　　　图18-13　浮海石药材图

禹余粮　Yuyuliang

别名　太一余粮、石脑、石中黄、余粮石

来源　为氢氧化物类矿物褐铁矿。

产地　主产四川、河南、江苏等地。

采收加工　采挖后，除去杂石。

性状鉴别　为块状集合体，呈不规则的斜方块状，长 5～10cm，厚 1～3cm。表面红棕色、灰棕色或浅棕色，多凹凸不平或附有黄色粉末。断面多显深棕色与淡棕色或浅黄色相间的层纹，各层硬度不同，质松部分指甲可划动。体重，质硬。气微，味淡，嚼之无砂粒感。（图 18-14）

以整齐不碎、棕褐色、无碎石者为佳。

成分　主含碱式氧化铁〔FeO（OH）〕。

性味功效　甘、涩，微寒。涩肠止泻，收敛止血。

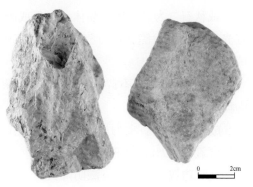

图18-14　禹余粮药材图

＜ 轻粉 Qingfen ＞

别名　银粉、扫盆

来源　为氯化亚汞（Hg_2Cl_2）。

产地　产于湖北、湖南、四川等地。

采收加工　以水银62g、食盐62g、白矾124g，红土200g。将白矾、食盐置盆中，加水少量调匀，加入水银，拌成糊状，再加入红土，拌成软泥状至可以捏成团块以不见水银点为度。在平底锅内铺上一薄层干砂土，面积与团块大小相等，将团块置砂土上，上覆盖瓷盆，用熟石膏粉调成糊状，密封盆口处至不漏气为度。然后置炭火上加热4～6小时后，待冷，启开瓷盆，见内盆底上沾满雪片状的白色结晶，取下即为轻粉。

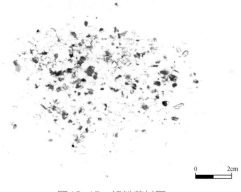

图18-15　轻粉药材图

性状鉴别　为白色有光泽的鳞片状或雪花状结晶，或结晶性粉末。遇光颜色缓缓变暗。气微。（图18-15）

以洁白、片大、明亮、质轻者为佳。

成分　主含氯化亚汞（Hg_2Cl_2）。

性味功效　辛，寒；有毒。外用杀虫，攻毒，敛疮；内服祛痰消积，逐水通便。本品有毒，不可过量；内服慎用；孕妇禁服。

＜ 秋石 Qiushi ＞

别名　秋冰、淡秋石

来源　为人中白或食盐的加工品。人中白加工品称为"淡秋石"，食盐加工品称为"咸秋石"。

产地　主产安徽、江苏、浙江等地。

采收加工　淡秋石：取漂净晒干的人中白，研成粉末，加白及浆水做辅料，拌和后，用模型压成小方块，晒干。

咸秋石：取食盐加洁净泉水煎煮，过滤，将滤液加热蒸发，干燥成粉霜，称为秋石霜。再将秋石霜放在有盖的瓷碗内，置炉火上煅2小时，冷却后即凝成块状固体。

性状鉴别　淡秋石　呈小方块形或扁圆形，直径1.5～2.2cm。白色或灰白色，表面平坦而不光滑；无光泽，不透明。质硬脆，易砸碎，断面粉状，不平坦。气微，味淡。

咸秋石　为盆块状结晶体。白色或淡黄色，有光泽。质重而脆。常有气泡存在。气无，味咸。（图18-16）

以色白、块整不碎、无臭气、无杂质者为佳。

成分　淡秋石主为尿酸钙和磷酸钙。咸秋石主含氯59.82%，钠38.79%。

性味功效　咸，寒。滋阴降火。

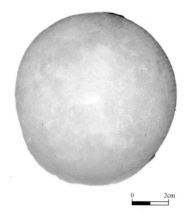

图18-16　咸秋石药材图

炉甘石　Luganshi

别名　甘石、浮水甘石

来源　为碳酸盐类矿物方解石族菱锌矿。

产地　主产广西、四川、湖南等地。

采收加工　采挖后，洗净，晒干，除去杂石。

性状鉴别　为块状集合体，呈不规则的块状。灰白色或淡红色，表面粉性，无光泽，凹凸不平，多孔，似蜂窝状。体轻，易碎。气微，味微涩。（图18-17）

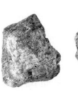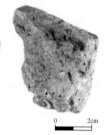

图18-17　炉甘石药材图

以色白、体轻、质松者为佳。

成分　主含碳酸锌（$ZnCO_3$）。

性味功效　甘，平。解毒明目退翳，收湿止痒敛疮。

寒水石　Hanshuishi

别名　凝水石、水石

来源　为碳酸盐类方解石族矿物方解石或为硫酸盐类石膏族矿物红石膏。前者称为南寒水石，后者称为北寒水石。

产地　南寒水石主产于河南、安徽、江苏、浙江等地。北寒水石主产于辽宁、吉林、山东等地。

采收加工　采挖后，除去泥土与杂石。

性状鉴别　南寒水石　多呈规则的块状结晶，常呈斜方柱形，有棱角，无色或黄白色，透明、略透明或不透明，表面平滑，有玻璃样光泽。质坚硬，易砸碎，碎块为方形或长方形。气微，味淡。

北寒水石　为纤维状集合体，呈扁平块状或厚板状。大小不一，厚0.5～3.5cm。淡红色，有的为白色；条痕白色。表面凹凸不平，侧面呈纵细纹理，具绢丝样光泽。质较软，指甲可刻划成痕；易砸碎，敲击时垂直向断裂，断面显直立纤维状，粉红色。（图18-18）

南寒水石以色白、透明、有如寒水状之光泽、击碎后呈方形具棱角者为佳。北寒水石以肉红色、半透明薄片状、断面有细丝纹者为佳。

成分　南寒水石主含碳酸钙（$CaCO_3$）；北寒水石主含含水硫酸钙（$CaSO_4 \cdot 2H_2O$）。

性味功效　辛、咸，寒。清热降火，利窍，消肿。

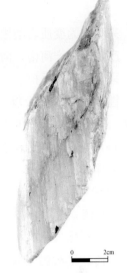

图18-18　寒水石药材图

＜ 花蕊石　Huaruishi ＞

别名　花乳石、白云石

来源　为变质岩类岩石蛇纹大理岩。

产地　主产于四川、河北、河南、江苏等地。

采收加工　采挖后，除去杂石和泥沙。

性状鉴别　为粒状和致密块状集合体，呈不规则的块状，具棱角，而不锋利。白色或浅灰白色，其中夹有点状或条状的蛇纹石，呈浅绿色或淡黄色，习称"彩晕"，对光观察有闪星状光泽。体重，质硬，不易破碎。气微，味淡。（图18-19）

以块整齐、夹有黄绿色斑纹者为佳。

成分　主含碳酸钙（$CaCO_3$）。

性味功效　酸、涩，平。化瘀止血。

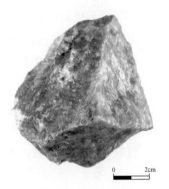

图18-19　花蕊石药材图

＜ 金礞石　Jinmengshi ＞

别名　烂石、酥酥石

来源　为变质岩类蛭石片岩或水黑云母片岩。

产地　主产于河南、陕西、山西、河北等地。

采收加工　采挖后，除去杂石和泥沙。

性状鉴别　为鳞片状集合体。呈不规则块状或碎片，碎片直径0.1～0.8cm；块状者直径2～10cm，厚0.6～1.5cm，无明显棱角。棕黄色或黄褐色，带有金黄色或银白色光泽。质脆，用手捻之，易碎成金黄色闪光小片。具滑腻感。气微，味淡。（图18-20）

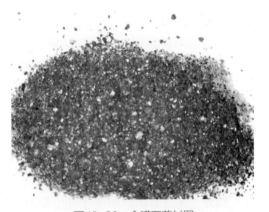

图18-20　金礞石药材图

以块整、色金黄、无杂质者为佳。

成分　主含（Mg，Fe）$_2$[（Si，Al）$_4$O$_{10}$]（OH）$_2 \cdot 4H_2O$。

性味功效　甘、咸，平。坠痰下气，平肝镇惊。

‹ **青礞石** Qingmengshi ›

来源　为变质岩类黑云母片岩或绿泥石化云母碳酸盐片岩。

产地　主产河南、河北、浙江等地。

采收加工　采挖后，除去杂石和泥沙。

性状鉴别　**黑云母片岩**　主为鳞片状或片状集合体。呈不规则扁块状或长斜块状，无明显棱角。褐黑色或绿黑色，具玻璃样光泽。质软，易碎，断面呈较明显的层片状。碎粉主为绿黑色鳞片（黑云母），有似星点样的闪光。气微，味淡。

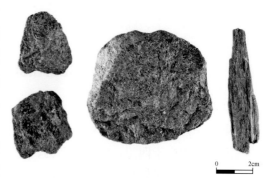

图18-21　青礞石药材图

绿泥石化云母碳酸盐片岩　为鳞片状或粒状集合体。呈灰色或绿灰色，夹有银色或淡黄色鳞片，具光泽。质松，易碎，粉末为灰绿色鳞片（绿泥石化云母片）和颗粒（主为碳酸盐），片状者具星点样闪光。遇稀盐酸产生气泡，加热后泡沸激烈。气微，味淡。（图 18-21）

黑云母片岩以绿黑色、质软易碎、有光泽者为佳。绿泥石化云母碳酸盐片岩以灰绿色、有光泽者为佳。

成分　黑云母片岩主要含铁、镁、铝的硅酸盐，绿泥石化云母碳酸盐片岩主要含铁、镁、铝的硅酸盐及钙、镁的碳酸盐。

性味功效　甘、咸，平。坠痰下气，平肝镇惊。

‹ **滑石** Huashi ›

别名　画石

来源　为硅酸盐类矿物滑石族滑石。习称"硬滑石"。

产地　主产于辽宁、山东、江苏等地。

采收加工　采挖后，除去泥沙及杂石。

性状鉴别　多为块状集合体。呈不规则的块状。白色、黄白色或淡蓝灰色，有蜡样光泽。质软，细腻，手摸有滑润感，无吸湿性，置水中不崩散。气微，味淡。（图 18-22、图18-23）

以整洁、色青白、滑润者为佳。

成分　主含含水硅酸镁 $[Mg_3(Si_4O_{10})(OH)_2]$。

性味功效　甘、淡，寒。利尿通淋，清热解暑，外用祛湿敛疮。

‹ **赤石脂** Chishizhi ›

别名　石脂、红高岭土、红土

来源　为硅酸盐类矿物多水高岭石族多水高岭石。

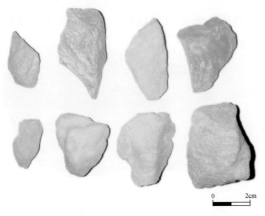

图18-22　滑石药材图

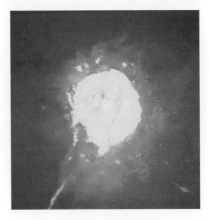

图18-23　滑石粉图

产地　主产于福建、河南、江苏、陕西等地。

采收加工　采挖后，除去杂石。

性状鉴别　为块状集合体，呈不规则的块状。粉红色、红色至紫红色，或有红白相间的花纹。质软，易碎，断面有的具蜡样光泽。吸水性强。具黏土气，味淡，嚼之无沙粒感。（图18-24）

以色红、光滑细腻、质软、易碎、吸水力强者为佳。

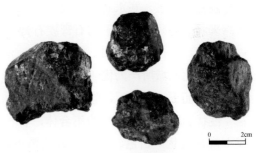

图18-24　赤石脂药材图

成分　主含四水硅酸铝 $[Al_4(Si_4O_{10})(OH)_8 \cdot 4H_2O]$。

性味功效　甘、酸、涩，温。涩肠，止血，生肌敛疮。不宜与肉桂同用。

◁ **阳起石**　Yangqishi（附：阴起石）▷

别名　白石、阳石

来源　为硅酸盐类角闪石族矿物透闪石及其异种透闪石石棉。

产地　主产湖北、河南、山西等地。

采收加工　挖出后去泥土、杂石。

性状鉴别　呈不规则块状、扁长条状或短柱状。大小不一。白色、浅灰白色或淡绿色，具丝样光泽。体较重，质较硬脆，有的略疏松。可折断，碎断面不整齐，纵面呈纤维状或细柱状。气无，味淡。（图18-25）

以针束状、色灰白、有光泽、易捻碎者为佳。

成分　主含碱式硅酸钙镁 $[Ca_2Mg_5(Si_4O_{11})_2 \cdot (OH)_2]$。

性味功效　咸，温。温肾壮阳。

附　阴起石

为硅酸盐类角闪石族矿物阳起石岩。多与阳起石相伴而生。呈不规则块片状。全体呈青绿色，夹有稀疏的黑色斑块，具光泽。质脆易打碎，断面显层纹状。质软而酥松，用手可捻成薄鳞片状或短纤维状。有泥土气。（图18-26）

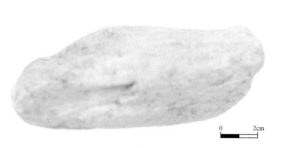

图18-25 阳起石药材图

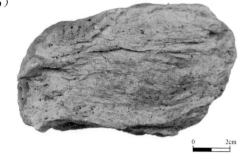

图18-26 阴起石药材图

‹ 石膏 Shigao ›

别名 石羔、寒水石、玉火石

来源 为硫酸盐类矿物石膏族石膏。

产地 主产湖北应城、安徽凤阳、河南新安。以及山东、四川、湖南、云南、新疆等地。以湖北应城所产为优。

采收加工 采挖后，除去杂石及泥沙。

性状鉴别 为纤维状的集合体，呈长块状、板块状或不规则块状。白色、灰白色或淡黄色，有的半透明。体重，质软，纵断面具绢丝样光泽。气微，味淡。（图18-27）

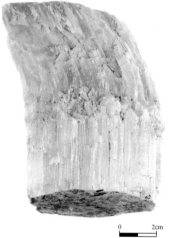

图18-27 石膏药材图

以块大、色白、半透明、纵断面如丝者为佳。

成分 主含含水硫酸钙（$CaSO_4 \cdot 2H_2O$）。

理化鉴别 ①取本品一小块（约2g），置具有小孔软木塞的试管内，灼烧，管壁有水生成，小块变为不透明体。②取本品粉末0.2g，加稀盐酸10mL，加热使溶解，溶液显钙盐与硫酸盐的鉴别反应。

性味功效 甘、辛，大寒。清热泻火，除烦止渴。

‹ 芒硝 Mangxiao（附：玄明粉）›

来源 为硫酸盐类矿物芒硝族芒硝，经加工精制而成的结晶体。

产地 主产于河北、山东等地。

采收加工 取天然产的芒硝，加水溶解，放置，使杂质沉淀，滤过，滤液浓缩，放冷析出结晶，称为"朴硝"。再将朴硝重结晶，即为芒硝。

性状鉴别 为棱柱状、长方形或不规则块状及粒状。无色透明或类白色半透明。质脆，易碎，断面呈玻璃样光泽。气微，味咸。（图18-28）

以无色、透明、呈结晶者为佳。

成分　主含含水硫酸钠（$Na_2SO_4 \cdot 10H_2O$）。

理化鉴别　①取本品少许，在无色火焰中燃烧，火焰呈黄色。取本品约100mg，置10mL试管中，加水2mL溶解，加15%碳酸钾溶液2mL，加热至沸，不得有沉淀生成；加焦锑酸钾试液4mL，加热至沸；置冰水中冷却，必要时，用玻棒摩擦试管内壁，应有致密的沉淀生成（钠盐鉴别反应）。②取本品溶液，滴加氯化钡试液，即生成白色沉淀；分离，沉淀在盐酸或硝酸中均不溶解（硫酸盐鉴别反应）。③取本品溶液，加盐酸，不生成白色沉淀（与硫代硫酸盐区别）。

图18-28　芒硝药材图

性味功效　咸、苦，寒。泻下通便，润燥软坚，清火消肿。孕妇慎用；不宜与硫黄、三棱同用。

附　玄明粉

为芒硝经精制、风化制得。主含硫酸钠（Na_2SO_4）。为白色颗粒状结晶性粉末；气微，味咸；有引湿性。性味功效：咸、苦，寒。泻下通便，润燥软坚，清火消肿。

胆矾　Danfan

别名　蓝矾、石胆

来源　为硫酸盐类矿物胆矾或为人工制成的含水硫酸铜。

产地　主产云南、山西等地。

采收加工　天然者可以在开采铜、铅、锌矿时选取蓝色透明的结晶，即得。人工制造者，多为硫酸作用于铜片或氧化铜而制得。

性状鉴别　呈不规则块状结晶体。深蓝色或淡蓝色。条痕白色或淡蓝色。半透明至透明，有玻璃样光泽。质脆，易砸碎，断口贝壳状，碎块棱柱状。气无，味涩。（图18-29）

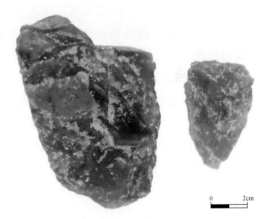

图18-29　胆矾药材图

以块大、透明、深蓝色、质脆、无杂质者为佳。

成分　主含含水硫酸铜（$CuSO_4 \cdot 5H_2O$）。

性味功效　酸、辛，寒；有毒。涌吐，去腐，解毒。

白矾　Baifan

别名　明矾

来源　为硫酸盐类矿物明矾石经加工提炼制成。

产地　主产河北、安徽、福建等地。

采收加工　将采得的明矾打碎，用水溶解，溶液蒸发浓缩，放冷后析出结晶即得。

性状鉴别 呈不规则的块状或粒状。无色或淡黄白色，透明或半透明。表面略平滑或凹凸不平，具细密纵棱，有玻璃样光泽。质硬而脆。气微，味酸、微甘而极涩。（图18-30）

以无色、透明者为佳。

成分 主含含水硫酸铝钾 $[KAl(SO_4)_2 \cdot 12H_2O]$。

性味功效 酸、涩，寒。外用解毒杀虫，燥湿止痒；内服止血止泻，祛除风痰。

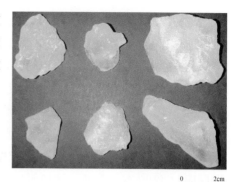

图18-30 白矾药材图

‹ 硼砂 Pengsha ›

别名 月石

来源 为硼酸盐类硼砂族矿物硼砂。

产地 主产青海、西藏等地。

采收加工 8～11月间采挖矿砂，将矿砂溶于沸水中，滤净后，倒入缸内，在缸上放数条横棍，棍上系数条麻绳，麻绳下端吊一铁钉，使绳垂直沉入溶液内。冷却后在绳上与缸底都有结晶析出，取出干燥。

性状鉴别 呈不规则块状，大小不一。无色透明或白色半透明；有玻璃样光泽。久置空气中，易风化成白色粉末而不透明。体轻，质脆易碎。无臭，味先略咸，后微甜，稍有凉感。（图18-31）

以无色透明、纯净、体轻质脆者为佳。

成分 主含含水四硼酸钠（$Na_2B_4O_7 \cdot 10H_2O$）。

性味功效 甘、咸，凉。清热化痰，解毒防腐。

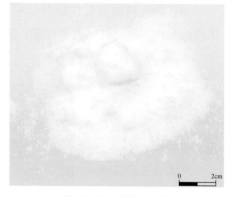

图18-31 硼砂饮片图

‹ 硫黄 Liuhuang ›

别名 石硫磺

来源 为自然元素类矿物硫族自然硫。

产地 主产于山西、山东、河南等地。

采收加工 采挖后，加热熔化，除去杂质；或用含硫矿物经加工制得。

性状鉴别 呈不规则块状。黄色或略呈绿黄色。表面不平坦，呈脂肪光泽，常有多数小孔。用手握紧置于耳旁，可闻轻微的爆裂声。体轻，质松，易碎，断面常呈针状结晶形。有特异的臭气，味淡。（图18-32、图18-33）

以块整齐、色黄、有光泽、质松脆者为佳。

成分 主含硫（S）。

性味功效 酸，温；有毒。外用解毒杀虫疗疮；内服补火助阳通便。

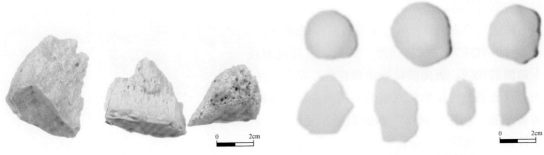

图18-32 硫黄药材图1　　　　　　　　图18-33 硫黄药材图2

紫石英 Zishiying

别名　萤石、氟石

来源　为氟化物类矿物萤石族萤石。

产地　主产于浙江、辽宁等地。

采收加工　采挖后，除去杂石。

性状鉴别　呈不规则块状，具棱角。紫色或绿色，深浅不匀，条痕白色。半透明至透明，有玻璃样光泽。表面常有裂纹。质坚脆，易击碎。气微，味淡。(图18-34)

以色紫、透明、质坚、具玻璃样光泽者为佳。

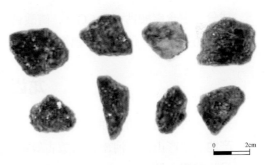

图18-34 紫石英药材图

成分　主含氟化钙（CaF_2）。

性味功效　甘，温。温肾暖宫，镇心安神，温肺平喘。

龙骨 Longgu

来源　为古代哺乳动物如象类、犀牛类、三趾马、鹿类、牛类等的骨骼的化石或象类门齿的化石。前者称为"龙骨"，后者称为"五花龙骨"。

产地　主产于山西、内蒙古、河南等地。

采收加工　挖出后，除去泥土及杂质。五花龙骨质酥脆，出土后，露置空气中极易破碎，常用毛边纸粘贴。

性状鉴别　龙骨　呈骨骼状或不规则块状，大小不一。表面白色、灰白色或黄白色至淡棕色，多较平滑，有的具纵向裂隙或具棕色条纹与斑点。质硬，砸碎后，断面不平坦，色白或黄白，有的中空。关节处膨大，断面有蜂窝状小孔。吸湿力强，舐之吸舌。无臭，无味。

五花龙骨　呈圆筒状或不规则块状。直径5～25cm。浅灰白色、淡黄白色或淡黄棕色，夹有蓝灰色及红棕色深浅粗细不同的花纹。表面平滑，有时可见小裂隙。质较酥脆，易片片剥落而散碎。断面粗糙，可见宽窄不一的同心环纹。(图18-35)

龙骨以质硬、色白、吸湿力强者为佳；五花龙骨以体较轻、质酥脆、分层、有花纹、吸湿力强者为佳。

规格　分为五花龙骨与土龙骨两个规格。

（1）五花龙骨规格标准　统货。呈圆柱形或不规则的块状。表面淡黄或淡黄棕色，略有光泽，夹有蓝灰色及红棕色深浅粗细不同的花纹。体轻，质硬酥脆。易层层剥落。断面粗糙，显层纹，吸湿性强。无臭味、杂质。

（2）土龙骨规格标准　统货。呈不规则的节条、块状。表面白色、类白色或淡棕色不等。有纵裂隙或棕色斑点。体重、质坚硬、断面白色而粗糙，关节处有多数蜂窝状小孔，有吸湿力。无臭味、杂质。

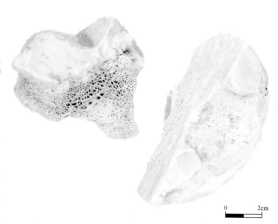

图18-35　龙骨药材图

成分　主含碳酸钙（$CaCO_3$）、磷酸钙［$Ca_3(PO_4)_2$］。

性味功效　甘、涩，平。镇惊安神，平肝潜阳，收敛固涩。

龙齿　Longchi

来源　古代哺乳动物如象类、犀牛类、三趾马等的牙齿化石。

产地　主产山西、河南、内蒙古等地。

采收加工　挖出后，除去泥土及杂质，敲去牙床。

性状鉴别　呈齿状或破碎成不规则的块状。完整者可分为犬齿及臼齿。犬齿呈圆锥形，先端较细或稍弯曲，先端断面常中空。臼齿呈圆柱形或方柱形，略弯曲，一端较细，有深浅不同的沟棱。表面青灰色或暗棕色者，习称"青龙齿"；表面白色或黄白色者，习称"白龙齿"。具棕黄色条纹及斑点，有的表面具有光泽的珐琅质。质坚硬，断面粗糙，凹凸不平。有吸湿性。无臭，无味。（图18-36）

以完整、吸湿力强者为佳。

规格　分为青龙齿和白龙齿两个规格。

① 青龙齿规格标准　统货。呈圆锥和方柱形，略弯曲，有纵沟棱。表面青灰色或棕绿色；有棕黄色条纹，具光泽釉质层。体重质坚硬。断面粗糙，凹凸不平，有吸湿性，粘舌。间有碎块。无臭味、杂质。

② 白龙齿规格标准　统货。呈圆锥和方柱形。稍弯曲。呈不规则的块状。表面黄白色，有棕红色花斑。

成分　主含碳酸钙（$CaCO_3$）、磷酸钙［$Ca_3(PO_4)_2$］。

性味功效　涩、凉。镇惊安神，除烦热。

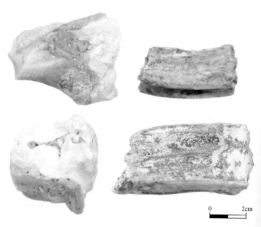

图18-36　龙齿药材图

中药鉴定技能实训

实训一 药材、饮片的性状鉴别

一、实训步骤

①看形状；②量大小；③观色泽；④看表面；⑤验质地；⑥查断面；⑦嗅气；⑧尝味；⑨水试；⑩火试。

二、实训要求

1. 学会性状鉴别方法。
2. 熟知药材、饮片的性状特征。

三、教学效果评价

本实训的教学效果评价见下表。

教学效果评价表

实训名称	药材、饮片的性状鉴别		时间	9分钟	姓名			总得分	
序号	正名	科名（类）	序号	正名	科名（类）		序号	正名	科名（类）
1			11				21		
2			12				22		
3			13				23		
4			14				24		
5			15				25		
6			16				26		
7			17				27		
8			18				28		
9			19				29		
10			20				30		
评分标准：药名错误，一味扣3.3分；写别名，适当扣分。科名错误，一味扣1.3分									

实训二　粉末的显微鉴别方法及大黄粉末的显微鉴别

实训目标　学会粉末的临时制片方法（热装法、冷装法）；学会显微镜的使用方法；较熟练地表述大黄粉末的显微鉴别特征。

仪器、试剂与材料　显微镜、烘箱、小型粉碎机、四号或五号筛子、酒精灯、载玻片、盖玻片、解剖针、镊子、火柴、吸水纸、擦镜纸、水合氯醛试液、甘油醋酸试液、稀甘油、大黄粉末。

一、粉末的显微鉴别方法

（一）实训步骤

（1）选取有代表性的样品适量，置烘箱中干燥，用小型粉碎机粉碎，过筛，筛子为《中国药典》2020年版规定的四号或五号筛。

（2）用水合氯醛试液热装法制片。此法可用于除淀粉粒、菊糖以外的大多数组织、细胞、细胞后含物的观察。取载玻片，用纱布擦净，置实验台上，取适量粉末置载玻片中央，在粉末上滴加水合氯醛试液适量，用解剖针搅拌混匀；必要时在酒精灯上加热透化：取酒精灯，取下酒精灯帽，将酒精灯盖（在灯芯上侧有一盖，用来盖住酒精灯口）盖正、盖严，以免产生侵入火焰；点燃酒精灯；用镊子夹住载玻片，在酒精灯火焰上加热，注意不要在强火上加热，加热时不断移动载玻片，使各部分受热均匀，沸腾时即从火焰上移开，滴加水合氯醛试液适量，用解剖针搅拌，再加热，加热数次，直到粉末混悬液比较澄明为止，加热完毕立即将酒精灯帽盖上；在透化好的粉末上滴加适量稀甘油，用解剖针搅拌混匀；取盖玻片，用纱布擦净，用镊子夹住盖玻片的右边，将盖玻片的左边放在载玻片上，用解剖针抵住盖玻片的左边，将盖玻片的右边轻轻放下，以防产生气泡；用吸水纸吸去载玻片上的多余试液。

（3）用甘油醋酸试液冷装法制片。此法可用于观察淀粉粒。用甘油醋酸试液装片，不加热。

（4）右手握显微镜镜臂，左手托显微镜镜座，将显微镜放置在实验台上，显微镜应放在离实验台边缘10cm处；将低倍物镜对准通光孔，将反光镜对准光源，对光时，如视野内光线暗，用反光镜的凹面，如光线仍旧太暗，则同时使用较大的光圈；对光时，如视野内光线太强，则使用反光镜的平面，如光线仍旧太强，则同时使用较小的光圈。

（5）将制片放在载物台上，用手顺时针方向转动粗准焦螺旋，让物镜接近制片但不接触制片；眼睛向目镜里看，用手逆时针方向转动粗准焦螺旋，当看到物像时，用手轻轻转动细准焦螺旋，直到物像清楚为止。

（6）如在低倍镜下看不清楚，换高倍镜。先将需放大部分移至视野正中央；用手调节准焦螺旋使镜筒上升，把低倍镜移走，把高倍镜移过来正对通光孔，调准焦螺旋，直到物象清楚为止。

（7）用左眼或右眼观察，但两眼要同时睁开，以减轻疲劳。

（8）观察完毕，必须先转回低倍物镜，再取出载玻片，以免高倍物镜镜头被碰或沾污。

（9）用干纱布拭去显微镜金属部分的水分、潮气、灰尘等；用绸布拂去显微镜光学玻璃部分的灰尘，再用擦镜纸轻轻擦拭，以免磨损镜头。

（10）显微镜使用完毕，转动物镜转换器，使物镜镜头偏离通光孔，以防止下滑而损坏镜头；将反光镜竖起，与镜座垂直，以免灰尘沾落在上面；转动粗准焦螺旋，将物镜落到底，以防重力至下滑引起准焦螺旋失灵。用绸布将显微镜包好，装入显微镜箱内。

（11）将载玻片、盖玻片洗净；清洁、整理实验台。

（二）实训注意事项

（1）醋酸有腐蚀性、毒性，不要沾在眼、鼻、口、皮肤上，不要洒在实验台上，不要沾在显微镜上。

（2）水合氯醛试液有刺激性，要注意通风。

（3）显微镜不要放在实验台的边缘，以防碰落而损坏；不要用手摸显微镜光学玻璃部分；不要任意转动准焦螺旋和转换器，也不要任意弯折镜柱和镜臂间的关节，以防机件由于磨损失灵；不要将目镜抽出，否则灰尘易落到物镜里面，如需抽出，应用绸布盖住。

（4）取粉末应适量，太多太少均不利于鉴别；滴加水合氯醛试液、稀甘油或甘油醋酸试液应适量，以试液充满盖玻片为宜。

（三）教学效果评价

药材、饮片粉末显微鉴别的教学效果评价见下表。

教学效果评价表

实训名称	药材、饮片的显微鉴别		时间	25分钟	姓名		总得分	
序号	正名（40分）		显微鉴别特征（30分）					
1								
2								
制片方法（12.5分）			显微镜使用方法 （12.5分）			实训过程与步骤（5分）		
评分标准：药名错误，一味扣20分；写别名，适当扣分。显微特征不全面或错误，一味在15分之内适当扣分。制片方法不全面或错误，在12.5分之内适当扣分。显微镜使用方法不全面或错误，在12.5分之内适当扣分。实训过程与步骤不全面或错误，在5分之内适当扣分								

二、大黄粉末的显微鉴别

（1）用水合氯醛试液热装法制片。

（2）用甘油醋酸试液冷装法制片。

（3）显微鉴别，注意观察以下特征。

粉末黄棕色。用水合氯醛试液热装法制片，可见草酸钙簇晶直径20～160μm，有的至190μm；网纹、具缘纹孔、螺纹及环纹导管非木化。用甘油醋酸试液冷装法制片，可见淀粉粒甚多，单粒类球形或多角形，直径3～45μm，脐点星状；复粒由2～8分粒组成。

实训报告　本实训的实训目标；写出所鉴定粉末的正名与显微鉴别特征。

实训三 大黄的理化鉴别

实训目标 学会微量升华法；学会检查土大黄苷的简易方法；较熟练地表述大黄的理化鉴别特征。

仪器、试剂与材料 微量升华装置、显微镜、滤纸、层析槽、紫外光灯、烘箱、小型粉碎机、四号或五号筛子、酒精灯、载玻片、解剖针、镊子、火柴、擦镜纸、甲醇、45%乙醇、大黄粉末。

（1）取一金属片（与载玻片大小相同），放在有圆孔（直径约2cm）的石棉网上，金属片上放一高约8mm、内径约15mm的金属圈，对准石棉网的圆孔，圈内放适量大黄粉末，圈上覆盖载玻片，在石棉网圆孔下用酒精灯徐徐加热，至粉末开始变焦，去火待冷，可见载玻片上有升华物凝集。将载玻片反转后，置显微镜下观察，可见黄色菱状针晶或羽状结晶。（微量升华法）

（2）取大黄粉末0.2g，加甲醇2mL，温浸10分钟，放冷，取上清液10μL，点于滤纸上，以45%乙醇展开，取出，晾干，放置10分钟，置紫外光灯（365nm）下检视，不得显持久的亮紫色荧光。（简易法检查土大黄苷）

实训报告 本实训的实训目标；写出所鉴定粉末的正名、理化鉴别步骤与特征。

实训四 甘草的显微鉴别

实训目标 学会粉末的临时制片方法（热装法、冷装法）；学会显微镜的使用方法；较熟练地表述甘草粉末的显微鉴别特征。

仪器、试剂与材料 显微镜、烘箱、小型粉碎机、四号或五号筛子、酒精灯、载玻片、盖玻片、解剖针、镊子、火柴、吸水纸、擦镜纸、水合氯醛试液、甘油醋酸试液、稀甘油、甘草粉末。

（1）用水合氯醛试液热装法制片。

（2）用甘油醋酸试液冷装法制片。

（3）显微鉴别，注意观察以下特征。

粉末淡棕黄色。纤维成束，直径8～14μm，壁厚，微木化，周围薄壁细胞含草酸钙方晶，形成晶纤维。草酸钙方晶多见。具缘纹孔导管较大，稀有网纹导管。木栓细胞红棕色，多角形，微木化。扫码观看数字资源1 甘草粉末显微鉴别。

扫一扫

实训报告 本实训的实训目标；写出所鉴定粉末的正名与显微鉴别特征。

实训五　人参的显微鉴别

实训目标　学会粉末的临时制片方法（热装法、冷装法）；学会显微镜的使用方法；较熟练地表述人参粉末的显微鉴别特征。

仪器、试剂与材料　显微镜、烘箱、小型粉碎机、四号或五号筛子、酒精灯、载玻片、盖玻片、解剖针、镊子、火柴、吸水纸、擦镜纸、水合氯醛试液、甘油醋酸试液、稀甘油、人参粉末。

（1）用水合氯醛试液热装法制片。

（2）用甘油醋酸试液冷装法制片。

（3）显微鉴别，注意观察以下特征。

粉末淡黄白色。树脂道碎片易见，含黄色块状分泌物。草酸钙簇晶直径 20～68μm，棱角锐尖。木栓细胞表面观类方形或多角形，壁细波状弯曲。网纹导管和梯纹导管直径 10～56μm。淀粉粒甚多，单粒类球形、半圆形或不规则多角形，直径 4～20μm，脐点点状或裂缝状；复粒由 2～6 分粒组成。扫码观看数字资源 2　人参粉末显微鉴别。

扫一扫

实训报告　本实训的实训目标；写出所鉴定粉末的正名与显微鉴别特征。

实训六　党参的显微鉴别

实训目标　学会粉末的临时制片方法（热装法、冷装法）；学会显微镜的使用方法；较熟练地表述党参粉末的显微鉴别特征。

仪器、试剂与材料　显微镜、烘箱、小型粉碎机、四号或五号筛子、酒精灯、载玻片、盖玻片、解剖针、镊子、火柴、吸水纸、擦镜纸、水合氯醛试液、甘油醋酸试液、稀甘油、党参粉末。

（1）用水合氯醛试液热装法制片。

（2）用甘油醋酸试液冷装法制片。

（3）显微鉴别，注意观察以下特征。

粉末淡黄色。乳管甚多，为有节乳管，含淡黄色颗粒状物。石细胞较多，几无色，呈方形、长方形或多角形，壁不甚厚，大多一端尖突。菊糖呈扇形、类圆形、不规则形，表面可见放射状线纹。导管主为具缘纹孔、网纹导管。淀粉粒稀少。

实训报告　本实训的实训目标；写出所鉴定粉末的正名与显微鉴别特征。

实训七 浙贝母的显微鉴别

实训目标 学会粉末的临时制片方法（热装法、冷装法）；学会显微镜的使用方法；较熟练地表述浙贝母粉末的显微鉴别特征。

仪器、试剂与材料 显微镜、烘箱、小型粉碎机、四号或五号筛子、酒精灯、载玻片、盖玻片、解剖针、镊子、火柴、吸水纸、擦镜纸、水合氯醛试液、甘油醋酸试液、稀甘油、浙贝母粉末。

（1）用水合氯醛试液热装法制片。

（2）用甘油醋酸试液冷装法制片。

（3）显微鉴别，注意观察以下特征。

粉末淡黄白色。淀粉粒甚多，单粒卵形、广卵形或椭圆形，直径6～56μm，层纹不明显。表皮细胞类多角形或长方形，垂周壁连珠状增厚；气孔少见，副卫细胞4～5个。草酸钙结晶少见，细小，多呈颗粒状，有的呈梭形、方形或细杆状。导管多为螺纹，直径至18μm。扫码观看数字资源3 浙贝母粉末显微鉴别。

实训报告 本实训的实训目标；写出所鉴定粉末的正名与显微鉴别特征。

实训八 天南星的理化鉴别

实训目标 学会微量升华法；学会检查安息香酸的简易方法；较熟练地表述天南星的理化鉴别特征。

仪器、试剂与材料 微量升华装置、显微镜、紫外光灯、烘箱、小型粉碎机、四号或五号筛子、酒精灯、载玻片、解剖针、镊子、火柴、吸水纸、擦镜纸、0.5%mol/L 盐酸、天南星粉末。

（1）取天南星粉末适量，加 0.5% 盐酸略湿润，进行微量升华，置显微镜下观察可见白色晶状物（检查安息香酸，区别半夏和白附子）。（微量升华法）

（2）取本品粉末适量，在紫外光灯（254nm）下检视，显银白色荧光。（荧光法）

实训报告 本实训的实训目标；写出所鉴定粉末的正名、理化鉴别步骤与特征。

实训九 苏木的理化鉴别

实训目标 学会检查巴西苏木素的简易方法；较熟练地表述苏木的理化鉴别特征。

仪器、试剂与材料　烧杯、试管、具塞锥形瓶、漏斗、滤纸、试管夹、紫外光灯、小型粉碎机、四号或五号筛子、热水、盐酸、氢氧化钙试液、氢氧化钠试液、苏木药材、苏木粉末。

（1）取本品碎片，滴加氢氧化钙试液，显深红色。

（2）取本品碎片投于热水，水染成红色，加酸变成黄色，再加碱液，仍变成红色。

（3）取本品粉末 10g，加水 50mL，放置 4 小时，时时振摇，滤过，滤液显橘红色，置紫外光灯（365nm）下观察，显黄绿色荧光；取滤液 5mL，加氢氧化钠试液 2 滴，显猩红色，置紫外光灯（365nm）下观察，显蓝色荧光，再加盐酸使呈酸性后，溶液变为橙色，置紫外光灯（365nm）下观察，显黄绿色荧光。（检查巴西苏木素）

实训报告　本实训的实训目标；写出所鉴定中药的正名、理化鉴别步骤与特征。

实训十　牡丹皮粉末的显微鉴别

实训目标　学会粉末的临时制片方法（热装法、冷装法）；学会显微镜的使用方法；较熟练地表述牡丹皮粉末的显微鉴别特征。

仪器、试剂与材料　显微镜、烘箱、小型粉碎机、四号或五号筛子、酒精灯、载玻片、盖玻片、解剖针、镊子、火柴、吸水纸、擦镜纸、水合氯醛试液、甘油醋酸试液、稀甘油、牡丹皮粉末。

（1）用水合氯醛试液热装法制片。

（2）用甘油醋酸试液冷装法制片。

（3）显微鉴别，注意观察以下特征。

粉末淡红棕色。用水合氯醛试液热装法制片，可见草酸钙簇晶甚多，直径 9～45μm，含晶薄壁细胞排列成行；也有一个薄壁细胞中含有数个簇晶，或簇晶充塞于细胞间隙中；木栓细胞长方形，壁稍厚，浅红色。有时可见丹皮酚针状、片状结晶。用甘油醋酸试液冷装法制片，可见淀粉粒众多，单粒呈类球形、半球形或多面形，直径 3～16μm，复粒由 2～6 分粒复合而成。扫码观看数字资源 4　牡丹皮粉末显微鉴别。

扫一扫

实训报告　本实训的实训目标；写出所鉴定粉末的正名与显微鉴别特征。

实训十一　厚朴粉末的显微鉴别

实训目标　学会粉末的临时制片方法（热装法、冷装法）；学会显微镜的使用方法；较熟练地表述厚朴粉末的显微鉴别特征。

仪器、试剂与材料　显微镜、烘箱、小型粉碎机、四号或五号筛子、酒精灯、载玻片、盖玻片、解剖针、镊子、火柴、吸水纸、擦镜纸、水合氯醛试液、稀甘油、厚朴粉末。

（1）用水合氯醛试液热装法制片。

（2）显微鉴别，注意观察以下特征。

粉末棕黄色。用水合氯醛试液热装法制片，可见石细胞众多，呈椭圆形、类方形、卵圆形，或呈不规则分枝状，直径11～65μm，有时可见层纹，木化。油细胞呈圆形或椭圆形，直径50～85μm，含黄棕色油状物，细胞壁木化。纤维直径15～32μm，壁甚厚，平直，孔沟不明显，木化。木栓细胞呈多角形，壁薄微弯曲。筛管分子复筛板筛域较大，筛孔明显。稀有草酸钙方晶。扫码观看数字资源5　厚朴粉末显微鉴别。

实训报告　本实训的实训目标；写出所鉴定粉末的正名与显微鉴别特征。

实训十二　黄柏粉末的显微鉴别

实训目标　学会粉末的临时制片方法（热装法、冷装法）；学会显微镜的使用方法；较熟练地表述黄柏粉末的显微鉴别特征。

仪器、试剂与材料　显微镜、烘箱、小型粉碎机、四号或五号筛子、酒精灯、载玻片、盖玻片、解剖针、镊子、火柴、吸水纸、擦镜纸、水合氯醛试液、稀甘油、黄柏粉末。

（1）用水合氯醛试液热装法制片。

（2）显微鉴别，注意观察以下特征。

粉末鲜黄色。用水合氯醛试液热装法制片，可见纤维鲜黄色，直径16～38μm，常成束，周围细胞含草酸钙方晶，形成晶纤维；含晶细胞壁木化增厚。石细胞鲜黄色，类圆形，直径35～128μm，有的呈分枝状，枝端锐尖，壁厚，层纹明显；有的可见大型纤维状的石细胞，长可达900μm。草酸钙方晶众多。扫码观看数字资源6　黄柏粉末显微鉴别。

实训报告　本实训的实训目标；写出所鉴定粉末的正名与显微鉴别特征。

实训十三　番泻叶粉末的显微鉴别

实训目标　学会粉末的临时制片方法（热装法、冷装法）；学会显微镜的使用方法；较熟练地表述番泻叶粉末的显微鉴别特征。

仪器、试剂与材料　显微镜、烘箱、小型粉碎机、四号或五号筛子、酒精灯、载玻片、盖玻片、解剖针、镊子、火柴、吸水纸、擦镜纸、水合氯醛试液、稀甘油、番泻叶粉末。

（1）用水合氯醛试液热装法制片。

（2）用稀甘油试液冷装法制片。

（3）显微鉴别，注意观察以下特征。

粉末淡绿色或黄绿色。晶纤维多，草酸钙方晶直径 12～15μm。非腺毛单细胞，长 100～350μm，直径 12～25μm，壁厚，有疣状突起。草酸钙簇晶存在于叶肉薄壁细胞中，直径 9～20μm。上下表皮细胞表面观呈多角形，垂周壁平直；上下表皮均有气孔，主为平轴式，副卫细胞大多为 2 个，也有 3 个。扫码观看数字资源 7　番泻叶粉末显微鉴别。

实训报告　本实训的实训目标；写出所鉴定粉末的正名与显微鉴别特征。

实训十四　丁香粉末的显微鉴别

实训目标　学会粉末的临时制片方法（热装法、冷装法）；学会显微镜的使用方法；较熟练地表述丁香粉末的显微鉴别特征。

仪器、试剂与材料　显微镜、烘箱、小型粉碎机、四号或五号筛子、酒精灯、载玻片、盖玻片、解剖针、镊子、火柴、吸水纸、擦镜纸、水合氯醛试液、稀甘油、丁香粉末。

（1）用水合氯醛试液热装法制片。

（2）显微鉴别，注意观察以下特征。

粉末暗红棕色。纤维梭形，顶端钝圆，壁较厚。花粉粒众多，极面观三角形，赤道表面观双凸镜形，具 3 副合沟。草酸钙簇晶众多，直径 4～26μm，存在于较小的薄壁细胞中。油室多破碎，分泌细胞界限不清，含黄色油状物。扫码观看数字资源 8　丁香粉末显微鉴别。

实训报告　本实训的实训目标；写出所鉴定粉末的正名与显微鉴别特征。

实训十五　丁香的理化鉴别

实训目标　学会丁香的理化鉴别方法步骤；较熟练地表述丁香的理化鉴别特征。

仪器、试剂与材料　烘箱、干燥缸、烧杯、量筒、具塞锥形瓶、移液管、展开缸、玻璃毛细管、硅胶 G 薄层板、洗耳球、喷雾瓶、乙醚、石油醚（60～90℃）、乙酸乙酯、5% 香草醛硫酸溶液、丁香粉末、丁香酚对照品。

（1）供试品溶液的制备：取本品粉末 0.5g，加乙醚 5mL，振摇数分钟，滤过，取滤液，即得。

（2）对照品溶液的制备：取丁香酚对照品，加乙醚制成每 1mL 含 16μL 的溶液，即得。

（3）薄层色谱试验：吸取上述两种溶液各 5μL，分别点于同一硅胶 G 薄层板上，以石油醚（60～90℃）- 乙酸乙酯（9：1）为展开剂，展开，取出，晾干，喷以 5% 香草醛硫酸溶液，在 105℃加热至斑点显色清晰。

（4）结果判断：供试品色谱中，在与对照品色谱相应的位置上，应显相同颜色的斑点。

实训报告　本实训的实训目标；写出所鉴定粉末的正名、理化鉴别步骤与特征。

实训十六　金银花粉末的显微鉴别

实训目标　学会粉末的临时制片方法（热装法、冷装法）；学会显微镜的使用方法；较熟练地表述金银花粉末的显微鉴别特征。

仪器、试剂与材料　显微镜、烘箱、小型粉碎机、四号或五号筛子、酒精灯、载玻片、盖玻片、解剖针、镊子、火柴、吸水纸、擦镜纸、水合氯醛试液、稀甘油、金银花粉末。

（1）用水合氯醛试液热装法制片。

（2）显微鉴别，注意观察以下特征。

粉末浅黄棕色或黄绿色。腺毛较多，头部倒圆锥形、类圆形或略扁圆形，4～33 细胞，成 2～4 层，直径 30～64～108μm，柄部 1～5 细胞，长可达 700μm。非腺毛有两种：一种为厚壁非腺毛，单细胞，长可达 900μm，表面有微细疣状或泡状突起，有的具螺纹；另一种为薄壁非腺毛，单细胞，甚长，弯曲或皱缩，表面有微细疣状突起。草酸钙簇晶直径

6～45μm。花粉粒类圆形或三角形，表面具细密短刺及细颗粒状雕纹，具 3 孔沟。扫码观看数字资源 9　金银花粉末显微鉴别。

实训报告　本实训的实训目标；写出所鉴定粉末的正名与显微鉴别特征。

实训十七　红花粉末的显微鉴别

实训目标　学会粉末的临时制片方法（热装法、冷装法）；学会显微镜的使用方法；较熟练地表述红花粉末的显微鉴别特征。

仪器、试剂与材料　显微镜、烘箱、小型粉碎机、四号或五号筛子、酒精灯、载玻片、盖玻片、解剖针、镊子、火柴、吸水纸、擦镜纸、水合氯醛试液、稀甘油、红花粉末。

（1）用水合氯醛试液热装法制片。

（2）显微鉴别，注意观察以下特征。

粉末橙黄色。花冠、花丝、柱头碎片多见，长管状分泌细胞常位于导管旁，直径约至 66μm，含黄棕色至红棕色分泌物。花冠裂片顶端表皮细胞外壁突起呈短绒毛状。柱头和花

柱上部表皮细胞分化成圆锥形单细胞毛，先端尖或稍钝。花粉粒类圆形、椭圆形或橄榄形，直径约至 60μm，具 3 个萌发孔，外壁有齿状突起。草酸钙方晶存在于薄壁细胞中，直径 2～6μm。扫码观看数字资源 10　红花粉末显微鉴别。

实训报告　本实训的实训目标；写出所鉴定粉末的正名与显微鉴别特征。

实训十八　五味子粉末的显微鉴别

实训目标　学会五味子粉末的临时制片方法，学会五味子粉末的显微鉴别方法；较熟练地表述五味子粉末的显微鉴别特征。

仪器、试剂与材料　显微镜、烘箱、小型粉碎机、四号或五号筛子、酒精灯、载玻片、盖玻片、解剖针、镊子、火柴、吸水纸、擦镜纸、水合氯醛试液、甘油醋酸试液、稀甘油、五味子粉末。

（1）用水合氯醛试液热装法制片。

（2）显微鉴别，注意观察以下特征。

粉末暗紫色。种皮表皮石细胞表面观呈多角形或长多角形，直径 18～50μm，壁厚，孔沟极细密，胞腔内含深棕色物。种皮内层石细胞呈多角形、类圆形或不规则形，直径约至 83μm，壁稍厚，纹孔较大。果皮表皮细胞表面观类多角形，垂周壁略呈连珠状增厚，表面有角质线纹；表皮中散有油细胞。中果皮细胞皱缩，含暗棕色物，并含淀粉粒。胚乳碎片细胞多角形，内含脂肪油及糊粉粒。淀粉粒类圆形或多角形，可见脐点，偶有复粒。扫码观看数字资源 11　五味子粉末显微鉴别。

实训报告　本实训的实训目标；写出所鉴定粉末的正名与显微鉴别特征。

实训十九　吴茱萸粉末的显微鉴别

实训目标　学会吴茱萸粉末的临时制片方法，学会吴茱萸粉末的显微鉴别方法；较熟练地表述吴茱萸粉末的显微鉴别特征。

仪器、试剂与材料　显微镜、烘箱、小型粉碎机、四号或五号筛子、酒精灯、载玻片、盖玻片、解剖针、镊子、火柴、吸水纸、擦镜纸、水合氯醛试液、甘油醋酸试液、稀甘油、吴茱萸粉末。

（1）用水合氯醛试液热装法制片。

（2）显微鉴别，注意观察以下特征。

粉末褐色。非腺毛2～6细胞组成，长140～350μm，壁疣明显，有的胞腔内含棕黄色至棕红色物。腺毛头部7～14细胞，椭圆形，常含黄棕色内含物；柄2～5细胞。草酸钙簇晶较多，直径10～25μm；偶有方晶。石细胞类圆形或长方形，直径35～70μm，胞腔大。油室碎片有时可见，淡黄色。

实训报告　本实训的实训目标；写出所鉴定粉末的正名与显微鉴别特征。

实训二十　小茴香粉末的显微鉴别

实训目标　学会小茴香粉末的临时制片方法，学会小茴香粉末的显微鉴别方法；较熟练地表述小茴香粉末的显微鉴别特征。

仪器、试剂与材料　显微镜、烘箱、小型粉碎机、四号或五号筛子、酒精灯、载玻片、盖玻片、解剖针、镊子、火柴、吸水纸、擦镜纸、水合氯醛试液、甘油醋酸试液、稀甘油、小茴香粉末。

（1）用水合氯醛试液热装法制片。

（2）显微鉴别，注意观察以下特征。

粉末黄棕色。外果皮表皮细胞表面观多角形或类方形，壁稍厚。气孔不定式。网纹细胞类长方形或类长圆形，壁稍厚；微木化，有卵圆形或矩圆形网状纹孔。油管壁碎片黄棕色或深红棕色，完整者宽至250μm，可见多角形分泌细胞痕。内果皮镶嵌层细胞表面观狭长，壁菲薄，常数个细胞为一组，以其长轴相互作不规则方向嵌列。此外，有内胚乳细胞、草酸钙簇晶、木薄壁细胞等。

实训报告　本实训的实训目标；写出所鉴定粉末的正名与显微鉴别特征。

实训二十一　山茱萸粉末的显微鉴别

实训目标　学会山茱萸粉末的临时制片方法，学会山茱萸粉末的显微鉴别方法；较熟练地表述山茱萸粉末的显微鉴别特征。

仪器、试剂与材料　显微镜、烘箱、小型粉碎机、四号或五号筛子、酒精灯、载玻片、盖玻片、解剖针、镊子、火柴、吸水纸、擦镜纸、水合氯醛试液、甘油醋酸试液、稀甘油、山茱萸粉末。

（1）用水合氯醛试液热装法制片。

（2）显微鉴别，注意观察以下特征。

粉末红褐色。果皮表皮细胞橙黄色，表面观多角形或类长方形，直径16～30μm，垂周壁连珠状增厚，外平周壁颗粒状角质增厚，胞腔含淡橙黄色物。中果皮细胞橙棕色，多皱缩。草酸钙簇晶少数，直径 12～32μm。石细胞类方形、卵圆形或长方形，纹孔明显，胞腔大。

实训报告　本实训的实训目标；写出所鉴定粉末的正名与显微鉴别特征。

实训二十二　　麻黄粉末的显微鉴别

实训目标　学会粉末的临时制片方法（热装法、冷装法）；学会显微镜的使用方法；较熟练地表述麻黄粉末的显微鉴别特征。

仪器、试剂与材料　显微镜、烘箱、小型粉碎机、四号或五号筛子、酒精灯、载玻片、盖玻片、解剖针、镊子、火柴、吸水纸、擦镜纸、水合氯醛试液、甘油醋酸试液、稀甘油、麻黄粉末。

（1）用水合氯醛试液热装法制片。

（2）用甘油醋酸试液冷装法制片。

（3）显微鉴别，注意观察以下特征。

粉末棕色或绿色。①表皮组织碎片甚多，细胞呈长方形，含颗粒状晶体，气孔特异，内陷，保卫细胞侧面观呈哑铃形或电话听筒状。②角质层极厚，呈脊状突起，常破碎呈不规则条块状。③纤维多而壁厚，胞腔狭小或不明显，附众多砂晶和方晶。④髓部薄壁细胞含红棕色或棕色块状物；有的木化。⑤棕色块状物较多。

实训报告　本实训的实训目标；写出所鉴定粉末的正名与显微鉴别特征。

实训二十三　　茯苓的显微鉴别

实训目标　学会粉末的临时制片方法（冷装法）；学会显微镜的使用方法；较熟练地表述茯苓的显微鉴别特征。

仪器、试剂与材料　显微镜、烘箱、小型粉碎机、四号或五号筛子、载玻片、盖玻片、解剖针、镊子、吸水纸、擦镜纸、5%氢氧化钾、稀甘油、茯苓粉末。

（1）用稀甘油冷装法制片。

（2）用 5%氢氧化钾液冷装法制片。

（3）显微鉴别，注意观察以下特征。

粉末：灰白色。用稀甘油装片，可见无色不规则颗粒状团块和分枝状团块。用 5%氢氧化钾液装片，团块溶化露出菌丝，菌丝细长，稍弯曲，有分枝，无色或淡棕色（外层菌丝），直径 3～8μm，少数至 16μm，横壁偶可见。

实训报告　本实训的实训目标；写出所鉴定粉末的正名与显微鉴别特征。

实训二十四　猪苓的显微鉴别

实训目标　学会粉末的临时制片方法（冷装法）；学会显微镜的使用方法；较熟练地表述猪苓的显微鉴别特征。

仪器、试剂与材料　显微镜、烘箱、小型粉碎机、四号或五号筛子、载玻片、盖玻片、解剖针、镊子、吸水纸、擦镜纸、稀甘油、猪苓粉末。

（1）用稀甘油冷装法制片。

（2）显微鉴别，注意观察以下特征。

粉末：灰黄白色。①菌丝团：大多无色（内层菌丝），少数棕色（外层菌丝）。散在的菌丝细长、弯曲，直径2～10μm，有的可见横隔，有分枝及结节状膨大部分。②草酸钙结晶：正八面体形、规则的双锥八面体形或不规则多面体形，直径3～60μm，长至68μm，有时数个结晶聚合。

实训报告　本实训的实训目标；写出所鉴定粉末的正名与显微鉴别特征。

实训二十五　血竭的理化鉴别

实训目标　学会血竭的理化鉴别方法步骤；较熟练地表述血竭的理化鉴别特征。

仪器、试剂与材料　干燥缸、烧杯、量筒、具塞锥形瓶、移液管、展开缸、玻璃毛细管、硅胶G薄层板、洗耳球、乙醚、三氯甲烷、甲醇、乙醇、稀盐酸、20%氢氧化钾溶液、血竭粉末、血竭对照药材、血竭素高氯酸盐对照品溶液。

（1）取本品细粉，置白纸上，用火烘烤则溶化，但无扩散的油迹，对光照视呈鲜艳的血红色。以火燃烧则发生呛鼻烟气。

（2）取本品粉末0.1g，加乙醚10mL，密塞，振摇10分钟，滤过，取滤液作为供试品溶液。另取血竭对照药材0.1g，同法制成对照药材溶液。照薄层色谱法试验，吸取供试品溶液、对照药材溶液及血竭素高氯酸盐对照品溶液各10～20μL，分别点于同一硅胶G薄层板上，以三氯甲烷-甲醇（19∶1）为展开剂，展开，取出，晾干。供试品色谱中，在与对照药材色谱和对照品色谱相应的位置上，显相同的橙色斑点。

（3）取本品粉末0.5g，加乙醇10mL，密塞，振摇10分钟，滤过，滤液加稀盐酸5mL，混匀，析出棕黄色沉淀，放置后逐渐凝成棕黑色树脂状物。取树脂状物，用稀盐酸10mL分次充分洗涤，弃去洗液，加20%氢氧化钾溶液10mL，研磨，加三氯甲烷5mL振摇提取，三氯甲烷层显红色，取三氯甲烷液作为供试品溶液。另取血竭对照药材0.5g，同法制成对照药材溶液。照薄层色谱法试验，吸取上述两种溶液各10～20μL，分别点于同一硅胶G薄层板上，以三氯甲烷-甲醇（19∶1）为展开剂，展开，取出，晾干。供试品色谱中，在与对照药材色谱相应的位置上，显相同的橙色斑点。

（4）结果判断：供试品色谱中，在与对照品色谱相应的位置上，应显相同颜色的斑点。

实训报告　本实训的实训目标；写出所鉴定粉末的正名、理化鉴别步骤与特征。

实训二十六　蜂蜜的理化鉴别

实训目标　学会检查蜂蜜酸度、淀粉和糊精的简易方法；较熟练地表述蜂蜜的理化鉴别特征。

仪器、试剂与材料　铁架台、石棉网、酒精灯、火柴、吸管、量筒、烧杯、蒸馏水、酚酞试液、0.1mol/L 氢氧化钠试液、碘试液、蜂蜜。

（1）取本品 10g，加新沸过的冷水 50mL，混匀，加酚酞指示液 2 滴与 0.1mol/L 氢氧化钠液 4ml，应显粉红色，10 秒钟内不消失。（检查酸度）

（2）取本品 2g，加水 10mL，加热煮沸，放冷，加碘试液 1 滴，不得显蓝色、绿色或红褐色。（检查淀粉和糊精）

实训报告　本实训的实训目标；写出所鉴定中药的正名、理化鉴别步骤与特征。

参考文献

[1] 国家药典委员会.中华人民共和国药典（一部）.2020年版.北京：中国医药科技出版社，2020.

[2] 国家药典委员会.中华人民共和国药典（四部）.2020年版.北京：中国医药科技出版社，2020.

[3] 国家医药管理局.七十六种药材商品规格标准.北京：中华人民共和国卫生部，1984.

[4] 南京中医药大学.中药大辞典（上册）.第2版.上海：上海科学技术出版社，2006.

[5] 南京中医药大学.中药大辞典（下册）.第2版.上海：上海科学技术出版社，2006.